AF300209

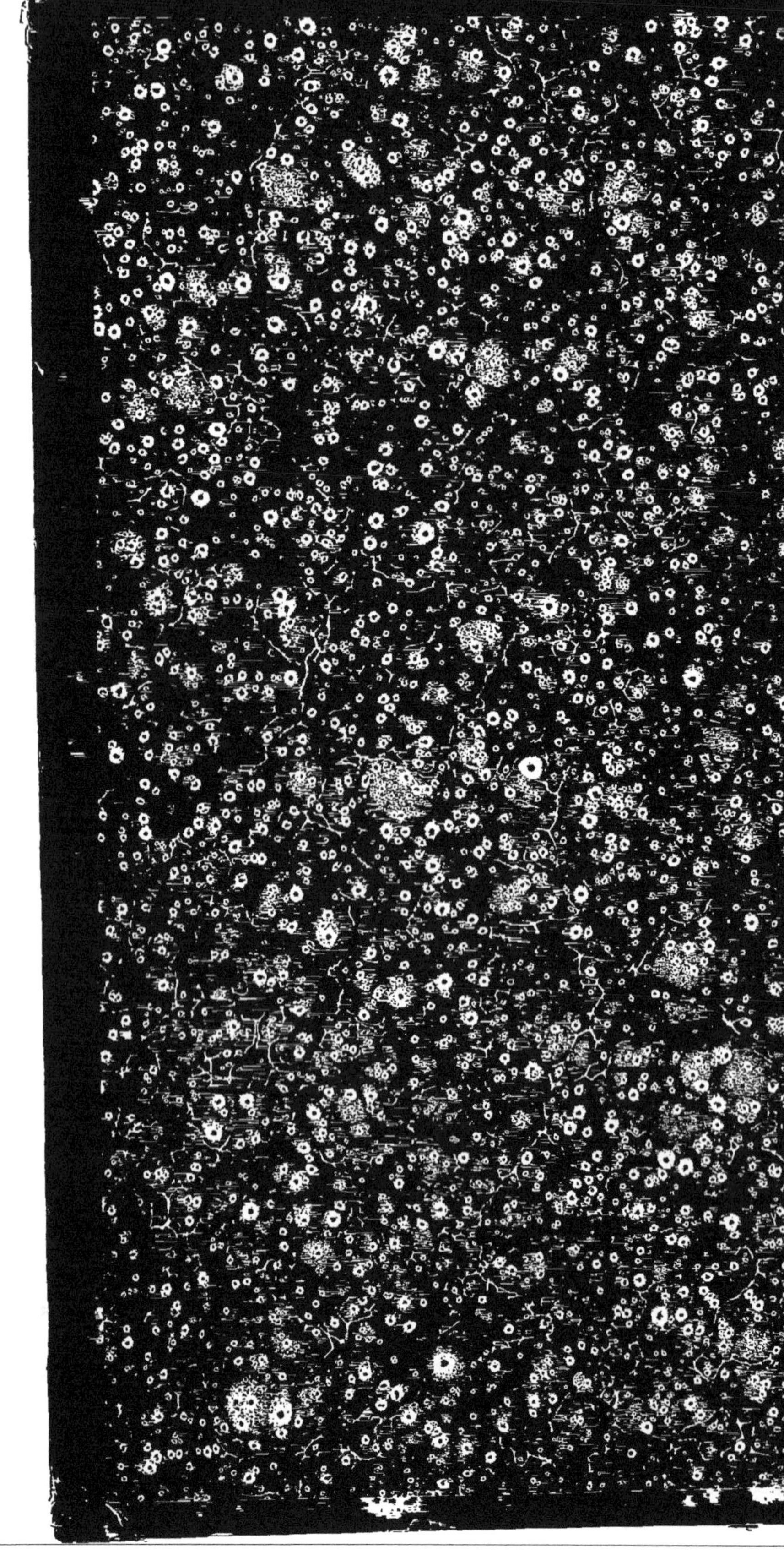

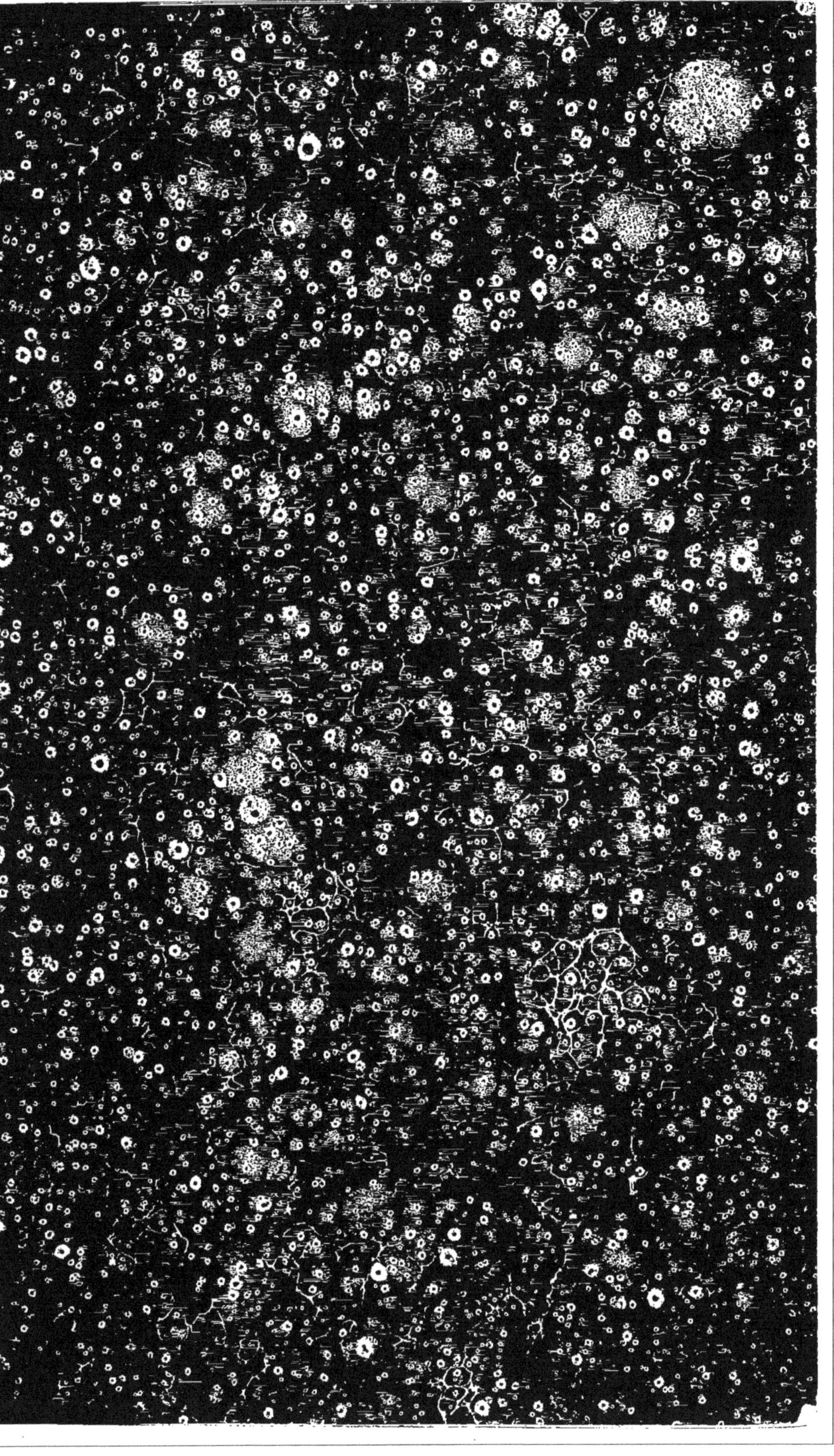

DICTIONNAIRE
D'HYGIÈNE PUBLIQUE
ET
DE SALUBRITÉ.

IV

S. — Z.

Paris. — Imprimerie de L. MARTINET, rue Mignon, 2.

DICTIONNAIRE
D'HYGIÈNE PUBLIQUE
ET
DE SALUBRITÉ

OU

RÉPERTOIRE DE TOUTES LES QUESTIONS
RELATIVES A LA SANTÉ PUBLIQUE,

CONSIDÉRÉES

Dans leurs rapports avec les subsistances, les épidémies, les professions, les établissements et institutions d'hygiène et de salubrité

COMPLÉTÉ

PAR LE TEXTE DES LOIS, DÉCRETS, ARRÊTÉS, ORDONNANCES ET INSTRUCTIONS
QUI S'Y RATACHENT

PAR

Ambroise TARDIEU,
Professeur de médecine légale à la Faculté de médecine de Paris,
Médecin consultant de l'Empereur, médecin de l'hôpital Lariboisière,
Membre de l'Académie impériale de médecine, du Comité consultatif d'hygiène publique,
et du Conseil d'hygiène et de salubrité du département de la Seine,
Officier de la Légion d'honneur.

DEUXIÈME ÉDITION
CONSIDÉRABLEMENT AUGMENTÉE.

TOME QUATRIÈME.

PARIS
J.-B. BAILLIÈRE ET FILS
LIBRAIRES DE L'ACADÉMIE IMPÉRIALE DE MÉDECINE,
Rue Hautefeuille, 19.

LONDRES — H. Baillière, 219, Regent street.
NEW-YORK — Baillière brothers, 440, Broadway.

MADRID, C. BAILLY BAILLIÈRE, PLAZA DEL PRINCIPE ALFONSO, 16.

1862.

DICTIONNAIRE
D'HYGIÈNE PUBLIQUE
ET DE
SALUBRITÉ

SABOTS. — Les ateliers à enfumer les sabots, dans lesquels il est brûlé de la corne ou d'autres matières animales, et qui répandent de la mauvaise odeur et de la fumée, sont rangés tantôt dans la première, tantôt dans la deuxième classe des établissements insalubres, suivant qu'ils sont dans les villes ou hors de leur enceinte.

SACOCHES. — *Voy.* ESTAGNONS.

SALAISONS. — On a longtemps exagéré les inconvénients attachés à l'alimentation avec des *viandes salées*. S'il est vrai d'avancer que cette nourriture, prise d'une façon exclusive, peut offrir de sérieux inconvénients, il est juste aussi de repousser les accusations qui ont été portées souvent contre l'usage des salaisons, comme cause des maladies scorbutiques. En 1771, Poissonnier-Desperriers, inspecteur des hôpitaux de la marine et des colonies, proposa de modifier la ration des gens de mer, en la composant principalement de substances végétales. Ce médecin, attribuant à la nourriture animale l'origine des maladies putrides, et considérant le scorbut comme nécessairement produit par l'usage des viandes salées, croyait, par un régime presque exclusivement végétal, prévenir et guérir plus sûrement ces maladies. Ces idées eussent été plus justes, si, au lieu de semences légumineuses dans l'état sec, il eût été possible de conserver sur les vaisseaux des végétaux dans l'état frais. Cependant on voulut s'assurer par l'expérience de l'action qu'exercerait sur l'état physique des marins cette manière de les nourrir. La frégate *la Belle-Poule* fut approvisionnée en conséquence, et, après cinq mois de campagne, elle rentra à Brest sans avoir eu moins de malades, et avec un équipage qui portait les marques les plus évidentes de la maigreur et de l'affaiblissement. Un tel exemple ne put que confirmer cette vérité depuis longtemps reconnue, que la nourriture animale, même la salaison, est en général nécessaire au maintien de la vigueur et de la santé de l'homme. Néanmoins Liebig a montré que la salaison altère la composition de la viande dans une proportion bien plus considérable que ne le fait la coction avec l'eau. En effet, on sait que pour saler la viande, on l'imprègne et on la saupoudre de sel de cuisine; aux points de contact de la viande et du sel, il se forme une saumure qui comprend environ le tiers et même la moitié du liquide contenu dans la viande fraîche. Le savant chimiste s'est assuré que cette saumure renferme les principes constituants du bouillon concentré. On peut donc dire qu'en salant la viande au point de provoquer la formation d'une saumure, on lui enlève en partie les principes nécessaires à sa constitution, et l'on diminue proportionnellement son pouvoir nutritif.

Quoi qu'il en soit, et quelque avantage qu'il pût y avoir à trouver le moyen de conserver les viandes par un procédé autre que le salage, l'usage des salaisons bien préparées n'est pas aussi nuisible qu'on a pu le supposer. Le chlorure de sodium est l'agent le plus propre à opérer la dessiccation nécessaire à la conservation des substances animales : ce sel absorbe successivement les liquides, à mesure qu'ils se séparent de la viande ; mais on ne doit pas borner là ses effets, et l'on ne saurait contester la vertu antiseptique qui lui a été attribuée jusqu'ici. C'est donc par le salage qu'on peut surtout se proposer de conserver longtemps les viandes dans un état qui les rende encore propres à la nourriture de l'homme. S'il faut renoncer à les conserver par un autre agent que le sel marin, il n'est pas impossible de corriger l'âcreté des salaisons et d'adoucir ce genre d'aliments. Ainsi, en mélangeant la chair salée avec des végétaux au moment où on la consomme, elle s'adoucit et perd de sa causticité.

M. J. Girardin (de Lille) a publié, en 1855, sur ce sujet, des recherches neuves et du plus haut intérêt pour l'hygiène et l'économie domestique qui doivent trouver place ici.

Grâce au décret du mois d'août 1854, qui permet, moyennant un droit minime, l'introduction en France des viandes salées ou fumées, d'importantes expéditions de ces sortes de viandes ont été faites tant de la Plata que des États-Unis d'Amérique. Dunkerque, le Havre et d'autres ports ont reçu du porc et du bœuf salés dans d'assez bonnes conditions, et nombre de personnes, des manufacturiers surtout, se sont empressées d'en faire l'essai.

Le porc salé d'Amérique a été mis en vente au prix de 1 fr. à 1 fr. 20 cent. le kilogramme. Le bœuf salé, sans os, s'est vendu et se vend encore, en détail, à raison de 60 à 75 centimes le kilogramme. En admettant que ces viandes constituent une nourriture saine et agréable, on a dû se demander si, eu égard aux prix auxquels on les livre, il y a avantage, pécuniairement parlant, à les employer et à les préférer à notre viande de boucherie; car si le pouvoir alimentaire de ces viandes était fort inférieur à celui de la viande fraîche, il est évident qu'il y aurait inopportunité à les substituer à cette dernière, qui sera toujours, quoi qu'il arrive, d'un goût plus agréable et d'un aspect plus appétissant. C'est pour résoudre cette question, qu'à la demande de la Société libre d'émulation du commerce et de l'industrie de la Seine-Inférieure, M. Girardin a entrepris, avec le concours de MM. Caneaux et Thorel, médecin et pharmacien en chef de l'Hôtel-Dieu de Rouen, une série d'expériences dont je présente ici le résumé.

1° Plusieurs *pot-au-feu* ont été préparés avec ou sans légumes, et à la manière ordinaire, les uns avec de la viande de boucherie indigène, les autres avec du bœuf salé d'Amérique. Voici les résultats d'une de ces expériences comparatives :

A. 950 grammes de bœuf frais, qualité moyenne, sans os, avec 750 grammes de légumes et 50 grammes de sel, ont donné, après la cuisson.	650 grammes de viande égouttée qui, desséchée, pesait 200 grammes; 100 grammes de graisse; 2^{kil},250 de bouillon qui ont fourni 8 grammes d'extrait sec.

La viande cuite avait très bon aspect et fort bon goût. Le bouillon avait un goût fin et du corps.

B. 950 grammes de bœuf salé d'Amérique, mis à dessaler d'abord pendant douze heures dans 6 litres d'eau, en changeant l'eau une fois, puis faisant bouillir pendant cinq minutes dans 6 nouveaux litres d'eau, ont été cuits ensuite avec 750 grammes de légumes et 50 grammes de sel. On a obtenu, après la cuisson.	750 grammes de viande égouttée qui, par la dessiccation, s'est réduite à 220 grammes; Des traces de graisse; Et 2^{kil},250 de bouillon, qui ont fourni 85 grammes d'extrait sec.

La viande cuite avait l'aspect de viande passée, elle était fortement colorée en brun à l'extérieur; à l'intérieur, elle était d'un rose rouge vif. Sa saveur, peu développée, la rapprochait d'une viande légèrement fumée. La longueur de ses fibres et leur fermeté en rendaient la mastication assez difficile et peu agréable. Le bouillon, transparent, sans trace de graisse, ressemblait beaucoup à du bouillon de veau. Il n'avait pas de mauvais goût, mais sa saveur était peu aromatique et fort différente de celle du bouillon préparé avec de la viande fraîche; il était plus salé que ce dernier.

2° Un kilogramme de lard indigène a été cuit, comparativement avec 1 kilogramme de lard salé d'Amérique, avec des légumes (choux, carottes, navets, etc.), à la manière ordinaire. Après la cuisson :

Le lard indigène, égoutté, pesait. . . . . . . 770 grammes
Le lard d'Amérique. . . . . 530 —

Le lard indigène avait une saveur bien plus délicate que le lard d'Amérique : les parties grasses surtout, excellentes dans le premier, étaient à peine mangeables dans le second ; le maigre de celui-ci était passable.

3° Les tableaux suivants contiennent le résultat des analyses de ces diverses sortes de viandes.

A. *Viandes non cuites, fraîches et desséchées.*

	BOEUF INDIGÈNE.		BOEUF SALÉ D'AMÉRIQUE.		LARD INDIGÈNE GRAS ET MAIGRE.		LARD SALÉ D'AMÉRIQUE.	
	frais.	desséché à 100 degr.	sortant des tonneaux.	desséché à 100 degr.	frais.	desséché à 100 degr.	sortant des tonneaux.	desséché à 100 degr.
Eau.	73,90	»	49,11	»	69,55	»	44,06	»
Fibrine, tissu cellulaire.	15,70	65,14	24,82	48,78	9,53	31,30	21,28	38,03
Graisse.	1,01	4,19	0,18	0,35	11,77	38,65	7,01	12,33
Alumine.	2,25	9,34	0,70	1,38	3,20	10,51	0,40	0,74
Matières extractives . . .	2,06	8,55	3,28	6,44	3,45	11,33	3,91	6,99
Sels solubles	2,93	12,24	21,07	41,39	1,64	5,39	22,82	40,78
Perte	0,13	0,54	0,84	1,66	0,86	2,82	0,52	0,96
	100,00	100,00	100,00	100,00	100,00	100,00	100,00	100,00
Acide phosphorique sur 100	0,222	0,925	0,618	2,216	0,551	1,812	0,332	0,594
Azote sur 100.	3,00	12,578	4,62	9,101	3,733	12,261	3,20	5,73
Sel marin sur 100.	0,489	2,03	11,516	22,63	0,496	1,63	11,605	20,738

B. *Viandes cuites, avec sel et légumes.*

	VIANDE DE BOUCHERIE.		VIANDE SALÉE D'AMÉRIQUE.	
	égouttée.	desséchée à 100 degrés.	égouttée.	desséchée à 100 degrés.
Eau	6,90	»	6,80	»
Sel.	2,20	2,363	4,40	4,721
Matières organiques	90,20	97,657	88,80	95,279
	100,00	100,00	100,00	100,00
Acide phosphorique sur 100 . .	0,269	0,289	0,802	0,86
Azote sur 100	10,67	11,460	11,818	12,680
Sel marin sur 100	0,479	0,515	1,775	1,90

C. *Extrait de bouillon de viandes.*

	VIANDE DE BOUCHERIE.		VIANDE SALÉE D'AMÉRIQUE.	
	avec sel desséché à 100 degrés.	sans sel desséché à 100 degrés.	avec sel desséché à 100 degrés.	sans sel desséché à 100 degrés.
Eau	»	»	»	»
Sel	43,083	12,13	42,122	16 454
Matières organique	56,917	87,87	57,878	83,546
	100,00	100,00	100,00	100,00
Acide phosphorique sur 100	1,003	1,52	1,65	2.21
Azote sur 100	3,511	2,868	3,151	3,08
Sel marin sur 100	38 352	1,333	35,15	5,6027

D. *Saumure dans laquelle on plongeait le bœuf salé d'Amérique.* — Un litre de cette saumure fortement colorée en brun contient :

Eau	622,250
Albumine	12,300
Autres matières organiques	34,050
Acide phosphorique	4,812
Sel marin	290,071
Autres matières salines	36,517
	1,000,000
Azote sur 100 d'extrait sec	2,669

1° Des analyses comparatives de la viande de boucherie fraîche et de la viande salée d'Amérique, il ressort ceci :

Dans 100 parties, en poids, de viande prise telle qu'elle est livrée à la consommation, il y a :

	Viande indigène.	Viande d'Amérique.
Eau	75,90	49,11
Matière sèche	24,10	50,89
	100,00	100,00

c'est-à-dire que la viande salée contient la moitié de matières utiles, tandis que la viande de boucherie indigène n'en renferme que le quart de son poids. Et dans ces quantités respectives de matières utiles, il y a :

	Viande indigène.	Viande d'Amérique.
Azote	3,031	4,631
Acide phosphorique	0,229	0,618

On a donc en réalité, dans le même poids de viande :

Azote.	1,6	en plus avec la viande salée d'Amérique.
Acide phosphorique. .	0,396	

ce qui représente un gain notable en matières essentiellement assimilatrices pour celui qui mange la viande salée.

2° Si maintenant nous considérons la question au point de vue économique, nous arrivons aux résultats suivants :

Le pot-au-feu fait avec 950 grammes de bœuf indigène, 750 grammes de légumes et 50 grammes de sel, le tout revenant à 1 fr. 935 d'achat, a donné :

650 grammes de viande cuite égouttée, contenant. . .	69gr,35 d'azote,
et 2250 grammes de bouillon contenant	2gr,80 —
En tout.	72gr,15 d'azote,

pour 1 fr. 935.

Le pot-au-feu fait avec 950 grammes de bœuf salé d'Amérique, 750 grammes de légumes et 50 grammes de sel, le tout coûtant 1 fr. 270, a donné :

750 grammes de viande cuite égouttée, contenant . . .	88gr,63 d'azote,
et 2250 grammes de bouillon, contenant.	2gr,67 —
En tout. . . . ,	91gr,50 d'azote.

pour 1 fr.,270.

Le gramme d'azote revient :

Avec la viande fraîche, à	26c,8
Avec la viande d'Amérique, à.	13c,9

Il s'ensuit qu'en prenant la quantité d'azote comme valeur représentative de la qualité nutritive, on serait amené à penser que la viande d'Amérique nourrit à moitié meilleur marché que la viande de boucherie ordinaire. Reste à savoir cependant si une viande racornie par le contact prolongé du sel, et en partie privée des principes savoureux qui contribuent essentiellement à la complète assimilation des aliments, est susceptible de nourrir aussi bien qu'une chair qui n'a point été dénaturée et qui contient tous ses principes sapides.

3° Si nous établissons une comparaison semblable entre les deux espèces de lard, nous trouvons que dans 100 parties en poids de ces matières prises telles quelles, il y a :

	Lard indigène.	Lard d'Amérique.
Eau	69,55	44,06
Matière sèche	30,45	55,84
	100,00	100,00

c'est-à-dire que le lard salé d'Amérique contient un peu plus de moitié de son poids de matières utiles, tandis que le lard indigène en renferme un peu moins du tiers de son poids. Et dans ces quantités de matières utiles, il y a :

	Lard indigène.	Lard d'Amérique.
Azote.	3,733	3,205
Acide phosphorique.	0,351	0,332

On a donc, en définitive, dans le même poids de lard :

Azote.	0,528	en plus dans le lard indigène.
Acide phosphorique.	0,219	

Un kilogramme de lard indigène coûtant 1 fr. 80 et ayant fourni par la cuisson un poids de 770 grammes de viande égouttée, tandis que le kilogramme de lard d'Amérique, coûtant 1 fr. 40, s'est trouvé réduit à 530 grammes, il en résulte, en supposant que tout l'azote de la chair non cuite soit resté dans la viande cuite, et que celle-ci n'ait retenu que 68 pour 100 d'eau, que dans les 770 grammes de lard indigène il y avait 88gr,52 d'azote, tandis que dans les 350 grammes de lard d'Amérique il n'y avait que 28gr,30 d'azote.

Le gramme d'azote revient donc, avec le premier, à 20 centimes, et avec le second à 49 centimes.

Donc il en coûte bien plus du double pour se nourrir autant avec le lard d'Amérique qu'avec le lard indigène. Répétons que ce dernier est d'excellent goût, tandis que l'autre est bien inférieur en qualité.

4° L'analyse de la saumure dans laquelle plongeait le bœuf salé d'Amérique prouve que cette chair a perdu une très grande proportion de ses principes nutritifs, tant salins qu'organiques. M. Liebig estime que la saumure comprend environ le tiers et même la moitié du liquide contenu dans la viande fraîche, liquide renfermant toutes les parties actives, organiques et minérales du meilleur bouillon. La salaison produit donc le même effet que la lixiviation par coction, et même un effet plus marqué, puisqu'elle en sépare l'albumine que l'action de l'eau bouillante conserve dans la chair en la coagulant. La salaison diminue par conséquent la valeur nutritive en enlevant les substances nécessaires à la formation du sang.

Il est bien évident par là que le salaison n'est pas le mode le plus avantageux pour conserver la viande que l'on destine à l'alimentation de l'homme, et qu'il serait convenable de rechercher un autre moyen d'utiliser, au profit du consommateur européen, ces quantités énormes de chair qui sont perdues en Amérique. Une demi-cuisson, faite dans de bonnes conditions, puis l'enrobage dans une solution gélatineuse que l'on ferait ensuite sécher au soleil ou dans un four à double courant d'air, de manière à enfermer, pour ainsi dire, la viande dans une espèce de vernis protecteur, ainsi que Vilaris et d'Arcet l'ont successivement proposé, vaudrait certainement mieux que la macération prolongée dans une saumure, ainsi qu'on le fait actuellement. Mais il y aurait encore un soin fort important à prendre pour que les viandes exportées d'Amérique fussent acceptées plus sûrement en Europe : ce serait de débiter les animaux à peu près de la même manière que le font nos bouchers pour le bœuf et le mouton, en laissant de côté les bas morceaux et n'expédiant que les morceaux de première qualité.

Si les spéculateurs américains ne mettent pas plus de soin dans leurs envois de viande, et s'ils ne cherchent pas un autre agent que le sel pour préserver celle-ci de l'altération putride, ils peuvent s'attendre à voir leurs produits tomber dans le plus grand discrédit. Et c'est déjà ce qui arrive actuellement. Au moment où j'écris, ce genre de commerce a cessé dans notre ville, non par suite du manque de marchandises, mais parce qu'il n'y a plus d'acheteurs. Le consommateur a constaté que c'est une nourriture peu appétissante et en réalité peu profitable au point de vue économique; il y a bien vite renoncé.

Des faits et observations qui précèdent nous pouvons tirer les conclusions suivantes :

1° Le bœuf salé d'Amérique, bien que plus riche en azote et en acide phosphorique que la viande de boucherie à 75 pour 100 d'eau, et bien qu'offrant une quantité presque double de ces principes pour le même prix, constitue néanmoins un aliment beaucoup moins succulent, agréable et savoureux, et, par ces motifs, il ne peut fournir une aussi bonne alimentation que la viande fraîche.

2° Le lard salé d'Amérique est bien inférieur, sous tous les rapports, au lard du pays, et son usage entraîne une perte notable pour le consommateur.

3° Nos populations ont renoncé à l'emploi des viandes salées d'Amérique, non par suite de préjugés, d'idées fausses ou de caprice irréfléchi, mais à la suite d'une expérimentation de plusieurs mois et par des motifs sérieux.

4° Il est utile de porter ces faits à la connaissance des spéculateurs, afin qu'ils avisent aux moyens de nous procurer des viandes d'Amérique sous un autre état et dans des conditions meilleures qui permettent de les substituer à la viande de boucherie.

On n'opère guère la salaison que de la viande de bœuf et de porc. Ces viandes, préalablement saignées avec soin, apportées fraîches et dégagées de tout viscère, de toute issue, ne sauraient vicier l'air, puisque, dans ces conditions, elles ne répandent aucune odeur incommode; pas plus que les diverses opérations auxquelles elles sont soumises. Dès leur arrivée à l'atelier, on les coupe en morceaux de dimensions données, et on les stratifie dans de larges cuves de bois, en recouvrant chaque couche avec du muriate de soude; puis, quand la cuve est remplie, on répand une dernière couche de sel, au centre de laquelle on pratique avec le doigt un trou dans lequel on verse avec précaution et peu à peu, afin de ne pas déplacer les diverses couches de sel, une quantité de saumure suffisante pour remplir tous les interstices. Au bout de quelques jours on retire les viandes, on les égoutte avec soin, et on les met de nouveau, par couches recouvertes de gros sel et de salpêtre, dans des barils où on les conserve pour la consommation. Le plus ordinairement, la surface du tout est parsemée, outre le sel et le salpêtre, de baies de genièvre, de poivre en grain et de feuilles de laurier. Ainsi, rien d'insalubre dans ces opérations.

Il est vrai, cependant, que la saumure retirée des cuves recèle des principes animaux putrescibles qu'elle a dissous, et notamment la sérosité des viandes avec un peu de sang, et que, dès lors, elle pourrait devenir cause d'émanations désagréables et même malfaisantes; d'autant mieux qu'on la conserve pour de nouvelles salaisons, en la faisant successivement servir pendant la durée d'un an environ. Mais on comprend déjà qu'elle serait bientôt impropre à cette destination, si elle n'était pas débarrassée, après chaque opération de salaison, des principes fermentescibles dont elle s'est chargée. Pour y parvenir, on la bat dans des vases de bois, à large ouverture; ce qui fait que les parties animales, comme la sérosité, gagnant, en raison de leur légèreté comparative, la surface du liquide salé, sont enlevées, sous forme d'écume, pour servir d'engrais dans le jardin de l'établissement.

Malgré cette pratique ingénieuse, il arrive cependant un temps où la saumure a été trop de fois chargée de principes animaux pour qu'on puisse désormais l'en débarrasser entièrement. Aussi, après un temps d'usage, qu'on évalue à un an environ, on fait bouillir cette saumure dans une chaudière, on évapore jusqu'à siccité, et l'on a une masse solide, composée de muriate de soude et de matières animales carbonisées : et, comme le sel contenu dans cette masse est toujours propre aux salaisons, on le sépare du charbon animal, en faisant dissoudre, dans de l'eau et à chaud, la masse qu'on a brisée en morceaux, et en filtrant.

Des expériences récentes entreprises par notre savant confrère M. Reynal, professeur à l'École impériale d'Alfort, sur la saumure, expériences qui ont reçu une grande publicité, seraient de nature à alarmer les populations, parmi lesquelles est répandu l'usage de cette substance, et ont à juste titre éveillé la sollicitude de l'administration supérieure.

Il n'est donc pas inutile en exposant fidèlement ces recherches, d'en apprécier la portée qui a été trop généralement exagérée, et d'examiner avec impartialité quelles peuvent être les conséquences de ces faits, qui intéressent à la fois l'hygiène publique et la médecine légale.

Les propriétés vénéneuses de la saumure n'ont jamais été constatées chez l'homme. Pas un seul cas d'empoisonnement n'a été signalé dans les nombreuses localités où cette substance entre à titre de condiment habituel dans l'alimentation du plus grand nombre. Les recherches de M. Reynal, celles des vétérinaires allemands qu'il cite sont formelles à cet égard, et nous pouvons ajouter que, de notre côté, nous en avons vainement cherché un exemple.

C'est sur certains animaux, des porcs, des chevaux, des grands et des petits ruminants, que certains procédés d'engraissement et des pratiques empiriques de médecine vétérinaire ont fourni l'occasion de reconnaître que la saumure pouvait avoir des effets nuisibles et parfois même déterminer des accidents mortels. Un fait de ce genre, recueilli par M. Reynal sur huit jeunes porcs, a été pour lui le point de départ d'expériences dans lesquelles il s'était proposé d'étudier non-seulement les propriétés toxiques de la saumure, mais encore les conditions dans lesquelles ces propriétés peuvent se développer et qui en réalité ont laissé ce dernier point fort obscur.

Il serait hors de propos de rapporter en détail ces expériences dont toutes les parties fort intéressantes à d'autres points de vue ne se rapportent pas également à la question qui nous occupe. Nous nous attacherons à faire ressortir les particularités qui doivent surtout fixer l'attention.

M. Reynal, dans une première série d'expériences, démontre que la saumure, administrée pure et à la dose de 5 centilitres, est un vomitif puissant pour le chien ; qu'à la dose de 2 à 3 décilitres, elle produit des phénomènes d'intoxication sans occasionner la mort, si l'animal peut vomir, mais que cette quantité tue le chien en un temps très court, si, par un artifice quelconque, on empêche le vomissement; qu'à la dose d'un litre, la saumure provoque chez le cheval une irritation intestinale ; qu'à la dose de 2 à 3 litres, la saumure empoisonne le même animal dans le court espace de vingt-quatre à quarante-huit heures ; qu'à la dose d'un demi-litre, elle est toxique pour le porc, et de 3 à 4 centilitres pour les volailles. La saumure, dans une seconde série d'expériences, a été administrée mélangée aux aliments; et l'on voit que pour des chiens de grande et de moyenne taille, jusqu'à la dose d'un décilitre, elle ne produit pas d'effets nuisibles ; qu'à des doses plus élevées, les nausées et les vomissements suivent presque immédiatement l'ingestion du mélange : qu'à la dose de 2 à 3 décilitres, la mort arrive quand le vomissement est empêché, et qu'enfin, à la dose de 4 décilitres, les animaux succombent même après avoir vomi. Si l'alimentation avec mélange de saumure, dans une proportion insuffisante pour déterminer l'empoisonnement immédiat, est continuée pendant quelque temps, les animaux soumis à ce dernier mode d'expérimentation deviennent promptement malades et meurent dans un délai plus ou moins rapide.

Tel est en résumé le résultat brut, si l'on peut ainsi dire, des expériences instituées par M. Reynal. Mais ce serait les comprendre mal et en tirer des données fort peu justes que de s'en tenir à cet énoncé. Le point capital, en effet, est précisément dans les circonstances en quelque sorte essentielles de cette intoxication expérimentale à l'aide de la saumure ; et ce sont ces circonstances qu'il importe surtout d'apprécier.

Une première remarque est relative à la nature même de la saumure employée. Or, M. Reynal dit lui-même que la seule qui lui ait servi dans ses expériences est la saumure de porc, tantôt récemment faite, tantôt vieille d'un an et de six ans. Il a observé à cet égard que dans les deux ou trois premiers mois qui suivent sa préparation, elle est tout à fait inoffensive et agit simplement à la manière des purgatifs et des laxatifs. C'est en vieillissant qu'elle acquerrait des propriétés vénéneuses d'autant plus actives qu'elle aurait été en contact avec des viandes rances. Mais c'est là une observation manifestement incomplète et qui ne suffit pas pour expliquer les différences que peuvent offrir les diverses espèces et les diverses qualités de saumure. On en trouve la preuve dans le mémoire même de M. Reynal, qui, avec une grande loyauté, rapporte que de la saumure provenant de viandes de bœuf et de porc salées en Amérique, donnée à la dose de 8 à 10 litres, n'a donné lieu à aucun phénomène d'intoxication. Il est impossible d'attribuer un résultat si inattendu à la préparation récente de la saumure, et l'on doit se contenter d'enregistrer ce fait remarquable comme une preuve du peu de constance des propriétés vénéneuses de la saumure.

Une seconde remarque non moins importante à faire, c'est que, malgré le zèle et les lumières des expérimentateurs tant en Allemagne qu'en France, il est impossible de dire à quel principe est due l'action toxique de la saumure. Les caractères physiques indiqués par M. Reynal, et l'analyse chimique qu'il a fait faire n'ont révélé aucun agent spécial et n'ont même montré aucune différence de composition entre la saumure préparée depuis un an, et celle qui remontait à quatre et six ans. Ces analyses fournissent du reste une preuve de plus sur la nature variable de la saumure. Elles ne contiennent aucune indication d'un des éléments qui entrent le plus ordinairement dans sa préparation, le nitre. M. Reynal ne dit pas de quel pays provenait le liquide qu'il a employé dans ses expériences. Quant à l'existence d'un principe septique, si elle n'est pas démontrée, il faut reconnaître qu'elle n'est pas non plus mise hors de cause par l'essai tenté par M. Reynal, d'un mélange de saumure et de charbon qui n'avait pas perdu, dit-il, ses propriétés malfaisantes. Une telle expérience n'offrait pas les conditions nécessaires pour détruire, s'il eût existé, l'agent septique développé dans la saumure. D'autres hypothèses mises en avant pour expliquer l'action toxique de la saumure, ne méritent pas davantage de nous arrêter. Ce que nous voulons seulement faire ressortir comme résultant des observations et des expériences des vétérinaires allemands et de M. Reynal lui-même, c'est l'ignorance absolue où l'on est du principe qui peut rendre la saumure vénéneuse, et l'incertitude qui règne encore sur les conditions dans lesquelles ce principe se développe. Il ne reste donc en définitive qu'un fait, qui ne saurait être révoqué en doute, qu'il ne faut pas amoindrir, mais qu'il ne faut pas exagérer, à savoir, l'altération de la santé et l'empoisonnement même des animaux domestiques, sous l'influence de l'administration à doses élevées ou de l'usage trop longtemps continué de saumure vieillie et altérée.

Mais à ce fait il en est plus d'un à opposer, qui doit empêcher que l'on applique avec trop de précipitation à l'économie humaine et aux habitudes de nombreuses populations les résultats obtenus dans une expérimentation artificielle faite sur des animaux.

Si l'on considère, en effet, qu'en France, sans parler des salaisons en quelque sorte domestiques, qui constituent une consommation si générale, il est un grand nombre de départements dans le midi, dans le nord, dans l'ouest où les salaisons s'opèrent sur une très grande échelle, et où par conséquent la saumure s'offre en abondance aux besoins des populations rurales et des familles peu aisées, et si en même temps on remarque que, malgré cet usage si répandu non-seulement dans notre pays, mais à l'étranger, aucun accident, aucun exemple funeste n'est venu éveiller l'attention et rendre suspect l'emploi de la saumure, il y a lieu de se rassurer contre les effets de cette substance, et de ne pas se hâter de proscrire un ingrédient manifestement utile de l'alimentation des classes pauvres.

La saumure, en effet, ne représente pas seulement une solution de sel. Liebig, ainsi que nous l'avons dit déjà, dans des recherches pleines d'intérêt pour l'hygiéniste, a montré qu'elle entraîne le tiers et même la moitié du liquide contenu dans la viande fraîche, et renrme en réalité les principes constituants du bouillon concentré. En sorte que si la viande salée a perdu une partie de ses propriétés nutritives, celles-ci se retrouvent à un certain degré dans la saumure. Et il est permis de faire remarquer l'avantage d'un tel élément dans la nourriture si peu animalisée des paysans pour qui les salaisons rances, on le sait, offrent un attrait instinctif.

Quelle que puisse être l'utilité de la saumure, on ne peut nier que l'emploi n'en doive être subordonné à l'innocuité absolue de son action sur l'homme. Celle-ci peut être garantie d'abord par la dose relativement bien faible de saumure mélangée, comme condiment, c'est-à-dire nécessairement comme accessoire très secondaire à d'autres aliments. Les expériences faites sur les animaux fournissent à cet égard les données les plus rassurantes, puisque l'on voit les effets toxiques ne se montrer chez les chiens qu'à la dose considérable de 2 à 3 décilitres, c'est-à-dire indépendamment des différences physiologiques qui séparent l'homme des autres espèces, à une dose beaucoup plus élevée que celle qu'exigerait la préparation des aliments de toute une famille.

Il n'est peut-être pas inutile de dire ici quelques mots de la prohibition qui, à Paris du moins, frappe l'emploi des sels de morue dans les opérations des charcutiers et des préparations culinaires des restaurants, rôtisseurs, etc. L'ordonnance de police de 1835, récemment renouvelée, qui prescrit cette mesure, a eu moins en vue les inconvénients que pourraient avoir pour la salubrité les sels de poissons auxquels le grillage et le raffinage peuvent enlever en grande partie leur odeur et leur saveur désagréables, que les intérêts du trésor public et la nécessité de prévenir les fraudes dont le commerce du sel était infesté. La qualité de la saumure et le danger qu'elle paraît offrir dans l'alimentation du peuple sont donc complétement étrangers à cette prescription de l'autorité, la seule d'ailleurs qui ait de loin quelque rapport avec le sujet qui nous occupe.

Il est un dernier point sur lequel il convient de s'arrêter et que les recherches de M. Reynal ne permettent pas de passer sous silence. Nous voulons parler de l'altération que le temps ferait subir à la saumure, et qui, dans sa pensée, serait la cause principale de ses propriétés toxiques. On ne peut disconvenir qu'il y ait dans la saumure des principes animaux putrescibles que le sel, malgré ses vertus antiseptiques, ne peut pas anéantir à tout jamais. Cependant l'observation pratique des faits vient encore atténuer ce que pourraient avoir de trop inquiétant les probabilités théoriques en apparence les mieux fondées. Dans les ateliers de salaison, la saumure dans laquelle ont baigné pendant quelque temps les viandes salées avant leur embarrillement, est conservée pour de nouvelles opérations, et on la fait successivement servir pendant toute une année. Il est bon d'ajouter, ne fût-ce que pour faire connaître un procédé qu'il serait peut-être utile de vulgariser, et qui, par sa simplicité même, serait facile à répandre comme moyen de purifier la saumure, que pour la débarrasser des principes fermentescibles dont elle se charge et qui finiraient par la rendre impropre à de nouvelles salaisons, on la bat dans des vases de bois à large ouverture, de telle sorte que les parties organiques gagnant la surface du liquide salé sont enlevées sous la forme d'une écume qui peut encore être utilisée comme engrais.

En résumé, dans l'état où est aujourd'hui la question, et en attendant de nouvelles expériences qui doivent être encore jugées nécessaires, il est permis de terminer l'examen critique auquel nous venons de nous livrer par les conclusions suivantes :

L'emploi de la saumure à titre de condiment ou d'assaisonnement dans l'alimentation de l'homme n'a eu jusqu'ici aucun effet nuisible, et rien n'autorise à penser que ce procédé économique, avantageux pour les classes pauvres, doive être proscrit.

Il n'en est pas de même de l'abus qui a pu être fait de cette substance dans l'alimentation et le traitement des maladies de certains animaux, notamment des porcs et des chevaux. Des faits authentiques et des expériences récentes démontrent que le mélange de la saumure en quantité notable aux aliments peut déterminer dans ce cas un véritable empoisonnement.

Dans tous les cas, la saumure conservée depuis un temps trop long, et vieillie, au contact surtout de viandes rances, ne devrait être employée qu'avec beaucoup de circonspection, et après qu'elle aurait été purifiée par le battage de toute l'écume qui se serait formée à sa surface.

Les *salaisons* constituent pour la ville de Nantes une branche importante d'industrie, et la juste réputation qu'elle a acquise à cet égard, en fait pour elle un objet de commerce qui s'étend bien au delà de son port maritime. Le Conseil de salubrité de cette ville a été appelé plusieurs fois à donner son avis sur l'établissement d'ateliers de salaisons, et il a été toujours favorable à ces demandes. Mais, s'il est vrai de reconnaître, en effet, que la salaison des viandes n'entraîne pas avec elle beaucoup d'inconvénients sérieux, il faut avouer que les ateliers de *salaison des poissons* sont loin d'avoir la même innocuité, au moins ont-ils contre eux l'odeur fétide qu'ils exhalent. C'est pour cette dernière cause que ces établissements sont rangés dans la deuxième classe des établissements insalubres et incommodes. Le Conseil des Bouches-du-Rhône a été consulté un grand nombre de fois sur ces ateliers de salaisons ; en général, il a été favorable, mais en prescrivant d'enlever rigoureusement tous les débris de poissons. Le Conseil a plusieurs fois observé que leur accumulation sur un seul point avait de graves inconvénients et pouvait compromettre la santé publique, surtout dans les rues étroites, mal aérées et naturellement sales des vieux quartiers de Marseille, où, par un arrêté municipal, ces ateliers se trouvent circonscrits. Il avait même émis le vœu qu'on ne devait pas négliger de prendre des mesures pour empêcher cette accumulation des ateliers de salaisons, qu'il serait plus convenable de disséminer au dehors de la ville et dans des lieux peu habités. C'est pourquoi le Conseil de salubrité a été opposé, en 1840, à une demande pour la formation d'un atelier de salaison à Martigues, se fondant sur ce qu'un atelier de deuxième classe ne devait pas être placé sur la seule place publique qui existât dans cette ville. L'emploi de bassines de cuivre pour la salaison des harengs et autres poissons a été proscrit par divers arrêtés, notamment dans le Nord. Le Conseil d'hygiène de Dieppe avait proposé la substitution de bassines de gutta-percha, et demandait que l'autorité supérieure en approuvât et en généralisât l'emploi, se fondant sur les résultats satisfaisants d'une expérimentation de deux années, mais la gutta-percha ne peut être recommandée obligatoirement à l'exclusion du bois, de l'étain et du fer émaillé.

Nous donnerons ailleurs de plus complets détails sur cette importante industrie.

Voy. Boucherie, Charcuterie, Sécherie de morues.

Bibliographie. — Martfeldt (Chr.), *Traité sur la salaison des viandes et du beurre en Irlande, et manière de fumer le bœuf à Hambourg*, traduit du danois par T.-C. Brunn Neergard. Paris, 1821, in-8. — Keraudren, *De la nourriture des équipages et de l'amélioration des salaisons dans la marine française* (*Ann. d'hyg. et de méd. lég.*, 1829, t. I, p. 303). — *Dictionnaire de l'industrie*, t. X, p. 12. — Bizet, *Du commerce de la boucherie et de la charcuterie de Paris*. Paris, 1847. — *Rapport du Conseil de salubrité des Bouches-du-Rhône*. Marseille, 1840 à 1856. — *Rapport du Conseil de salubrité du département du Nord*. Lille, 1830 à 1860. — *Rapport général du Conseil de salubrité de Nantes et du département de la Loire-Inférieure*. Nantes, 1846 à 1855. — *Analyses comparatives des viandes salées d'Amérique*, par J. Girardin (*Comptes rendus de l'Académie des sciences*, 1855). — *De la saumure et de ses propriétés toxiques*, par MM. Reynal et Goubaux (*Rec. de méd. vétérin.*, 1855).

SALINES. — *Voy.* Sel.

SALLES D'ASILES. — *Voy.* Asile.

SALPÊTRE, SALPÊTRIÈRES. — *Voy.* Nitre, Nitrières.

SALUBRITÉ. — *Voy.* Hygiène publique.

SANG. — *Voy.* Abattoirs, Bleu de Prusse, Sucre.

SANG DE RATE. — *Voy.* CHARBON, ÉPIZOOTIES, PUSTULE MALIGNE.

SANGSUES. — Ce n'est pas au point de vue de leur histoire naturelle ni de leur emploi thérapeutique que les sangsues doivent être étudiées ici. Mais il est deux points, par lesquels l'élève et la reproduction de ces animaux, ainsi que le commerce dont ils sont l'objet, intéressent très directement l'hygiène publique. D'une part, en effet, l'état dans lequel les sangsues sont livrées au commerce a donné lieu souvent à des fraudes qu'il est bon de signaler; et d'une autre part, l'élève et la reproduction des sangsues dans des marais spéciaux où ces annélides sont nourries du sang de mammifères vivants, constituent une industrie particulière à certaines localités, et dont il importe d'examiner les conditions de salubrité.

Cette dernière question, hâtons-nous de le dire, avait pris, dans ces derniers temps, et pour l'un des plus riches départements de la France, une telle extension et une telle gravité, que la sollicitude du gouvernement s'en était vivement émue. Depuis qu'a paru la première édition de ce livre, grâce aux efforts persévérants du Conseil central d'hygiène et de salubrité de la Gironde, et en particulier de son rapporteur, M. Clémenceau, et de son secrétaire général, M. le docteur Levieux, et avec le concours du Comité consultatif d'hygiène publique, elle a reçu une solution conforme à la gravité des intérêts qu'elle soulevait.

Commerce des sangsues. — Le *commerce des sangsues* s'exerce dans des conditions spéciales. Bien qu'il existe dans un grand nombre de départements, notamment dans ceux du Loiret, de Loir-et-Cher, de la Nièvre, de l'Indre, d'Indre-et-Loire, de Maine-et-Loire, de la Loire-Inférieure, de la Vienne, de la Vendée, des Deux-Sèvres, de la Charente, des Landes, de la Haute-Marne, de la Manche, du Calvados, de la Meurthe, etc., des marais autrefois peuplés de sangsues, ils sont aujourd'hui à peu près partout presque complétement épuisés; c'est à la Gironde, à la Corse et à l'Algérie, qu'appartient la consommation pour la plus grande part, seuls pays producteurs qui ne soient pas épuisés. La consommation des sangsues qui va d'ailleurs toujours en diminuant, était en 1856 de 14 millions pour notre pays. Or la production indigène n'y était guère, à la même époque, que de 8 millions, provenant presque des seuls marais de la Gironde. L'importation étrangère est donc encore utile pour une bonne partie, et c'est principalement de la Moldavie et de la Valachie que nous arrivent, mais directement à Paris, les sangsues dont nous avons besoin.

Nous ne nous arrêterons pas ici aux différentes espèces naturelles de sangsues. Nous nous bornerons aux distinctions qui, dans le commerce et dans la pratique, sont relatives à leur poids et à leur qualité.

On reconnaît pour le premier point cinq catégories :

1° Les filets, pesant, le 1000, en moyenne. . .	385 à 450	grammes.
2° Les petites moyennes.	625 à 750	
3° Les grosses moyennes	1125 à 1250	
4° Les grosses	2500 à 3000	
5° Les vaches.	4500 à 12000	

Les grosses moyennes et les grosses sont celles qui sont du meilleur usage, et, d'après M. le professeur Moquin-Tandon, les premières l'emportent encore sur les secondes. Des expériences, entreprises par M. le docteur A. Sanson, dans le cours d'une expertise relative à un procès intenté à des marchands de sangsues, inculpés de tromperie sur la nature de la marchandise vendue, ont montré, conformément à l'opinion du savant que nous venons de citer, que

Les grosses moyennes avaient absorbé de sang près de	7 fois leur poids.
Les grosses	5 fois 1/3
Les petites moyennes	4 fois 2/3
Les filets.	3 fois 4/5

Le commerce des sangsues est l'objet de fraudes diverses : tantôt les choix sont mêlés ; tantôt les sangsues sont gorgées de sang destiné à augmenter leur volume et leur poids ; tantôt, enfin, elles sont mélangées à des hirudinées d'un autre genre dites *sangsues bâtardes*. La principale de ces fraudes est celle qui consiste à vendre des sangsues gorgées. Des poursuites ont été, à plusieurs reprises, dirigées contre les marchands qui se rendaient coupables de ce commerce déloyal, et ont abouti à des condamnations. Dans l'une de ces affaires, devant le tribunal de la Seine, en 1847, M. le conseiller Ch. Berryat-Saint-Prix, réfutant cette objection, qu'il y avait eu tromperie sur la qualité, et non sur la nature de la marchandise, faisait remarquer que les sangsues n'étaient pas achetées pour servir passivement à des observations scientifiques, mais pour opérer des saignées ; que c'étaient, en définitive, des machines vivantes à saignée dont la nature était d'être vides pour pouvoir fonctionner, et qu'ainsi les vendeurs, qui les avaient livrées gorgées, avaient trompé sur leur nature et non sur leur qualité. Magendie, M. Valenciennes de l'Institut, et M. le docteur A. Sanson, experts dans la même affaire, concluaient que les sangsues ne doivent pas être livrées au commerce gorgées de sang, quand bien même ce sang aurait été naturellement ingéré dans les marais et ne proviendrait pas d'un gorgement artificiel, les conséquences pratiques devant être les mêmes.

L'Académie de médecine, sur le rapport de Soubeiran, a consacré ces principes en demandant au ministre de défendre la vente des sangsues gorgées dans toute la France et de soumettre les vendeurs à une pénalité sévère; d'interdire la pêche et la vente des sangsues pesant moins de 2 grammes et plus de 6 grammes.

Nous empruntons àu n négociant expérimenté, M. Joseph Martin, les caractères les plus saillants des sangsues de bonne qualité et des sangsues gorgées.

Une sangsue de bonne qualité est très élastique. On triple la longueur qu'elle prend, dans sa marche ordinaire, en la tirant d'une manière suffisante par ses extrémités. Les points où il faut la saisir sont les rétrécissements des ventouses. On fixe la peau, qui tend à glisser, avec la face palmaire du pouce, sans cependant exercer une pression qui puisse écraser les chairs. Après cette traction, l'animal revient sur lui-même et ne paraît avoir été nullement blessé. En la voyant marcher, on reconnaît aussi une sangsue de bonne qualité à la vigueur et à la rapidité de ses contractions, à la quantité de recouvrements qu'opère chaque anneau l'un sur l'autre, à la certitude de sa marche, qui dépend surtout de la précision avec laquelle s'appliquent les ventouses. Elle est agile et ne reste pas au fond des vases. Lorsque des sangsues sont d'un bon choix, elles doivent toutes prendre, si on les applique avec les soins convenables, tels qu'ils se trouvent indiqués plus loin. Si, dans une application, il en est qui ne prennent pas, c'est qu'elles sont ou gorgées, ou malades, ou sont des annélides qui n'appartiennent pas au genre *sanguisuga*. Si elles tombent après avoir très peu piqué, elles sont ou gorgées ou malades. En examinant le corps d'une sangsue de bonne qualité, à l'état de repos, on voit que les segments se recouvrent de manière à faire disparaître entièrement les intervalles qui les séparent, à moins que la sangsue n'ait pris accidentellement une forme allongée. Plus elle se pelotonne sur elle-même, plus elle est vigoureuse. Les sangsues ont la propriété de gonfler leur corps, par une puissance de dilatation active, de manière à tromper sur leur volume. Un signe de bonne qualité est l'effilement de la partie antérieure de leur corps relativement à la partie postérieure. Un autre caractère consiste encore dans la dépression on l'aplatissement du corps. Sous la main, au toucher, on sent également que les contractions, s'exercent avec plus ou moins de vigueur. On conçoit que la faculté de rapprocher les anneaux, que l'élasticité du corps, que la forme aplatie de l'animal ne peuvent exister que si son tube intestinal est vide ou à peu près vide. On reconnaît d'ailleurs cet état de vacuité en exerçant entre les doigts une pression sur le corps de la sangsue. Les sangsues qui contiennent un huitième de sang, provenant du marais, sont encore d'une extrême avidité, caractère essentiel de toute bonne sangsue. La mauvaise qualité des sangsues dépend, lorsque l'espèce est bonne, de leur état de plénitude qui tient à deux causes : à ce qu'elles ont été gorgées de sang depuis qu'elles sont sorties du marais, ou à ce qu'elles se sont nourries récemment dans le marais. Par contraste avec les sangsues vides, les sangsues gorgées sont paresseuses, restent au fond des capacités qui les contiennent, s'allongent beaucoup moins et offrent des anneaux distants; ce qui leur ôte l'apparence velouté que présentent les sangsues vides. S'il existe du sang dans le canal intestinal, on sent une sorte de corde intérieure au centre du corps. En saisissant une sangsue gorgée des deux mains, et en faisant fléchir le corps à angle droit vers la partie moyenne; de plus, en pressant légèrement les deux moitiés vers le coude de courbure, on aperçoit, à travers la peau distendue de l'animal, un reflet d'un bleu rougeâtre indiquant qu'il existe du sang dans le tube digestif. Ce caractère ne se retrouve pas dans la sangsue de Turquie, qui a un système musculaire beaucoup plus épais. Si le sang est coagulé dans le corps de l'animal, on peut sentir, comme l'a signalé Vauquelin; à travers la peau, les caillots rouler en grumeaux.

Nous joignons à ces caractères l'avis officiel publié à ce sujet, en 1846, par le préfet de police :

« Il arrive quelquefois, malgré la surveillance de l'administration, que les sangsues vendues au public ont été préalablement gorgées de sang, afin d'en augmenter le volume et le poids.

Cette fraude est doublement préjudiciable; d'abord, parce que la valeur des sangsues dans le commerce est en raison de leur poids et de leur volume, qui se trouvent ainsi artificiellement augmentés;

En second lieu, parce que les sangsues gorgées, quelle que soit l'origine du sang introduit dans le tube digestif, ne prennent pas lorsqu'on les applique sur la peau, ou ne tirent, lorsqu'elles prennent, qu'une quantité très minime de sang, ce qui peut, dans des cas graves où une médication active devient urgente, compromettre sérieusement l'existence des malades.

Ce gorgement, soit qu'il ait été opéré artificiellement, soit qu'il résulte des conditions naturelles dans lesquelles, par exception, la sangsue aurait pu se trouver, se reconnaît facilement de la manière suivante :

On saisit la sangsue que l'on veut examiner par l'extrémité postérieure, qui est la plus grosse, entre le pouce et l'index de l'une des deux mains; en la pressant convenablement d'arrière en avant, entre deux doigts de l'autre, le sang contenu dans le tube intestinal reflue vers l'extrémité antérieure, et y forme un bourrelet plus ou moins volumineux, selon la quantité de sang ingéré.

Si la pression est forte, le sang ressort de lui-même par la bouche de la sangsue.

Ce procédé ne laisse aucune incertitude, à la condition seulement que la pression n'aura pas été assez forte pour déchirer les tissus soumis à l'expérience.

En portant à la connaissance du public les renseignements qui précèdent, et qui lui ont été fournis par l'École de pharmacie et par le Conseil de salubrité, le préfet de police croit devoir ajouter que les mesures les plus sévères ont été prises pour la recherche et la saisie des sangsues gorgées de sang et pour les poursuites des auteurs de cette fraude devant les tribunaux. »

Mais la question commerciale du gorgement des sangsues, qui paraissait très simple autrefois, a pris une face toute nouvelle en raison du nouveau mode d'alimentation et des procédés actuellement usités pour l'élève des sangsues. Ce n'est pas seulement, en effet, en France et dans la Gironde, que l'on a recours au sang des mammifères vivants pour nourrir et engraisser les sangsues. En Valachie, les marais sont alimentés par des troupeaux de 20 à 30 mille buffles. Il convenait donc de tenir compte de cette révolution industrielle et de rechercher si les sangsues devaient sortir des marais forcément gorgées, ou seulement après la digestion de tout le sang ingéré. La circulaire suivante fera très bien comprendre les termes dans lesquelles la question se posait.

CIRCULAIRE MINISTÉRIELLE DU 10 JUILLET 1856 SUR LE COMMERCE DES SANGSUES.

Monsieur le préfet, l'attention de l'Administration a été appelée depuis longtemps sur un genre de fraude qui se pratique trop souvent dans le commerce des sangsues : cette fraude consiste à livrer, pour l'usage médical, des sangsues contenant dans leurs poches digestives une quantité plus ou moins considérable de sang, qu'on leur a fait absorber afin d'augmenter leur volume et leur poids. Une pareille manœuvre tombait sous l'application de l'article 423 du Code pénal : aussi a-t-elle été l'objet d'un assez grand nombre de poursuites et de condamnations.

Mais il n'y a pas là seulement une fraude commerciale, il peut y avoir dommage pour la santé publique, puisque les sangsues gorgées, ne prenant sur le malade qu'une faible quantité de sang, ou même n'en prenant pas du tout, trompent les intentions du médecin et peuvent rendre ses prescriptions inefficaces. Les sangsues gorgées sont, par le fait, un médicament falsifié, auquel s'appliquent les dispositions des articles 1er et 2 de la loi du 27 mars 1851.

Il s'est élevé, toutefois, dans ces derniers temps, des difficultés sur la question de savoir ce qu'on doit entendre par ces mots : *sangsues gorgées*. Sont-ce des sangsues qui renferment dans leur tube intestinal du sang non digéré, en quelque proportion que ce soit ; ou bien doit-on admettre que le gorgement commence à un certain degré ? En cas d'affirmative, à quel degré de gorgement commence la fraude ?

Il était autrefois de principe, dans la pratique médicale, que, pour être reconnues pures, les sangsues ne devaient pas céder la plus minime quantité de sang, sous une pression convenablement exercée. Mais il est rare maintenant de trouver de pareilles sangsues dans le commerce. Depuis surtout que l'alimentation des sangsues par le sang des mammifères vivants est devenue la base d'une industrie qui s'est développée sur une grande échelle dans certains départements, et qui tend à se répandre non-seulement en France, mais encore dans les autres pays producteurs de sangsues, il arrive que la plupart de ces annélides sont livrés à la consommation bien avant que leur digestion, très lente, soit complétement achevée.

C'est là une pratique regrettable, d'abord parce qu'en accordant même qu'une petite quantité de sang non encore digéré n'empêche pas une sangsue de bien fonctionner, il est certainement préférable, des expériences toutes récentes en ont fourni de nouvelles preuves, d'employer des sangsues entièrement exemptes de sang étranger, condition très conciliable avec une vitalité suffisante; ensuite, parce que, dès qu'on admet que des sangsues puissent être vendues, bien que contenant une certaine proportion de sang, il devient difficile de prévenir l'abus.

C'est aux tribunaux qu'il appartient d'apprécier, dans chaque cas particulier, ce qui constitue la falsification; mais, au milieu des allégations contradictoires qui ont été récemment avancées au sujet du gorgement des sangsues, j'ai pensé, monsieur le préfet, qu'il était du devoir de l'administration d'indiquer aux jurys médicaux, et autres délégués de l'autorité qui pourraient être chargés de constater la qualité de ces agents thérapeutiques, une règle uniforme d'après laquelle ils dussent procéder désormais à l'accomplissement de leur mission. C'est d'ailleurs répondre aux vœux exprimés par les principaux éleveurs de sangsues, préoccupés de l'avenir de leur industrie, compromise par des fraudes scandaleuses.

Il est certainement à désirer que les sangsues ne soient vendues que tout à fait pures de sang étranger; c'est là le but auquel on doit tendre, et il n'est pas douteux qu'on ne puisse y arriver, quel que soit le mode d'alimentation des sangsues, en soumettant ces annélides à un jeûne suffisamment prolongé avant de les livrer au commerce. Les éleveurs recevront, à cet égard, les avertissements nécessaires, et l'administration se réserve d'aviser ultérieurement, suivant que les circonstances l'exigeront. Mais, comme il serait maintenant impossible de se procurer un nombre suffisant de sangsues complétement exemptes de sang, il paraît convenable d'accorder provisoirement une certaine tolérance. Cette tolérance, le comité consultatif d'hygiène publique a pensé, après des essais faits sur des sangsues prises chez plusieurs pharmaciens de la capitale, qu'elle pouvait être fixée à 15 pour 100 du poids net de l'animal, conformément aux clauses des derniers marchés passés pour la fourniture des hôpitaux de la guerre et de la marine. En conséquence, monsieur le préfet, à partir du 1er janvier 1857, délai qui est reconnu suffisant pour mettre le commerce consciencieux en mesure de préparer des sangsues bonnes et marchandes, ne contenant pas plus de 15 pour 100 de leur poids de sang étranger, vous devrez tenir la main à ce qu'il soit usé de sévérité vis-à-vis des débitants qui dépasseraient cette limite. En attendant l'expiration du terme qui vient d'être indiqué, la tolérance pourra s'exercer jusqu'à la quantité de 25 pour 100 du poids net, mais ne devra jamais excéder cette proportion.

Il est bien entendu que, fussent-elles tout à fait exemptes de sang, des sangsues devraient être saisies si elles étaient trouvées de mauvaise qualité ou dans un état maladif.

L'approvisionnement des sangsues devant se renouveler fréquemment dans le commerce de détail, il importerait que les vérifications fussent souvent réitérées. Chez les pharmaciens, les visites, ne pouvant être faites que par les professeurs des écoles de médecine et de pharmacie ou par les jurys médicaux, ne sauraient être très multipliées; mais vous devrez, monsieur le préfet, ordonner des visites extraordinaires dans les pharmacies qui auraient vendu des sangsues contenant une quantité de sang excédant la tolérance admise. Quant aux dépôts de sangsues tenus par des herboristes, des droguistes ou tous autres marchands auxquels on permet ce genre de commerce, ils devront être l'objet d'une surveillance particulière. Dans les lieux qui sont éloignés du siége des écoles ou des jurys médicaux, rien ne s'oppose à ce qu'ils soient inspectés, sous l'autorité du maire, par un commissaire de police, assisté d'un médecin ou d'un pharmacien désigné à cet effet.

L'inspection ne doit, du reste, s'exercer que sur les sangsues mises en vente pour être appliquées à l'usage médical : on n'aura donc pas, en général, à s'occuper de celles qui se trouvent en entrepôt, soit pour être expédiées en pays étranger, soit pour être employées au peuplement de nos marais; mais s'il y avait lieu de soupçonner que, dans les entrepôts, on livrât au commerce de détail des sangsues gorgées, l'état des sangsues destinées à la vente devrait être soigneusement vérifié, pour qu'il fût procédé à la répression de ce fait, comme à l'égard des débitants.

Cette disposition est particulièrement applicable aux départements producteurs de sangsues et aux départements frontières par lesquels il en est importé.

Les instructions qui précèdent, monsieur le préfet, ont été concertées entre mon département et celui de la justice; j'ai donc la certitude qu'en se pénétrant de leur esprit, les personnes préposées à l'exercice de la police médicale obtiendront le concours des autorités judiciaires. Il serait d'ailleurs superflu de leur recommander d'apporter à leurs opérations tous les soins nécessaires pour qu'elles offrent la double garantie d'efficacité et d'impartialité que le public et le commerce doivent désirer.

Veuillez, monsieur le préfet, m'accuser réception de cette circulaire, et donner, sans retard, aux dispositions qu'elle renferme la plus grande publicité possible.

Signé E. Rouher.

INSTRUCTION SUR LES MOYENS DE RECONNAITRE LE GORGEMENT DES SANGSUES.

Pour s'assurer que la proportion de 15 pour 100 du poids de l'animal n'est pas dépassée, les personnes chargées de l'inspection prendront au hasard quelques sangsues de chaque provenance et de chaque sorte dans les boutiques et magasins dont elles feront la visite. Ces sangsues, après avoir été essuyées avec du papier Joseph ou un linge usé, seront pesées, puis immergées pendant deux minutes dans une dissolution saline tiède; on fera ensuite sortir tout le sang qu'elles contiennent en les pressant longitudinalement, suivant la méthode ordinaire; elles seront pesées de nouveau, et la différence des pesées donnera la proportion de sang qu'elles n'avaient pas encore digéré.

Il est bien entendu qu'une sangsue ne doit pas être reconnue bonne par cela seul qu'elle ne céderait pas à la pression une proportion de sang supérieure à celle qui vient d'être indiquée. Tous les médecins, tous les pharmaciens connaissent les caractères extérieurs qui permettent de distinguer une sangsue propre à l'usage médical de celle qui doit être rejetée. Il n'est pas besoin de les leur rappeler ici, et ceux qui seront chargés de l'inspection ne manqueront pas de faire saisir les sangsues qu'ils trouveraient dans un état maladif ou de mauvaise qualité, lors même qu'elles ne contiendraient pas un atome de sang étranger.

Élève et reproduction des sangsues. — On a vu, par ce qui précède, quelle gravité singulière ont acquise les procédés employés actuellement à *l'élève et à la reproduction des sangsues* qui se rattachent d'ailleurs à la question bien plus importante encore pour l'hygiène publique de la revivification des marais. Nous croyons devoir, par ces divers motifs, l'exposer dans tous ses développements.

C'est en 1850, pour la première fois, que la vigilance du Conseil d'hygiène de Bordeaux fut appelée sur les établissements destinés à la multiplication et à l'élève des sangsues. Quelques-uns des vastes marais, situés sur les bords de la Garonne, de la Gironde et de la Dordogne, jadis peuplés de sangsues, mais pour la plupart, desséchés, étaient devenus le siége d'une exploitation régulière et menaçaient de revivre pour servir à la production des sangsues. Un simple et obscur cultivateur, du nom de Béchade, avait opéré cette révolution, et le succès rapide de son entreprise avait déjà trouvé de nombreux imitateurs. Dès cette époque, le Conseil, craignant de voir cette affectation nouvelle des sols marécageux entraver le progrès des dessèchements, signalait la nécessité de réglementer sévèrement cette industrie, dont il reconnaissait toutefois l'importance, et demandait formellement le classement des établissements destinés à l'élève et à la multiplication des sangsues parmi ceux de la première classe des établissements réputés insalubres, qui ne peuvent être formés qu'avec l'autorisation du gouvernement, conformément au décret du 15 octobre 1810. Cette dernière demande, qui soulevait les plus graves questions de droit administratif, n'avait pu être accueillie par le ministre de l'avis même des deux Comités des arts et manufactures et d'hygiène publique. Il n'était d'ailleurs question alors que d'une éventualité. Le Conseil se plaisait à reconnaître que certaines localités avaient été jusqu'à un certain point assainies par les travaux destinés au bon établissement des bassins à sangsues. Il ne se préoccupait pas le moins du monde alors de ce mode d'alimentation des sangsues, qui paraissait être le secret du succès de l'entreprise, et qui consistait à introduire dans les marais des chevaux, des mulets, des ânes, aux jambes desquels les annélides empruntaient le sang nécessaire à leur prompt développement.

Mais depuis trois ans les choses ont bien changé de face, et les prévisions du Conseil d'hygiène de Bordeaux ont été singulièrement dépassées. L'accroissement presque incroyable qu'a pris l'industrie dont il s'agit, les conditions dans lesquelles elle s'exerce, mieux connues, ont donné la mesure du danger qu'elle pouvait offrir au point de vue de la salubrité. Deux ans se sont à peine écoulés, et la plus grande partie des marais, situés sur la rive gauche de la Garonne, sur une étendue de 16 kilomètres, est déjà consacrée aux sangsues. Près de 4000 hectares de marais, antérieurement desséchés ou en voie de dessèchement, loués à des prix exorbitants, sont rétablis pour servir à cette productive industrie, qui, affranchie de toute surveillance, de toute réglementation, présente un tableau vraiment saisissant. Nous en empruntons l'éloquente description aux rapports si remarquables du Conseil d'hygiène de Bordeaux.

Ces marais sont généralement composés d'une couche de tourbe peu profonde qui n'offre quelque consistance et ne résiste à la pression que parce qu'elle est entremêlée de racines d'herbes et de plantes aquatiques. Sous cette couche se trouve l'eau ou une boue dans laquelle les bestiaux sont menacés de s'engloutir, lorsque la couche supérieure cède sous leurs pieds; elle est maintenant altérée par le long séjour des eaux et par la présence des chevaux livrés en pâturage aux sangsues, qui, la piétinant incessamment, la transforment également en boue puante, aussitôt que les rayons du soleil la pénètrent. Cette détérioration du sol, sur certains points, est telle que les éleveurs sont obligés d'en retirer les bestiaux et de renoncer, pour longtemps, à ce moyen puissant de hâter le développement des sangsues. Ces localités sont autant de foyers d'infection.

Les innombrables chevaux, abandonnés aux sangsues, périssent sur ces terrains, trop éloignés de la voirie, pour qu'on puisse les y transporter sans des frais qu'on cherche à économiser; on ne peut les enfouir suffisamment sur les lieux, à cause du défaut de profondeur du sol : on se borne, dans ce cas, à couvrir les corps d'un peu de terre légère, au travers de laquelle les gaz trouvent un facile passage; ils se répandent au loin et, mêlés à ceux qui s'élèvent des eaux croupissantes sur ces terrains, ils vicient l'air. Ajoutons que les chevaux conduits dans ces marais, sans être soumis à l'inspection des gens de l'art, sont vieux, souvent atteints de maladies d'une nature fâcheuse, que les sangsues abreuvées de leur sang pourraient peut-être inoculer à l'homme.

A une époque plus récente encore, au mois de juin 1853, la commission du Conseil d'hygiène de Bordeaux parcourut ces marais.

A peu près partout, elle trouva les bassins à sangsues couverts d'une tranche d'eau variant de 15 à 60 centimètres; elle constata que pour entretenir l'immersion de ces bassins, il fallait que les eaux fussent retenues au moyen de barrages jetés sur les principaux fossés d'écoulement, à une hauteur telle que les propriétés voisines où il n'y avait pas de sangsues, restaient aussi forcément inondées. Elle remarqua encore, que, alors même que des précautions avaient été prises pour empêcher l'introduction des eaux sur ces derniers terrains, néanmoins, à raison de la nature perméable du sol, elles y parvenaient par infiltration, et y étaient maintenues par le niveau de celles qui couvraient les bassins à sangsues formant une sorte de digue.

De cet état de choses, il résulta la preuve incontestable que les eaux ne séjournaient pas seulement dans les bassins à sangsues, mais aussi sur les marais voisins ayant le même niveau ou un niveau inférieur, et que les uns et les autres étaient ramenés à l'état où ils se trouvaient avant les travaux entrepris pour en opérer le dessèchement; que, lorsque, pour faciliter la ponte et l'éclosion des cocons, du 15 juin au 25 ou 30 août de chaque année, on faisait évacuer les eaux des bassins, les terrains voisins subissaient la même condition; que tous offraient alors de vastes foyers d'où, pendant les fortes chaleurs, devraient nécessairement s'échapper des vapeurs très malfaisantes, aussitôt que la détérioration de ces terrains, déjà très avancée, serait plus complète.

Des chevaux de triste apparence, réduits à l'inaction par la souffrance et la décrépitude, furent aperçus en assez grand nombre sur les marais à sangsues; mais il demeura constant pour la commission que ce n'étaient pas les seuls qui, en ce moment même, étaient destinés aux sangsues. Ces marais se trouvaient couverts d'eau, lors de la visite, par suite des pluies récemment tombées, et en partie aussi parce que volontairement, pendant la nuit précédente, notamment dans les communes de Bordeaux et de Bruges, on y avait introduit celle du fleuve.

La commission voulut également connaître l'état des marais, lorsqu'ils étaient mis à sec.

Elle s'y transporta de nouveau le 27 juillet; elle put alors se convaincre que ses prévisions de 1850 étaient fondées : elle trouva, sur plusieurs points, les marais n'ayant plus ou presque plus d'eau à la surface, mais en ayant encore assez conservé pour rester, partout où ils avaient été piétinés par de nombreux chevaux, à l'état de boue dans laquelle les hommes, aussi bien que les chevaux, s'enfonçaient profondément. Les propriétaires avaient fait de vains efforts pour les dessécher; quelques-uns avaient ouvert de nombreuses rigoles; un autre avait même eu recours à des moyens mécaniques pour enlever les eaux; mais ils n'avaient pu réussir, et le représentant de ce dernier fit connaître à la commission qu'il avait dû suspendre l'action de ces machines, parce que, le chenal d'écoulement ayant servi à l'introduction des eaux de la Garonne pour l'irrigation, les vases déposées par ces eaux en avaient exhaussé la sole, de manière qu'elle se trouvait plus élevée que les terrains dont ce chenal devait recevoir les eaux.

Un tel état de choses ne pouvait manquer de fixer l'attention de l'autorité supérieure. M. l'inspecteur général Mélier, après avoir constaté les faits que nous venons d'exposer, vint les retracer au Comité consultatif d'hygiène publique, qui, sur l'invitation spéciale de M. le ministre, ouvrit sur-le-champ une enquête sur ce sujet, et adressa au Conseil d'hygiène de Bordeaux, si bien renseigné déjà, une série de questions, que nous croyons utile de reproduire ici, ainsi que les réponses qui y ont été faites :

1° *Quelle est actuellement l'étendue des marais ou étangs où l'on élève des sangsues dans le département de la Gironde?*

Le relevé fourni par les maires porte cette étendue à 1100 hectares; mais il est évident pour la Commission, qui a plusieurs fois visité attentivement les lieux, qu'il y a erreur dans cette indication : on peut fixer l'étendue occupée par les bassins à 2000 hectares.

2° *Des portions de rivage déjà desséchées ont-elles été converties de nouveau en marais ou étangs pour servir à l'élève des sangsues?*

Ces bassins sont à peu près tous situés sur les deux rives de la Dordogne et de la Garonne, mais en plus grande partie sur la rive gauche de cette dernière rivière. Tous les marais où l'on élève aujourd'hui les sangsues étaient desséchés d'une manière plus ou moins parfaite. La plus grande partie ne se couvrait plus d'eau, si ce n'est dans les hivers très pluvieux, lorsque les voies d'écoulement devenaient insuffisantes. Alors même la submersion n'était que de courte durée. On cultivait dans ces terrains des avoines, du maïs, des menus grains, ou l'on y récoltait du foin, des fourrages. Quelques rares portions gardaient les eaux durant une partie de l'hiver, mais elles se desséchaient dès le retour de la belle saison. On y trouvait, en été, de bons pâturages et d'abondantes récoltes de *jonc*. Tous ces marais sont maintenant tenus sous l'eau pendant dix mois de l'année, au moyen d'irrigations faites à l'aide, soit des eaux du fleuve, soit de celles provenant de ruisseaux qui prennent leur source dans les Landes. Afin de faciliter l'introduction de ces dernières, on a coupé les digues ou cordons élevés par les premiers dessécheurs, uniquement dans le but d'en préserver ces fonds. Les eaux ne sont retirées de ces marais, lorsqu'il y a possibilité, que du 15 juin au 20 août, pour faciliter la ponte et l'éclosion des cocons que les sangsues déposent à la surface, c'est-à-dire pendant la saison où, des terres restées longtemps mouillées, se dégagent des vapeurs qui engendrent les fièvres typhoïdes chez les hommes et les épizooties parmi les bestiaux.

3° *Les travaux qui ont été faits, soit dans les terrains qui n'ont jamais cessé d'être, du moins partiellement, inondés, soit dans les marais nouvellement formés pour y nourrir et y multiplier les sangsues, ces travaux ont-ils exercé quelque influence sur la salubrité?*

Les rapports des médecins attestent que ni ces travaux, ni le nouvel état des marais n'ont eu aucun effet fâcheux sur la santé des habitants des lieux où siége l'industrie, ni sur celle des habitants des localités voisines. Il en est même qui, ainsi que les maires, ont affirmé que ces travaux avaient contribué à l'amélioration de la santé publique. Les relevés des registres de l'état civil ont, en outre, établi que la mortalité ne s'était pas accrue. Toutefois ces faits, vrais pour le moment, ne tarderaient pas à se modifier fatalement si l'état des lieux ne changeait.

Ainsi qu'on l'a dit plus haut, une partie des marais où l'on élève les sangsues n'était desséchée qu'imparfaitement ; dès que des bassins ont dû y être établis, des travaux ont été exécutés pour faciliter le mouvement des eaux ; elles peuvent être renouvelées. Il y a eu effectivement amélioration sous ce rapport ; mais, d'un autre côté, ces terrains, qui consistent généralement en une couche de tourbe ou terre légère, reposant sur un fond fangeux, se dénaturent sous le séjour à peu près continu des eaux entretenues pour les sangsues ; la partie solide, incessamment piétinée par les nombreux chevaux employés au gorgement, à l'alimentation des annélides, a été broyée et amenée à l'état de boue. On comprendra sans peine qu'à l'époque de la ponte et de l'éclosion, en juin, juillet et août, il se dégagera nécessairement, de ces lieux exposés aux rayons ardents du soleil, des gaz délétères, et l'on verra alors renaître les épidémies qui autrefois moissonnaient les populations et les forçaient, le parlement en tête, à s'expatrier de Bordeaux.

Cet état est aujourd'hui incontestable dans la presque généralité des marais à sangsues : il ne faut que voir les lieux pour s'en convaincre. Il est venu justifier la justesse de cette observation consignée dans le rapport du Conseil du 19 juillet 1852 : « Cette industrie, si elle n'était réglementée, serait fatale à la santé » publique, en même temps qu'elle mettrait obstable à l'amélioration de vastes » étendues de marais. »

4° *Peut-on indiquer, d'une manière au moins approximative, le nombre des sangsues que les établissements formés dans la Gironde livrent actuellement au commerce, et quels ont été les progrès de cette industrie depuis* 1850 ?

D'après les renseignements fournis par les maires, cette quantité serait de 5 000 000. Mais ici, de même que sur l'étendue des marais exploités (première question), il y a erreur. Une quantité beaucoup plus considérable a été pêchée et livrée au commerce pendant chacune des deux années qui viennent de s'écouler. Il en a aussi été vendu beaucoup pour peupler les bassins nouvellement formés. Il sera toujours difficile d'obtenir des éleveurs des renseignements exacts à ce sujet. Pour en avoir de positifs, il faudrait faire surveiller avec soin la pêche de l'un des bassins placés dans de bonnes conditions. Des indications données par des personnes qui ont quelque expérience, il résulterait que la production annuelle pourrait être portée en moyenne, dans ces conditions, de 15 000 à 20 000 sangsues par hectare.

Les progrès de cette industrie ont été très rapides depuis 1850.

Comme le prévoyait le Conseil, dans le rapport du 19 juillet de cette année, les témoins des succès obtenus par les premiers éleveurs se hâtèrent de suivre leur exemple : alors les bassins pouvaient s'étendre à 300 hectares; on a vu, par la réponse à la première question, qu'ils embrassent 2000 hectares. Ce rapprochement fait ressortir les rapides progrès de l'industrie qui aurait déjà probablement envahi tous les marais, sans exception, si les plaintes qui s'élèvent de toutes parts n'étaient venues en arrêter l'essor.

5° *Les sangsues fournies par ces établissements sont-elles considérées comme étant en général de bonne qualité? — Quelle est, approximativement, la quantité qu'on en consomme dans le département de la Gironde, et combien en exporte-t-on, soit à l'intérieur, soit à l'extérieur?*

Les sangsues, lorsqu'elles ne sont pas gorgées, sont de bonne qualité, surtout les sangsues indigènes. Les hongroises et celles provenant des autres pays étrangers, introduites d'abord dans les bassins, en grande quantité, pour les peupler, sont moins appréciées. Les éleveurs s'attachent à les faire disparaître et à les remplacer par celles du pays.

Cette industrie n'étant soumise à aucun contrôle, il n'est pas possible d'indiquer les quantités consommées dans le département, non plus que celles exportées, soit à l'intérieur, soit à l'extérieur; mais il est constant que cette double exportation et la vente pour la consommation du département ont une grande importance.

6° *Est-il établi, par des expériences positives, que les sangsues nourries artificiellement avec du sang de mammifères, prennent une croissance plus rapide et se multiplient plus que celles qui sont abandonnées à elles-mêmes?*

Il n'a pas été fait d'expériences positives et suivies à cet égard; mais le fait de la notable extension de l'industrie et de ses succès, depuis 1850, prouve que l'alimentation avec le sang chaud des mammifères contribue puissamment au développement rapide des sangsues, puisqu'on les a vues devenir marchandes en beaucoup moins de temps qu'il n'en fallait lorsqu'on n'avait pas recours à ce moyen ou qu'on n'en usait qu'avec réserve et, pour ainsi dire, accidentellement. On n'a pu acquérir la même certitude en ce qui regarde la multiplication; le gorgement peut y contribuer en rendant la sangsue plus tôt apte à la reproduction et en augmentant sa fécondité.

On ne devrait cependant pas conclure de ces dernières observations que la large multiplication qui s'est fait remarquer depuis peu doit être attribuée au nouveau mode de nourriture des sangsues. On en trouverait plutôt la véritable cause dans les circonstances que voici : Lorsque la pêche des sangsues n'avait pas pris rang parmi les industries, elle était faite par des femmes, des enfants, des ouvriers inoccupés. Elle était faite dans les fossés, dans les marais qui restaient constamment couverts d'eau, ou de la surface desquels elle ne disparaissait qu'après une longue sécheresse, en été, et qui en était de nouveau couverte après quelques jours de pluie. Cette alternative de dessèchement à la surface et de submersion avait souvent lieu à l'époque de la ponte ou pendant l'éclosion. Elle suffisait pour détruire toute une ponte. Elle se généralisait dans le département, et la production se trouvait entièrement perdue. A cette époque aussi, les marais offraient des pâturages qui, quoique médiocres, étaient utilisés; on y conduisait les bestiaux qui, par le piétinement, écrasaient les cocons; enfin, la pêche avait lieu sans interruption, surtout lorsque la sangsue se préparait à la ponte. Telles sont les causes qui, avant que cette pêche passât à l'état d'industrie très lucrative, s'opposaient à la multiplication. Il arrivait à ce sujet ce qui s'est produit dans les localités abondantes en poissons ou riches en coquillages, où les uns et les autres ont presque disparu par suite de l'inobservation des règlements interdisant la pêche pendant la saison du frai, et l'usage des engins qui les détruisaient.

Aujourd'hui les causes de destruction des sangsues ont disparu ; on entretient à peu près constamment couvertes d'eau les surfaces des bassins dans lesquels les sangsues trouvent les insectes, les plantes qui les nourrissent. Partout où les mammifères ne pénètrent pas, les bassins sont desséchés à l'approche de la ponte jusqu'à l'éclosion; les bestiaux en sont rigoureusement éloignés; alors la pêche reste suspendue; aucune circonstance ne peut arrêter la reproduction. Très certainement c'est à ces dispositions bien entendues, au point de vue de l'industrie, qu'on doit plus spécialement attribuer le développement de la multiplication depuis quelques années. En 1852, les longues pluies de juillet et d'août ayant fait disparaître l'une de ces conditions, le dessèchement de la surface, la plus grande partie de la ponte a été perdue. Il y a eu sur plusieurs points une atteinte grave portée à la reproduction. Quelques éleveurs, pour se soustraire à de semblables accidents, ont placé au milieu de leurs bassins de petites buttes où les sangsues vont déposer leurs cocons à l'abri des eaux. Ce mode, qui permet le système d'inondation continue, a été de la part de M. Vayson l'objet d'un travail qui, vous le savez, a reçu votre approbation.

7° *Les sangsues nourries avec du sang des mammifères ne sont-elles jamais livrées au commerce ou à la consommation qu'après avoir été complétement dégorgées? — Quels sont les moyens de surveillance qu'on emploie à Bordeaux et dans les autres villes du département pour empêcher qu'on ne vende des sangsues gorgées? — A-t-on observé que depuis quelque temps des accidents, qu'on pourrait attribuer à l'usage des sangsues malsaines, soient devenus plus fréquents dans les hôpitaux de Bordeaux ou dans la pratique civile? — Quels sont ces accidents et quelles raisons a-t-on de croire qu'on puisse les imputer à des sangsues nourries du sang d'animaux malades?*

Presque toujours les sangsues sont vendues plus ou moins gorgées, malgré les soins que prennent les acheteurs pour s'en procurer qui aient subi un long jeûne, dont la durée indispensable n'a pas encore été déterminée d'une manière sûre. Rien, d'ailleurs, ne la garantirait aujourd'hui, attendu que les éleveurs n'ont pas eu la précaution d'établir des bassins exclusivement destinés à recevoir les sangsues prises dans les bassins de gorgement, disposition à laquelle on ne supplée pas suffisamment en retirant momentanément des bassins les chevaux, qu'on ne tarde pas à y ramener pour pousser au développement les nouveaux sujets mêlés à ceux qu'on se prépare à livrer au commerce.

Il résulte de cet usage un abus, une fraude réelle, préjudiciable au point de vue de la dépense, au consommateur obligé d'employer un plus grand nombre de sangsues, afin d'obtenir un effet utile, fraude qui peut aussi avoir des suites bien funestes, en faisant échouer, dans les cas pressants, le traitement auquel servent ces annélides; car, les prescriptions du médecin reposant sur la supposition qu'elles sont en état de fonctionner efficacement, il peut se faire qu'elles ne produisent qu'un effet insuffisant si elles sont gorgées, et que les malades restent exposés aux plus graves dangers. C'est en considération de ces circonstances possibles, que les tribunaux ont toujours regardé le gorgement comme un fait très répréhensible; or, que le gorgement ait lieu artificiellement, ou qu'il soit le résultat du mode d'alimentation, ne peut-il pas avoir les mêmes conséquences et ne doit-il pas être également proscrit? Ceci mérite une sérieuse attention de la part de l'autorité supérieure. Il n'est, d'ailleurs, exercé à ce sujet aucune surveillance dans le département de la Gironde. La vente n'est soumise à aucune règle; elle est complétement libre, et les pharmaciens, les personnes qui font le commerce des sangsues, celles qui les consomment, sont livrés sans défense.

On n'a pas constaté d'accidents attribués aux sangsues malsaines. Néanmoins, depuis qu'on a remarqué l'emploi d'un grand nombre de chevaux parvenus à l'état de dépérissement le plus déplorable, l'attention s'est portée sur certains faits qui pouvaient provenir de l'insalubrité de ces annélides. Ainsi, on a vu se développer des inflammations graves sur les parties où ils avaient été appliqués; des plaies d'un aspect fâcheux s'y sont quelquefois manifestées, sans cependant qu'on pût en trouver la cause dans l'état du malade. Maintenant on observe, et l'expérience viendra répandre la lumière sur cette question sur laquelle il n'y a eu encore que des doutes.

8° *A combien évalue-t-on le nombre de vieux chevaux, de vieux ânes qui sont livrés, annuellement, aux sangsues dans le département de la Gironde?*

Ici encore on n'a pu recueillir des renseignements positifs, chaque éleveur se croyant intéressé, pour masquer la mortalité, à déguiser la vérité. Il paraît certain cependant que, dans les bassins où l'on force le gorgement, on peut porter à dix par hectare la quantité de vieux chevaux employés chaque année, et qui viennent trouver la mort sur ces terrains. Il faudrait une vigilance des plus soutenues pour arriver à être parfaitement fixé à cet égard. Les animaux, ne vivant pas longtemps, sont fréquemment remplacés; ce mouvement échappe nécessairement à la surveillance à peu près nulle maintenant, et qui restera telle tant que l'industrie n'aura pas été réglementée et soumise à l'inspection d'agents spéciaux. L'emploi de cette prodigieuse quantité de chevaux choisis parmi les sujets qui, devenus vieux, tarés, malades, ne peuvent plus faire aucun service, est une des pratiques qui peuvent rendre très dangereuse l'industrie des sangsues. Si l'on s'en rapporte aux renseignements fournis par les maires des localités, la mortalité des chevaux ne serait pas très considérable; l'enlèvement des cadavres s'opérerait immédiatement; les équarrisseurs les dépouilleraient de la peau et enfouiraient les autres parties, lorsqu'ils ne s'en serviraient pas pour la fabrication des engrais.

Ces fonctionnaires ont été mal renseignés incontestablement. Ainsi, un honorable propriétaire a écrit au Conseil que, fréquemment, on voyait près de la rivière, à une faible distance du hameau de Lagrange, commune de Parempuyre, des restes de nombreux chevaux abandonnés sur le sol, après l'enlèvement des peaux et des os, restes qui servaient de pâture aux chiens, et qui cependant étaient assez longtemps exposés au grand air pour répandre au loin une détestable odeur.

Par une lettre sous la date du 28 juin dernier, M. le maire de Bordeaux marquait ce qui suit au Conseil : « Les informations que je me suis hâté de prendre, et sur l'exactitude desquelles j'ai tout lieu de compter, confirment malheureusement les faits qui vous ont été signalés. Il est très vrai que la mortalité a été considérable parmi les chevaux, dans les marais à sangsues, pendant les mois de mai et de juin. Dans ce dernier mois, elle a dépassé 300. L'insuffisance des moyens de transport et l'inondation des marais rendent fort difficile l'enlèvement des chevaux morts ; beaucoup restent sur la place. Parmi ces derniers, quelques-uns sont enfouis, mais très imparfaitement; d'autres sont donnés en pâture aux chiens préposés à la garde des marais, et ce qui reste des cadavres à demi dévorés se trouve entièrement et indéfiniment abandonné. C'est surtout, m'assure-t-on, dans les communes de Blanquefort et de Parempuyre que la mortalité a été la plus forte cette année. L'action de notre police ne peut s'étendre jusque sur ces communes ; mais la portion des marais comprise dans le territoire de Bordeaux deviendra désormais l'objet d'une surveillance active, et il ne tiendra pas à moi que les faits si graves et si inquiétants pour la salubrité publique quiviennent de vous être révélés ne s'y reproduisent plus. »

Le 17 juillet dernier, M. le maire de Cussac écrivait : « J'ai appris que le Conseil d'hygiène, dans sa bienveillante sollicitude pour la santé publique, s'occupait des graves inconvénients qui se rattachent à l'établissement des réservoirs à sangsues. Je me permets de vous soumettre quelques observations. Il ne m'appartient pas de discuter ici si les lois philanthropiques qui défendent et punissent ceux qui maltraitent les animaux domestiques permettent de les faire manger vivants ; mais, ayant remarqué ces jours-ci, des rives du Fort-Médoc au chenal de Beychevelle (distance de 3 à 4 kilomètres), dix-sept chevaux morts, et provenant sans doute des établissements à sangsues, lesquels cadavres, délaissés sur les vases par les flots, exhalent une odeur des plus fétides, j'appelle toute votre attention sur les inconvénients que je vous signale. »

On a cité un éleveur exploitant un marais de 27 hectares, dans la commune de Blanquefort, qui, du mois de mars au mois de juin dernier, en quatre mois, a perdu 190 chevaux.

La présence de ces nombreux animaux malades et tarés a commencé à porter de tristes fruits. Ils sont signalés par M. le médecin vétérinaire du département, dans sa lettre du 15 juillet dernier, ainsi conçue : « Depuis quelques mois, j'ai été appelé, dans les propriétés contiguës à nos marais à sangsues, à constater l'existence et à combattre quelques maladies contagieuses. L'espèce chevaline a été plus particulièrement victime. Les maladies observées sont la morve et la gale. Les propriétaires des animaux atteints attribuent l'invasion de ces affections à la contagion par les chevaux destinés à l'alimentation des sangsues, et ils redoutent de plus graves accidents pour l'avenir. Les divers renseignements que j'ai recueillis sur l'état sanitaire des animaux introduits et entretenus dans nos marais par bandes nombreuses justifient complétement le sentiment et les appréhensions des propriétaires. En général, on n'achète et ne sacrifie, pour l'alimentation de la sangsue, que des animaux condamnés déjà pour leurs infirmités, tares et maladies, au couteau de l'équarrisseur. Le plus grand nombre peut donc être affecté des maladies les plus graves et les plus dangereuses pour l'espèce chevaline. »

Un autre fait bien grave aussi a été porté à votre connaissance, c'est celui attaché à l'enlèvement des chevaux morts dans les marais. On les transporte au milieu du jour, au nombre de quatre ou six, sur des charrettes, couverts simplement d'une toile. On leur fait parcourir plusieurs lieues pour les remettre aux équarrisseurs. Pendant la durée du trajet, ils répandent une odeur infecte ; il est des voies publiques sur lesquelles ce fait se renouvelle à peu près tous les jours. Plusieurs convois ont été trouvés dans les rues situées au nord de Bordeaux et conduisant à la route du Médoc.

Ces divers faits, incontestables, prouvent que l'emploi des chevaux et des ânes, pour le gorgement ou l'alimentation des sangsues dans les bassins, non-seulement accélère la détérioration des marais, mais peut encore devenir une des causes les plus compromettantes de la santé publique, surtout dans les localités autour desquelles se trouvent des centres de population, comme à Bordeaux, par exemple, dont les bassins à sangsues ne sont pas éloignés de plus de 3 à 4 kilomètres.

Tels ont été les premiers résultats de l'enquête ouverte par l'administration supérieure, et l'on a vu déjà un des effets qu'elle reproduit dans la circulaire ministérielle du 10 juillet 1856 que nous avons citée et qui s'occupe spécialement du commerce de sangsues.

Mais au point de vue de la salubrité et de l'agriculture il y avait autre chose à faire, et nous devons montrer maintenant avec quelle intelligence et quelle persévérance soutenue les vraies intérêts de l'hygiène ont été défendus par le Conseil d'hygiène de Bordeaux qui a eu le bonheur de trouver dans l'administrateur éclairé qui dirige le département de la Gironde un constant appui et une fermeté qui n'a reculé devant aucune des résistances intéressées qui n'ont pas manqué d'entraver les progrès maintenant accomplis.

Les documents suivants contiennent l'exposé fidèle et complet de tout ce qui a été fait par les soins du Conseil d'hygiène et de l'administration départementale de la Gironde pour tout ce qui concerne l'industrie des sangsues.

CIRCULAIRE DE M. LE PRÉFET DE LA GIRONDE DU 2 AOUT 1855, RELATIVE AUX MARAIS A SANGSUES.

Messieurs les maires, une industrie importante, celle qui a pour objet l'élève et la multiplication des sangsues, a pris naissance il y a quelques années dans le département de la Gironde.

Son utilité au point de vue médical, et le nouvel élément de richesse qu'elle apportait au département, l'ont fait accueillir avec faveur; mais bientôt son développement excessif a donné lieu à des abus: le Conseil d'hygiène publique et de salubrité du département a signalé les dangers que la nouvelle industrie pouvait faire courir à la santé publique, et MM. les ingénieurs du service hydraulique ont appelé mon attention sur les infractions commises par les éleveurs aux règlements sur la police des eaux.

L'administration préfectorale s'est efforcée de mettre fin aux abus signalés.

Par des circulaires en date des 1er juin 1850, 7 et 8 novembre 1853, et 11 avril 1855, insérées au *Recueil des actes administratifs*, MM. les maires ont été invités à veiller à l'exécution des dispositions prescrites par les lois et règlements pour prévenir les épizooties ou en arrêter les progrès, et pour l'enfouissement des cadavres d'animaux, et à poursuivre devant les tribunaux, par application de la loi du 27 mars 1851, sur la répression de la fraude dans la vente des marchandises, les personnes qui vendraient des sangsues gorgées de sang.

D'autre part, différentes mesures spéciales ont été prises pour assurer l'exécution des règlements sur la police des eaux.

Mais la question était trop grave pour ne pas être soumise à l'administration supérieure.

Elle a été de sa part l'objet d'un examen sérieux.

Deux membres du Comité consultatif d'hygiène publique ont été envoyés à Bordeaux pour l'étudier sur les lieux.

Une commission mixte, composée des membres du Comité d'hygiène et de fonctionnaires appartenant aux deux directions du commerce et des ponts et chaussées, l'a discutée d'une manière approfondie.

Enfin, M. le ministre de l'agriculture, du commerce et des travaux publics, a adopté les conclusions de cette commission, et m'a adressé des instructions dont voici les principaux passages :

« Je pense que l'administration ne doit intervenir dans l'application des procédés employés pour l'alimentation des sangsues, qu'en vue seulement de prévenir les dangers qui peuvent résulter de cette pratique, sous le rapport de la salubrité.

» Mais avant de dire en quoi peut consister cette intervention, il faut examiner ce que sont les marais à sangsues envisagés en tant que marais. Une considération domine cette question : c'est qu'il ne peut être permis de rétablir des marais desséchés, de créer volontairement des marais là où il n'en existait pas, d'enlever à la culture des terrains qui produisaient des végétaux utiles à l'alimentation des hommes et des animaux, pour substituer à cette culture une industrie dont l'avenir est incertain et dont la transformation prochaine est annoncée par les éleveurs les plus éclairés. Cela ne peut être permis, parce que l'intérêt de la santé publique s'y oppose, et la loi n'a certainement pas condamné l'autorité à rester tranquille spectatrice des progrès d'un mal qui, pour ne s'être pas révélé jusqu'à présent par des effets très apparents, n'en est pas moins toujours menaçant, si l'on consulte les leçons de la science et de l'expérience.

» Quels sont les moyens que vous fournit la législation actuelle pour combattre ce mal, ou au moins pour empêcher qu'il ne prenne une plus grande extension? C'est ce qu'il s'agit d'examiner.

» Il est parfaitement établi que les marais à sangsues les plus importants de » votre département, ceux en même temps qui présentent le plus de danger » sous le rapport de la salubrité, sont alimentés par des prises d'eau opérées sur » la Garonne ou sur la Dordogne, ou sur les canaux qui se relient à ces grands » cours d'eaux.

» Ou ces prises d'eau ont été autorisées, ou elles ne l'ont pas été.

» Dans le premier cas, elles n'ont pu être permises qu'à des conditions qui » auraient pour objet de favoriser, soit l'irrigation, soit le colmatage, et ces con- » ditions n'ont certainement pas été observées par la plupart des propriétaires » qui se livrent maintenant à l'élève des sangsues.

» Dans le second cas, la prise d'eau est une usurpation flagrante sur le domaine » public. Ainsi, en toute hypothèse, l'exploitation des marais à sangsues qui » reçoivent les eaux de la Garonne ou de la Dordogne dépend de l'administra- » tion, et il vous appartient de prendre les mesures nécessaires pour empêcher » qu'elle ne nuise à la santé publique.

» Les marais à sangsues alimentés par des sources ou par des cours d'eau » naturels non flottables ou navigables, sont dans votre département bien moins » nombreux que ceux dont je viens de parler, et ils sont placés, en général, » dans de meilleures conditions de salubrité. Cependant, ils ne doivent pas » échapper à la surveillance et au contrôle de l'autorité.

» Comme la loi a confié aux maires le soin de prévenir les épidémies et les » épizooties; comme, en cas de négligence ou de refus des maires de se confor- » mer aux instructions qui leur sont données, les préfets sont autorisés à prendre » d'office les mesures jugées nécessaires; comme, d'une autre part, il est incon- » testable que des marais mal entretenus peuvent engendrer des maladies épidé- » miques, vous êtes, par là même, investi de tous les pouvoirs dont vous avez » besoin pour réglementer les marais à sangsues qui ne sont pas alimentés par » des eaux dépendant du domaine public. Armé de ces pouvoirs, vous pouvez » certainement interdire, d'une manière absolue, l'établissement de marais à » sangsues dans l'intérieur des villes, de quelque manière que ces marais soient » formés.

» Après avoir considéré quels sont les droits de l'administration, en ce qui » concerne le régime des eaux dans ses rapports avec l'état des marais, il reste- » rait à examiner, au point de vue de la salubrité, ce que les procédés employés » pour l'alimentation des sangsues peuvent ajouter aux inconvénients ou aux » dangers résultant de l'existence seule de ces marais, tels qu'ils sont exploités » pour l'exercice de l'industrie qui nous occupe. Ces inconvénients tiennent à une » double cause : d'une part, au piétinement des chevaux qui défoncent les marais » et en rendent le dessèchement complet plus difficile et quelquefois impossible; » d'une autre part, à la putréfaction des cadavres de chevaux qu'on laisse mou- » rir sur les marais, et qui ne sont pas enlevés ou enfouis avec les précautions » convenables pour empêcher des infiltrations infectes ou des exhalaisons méphi- » tiques.

» Pour remédier au premier inconvénient, différents moyens ont été proposés » et même appliqués dans votre département; je n'ai pas à en discuter la valeur. » Je me borne à vous faire observer que le piétinement dont il s'agit ayant pour » effet de détériorer le marais et d'en rendre le dessèchement plus difficile, les

» dispositions à prendre pour prévenir ces effets, soit en ne faisant circuler les » animaux que dans des voies consolidées, soit par tout autre procédé, peuvent » naturellement rentrer dans les conditions attachées aux autorisations relatives » aux prises d'eau. Les décrets d'autorisation pourraient vous armer d'un droit » de police spécial à cet égard.

» Quant à l'enlèvement et à l'enfouissement des animaux morts sur les marais, » il y est suffisamment pourvu par la législation existante. »

Ainsi que j'avais eu l'honneur de le proposer à M. le ministre, je viens de prendre un arrêté que vous trouverez imprimé à la suite de la présente circulaire, et qui résume les dispositions dont l'exécution est prescrite par Son Excellence.

Ces mesures protégent la santé publique sans porter atteinte à une industrie qui, bien dirigée, peut rendre des services réels au pays.

Je ne doute pas, messieurs, que vous ne vous empressiez de prêter à l'administration le concours qu'elle vous demande pour leur application. Il s'agit des intérêts de la salubrité et de l'agriculture ; si, par votre négligence, ces intérêts venaient à être compromis, votre responsabilité serait gravement engagée.

Je fais appel à votre fermeté, à votre prudence et à votre dévouement, et je me plais à penser qu'ils ne me feront pas défaut.

Votre mission me paraît nettement définie ; cependant, si vous éprouviez quelques difficultés, je vous prie de m'en informer immédiatement, et je m'empresserai de vous donner toutes les explications et instructions qui pourraient vous être nécessaires.

Signé E. DE MENTQUE.

ARRÊTÉ.

Nous, préfet du département de la Gironde, officier de la Légion d'honneur,

Vu les rapports présentés par le Conseil d'hygiène publique et de salubrité du département, et par MM. les ingénieurs du service hydraulique, sur les établissements affectés à l'élève des sangsues ; vu les instructions de M. le ministre de l'agriculture, du commerce et des travaux publics, en date du 26 mai dernier ; vu les lois des 12-20 avril et 16-24 août 1790, et considérant que l'élève des sangsues dans le département de la Gironde, a donné lieu à des abus de nature à compromettre les intérêts de la salubrité et de l'agriculture ;

Qu'il convient de réunir dans un règlement général les dispositions prises pour y mettre un terme ;

Arrêtons : 1. Il est essentiellement interdit aux propriétaires des marais, ou aux syndicats qui les représentent, de faire ou permettre, à l'avenir, dans les marais desséchés ou dont le dessèchement a été ordonné ou commencé, aucuns travaux, aucune disposition qui seraient de nature à modifier le régime des eaux, pour se livrer à l'élève des sangsues, sans une autorisation qui ne sera délivrée qu'après une instruction faite dans la forme indiquée par la circulaire de M. le ministre de l'agriculture, du commerce et des travaux publics en date du 25 octobre 1851 ;

2. En ce qui concerne les marais à sangsues actuellement existants, MM. les maires des communes sur le territoire desquelles ils se trouvent situés nous feront connaître, dans le mois qui suivra la publication du présent arrêté, leur étendue,

le mode d'alimentation des bassins, le nom du propriétaire et leur situation sous le rapport de la salubrité publique.

3. Si les bassins à sangsues sont alimentés par des prises d'eau opérées sur la Garonne ou sur la Dordogne, ou sur les canaux qui se relient à ces grands cours d'eau, MM. les maires mettront les éleveurs en demeure de justifier dans le délai de huit jours de l'autorisation en vertu de laquelle la prise d'eau a été pratiquée, et nous rendront compte du résultat de la mise en demeure.

4. Si les bassins sont alimentés par des eaux de source ou par un cours d'eau non flottable ou navigable, MM. les maires constateront si le mode d'aménagement des eaux n'apporte aucun obstacle à leur libre circulation.

Ils devront nous rendre compte, également immédiatement, du résultat de leurs investigations, et y joindre, s'il y a lieu, leurs propositions sur les mesures à prendre dans l'intérêt public.

5. L'établissement des bassins à sangsues dans l'intérieur des villes est formellement interdit.

MM. les maires des villes dans lesquelles il en existerait déjà en ordonneront immédiatement la suppression par des arrêtés spéciaux pris en vertu des lois des 16-24 août 1790 et 18 juillet 1837.

6. Il est prescrit aux éleveurs :

1° De n'employer à l'alimentation des sangsues que des animaux qui ont été préalablement visités par un vétérinaire breveté, et reconnus n'être atteints d'aucune maladie contagieuse qui les rende impropres à être livrés aux sangsues ;

2° De ne pas provoquer l'épuisement des animaux en les laissant trop longtemps sur les marais ;

3° D'enlever immédiatement ceux qui viendront à succomber, pour les livrer aux équarrisseurs ou les enfouir à la distance qui sera fixée par l'autorité municipale, si l'enfouissement dans les terrains dépendant de l'établissement présente des inconvénients pour la santé publique.

Dans chaque établissement, il devra être tenu un registre contenant les indications suivantes :

1° La désignation de chaque animal destiné à l'alimentation des sangsues ;

2° Le certificat du vétérinaire breveté constatant qu'il peut être employé sans inconvénient à cet usage ;

3° Le temps pendant lequel chaque animal reste journellement sur les lieux où se pratique l'élève des sangsues ;

4° Le jour où il aura succombé, le jour et le lieu où il aura été enfoui, ou le nom de l'équarrisseur auquel il aura été livré.

Ce registre devra être régulièrement tenu et présenté par l'éleveur toutes les fois qu'il en sera requis, soit au maire de la commune, soit à tout autre fonctionnaire ou agent de l'autorité.

7. MM. les maires exerceront une surveillance active sur les établissements d'équarrissage où les chevaux sont abattus et dépecés.

Ils veilleront à ce que les prescriptions des arrêtés d'autorisation soient exactement remplies.

Ils prendront, s'il y a lieu, les dispositions nécessaires pour que les débris non utilisés par les équarrisseurs soient enfouis avec le plus grand soin dans un terrain et à une profondeur convenables.

8. Il est enjoint aux éleveurs de ne livrer au commerce que des sangsues complétement dégorgées ; et, à cet effet, il devra être établi près de chaque marais un bassin dit de purification.

9. Des visites fréquentes seront faites chez les pharmaciens et dans les dépôts de sangsues à Bordeaux, et dans les autres villes et communes du département, soit par les jurys ou les inspecteurs chargés de la visite des pharmacies, soit par le maire ou le commissaire de police, assisté d'un médecin ou d'un pharmacien délégué à cet effet, pour s'assurer si les sangsues destinées à être vendues pour l'usage médical ne sont point gorgées de sang. La vente des sangsues gorgées sera poursuivie devant les tribunaux, conformément aux dispositions de la loi du 27 mars 1851.

10. Les ingénieurs ou agents du service hydraulique, les maires, fonctionnaires ou agents municipaux, les commissaires de police et la gendarmerie, sont chargés de l'exécution du présent arrêté.

Les contraventions seront constatées par des procès-verbaux et poursuivies, conformément aux lois, devant les tribunaux compétents.

RAPPORT FAIT AU CONSEIL D'HYGIÈNE ET DE SALUBRITÉ DE LA GIRONDE, LE 28 MARS 1856, PAR M. FAURÉ, SUR LA QUANTITÉ DE SANG ÉTRANGER QUE DEVRONT CONTENIR LES SANGSUES POUR ÊTRE CONSIDÉRÉES COMME LOYALES ET MARCHANDES.

Messieurs, par sa lettre du 15 de ce mois, M. le préfet appelle votre examen et demande votre avis sur une question importante qui intéresse également l'industrie de l'élève de la sangsue et la santé publique. Permettez-nous, messieurs, de ramener vos souvenirs sur le but et la portée de cette demande.

M. le ministre de l'agriculture, du commerce et des travaux publics, informé des abus nombreux qui se pratiquent dans le commerce de la sangsue et des conséquences funestes qui pourraient résulter pour la santé publique de l'emploi pour l'usage médical de la sangsue gorgée, a consulté le Comité central d'hygiène de Paris, pour savoir quelles seraient les mesures à prendre pour ne permettre que la vente de sangsues loyales et marchandes.

Le Comité, en déclarant dans sa réponse qu'en principe la sangsue gorgée devait être considérée comme un médicament altéré, a exprimé l'espoir que bientôt le perfectionnement dont lui paraît susceptible cette industrie permettra d'arriver à livrer, pour l'usage médical, des sangsues complétement exemptes de sang étranger.

Toutefois il a reconnu qu'on ne saurait, sans s'exposer à laisser la médecine manquer d'un nombre suffisant de ces annélides, prohiber dès à présent toutes celles contenant du sang. Il a exprimé l'avis qu'une tolérance devait être accordée, mais il a déclaré qu'elle ne lui paraissait pas devoir excéder une proportion de 15 pour 100, chiffre déjà adopté dans les marchés conclus par les ministères de la guerre et de la marine.

Par suite de cet avis, M. le ministre se proposait d'adresser à MM. les préfets des instructions traçant à l'administration, conformément aux propositions ci-énoncées, la règle à suivre sur ce point dans l'exercice de la police médicale. Toutefois il a désiré connaître auparavant l'opinion de M. le préfet de la Gironde, notre département étant un de ceux où l'hirudiniculture a pris le plus de développement, afin de faire connaître si, dans l'état actuel de cette industrie, on pourrait appliquer immédiatement cette tolérance fixée par le comité de Paris, ou s'il ne conviendrait pas d'être un peu plus large, en portant le chiffre de cette tolérance à 25 pour 100, ainsi que le demandent les éleveurs, limitant alors à six mois la durée de cette faveur, époque après laquelle le chiffre de 15 pour 100 serait rigoureusement exigé.

Telle est, messieurs, la question qui vous était soumise et que vous avez renvoyée à l'examen d'une commission composée de MM. Barbet, Clémenceau, Arnozan, Dupont et Fauré, à laquelle ont bien voulu se joindre M. le président et M. le secrétaire général. Elle m'a chargé de vous faire connaître son opinion.

Envisagée au seul point de vue de l'hygiène publique, la question qui nous occupe eût été promptement tranchée, et votre commission tout entière se fût ralliée à l'avis du Comité central de Paris. Mais, en considérant la perturbation qu'apporterait dans le commerce des sangsues l'application immédiate de cette mesure, la pénurie et par suite l'élévation des prix qui en serait la conséquence, elle a dû étudier la question d'une manière plus générale, et rechercher s'il ne serait pas possible de proposer une proportion qui, en sauvegardant la santé publique, n'arrêtât pas l'essor d'une industrie que nous devons encourager en la réglementant.

On sait que les sangsues introduites journellement dans la consommation contiennent en moyenne de 28 à 30 pour 100 de sang plus ou moins élaboré, et que, pour les amener à cet état de dégorgement, il faut les laisser quatre ou cinq mois sans nourriture. Diminuer tout à coup cette proportion de moitié, ainsi que le demande le Comité de Paris, ce serait obliger les éleveurs à prolonger de plus du double le séjour de la sangsue dans les bassins, et retarder d'une année au moins l'époque où elle pourrait être livrée à la consommation.

Ces considérations pratiques, longuement et sérieusement controversées au sein de votre commission, ont été d'un grand poids dans la détermination qu'elle a prise. Elle vous propose donc d'émettre l'avis que le chiffre de la tolérance soit fixé à 20 pour 100, qui est la moyenne entre la limite proposée par le Comité d'hygiène de Paris et celle demandée par les éleveurs.

Cette proportion de 20 pour 100 nous paraît suffisante pour apporter tout de suite dans le commerce de la sangsue une amélioration considérable au profit de l'hygiène publique; elle disposera à des mesures plus radicales et facilitera les éleveurs pour remplir les engagements déjà contractés.

Par ces motifs, votre commission a l'honneur de vous proposer d'émettre l'avis suivant, en réponse à la communication de M. le préfet :

1° Que la sangsue gorgée, employée dans l'usage médical, soit considérée comme un médicament altéré.

2° Fixer provisoirement, et jusqu'au 31 décembre prochain seulement, à 20 pour 100 le maximum de la tolérance légale; au-dessus de cette proportion, la sangsue ne pourra être admise dans le commerce comme loyale et marchande, et il sera défendu de la vendre pour l'usage médical.

3° Cette tolérance de 20 pour 100 sera réduite à 15 pour 100 à partir du 1er janvier 1857, et restreinte à 10 pour 100 à dater du 1er janvier 1859.

Après avoir entendu la lecture du rapport qui précède et après s'être livré sur cette importante question à une discussion longue et sérieuse, le Conseil d'hygiène publique et de salubrité de Bordeaux a pris la délibération suivante :

Attendu que par l'état de gorgement la sangsue constitue un agent thérapeutique infidèle, et quelquefois même nuisible aux malades qui en font usage ;

Attendu que, par un arrêté préfectoral du 6 août 1855, il est enjoint aux éleveurs d'établir un bassin de purification près de chaque marais, afin de ne pas livrer au commerce des sangsues gorgées ;

Attendu que cet arrêté a reçu une telle publicité, qu'on ne peut pas prétendre en avoir ignoré les dispositions ;

Attendu que s'il n'est pas prouvé que les sangsues élevées par les procédés employés dans la Gironde puissent être complétement exemptes de sang, il est au moins bien démontré que c'est user d'une tolérance bien avantageuse aux éleveurs que de permettre la vente de celles qui n'en contiennent pas plus de 15 pour 100 ;

Attendu que déjà l'administration de la guerre et de la marine a pu traiter à ces conditions des marchés très importants ;

Attendu que dans son opinion l'application même immédiate de cette mesure n'est pas de nature à porter la perturbation dans le commerce des sangsues ;

Le Conseil d'hygiène publique et de salubrité de la Gironde est d'avis :

1° Que la sangsue gorgée employée à l'usage médical doit être considérée comme un médicament altéré ;

2° Qu'il y a lieu de fixer à 15 pour 100, selon la proposition du Comité consultatif d'hygiène, la quantité de sang que pourront contenir les sangsues livrées au commerce ;

3° Que cette tolérance devra être réduite à 10 pour 100 à dater du 1er janvier 1859.

CIRCULAIRE DE M. LE PRÉFET DE LA GIRONDE, EN DATE DU 24 OCTOBRE 1856, RELATIVE A LA QUANTITÉ DE SANG ÉTRANGER QUE DEVRONT CONTENIR LES SANGSUES POUR ÊTRE LIVRÉES A LA VENTE.

Messieurs les maires, les principaux industriels qui se livrent, dans le département de la Gironde, à l'élève des sangsues, ont adressé à M. le ministre de l'agriculture, du commerce et des travaux publics une pétition ayant pour objet d'obtenir que le commerce des sangsues fût réglementé, et que l'autorité déterminât d'une manière précise la quantité de sang étranger que ces animaux pourraient contenir.

Telle qu'elle était présentée, la demande des éleveurs n'était pas susceptible d'être accueillie. En principe, une sangsue ne doit être considérée comme un médicament pur de toute altération que lorsqu'elle est absolument vide de sang étranger. L'autorité ne pourrait donc convenablement et régulièrement intervenir pour faire fixer d'une manière réglementaire la proportion de sang que pourraient contenir les sangsues livrées à la pratique médicale ; mais elle s'est convaincue que, dans l'état actuel de l'industrie, l'intérêt même de la santé publique s'opposait à ce qu'on proscrivît absolument les sangsues non encore purifiées du sang qui les a alimentées, et par cette sérieuse considération elle a cru pouvoir consentir à user provisoirement de tolérance, sans engager en rien l'avenir ; dans cette limite même, son rôle se borne à indiquer à ses agents les cas dans lesquels ils devront poursuivre, et ceux dans lesquels ils auront à s'abstenir, l'appréciation définitive appartenant aux tribunaux.

Après avoir recueilli tous les renseignements propres à l'éclairer, M. le ministre s'est arrêté aux dispositions formulées par la circulaire en date du 10 juillet courant, que vous trouverez imprimée ci-après.

Je vous prie de donner la plus grande publicité possible à la circulaire de M. le ministre, et de la porter particulièrement à la connaissance des marchands de sangsues établis dans la commune que vous administrez.

Veuillez donner des instructions aux commissaires de police, afin que, assistés d'un médecin ou d'un pharmacien que vous déléguerez, ils procèdent à l'inspection des dépôts de sangsues.

Des procès-verbaux devront être dressés, tant contre les détenteurs de sangsues trouvées de mauvaise qualité ou dans un état maladif, que contre ceux qui en débiteraient, avant le 1er janvier prochain, contenant plus de 25 pour 100 de leur poids de sang étranger, et, après cette époque, plus de 15 pour 100 seulement.

Vous voudrez bien me rendre compte des résultats des inspections auxquelles il sera procédé.

Enfin, comme faits accessoires, mais cependant encore importants, nous citerons les deux pièces qui suivent, et qui se rapportent encore à la question hygiénique des marais à sangsues.

RAPPORT FAIT LE 29 MAI 1857, PAR M. CLÉMENCEAU, AU CONSEIL D'HYGIÈNE DE BORDEAUX SUR L'ALIMENTATION DES SANGSUES A L'AIDE DU SANG DES MAMMIFÈRES.

Messieurs, par sa dépêche du 7 octobre 1856, M. le préfet vous fit connaître :

Que M. le ministre de l'agriculture, du commerce et des travaux publics l'informait que des plaintes avaient été adressées à la justice contre l'usage adopté par les éleveurs de sangsues du département de la Gironde, de nourrir ces animaux à l'aide du sang des mammifères;

Que Son Excellence faisait remarquer à ce sujet, que sa circulaire du 10 juillet 1856, relative au gorgement des sangsues, devait avoir pour conséquence de diminuer beaucoup, dans un avenir prochain, le nombre des animaux employée à la nourriture des annélides dont il s'agit. M. le préfet vous invitait à donner votre avis sur ce point, en tenant compte des modifications que l'usage dont on se plaint peut avoir déjà subies, ainsi que de celles qui se préparent.

Vous étiez dépourvus des renseignements qui pouvaient vous éclairer pour formuler l'avis qui vous était demandé, et, avant de l'exprimer, vous crûtes devoir prier M. le préfet de charger les inspecteurs spéciaux institués en 1856 de recueillir des informations et de vous mettre en mesure de les contrôler.

Ces agents ont résumé leurs rapports dans soixante-six états, qui vous ont été transmis le 8 août dernier.

L'examen attentif de ces documents révèle un fait fâcheux : c'est que l'arrêté pris le 12 août 1855 par M. le préfet, pour ordonner la suppression ou la régularisation des prises d'eau non autorisées, la tenue d'un registre pour inscrire les chevaux et autres animaux affectés au gorgement des sangsues, la visite de ces animaux par un vétérinaire, et l'enfouissement avec soin de ceux qui meurent dans les bassins, n'a été observé que par un très petit nombre d'éleveurs; que la généralité de ces industriels s'est soustraite à ces sages prescriptions, et que les inconvénients qui les ont motivées subsistent encore à peu près tous.

On voit, à la lecture de ces rapports, que les inspecteurs ont éprouvé les plus grandes difficultés dans la recherche des renseignements réunis, et dont l'exactitude ressort parfaitement évidente, et se trouve, pour ainsi dire, prouvée en ce qui concerne le nombre des chevaux employés habituellement, par la simple comparaison du nombre déclaré dans des exploitations diverses, mais qui, opérant dans les mêmes conditions, devraient faire usage de quantités relatives à peu près égales, tandis que les différences sont considérables.

On s'est d'ailleurs borné, à défaut de registres bien tenus, à déclarer les chevaux présents, et comme c'était en hiver qu'on procédait, et qu'à cette époque on ne garde que les animaux qui ont survécu à l'exploitation en été, le nombre en était nécessairement très restreint; cependant il s'élevait encore à 3295. Il est hors de doute que, si l'on eût ajouté ceux qui ont péri pendant l'année, on aurait à peu près retrouvé le nombre précédemment signalé; d'où l'on doit conclure que la consommation n'a que faiblement diminué, et que le gorgement a continué dans les mêmes proportions.

Aujourd'hui, tout en employant des animaux devenus impropres à tout service actif, les éleveurs choisissent mieux; ils prennent des sujets moins affaiblis, ils ne les livrent aux sangsues que durant quelques heures, puis leur donnent une nourriture substantielle qui reproduit du sang. Ils peuvent ainsi s'en servir plus longtemps.

A l'aide de ce système, on arrivera, sans doute, à consommer moins d'animaux; mais on disposera d'une quantité de sang peut-être plus considérable, de manière que les sangsues seront toujours copieusement gorgées.

L'application de la circulaire ministérielle du 10 juillet 1856 n'a donc pas eu jusqu'ici un résultat que l'on puisse considérer comme une véritable amélioration, au dernier point de vue.

Nous ignorons si, dans les dépôts de sangsues, on se conforme rigoureusement à ce qu'elle prescrit : c'est-à-dire, si l'on ne vend, pour l'usage médical, que des sangsues ayant seulement, en sang étranger, 15 pour 100 du poids net de l'animal. A cet égard, M. le préfet a dû faire exercer une surveillance spéciale, dont les agents pourront seuls lui faire connaître les résultats.

Toutefois il n'est peut-être pas sans utilité d'appeler son attention sur un passage de la circulaire précitée, dont les marchands, disposés à s'associer à la fraude, pourraient abuser, alors même que la surveillance serait très active.

« L'inspection, porte ce passage, ne doit du reste s'exercer que sur les sang-
» sues mises en vente pour être appliquées à l'usage médical. On n'aura donc pas
» à s'occuper de celles qui se trouvent en entrepôt, soit pour être expédiées en
» pays étrangers, soit pour être employées au peuplement de nos marais. »

La fraude, on le sait, se glisse audacieusement partout, et comme il y a, incontestablement, avantage dans la vente des sangsues gorgées, n'est-il pas à craindre que, dans beaucoup de circonstances, au lieu de prendre les sangsues dans les vases où se trouvent celles qui ont été soumises au jeûne, on ne donne la préférence à celles qui, n'étant pas dégorgées, ne devraient servir qu'à de lointaines expéditions ou au peuplement des marais ? Tolérer que les unes et les autres se trouvent dans le même local, souvent dans la même pièce, n'est-ce pas faire naître, en la rendant facile, la tentation d'essayer de la fraude ?

Puisque M. le ministre a cru devoir établir une distinction, il conviendrait, pour prévenir tout abus, que la vente au détail concernant le service médical ne pût se faire dans le lieu où se trouveraient les sangsues ayant une autre destination. On devrait assigner, entre les deux dépôts, une certaine distance, qui ajouterait à la difficulté de puiser dans un dépôt pour approvisionner l'autre clandestinement.

C'est le moyen qu'ont dû prendre les contributions indirectes pour attaquer la fraude dans la vente des vins. Ne serait-on pas autorisé à y recourir lorsqu'il s'agit d'un commerce qui touche à la vie de l'homme ?

Quoiqu'il ne soit question, dans la lettre de M. le préfet, que d'une demande d'avis sur les améliorations qui ont pu s'introduire dans le régime de l'alimentation des sangsues, il nous paraît nécessaire, cependant, de lui faire observer que les renseignements qui figurent dans les rapports dont il nous a donné communication sur l'état sanitaire des lieux où se trouvent les bassins, peuvent manquer d'exactitude, lorsqu'ils tendent à établir que les fièvres ne se montrent pas dans les contrées. Il peut se faire une idée de cette exactitude en lisant dans les rapports relatifs aux communes d'*Ambarès* et de *Saint-Vincent-de-Paule*, que les fièvres ne se montrent pas dans les communes, tandis que « depuis 1854, époque » qui a suivi l'introduction de cette industrie, les fièvres se sont reproduites » avec plus d'intensité que jamais, et menacent de désoler la contrée. Elles sont » tellement opiniâtres et présentent un caractère tellement grave, qu'on ne peut » en distraire le germe. » Ces derniers faits sont attestés par les lettres des maires de ces deux communes, jointes au dossier, dans les termes que nous venons de rapporter.

Nous ne terminerons pas ce rapport sans vous parler d'un fait grave porté à notre connaissance par un des membres de la commission.

Il y a quelques jours, un des inspecteurs, voulant visiter des bassins à sangsues, a été assailli par des chiens gardant les bassins, et il eût été dévoré, peut-être, s'il n'eût pris la sage résolution de traverser à la nage un large fossé.

Vous avez eu occasion de remarquer, dans vos tournées, que dans tous les marais à sangsues, il y a un grand nombre de chiens. Ces animaux, nourris de la chair des chevaux qui meurent sur les bassins, ont tous un caractère de férocité qu'on ne cherche pas à calmer, afin qu'ils en imposent aux voleurs. Sans doute, il est bien de se préserver des pertes dont on peut être menacé, mais il devrait être pris des moyens qui ne missent pas en danger la vie des personnes qui peuvent n'avoir pas de mauvaises intentions, et que le désir seul d'abréger les distances conduit souvent à travers les marais.

Il suffira certainement d'attirer l'attention de M. le préfet sur cet objet, pour qu'il prenne des mesures propres à prévenir des malheurs regrettables.

ARRÊTÉ DE M. LE PRÉFET DE LA GIRONDE, DU 19 MARS 1857, POUR L'EXHUMATION DES ANIMAUX ENFOUIS PAR LES ÉLEVEURS DE SANGSUES.

Le préfet de la Gironde, etc.,

Vu une lettre, en date du 22 février dernier, par laquelle M. le maire de Parempuyre expose que quelques personnes déterrent, pour en exploiter les os, les chevaux enfouis dans les palus et les marais par les éleveurs de sangsues;

Vu les avis et les propositions de MM. les ingénieurs du service hydraulique, en date des 14-16 mars courant;

Vu la loi des 16-24 août 1790;

Considérant que l'exhumation des animaux qui ne seraient pas enfouis depuis dix ans présente de graves dangers pour la salubrité publique,

Arrête:

Article 1er. Les cadavres des animaux enfouis par les éleveurs de sangsues ne pourront être exhumés qu'après dix ans et en vertu d'une autorisation du maire de la commune. *Signé* DE MENTQUE.

L'intérêt très respectable et nullement contesté aujourd'hui de la liberté de l'industrie, réclamait les mesures qui viennent d'être exposées, mais il est bon que l'on sache que l'élève et la reproduction des sangsues peuvent s'opérer dans des conditions infiniment meilleures et à peu près salubres.

En effet, une expérience récente et décisive a prouvé que l'on peut nourrir les sangsues avec le sang des animaux que l'on abat à la boucherie. Soubeiran a fait ressortir ce résultat capital. « L'expérience de M. Borne, dit-il, donne un démenti formel à quelques entêtés qui prétendent que le sang des animaux à sang chaud est funeste aux sangsues; mais ce qui est plus important, elle dément aussi l'opinion de ceux qui veulent que le sang ne leur soit bon qu'autant qu'elles le sucent elles-mêmes sur l'animal vivant. M. Borne réussit à merveille en faisant prendre aux sangsues le sang encore chaud. »

D'une autre part, l'emploi des animaux vivants dans les marais à sangsues, contre lequel s'est élevée récemment la Société protectrice des animaux au nom de la loi Grammont, peut être mis en pratique avec moins de barbarie qu'on ne le fait à Bordeaux. Soubeiran a pu s'en convaincre à Hambourg, dans le marais de M. Goyard.

« Des chevaux de peu de prix, ordinairement des chevaux fatigués, sont choisis par un vétérinaire. Dès leur entrée dans l'établissement, on les déferre et on ne leur demande plus aucun travail. Tous les quinze jours on les promène à travers les marais; mais dans l'intervalle ils reçoivent une nourriture abondante. Je les ai vus à l'écurie, l'œil bon, le poil brillant; ils reprennent de l'embonpoint, et il arrive ordinairement qu'après quelques mois ils sont revendus avec bénéfice. Il y a loin de là à la méthode brutale des Bordelais, qui épuisent de malheureuses bêtes par des saignées fréquentes, et qui laissent leurs cadavres pourrir au milieu des étangs et infecter le voisinage. »

Mais il est juste de faire remarquer que, parmi les Bordelais eux-mêmes et sous l'influence des mesures administratives si sages qui ont été rappelées plus haut, l'engouement extrême qui s'était manifesté pour l'industrie de l'élève des sangsues s'est beaucoup refroidi. De faux calculs, des entreprises mal conçues, une inexpérience à laquelle s'ajoutait l'impatience de réaliser de trop prompts bénéfices, ont amené des désastres, et n'ont pas peu contribué à réduire beaucoup le nombre et l'étendue des exploitations des marais à sangsues. La question rentre donc dans des proportions plus raisonnables et plus naturelles.

Mais il reste toujours à savoir après combien de temps de séjour hors des marais d'engraissement les sangsues deviennent propres à un bon usage. Des expérimentations intéressantes de M. Tripier sur ce sujet méritent d'être citées.

Le 26 mai 1855, il est arrivé de la Gironde 200 sangsues provenant des bassins.

Elles contenaient en moyenne 14 pour 100 de sang, pesaient 1 gramme 1/2, et tiraient en moyenne 7 grammes de sang.

Après un an elles ne contenaient plus qu'à peine 1 pour 100 de sang, et tiraient 12 grammes.

Il en était mort très peu. Mais à partir de cette époque elles ont commencé à maigrir, à avoir moins d'activité, et pendant la deuxième année la mortalité s'est élevée à 38 pour 100.

Le 17 juillet 1857, après deux ans, elles pesaient $0^{gr},7$ au lieu de 1 gramme 1/2, et ne tiraient plus que 3 grammes.

Celles qui sont mortes formaient une poche vide.

On doit donc conclure que c'est de neuf à douze mois après la sortie du marais que les sangsues sont dans le meilleur état.

La rareté et le prix élevé des sangsues ont suggéré l'idée de faire dégorger celles qui ont été déjà employées, et de les faire servir deux ou trois fois. Cette pratique, quand elle est bien dirigée, n'offre pas d'inconvénients sérieux, et aucun fait authentique n'a justifié les craintes que l'on a pu manifester à cet égard. L'usage s'en est établi avec succès dans les principaux établissements hospitaliers. Le Conseil de salubrité de Nancy a autorisé la demande d'un industriel qui voulait se faire livrer les sangsues employées à l'hôpital militaire, pour les placer dans des rivières où il se proposait d'en tenter la reproduction.

Nous empruntons au regrettable et savant directeur de la pharmacie centrale des hôpitaux de Paris, Soubeiran, des détails du plus haut intérêt sur cette question importante et à laquelle son nom restera attaché.

« Deux procédés sont mis en usage pour amener les sangsues qui ont servi à être propres à un nouvel emploi. On les vide de tout le sang qu'elles ont pris, ou bien on les dépose dans des réservoirs jusqu'au jour où elles l'auront digéré. Le premier moyen est mis en œuvre à Paris, à Reims et dans quelques autres localités. Dans les hôpitaux de Paris, les sangsues sont laissées pendant un instant dans l'eau salée, puis on les vide en les pressant doucement entre les doigts, tandis qu'on les tient plongées dans de l'eau chaude. Huit jours de repos suffisent pour les remettre complétement; puis, après avoir été appliquées de nouveau, elles subissent parfois une deuxième et une troisième opération. Quand elles paraissent fatiguées, on les met dans de petits marais artificiels. Elles s'enfoncent dans la vase, s'y reposent et acquièrent une nouvelle vigueur. Avant d'adopter ce moyen, l'administration des hôpitaux a fait constater si la quantité de sang prise par les sangsues dégorgées est aussi grande que la quantité de sang tirée par les sangsues neuves. L'expérience a été faite par une commission composée de Orfila, Serres et Soubeiran; elle a prouvé que les sangsues dégorgées et reposées tirent autant de sang que les sangsues prises dans le commerce.

» Le second procédé de dégorgement a été pratiqué à l'hôpital militaire de Metz. On n'a cessé de s'en servir que parce que le génie militaire a détruit le vivier qui servait à cet usage. A Rochefort, l'honorable M. Lesson a fait établir des bassins qui, dès la première année, ont payé les frais de leur installation. Le dégorgement des sangsues, établi à Douai sur le même système, a très bien réussi. M. Meurdefroy l'a appliqué aux hôpitaux militaires de Bordeaux et de Toulouse. Ce qui a été fait de mieux en ce genre peut-être est l'établissement des bassins de l'hôpital d'Angers. Il ont été peuplés en une seule fois avec le nombre de sangsues nécessaire pour le service d'une année. Chaque jour on y pêche pour les besoins de la journée, et l'on y rapporte les sangsues gorgées de sang qui viennent des salles. Ces sangsues s'enfoncent dans la terre, y digèrent à l'aise, et ne répondent à l'appel que l'on fait en battant l'eau que lorsqu'elles sont reposées et que l'appétit leur est revenu. Les sangsues se sont multipliées dans les bassins; cependant, il y a un an, on a commencé à s'apercevoir d'une diminution dans les produits. On l'attribue à ce que les réservoirs sont trop petits et à ce que les jeunes sangsues n'y trouvent plus une nourriture suffisante.

» Les administrations hospitalières trouvent une économie considérable dans l'emploi répété des mêmes sangsues. A Paris, elle est d'une trentaine de mille francs par an. Nous avons dit déjà que l'on y emploie le procédé de dégorgement par une douce pression. Peut-être, en présence du bénéfice immédiat qu'elle réalise et de l'éventualité qui accompagne nécessairement l'établissement d'un bassin de reproduction, l'administration des hôpitaux de Paris se montrera-t-elle peu empressée d'adopter un nouveau système. Il serait à désirer cependant qu'elle fît une tentative dans une autre direction. Nous disons plus, il faudrait que l'Académie demandât à M. le ministre d'imposer à tous les établissements hospitaliers l'obligation d'établir des réservoirs assez vastes pour que les sangsues pussent en même temps s'y dégorger et s'y reproduire. »

A cette question se rattache celle de la conservation des sangsues, par laquelle nous terminerons cette longue étude en citant un rapport fait par M. Tripier, en 1855, sur un mode de conservation proposé par M. Vayson.

« Le 26 mai 1855, M. Vayson, de Bordeaux, se présenta à l'hôpital militaire du Gros-Caillou, autorisé par Son Excellence le ministre de la guerre, à y déposer et y conserver pendant tout l'été 200 sangsues dans un appareil particulier de son invention.

» Les sangsues venaient d'arriver directement des viviers bordelais, contenues dans un sac de toile entouré lui-même de mousse humide dont le panier d'expédition avait été rempli ; à leur arrivée elles furent lavées et déposées dans un bocal avec un peu d'eau, ainsi que M. Vayson l'avait recommandé ; elles paraissaient très vives.

» L'appareil conservateur de M. Vayson consistait en un pot à fleurs d'environ 10 litres de capacité, percé à sa base de quatre petits trous par lesquels les sangsues ne pouvaient pas sortir et rempli aux trois quarts de terre tourbeuse ; ce vase fut placé dans un baquet contenant 10 centimètres d'eau, destinée à humecter la terre tourbeuse en pénétrant dans le pot par les quatre petits trous du fond.

» Les choses ainsi disposées, les sangsues furent mises à la surface de la terre contenue dans ledit vase de grès ; elles ne tardèrent pas à s'y enfoncer presque toutes dans un laps de temps très court. Un morceau de toile double fut fixé exactement sur l'orifice du pot au moyen d'une ficelle, et les choses demeurèrent dans cet état pendant les quatre mois que l'expérience a duré.

» Chaque huit ou dix jours on renouvela l'eau maintenue au fond du baquet, afin d'entretenir l'humidité dans l'appareil.

» Vers le 6 juin, M. Senard, attaché à l'inspection du service de santé de la marine impériale, vint avec M. Vayson pour constater si la proportion normale de sang contenue dans les sangsues de cet envoi était en rapport avec la quantité indiquée comme limite par le cahier des charges de la marine. L'expérience, faite sur dix sangsues prises au hasard, prouva qu'elles contenaient un peu moins de sang que la proportion à laquelle le service de la marine avait cru devoir s'arrêter; elles furent donc considérées sous ce point de vue comme d'excellente qualité.

» En juillet, vingt sangsues prises dans le pot conservateur et appliquées à titre d'essai firent un très bon service.

» Le 28 septembre, l'expérience étant considérée comme arrivée à son terme après quatre mois de durée, M. Vayson est venu pour constater le nombre et l'état de ses sangsues. Les choses ont été soumises à un examen attentif, duquel il résulte qu'aucune sangsue n'aurait péri pendant l'été; elles ont toutes une grande vigueur et témoignent de la voracité.

» Pour terminer cet examen, dix des sangsues conservées dans l'appareil de M. Vayson depuis le 26 mai ont été mises ce matin en service; elles pesaient avant l'application 15 grammes, soit 1 gramme 5 décigrammes chacune. Toutes ont pris; on les a laissées tomber spontanément; après quoi elles ont été lavées, séchées dans un linge usé et pesées de nouveau: leur poids, après la succion, s'élevait à 87 grammes, soit 8 grammes 7 décigrammes la pièce; chacune avait donc ingurgité 7 grammes 2 décigrammes de sang.

» Les sangsues du fournisseur de Paris ont sucé, terme moyen, chacune 4 grammes de sang dans des conditions analogues. Les sangsues du fournisseur de Paris, fatiguées par le voyage et une longue captivité dans l'eau ou les sacs, avaient déjà perdu la moitié de leurs forces. Celles de la Gironde, au contraire, conservées dans une habitation appropriée à leurs besoins, avaient vu s'accroître leur avidité malgré les quatre mois de captivité qu'elles venaient de subir.

» La mortalité des sangsues a été nulle durant quatre mois dans l'appareil de M. Vayson. Pendant le même espace de temps, 4300 sangsues ont été livrées à l'hôpital militaire du Gros-Caillou par le fournisseur de Paris; sur ce nombre 106, soit 1 sur 40, sont mortes à la pharmacie avant leur application.

» Cette mortalité paraîtra considérable quand on saura que l'hôpital militaire du Gros-Caillou ne fait prendre les sangsues dont il a besoin que toutes les semaines, et par 200 à la fois.

» Sur 4300 sangsues, 106 sont mortes, par conséquent, pendant un séjour de moins de huit jours, dans les vases de la pharmacie. Par induction il en serait mort 2000 au moins pendant les quatre mois d'expérience ! »

Bibliographie. — *Monographie des hirudinées*, par le professeur Moquin-Tandon, nouvelle édition. Paris, 1846, 1 vol. in-8, avec atlas. — *Monographie des sangsues médicinales et officinales*, par A. Charpentier. Paris, 1838, in-8. — *De la multiplication des sangsues*, par M. Huzard fils. Paris, 1841. — *Histoire pratique des sangsues*, par Joseph Martin. Paris, 1845. — *Du commerce des sangsues*, par A. Chevallier (*Ann. d'hyg. et de méd. lég.*, t. XXXIV, p. 61). — *Rapport* de M. le docteur Bonnieures, *au nom de la commission chargée de visiter les bassins à sangsues* (*Ann. de la Soc. d'agric. arts et commerce de la Charente*, 1845, t. XXVII). — *Rapport sur le commerce des sangsues, sur les moyens de les multiplier, et sur l'emploi de celles qui ont déjà servi*, par M. Soubeiran (*Bulletin de l'Académie de médecine*, 1848, t. XIII, p. 613 et 887). — *Notice sur l'établissement à sangsues de Clairfontaine*, par M. Soubeiran (*Bulletin de l'Acad*, 1853, t. XIX, p. 196).— *Rapports sur l'élève et la multiplication des sangsues*, par M. Clémenceau (*Travaux des Conseils d'hygiène et de salubrité du département de la Gironde*, Bordeaux, 1851, 1853, 1857). — *Études hygiéniques sur l'élève des sangsues dans le département de la Gironde*, par le docteur Ch. Levieux. Bordeaux, 1853. — *Mémoire du conseil agricole central de éleveurs de sangsues de la Gironde.* Bordeaux, 1853. — *Guide pratique des éleveurs de sangsues*, par Louis Vayson, 2e édition. Bordeaux, 1855. — *Rapports des travaux du Conseil d'hygiène des départements de la Meurthe et de la Nièvre, etc.* — *Réponse au Questionnaire relatif à l'élevage des sangsues adressé par la Société d'acclimatation*, par M. Saint-Léon. Paris, 1855. — *De la tromperie sur la nature des marchandises vendues*, par Ch. Berryat Saint-Prix. Paris, 1847. — *De la sangsue landaise*, par Bouchardat (extrait du *Répertoire de pharmacie*, janvier 1860). — *Mémoire sur l'hirudiniculture ou l'élève des sangsues, considérée sous le rapport commercial, industriel, agricole, humanitaire et hygiénique*, par A.-P. Laurens. Paris, 1854.

SANITAIRE (RÉGIME). — On donne maintenant les noms de *régime* ou de *système sanitaire* à l'ensemble des mesures et des règlements qui ont pour objet de prévenir le développement et d'empêcher la propagation des maladies réputées pestilentielles, notamment de la peste d'Orient, de la fièvre jaune et du choléra-morbus asiatique. Lorsque ces mesures étaient exclusivement fondées sur la croyance que les maladies contre lesquelles elles étaient dirigées se propageaient par contagion, et qu'il s'agissait, avant tout, d'empêcher toute communication entre les lieux sains et les personnes ou les choses infectées, elles constituaient plus particulièrement ce qu'on appelle encore aujourd'hui la police sanitaire.

C'est, en effet, à l'hypothèse de la transmission de la peste et des autres maladies considérées comme pestilentielles, par voie de contagion, que le régime sanitaire qui subsiste encore en Europe doit son origine. Ce n'est pas ici le lieu de discuter cette hypothèse dans son application aux trois maladies que nous avons désignées plus haut (voy. dans ce *Dictionnaire* les mots CONTAGION, CHOLÉRA, FIÈVRE JAUNE et PESTE). Le seul but de cet article est de faire connaître les mesures législatives ou administratives qui ont été adoptées, particulièrement en France, pour prévenir l'introduction de ces maladies ou pour en arrêter les progrès, si elles venaient à pénétrer dans l'intérieur du pays.

La peste d'Orient a été, pendant longtemps, la seule maladie à laquelle les mesures sanitaires proprement dites aient été appliquées. On ne voit pas que chez les peuples de l'antiquité aucune précaution ait jamais été prise pour empêcher l'apparition de ces *pestes*, si souvent mentionnées par les historiens, et dans lesquelles on a cru reconnaître, avec plus ou moins de raison, les caractères de la peste d'Orient. Un savant ingénieux, le docteur Pariset, avait attribué la pratique de l'embaumement, qui s'était continuée, en Égypte, jusque sous la domination romaine, à des vues profondes de salubrité et d'hygiène publique, et c'est à cette pratique qu'était due, selon lui, la rareté relative des pestes dans la terre des Pharaons. Il est à remarquer que la législation mosaïque, qui entre dans les détails les plus minutieux sur tout ce qui touche à la salubrité, ne prenait aucune précaution relativement à la peste que les Israélites avaient dû connaître en Égypte. On peut croire, néanmoins, que les dispositions des lois de Moïse concernant la lèpre n'ont pas été sans influence sur la nature des mesures qui furent adoptées au moyen âge, pour prévenir l'importation de la peste.

C'est à la république de Venise qu'appartient réellement l'introduction du régime sanitaire en Europe. Ayant vu plusieurs fois son territoire ravagé par la peste, par suite de ses relations commerciales avec le Levant, au XIIe au XVe et au XVIe siècle, Venise, qui dès l'année 1348 avait déjà des provéditeurs de la santé, établit en 1403, dans une île appartenant aux pères Augustins et appelée Sainte-Marie de Nazareth, un hôpital destiné à isoler les pestiférés. C'est du nom de cet hôpital que plusieurs auteurs, et notamment le docteur Frari dans son ouvrage sur la peste, font dériver le mot de *lazaret*. Cette institution fut bientôt imitée par les autres États qui avaient des relations avec le Levant. Gênes eut son lazaret en 1467, Marseille eut le sien en 1526 ou 1527. Mais, bien avant cette époque, il existait à Marseille des établissements pour les pestiférés. En 1476, les consuls de la ville reçurent du roi René les instructions pour appliquer à ces établissements le régime des léproseries. C'est de là que date, pour Marseille, le régime du système d'isolement et de séquestration qui constitue, à proprement parler, le régime quarantainaire. Les institutions ainsi formées eurent d'abord un caractère entièrement municipal; mais, plus tard, les administrations spéciales qui avaient été chargées de l'application des règlements sanitaires sous les dénominations d'intendants de la santé à Marseille et à Toulon, de magistrats de la santé en Italie, parvinrent à se rendre à peu près indépendantes, et soulevèrent quelquefois les luttes avec les municipalités de qui elles tenaient primitivement leurs pouvoirs. Cette sorte d'indépendance fut successivement consacrée en France par un grand nombre d'actes émanés des souverains; une certaine juridiction fut accordée à l'intendance sanitaire de Marseille. Sur tout le littoral de la France méridionale, Marseille parvint jusqu'à une époque très récente à conserver cette suprématie qui se liait pour elle au monopole du commerce du Levant.

Jusqu'en l'année 1822, la police sanitaire, en France, n'avait été régie par aucune loi. Comme d'après les anciens règlements, les bâtiments venant des pays suspects de peste ne pouvaient aborder que dans les ports de Marseille et de Toulon, il n'y avait pas à s'occuper de régime sanitaire contre la peste sur le littoral de l'Océan et de la Manche. La fièvre jaune n'avait donné lieu, jusque-là, qu'à des mesures temporaires et locales, autorisées, suivant les circonstances, par l'administration; le choléra-morbus de l'Inde était à peine connu de nom.

L'apparition de la fièvre jaune en Catalogne, sur les frontières de la France, en 1821, répandit l'effroi dans une partie de la population, et comme les idées de contagion dominaient alors parmi les hommes qui exerçaient la plus grande influence sur les déterminations du gouvernement, en matière sanitaire, on fut amené à demander aux chambres une loi qui a été jusqu'à ces derniers temps la base de notre régime sanitaire.

Cette loi, qui porte la date du 3 mars 1822, fut suivie d'une ordonnance, en date du 7 août de la même année, et d'instructions détaillées qui développaient les dispositions de la loi et de l'ordonnance pour en faciliter l'application. Nous ne reproduirons ici ni le texte de cette ordonnance, ni les instructions qui ont été, en grande partie, abrogées de fait par des actes et des règlements ultérieurs.

Vers l'époque même de sa promulgation, la loi du 3 mars 1822 fut vivement attaquée par le docteur Chervin dans l'application qu'on voulait en faire à la fièvre jaune. Quoique les pétitions adressées aux chambres, les mémoires publiés par ce médecin, pour empêcher la construction de lazarets sur les côtes de l'Océan et de la Manche, n'aient point eu de résultat immédiat, les discussions qu'ils suscitèrent n'en eurent pas moins pour effet d'affaiblir considérablement parmi les médecins, et, par suite, dans l'administration elle-même, la croyance à la contagion de la fièvre jaune et à l'efficacité des mesures sanitaires pour combattre cette maladie.

Lorsqu'en 1831, le choléra, parti de l'Inde, pénétra en Europe, après avoir traversé tout le continent asiatique, tous les gouvernements essayèrent tour à tour d'arrêter sa marche par des quarantaines et des cordons sanitaires. On sait assez comment le fléau se joua de ces vains obstacles. Ici encore, le régime sanitaire fondé par la loi du 3 mars 1822 reçut un nouvel échec, et le gouvernement français reconnut hautement, dans des publications officielles, l'inutilité des quarantaines contre le choléra.

Le système quarantainaire ne conservait plus guère d'autorité dans l'opinion publique qu'en ce qui concerne la peste. Mais là même il fut bientôt attaqué au moins dans ce qu'il avait d'exagéré et d'illogique. La conquête de l'Algérie mit d'abord le gouvernement dans la nécessité de réduire successivement la durée des quarantaines qui avaient été jusque-là imposées aux provenances des États barbaresques, même lorsque ces pays étaient exempts de la peste. Une fois entré dans cette voie, on ne s'arrêta plus : l'administration s'attacha pendant plusieurs années à supprimer graduellement toutes les restrictions quarantainaires qui ne paraissaient pas justifiées par l'intérêt réel ou au moins apparent de la santé publique. On se ferait difficilement une idée des difficultés, des résistances qu'il rencontrait à chaque réforme qu'il voulait opérer, soit de la part de l'intendance sanitaire de Marseille, accoutumée, depuis longtemps, à une sorte d'omnipotence dans la sphère de ses attributions, soit de la part des magistrats de santé de l'Italie, qui accusaient la France d'ouvrir la porte à la peste, et qui faisaient peser sur notre commerce la responsabilité des mesures qu'ils désapprouvaient. Enfin, la lumière se fit. Deux missions confiées à M. de Ségur Dupeyron, alors inspecteur des établissements sanitaires, et qui, quoique contagionniste, signala dans ses rapports les vices et les incohérences du système sanitaire ; les écrits publiés par plusieurs médecins, et notamment par M. Aubert-Roche ; la concurrence faite à nos paquebots-poste par les paquebots du Lloyd autrichien, à l'aide de la réduction des quarantaines dans le port de Trieste ; enfin, le remarquable rapport de l'Académie de médecine sur la peste et les quarantaines, tels sont les principaux faits qui amenèrent une réforme presque complète dans le régime sanitaire jusque-là en vigueur. Les actes qui ont réalisé cette réforme sont particulièrement une ordonnance royale du 18 août 1847, un décret du 10 août 1849 et un décret du 24 décembre 1850.

Ce n'était pas assez de modifier, d'améliorer pour nous notre régime sanitaire, il fallait encore, dans l'intérêt du commerce, faire accepter ces modifications par les pays avec lesquels la France entretient des relations importantes. De là est venue l'idée d'un congrès ou d'une conférence sanitaire formée par les délégués des diverses puissances qui ont des intérêts solidaires dans la Méditerranée. Cette idée, d'abord proposée par M. de Ségur Dupeyron dans un de ses rapports au ministre du commerce, adoptée par le gouvernement, qui avait entamé pour la réaliser des négociations sans résultat, fut reprise, en 1850, avec plus de succès par M. le docteur Mêlier, membre du Comité consultatif d'hygiène publique : un programme rédigé par lui fut agréé par les gouvernements intéressés comme base de discussion; une conférence formée par les délégués de la France, de l'Autriche, des Deux-Siciles, de l'Espagne, des États romains, de la Grande-Bretagne, de la Grèce, du Portugal, de la Russie, de la Sardaigne, de la Toscane et de la Turquie, s'est réunie à Paris et a arrêté, après de longues discussions, un projet de convention et de règlement sanitaire international.

Nous voulons ici exposer le système sanitaire actuellement établi en France et non le juger, les observations auxquelles il pourrait donner lieu étant plus à leur place dans les articles relatifs aux trois maladies épidémiques que les mesures dites sanitaires tendent à prévenir. Il est assez évident, par l'histoire des institutions sanitaires, que ces institutions ne sont pas l'œuvre de la science, qu'elles se sont formées peu à peu, par suite de cette disposition qui porte l'homme à éloigner de lui tout ce qu'il redoute, disposition fortifiée par le spectacle des épidémies où l'on voit si souvent les habitants d'une même ville, d'une même maison, d'une même famille, successivement frappés, comme si la maladie de l'un s'était communiquée à l'autre; les savants, les théoriciens, sont venus ensuite et ont cherché à ériger en système ce qui n'était d'abord qu'une pratique, pour ainsi dire, instinctive. Par là il est aisé de s'expliquer le genre d'obstacles contre lesquels les gouvernements ont eu à lutter, lorsqu'ils ont cherché à adoucir les rigueurs du régime sanitaire. A part même les intérêts qu'on ne pouvait avouer, et qui trouvaient leur compte au maintien des anciens abus, il y avait dans une partie considérable de la population du littoral des préjugés invétérés contre toute innovation qui semblait affaiblir les barrières que la sagesse de nos pères avait su opposer à l'introduction des maladies contagieuses. Si des épreuves malheureusement trop répétées ont rendu en quelque sorte palpable l'inutilité des quarantaines contre le choléra; si la croyance à l'efficacité de ce moyen de préservation contre la fièvre jaune a perdu une grande partie de son empire en Amérique et dans les pays européens qui n'ont jamais ressenti les atteintes de ce fléau, la peste n'en est pas moins restée un objet de terreur, et, malgré les doutes qu'on a élevés, surtout dans ces derniers temps, sur l'utilité des quarantaines même contre la peste, aucun corps savant, aucun des conseils officiels du gouvernement n'a osé demander, en France, l'abolition complète du système quarantainaire en ce qui concerne la peste d'Orient.

Il n'en a pas été de même en Angleterre : le *General board of health*, conseil supérieur de santé, institué en 1848 par un acte du parlement, n'a pas craint de se prononcer, dans plusieurs rapports adressés à la cour d'Angleterre et présentés au parlement, contre les quarantaines appliquées à la peste comme à la fièvre jaune et au choléra. Suivant lui, soit que l'on considère ces maladies comme ayant essentiellement un même principe, modifié seulement dans son action par le climat ou d'autres circonstances mal connues, soit qu'on rapporte chacune d'elles à une cause spécifique d'une nature particulière, on doit reconnaître si elles ont des caractères communs, que leur diffusion obéit aux mêmes lois, et que le degré de leur intensité dépend des mêmes conditions sociales ou sanitaires. De là cette conséquence que la véritable sauvegarde contre les maladies pestilentielles ne consiste pas dans les règlements quarantainaires, mais dans les mesures réellement sanitaires, c'est-à-dire dans les mesures qui ont pour objet de prévenir ou de supprimer les conditions sans lesquelles les maladies dont il s'agit ici ne paraissent pas pouvoir exister.

Ces mesures sanitaires conseillées par le *General board of health* sont la destruction de tous les foyers d'infection dans les villes et dans les campagnes, l'amélioration des habitations, au point de vue de l'hygiène, des règlements rigoureux et sévèrement exécutés pour prévenir l'encombrement et assurer les soins de propreté, la bonne qualité des vivres et de l'eau à bord des navires; enfin, si malgré ces précautions, une épidémie pestilentielle vient à se manifester, l'abandon des localités malsaines et le campement des habitants dans des lieux où ils se trouvent soustraits à l'influence des causes d'insalubrité qui ont favorisé le développement de l'épidémie.

La théorie générale sur laquelle reposent ces conclusions est loin d'être inattaquable; mais l'utilité, l'importance des mesures hygiéniques pour prévenir la naissance ou pour prévenir l'intensité des épidémies pestilentielles, est depuis longtemps reconnue. Ce sont ces moyens que l'autorité a surtout recommandés en France contre le choléra, depuis que l'impuissance des quarantaines pour arrêter la marche de cette épidémie a été démontrée. Quant à la peste elle-même, la France, la première entre toutes les nations de l'Europe, a cherché à la combattre dans son berceau, soit en usant d'abord de son influence pour faire adopter en Turquie et en Égypte un système de quarantaines qui était au moins un progrès sur l'ancien état de choses, soit en constituant, d'après l'avis de l'Académie de médecine, des médecins sanitaires dans les principaux ports du Levant. Ces médecins, en effet, n'ont pas seulement pour mission de fournir au gouvernement des informations positives sur la situation sanitaire de leur résidence, ils sont aussi appelés à rechercher, à étudier les causes de la peste sur les lieux où elle règne habituellement, et à porter dans la commission sanitaire dont ils font partie les notions les plus saines sur les meilleurs moyens pour empêcher le développement ou arrêter la propagation de ce fléau, et l'on sait depuis combien de temps il a cessé de se montrer même en Orient.

Les mesures hygiéniques tenaient aussi une grande place dans le programme qui a servi de base aux discussions de la conférence sanitaire, et dans le projet de convention et de règlement sanitaire international elles sont considérées comme la principale condition à laquelle on subordonne la réduction des quarantaines.

Si l'on compare ce qu'était le *régime sanitaire* de toutes les nations de l'Europe, il y a trente ans, à ce qu'il est aujourd'hui, on ne pourra méconnaître qu'en ce petit nombre d'années, des progrès importants ont été accomplis; que des pratiques surannées, onéreuses au commerce et à la navigation, ont été abolies, et que les quarantaines ont été généralement réduites, au moins en France, autant qu'elles peuvent l'être, si l'on ne renonce pas tout à fait à ce moyen de précaution contre la peste; que si l'on trouve encore dans les règlements sanitaires bien des incohérences, bien des dispositions que rien ne paraît justifier, il ne faut pas oublier que la science ne préside pas seule à la rédaction de ces règlements, et qu'en suivant ses conseils autant qu'il est possible de le faire, les gouvernements doivent aussi tenir grand compte des préjugés populaires et des intérêts commerciaux qui se trouvent quelquefois aussi lésés par la réduction intempestive des mesures quarantainaires que par l'exagération de ces mêmes mesures. La sollicitude avec laquelle les gouvernements s'occupent maintenant des questions d'hygiène publique permet d'espérer de nouvelles améliorations dans le régime sanitaire. Déjà, lorsqu'en 1861 la fièvre jaune fut importée de la Havane à Saint-Nazaire, le gouvernement, sur la courageuse et intelligente initiative de M. l'inspecteur général Mêlier, inaugura un nouveau système de mesures protectrices qui consistait principalement dans l'évacuation et le déchargement méthodiques des navires, et qui réusssit à arrêter les ravages de la maladie. Mais c'est à l'expérience à nous apprendre dans quelles limites l'homme a le pouvoir de s'opposer à ces fléaux dévastateurs qui, sous des noms et des formes diverses, viennent à des époques marquées répandre sur la terre l'épouvante et la mort.

DÉCRET IMPÉRIAL PORTANT PROMULGATION DE LA CONVENTION SANITAIRE INTERNATIONALE CONCLUE ENTRE LA FRANCE, LA SARDAIGNE ET DIVERSES AUTRES PUISSANCES MARITIMES (LE 27 MAI 1853).

NAPOLÉON,

Par la grâce de Dieu et la volonté nationale, empereur des Français,
A tous présents et à venir, salut :

Sur le rapport de notre ministre secrétaire d'État au département des affaires étrangères,

Avons décrété et décrétons ce qui suit :

Article 1er. La convention sanitaire internationale conclue entre la France et diverses autres puissances maritimes ayant été ratifiée par nous et par S. M. le roi de Sardaigne, et les actes de ratification ayant été échangés, le 18 du présent mois de mai, entre les deux gouvernements contractants, ladite convention, suivie d'un règlement sanitaire, desquels la teneur suit, recevra, par rapport à la Sardaigne, sa pleine et entière exécution à dater du 15 juin prochain.

CONVENTION.

Article 1er. Les hautes parties contractantes se réservent le droit de se prémunir, sur les frontières de terre, contre un pays malade ou compromis, et de mettre ce pays en quarantaine.

Quant aux arrivages par mer, elles conviennent en principe :

1° D'appliquer à la peste, à la fièvre jaune et au choléra, les mesures sanitaires qui seront spécifiées dans les articles ci-après ;

2° De considérer comme obligatoire pour tous les bâtiments la production d'une patente, sauf les exceptions mentionnées dans le règlement sanitaire international annexé à la présente convention.

Tout port sain aura le droit de se prémunir contre un bâtiment ayant à bord une maladie réputée importable, telle que le typhus et la petite vérole maligne.

Les administrations sanitaires respectives pourront, sous leur responsabilité devant qui de droit, adopter des précautions contre d'autres maladies encore.

Il est bien entendu, toutefois :

1° Que les mesures exceptionnelles mentionnées dans les deux paragraphes précédents ne pourront être appliquées qu'aux navires infectés, et ne compromettront, dans aucun cas, le pays de provenance :

2° Que jamais aucune mesure sanitaire n'ira jusqu'à repousser un bâtiment, quel qu'il soit.

Art. 2. L'application des mesures de quarantaine sera réglée, à l'avenir, d'après la déclaration, officiellement faite par l'autorité sanitaire instituée au port du départ, que la maladie existe réellement.

La cessation de ces mesures se déterminera sur une déclaration semblable que la maladie est éteinte, après toutefois l'expiration d'un délai fixé à trente jours pour la peste, à vingt jours pour la fièvre jaune, et à dix jours pour le choléra.

Art. 3. A partir de la mise à exécution de la présente convention, il n'y aura plus que deux patentes, la patente brute et la patente nette : la première, pour la présence constatée de maladie ; la seconde, pour l'absence attestée de maladie. La patente constatera l'état hygiénique du bâtiment. Un bâtiment en patente nette, dont les conditions seraient évidemment mauvaises et compromettantes, pourra être assimilé, par mesure d'hygiène, à un bâtiment en patente brute, et soumis au même régime.

Art. 4. Pour la plus facile application des mesures quarantainaires, les hautes parties contractantes conviennent d'adopter le principe d'un minimum et d'un maximum.

En ce qui concerne la peste, le minimum est fixé à dix jours pleins, et le maximum à quinze.

Dès que le gouvernement ottoman aura complété, dans les termes prévus par le règlement annexé à la présente convention, l'organisation de son service sanitaire, et que des médecins européens auront été établis, à la diligence des gouvernements respectifs, sur tous les points où leur présence a été jugée nécessaire, les provenances de l'Orient en patente nette seront admises en libre pratique dans tous les ports des hautes parties contractantes. En attendant, il est convenu que ces mêmes provenances arrivant en patente nette seront reçues en libre pratique, après huit jours de traversée, lorsque les navires auront à bord un médecin sanitaire, et après dix jours quand ils n'en auront pas.

Le droit est réservé aux pays les plus voisins de l'empire ottoman, tout en continuant leur régime quarantainaire actuel, de prendre, dans certains cas, telles mesures qu'ils croiront indispensables pour le maintien de la santé publique.

En ce qui concerne la fièvre jaune, et lorsqu'il n'y aura pas eu d'accident pendant la traversée, le minimum sera de cinq jours, et le maximum de sept jours.

Ce minimum pourra être abaissé à trois jours, lorsque la traversée aura duré plus de trente jours et si le bâtiment est dans de bonnes conditions d'hygiène. Quand des accidents se seront produits pendant la traversée, le minimum de la quarantaine à imposer aux bâtiments sera de sept jours, et le maximum de quinze.

Enfin, pour le choléra, les provenances des lieux où régnera cette maladie pourront être soumises à une quarantaine d'observation de cinq jours pleins, y compris le temps de la traversée. Quant aux provenances des lieux voisins ou intermédiaires, notoirement compromis, elles pourront être aussi soumises à une quarantaine d'observation de trois jours, y compris la durée de la traversée.

Les mesures d'hygiène seront obligatoires dans tous les cas et contre toutes les maladies.

Art. 5. Pour l'application des mesures sanitaires, les marchandises seront rangées en trois classes : la première, pour les marchandises soumises à une quarantaine obligatoire et aux purifications ; la seconde, pour celles assujetties à une quarantaine facultative ; la troisième, enfin, pour les marchandises exemptées de toute quarantaine.

Le règlement sanitaire international spécifiera les objets et marchandises composant chaque classe, et le régime qui leur sera applicable en ce qui concerne la peste, la fièvre jaune et le choléra.

Art. 6. Chacune des hautes parties contractantes s'engage à maintenir ou à créer, pour la réception des bâtiments, des passagers, des marchandises et autres objets soumis à quarantaine, le nombre de lazarets réclamé par les exigences de la santé publique, par le bien-être des voyageurs et par les besoins du commerce ; le tout, dans les termes énoncés par le règlement sanitaire international.

Art. 7. Pour arriver, autant que possible, à l'uniformité dans les droits sanitaires, et pour n'imposer à la navigation de leurs États respectifs que les charges nécessaires pour couvrir simplement leurs frais, les hautes parties contractantes, sous la réserve des exceptions prévues dans le règlement sanitaire international, arrêtent en principe :

1° Que tous les navires arrivant dans un port payeront, en outre, un droit journalier de station ;

2° Que les navires soumis à une quarantaine payeront, sans distinction de pavillon, un droit sanitaire proportionnel sur leur tonnage ;

3° Que les personnes qui séjourneront dans les lazarets payeront un droit fixe pour chaque journée de résidence dans ces établissements ;

4° Que les marchandises déposées et désinfectées dans les lazarets seront assujetties à une taxe au poids ou à la valeur.

Les droits et taxes mentionnés dans le présent article seront fixés par chaque gouvernement et signifiés aux autres parties contractantes.

Art. 8. Afin d'amener également la plus grande uniformité possible dans l'organisation des administrations sanitaires, les hautes parties contractantes conviennent de placer le service de la santé publique dans les ports de leurs États qu'elles se réservent de désigner, sous la direction d'un agent responsable, nommé et rétribué par le gouvernement, et assisté d'un conseil représentant les intérêts locaux. Il y aura, en outre, dans chaque pays, un service d'inspection sanitaire qui sera réglé par les gouvernements respectifs.

Dans tous les ports où les puissances contractantes entretiennent des consuls, un ou plusieurs de ces consuls pourront être admis aux délibérations des conseils sanitaires, pour y faire leurs observations, fournir des renseignements et donner leur avis sur les questions sanitaires.

Toutes les fois qu'il s'agira de prendre une résolution spéciale à l'égard d'un pays, et de le déclarer en quarantaine, l'agent consulaire de ce pays sera invité à se rendre au conseil et entendu dans ses observations.

Art. 9. L'application des principes généraux consacrés par les articles qui précèdent, et l'ensemble des mesures administratives qui en découlent, seront déterminés par le règlement sanitaire international annexé à la présente convention.

Art. 10. La faculté d'accéder à la présente convention et à son annexe est expressément réservée à toutes les puissances qui consentiront à accepter les obligations qu'elles consacrent.

Art. 11. La présente convention et le règlement sanitaire international y annexé auront force et vigueur pendant cinq années.

Dans le cas où, six mois avant l'expiration de ce terme, aucune des hautes parties contractantes n'aurait, par une déclaration officielle, annoncé son intention d'en faire cesser les effets en ce qui la concerne, ils resteront en vigueur pendant une année encore, et ainsi de suite, d'année en année, jusqu'à due dénonciation.

Art. 12. Il bien entendu que les hautes puissances contractantes s'engagent réciproquement, les unes envers les autres, pour tout ce qui concerne l'ensemble comme les détails de la présente convention, dont le protocole demeurera ouvert à la signature des plénipotentiaires respectifs.

Art. 13. La présente convention et son annexe seront notifiées suivant les lois et usages de chacune des hautes parties contractantes, et les ratifications en seront échangées à Paris dans le plus bref délai possible.

En foi de quoi, les plénipotentiaires respectifs ont signé la présente convention ainsi que son annexe, et y ont apposé le cachet de leurs armes.

Fait et conclu à Paris, le 3 février 1853.

RÈGLEMENT SANITAIRE INTERNATIONAL.

Conformément aux principes posés dans la convention sanitaire qui précède, les hautes parties contractantes ont adopté le règlement général suivant, pour être observé dans tous les ports de la Méditerranée et de la mer Noire, et servir de base aux règlements particuliers de chaque pays ; ces règlements, dont les gouvernements respectifs se communiqueront le texte, seront formulés de manière à établir dans le service sanitaire des différents pays la plus grande uniformité possible.

TITRE Ier. — *Dispositions générales.*

Article 1er. Conformément à l'article 1er de la convention, les mesures de précaution qui pourront être prises sur les frontières de terre seront :

L'isolement ;

La formation de cordons sanitaires ;

L'établissement de lazarets permanents ou temporaires pour l'accomplissement des quarantaines.

Art. 2. Le droit accordé à tout port sain de se prémunir contre un bâtiment suspect ou malade pourra aller jusqu'à l'isolement du navire et l'adoption des mesures hygiéniques que les circonstances rendraient nécessaires.

Art. 3. Quels que soient le nombre des malades qui se trouveront à bord et la nature de la maladie, un navire ne pourra jamais être repoussé, mais il sera assujetti aux précautions que commande la prudence, tout en conciliant les droits de l'humanité avec les intérêts de la santé publique.

Dans les ports qui n'ont pas de lazaret, l'administration sanitaire locale déterminera si le bâtiment suspect ou malade doit être dirigé sur un lazaret voisin, ou peut rester au mouillage dans un lieu réservé et isolé, sous la garde de l'autorité sanitaire.

Il ne pourra être dirigé sur un autre lazaret qu'après avoir reçu les secours et soins que réclamerait son état ou celui de ses malades, et avoir obtenu les moyens de continuer sa route.

Art. 4. La peste, la fièvre jaune et le choléra étant, d'après la convention, les seules maladies qui entraînent des mesures générales et la mise en quarantaine des lieux de provenance, les précautions prises contre les autres maladies, quelles qu'elles soient, ne s'appliqueront jamais qu'aux seuls bâtiments suspects ou malades.

TITRE II. — *Mesures relatives au départ.*

Art. 5. Les mesures relatives au départ comprendront l'observation, la surveillance et la constatation de l'état sanitaire du pays ; la vérification et la constatation de l'état hygiénique des bâtiments qui en partent, de leurs cargaison et vivres, de la santé des équipages ; des renseignements, quand il y a lieu, sur la santé des passagers, et enfin les patentes de santé et tout ce qui s'y rapporte.

Art. 6. Ces observation, surveillance, constatation et vérification seront confiées aux autorités ci-après désignées (titre VIII).

Art. 7. Tout bâtiment doit être, avant le chargement, visité par un délégué de l'autorité sanitaire, et soumis, s'il y a lieu, aux mesures hygiéniques jugées nécessaires.

Art. 8. Le bâtiment sera visité dans toutes ses parties et son état hygiénique constaté.

Art. 9. Le chargement ne pourra avoir lieu qu'après cette visite et l'accomplissement des mesures préalables de propreté et de salubrité que l'autorité sanitaire jugera indispensables.

Art. 10. L'autorité s'enquerra de l'état des vivres et boissons, et en particulier de l'eau potable et des moyens de la conserver. Elle pourra s'enquérir aussi des vêtements de l'équipage, et, en général, de toutes les mesures relatives au maintien de la santé à bord.

Art. 11. Les capitaines et patrons seront tenus de fournir à cet égard à l'autorité sanitaire tous les renseignements et toutes les justifications qui leur seront demandés.

Art. 12. Si l'autorité sanitaire le juge nécessaire et ne se croit pas suffisamment éclairée par le capitaine, il pourra être procédé à une nouvelle visite après le chargement du navire, afin de s'assurer si toutes les précautions sanitaires et hygiéniques prescrites ont été observées.

Art. 13. Les hommes de l'équipage seront visités par un médecin. L'embarquement de ceux qui seraient atteints d'une affection transmissible pourra être refusé par l'autorité sanitaire.

Art. 14. Ces diverses visites devront être faites sans délai et de manière à éviter tout retard aux bâtiments.

Art. 15. A l'égard des navires portant un pavillon autre que celui des pays dans lesquels ils sont mouillés, la visite et les constatations prescrites par les art. 9 à 14 inclusivement, seront faites par l'autorité sanitaire, de concert avec le consul ou l'agent consulaire de la nation à laquelle appartient le navire.

Art. 16. Le nombre des passagers à embarquer sur les navires à voiles ou à vapeur, l'étendue de leurs logements et la quantité des approvisionnements de bord, suivant la durée probable du voyage, seront déterminés par des règlements particuliers dans les divers pays signataires de la convention du 19 décembre.

Art. 17. Les bâtiments de la marine militaire ne seront pas assujettis aux dispositions des articles précédents.

Art. 18. Les bâtiments affectés au transport des personnes, quel que soit leur tonnage, et tous les bâtiments d'une certaine capacité ou dont l'équipage se compose d'un certain nombre d'hommes, seront tenus de se munir d'un coffre avec les médicaments les plus indispensables et les appareils les plus ordinaires pour le traitement des maladies et pour les accidents qui arrivent le plus fréquemment à bord des navires.

L'administration sanitaire supérieure de chaque pays fera rédiger le catalogue de ces médicaments et appareils, ainsi qu'une instruction détaillée sur la manière de les employer.

Art. 19. Les patentes de santé ne seront délivrées, à l'avenir, qu'après l'accomplissement des formalités spécifiées dans le présent règlement.

Art. 20. Seront, en temps ordinaire, dispensés de se munir d'une patente de santé : 1° les bateaux-pêcheurs ; 2° les bateaux-pilotes ; 3° les chaloupes du service des douanes et les bâtiments gardes-côtes ; 4° les navires faisant le cabotage entre différents ports du même pays, et qui seront déterminés par les règlements locaux.

Art. 21. Chaque bâtiment ne pourra avoir qu'une seule patente.

Art. 22. Les patentes de santé seront délivrées au nom du gouvernement territorial par l'autorité sanitaire, pourront être visitées par les consuls, et feront foi dans tous les ports des hautes parties contractantes.

Art. 23. Outre le nom du navire et celui du capitaine ou patron, et les renseignements relatifs au tonnage, aux marchandises, aux hommes d'équipage, aux passagers, etc., la patente mentionnera exactement l'état sanitaire du lieu, tel qu'il résulte des renseignements recueillis par l'autorité sanitaire, et l'état hygiénique du bâtiment.

S'il y a des malades à bord, il en sera fait mention.

La patente devra contenir enfin tous les renseignements qui peuvent éclairer l'autorité sanitaire du port de destination, et la mettre à même de se faire une idée aussi exacte que possible de la santé publique au point de départ et environs, de l'état du navire et de sa cargaison, de la santé des équipages et de celle des passagers.

Sont considérés comme environs les lieux en rapport habituel avec le port de départ, et faisant partie de la même circonscription sanitaire.

Art. 24. La patente sera, pour toutes les nations contractantes, conforme au modèle annexé au présent règlement.

Art. 25. Lorsqu'il régnera, au point de départ ou aux environs, une des trois maladies réputées importables et transmissibles, et que l'autorité sanitaire en aura déclaré l'existence, la patente donnera la date de cette déclaration.

Elle donnera de même la date de la cessation, quand cette cessation aura été constatée.

Art. 26. Conformément aux dispositions de l'art. 3 de la convention, la patente ne pouvant être que nette ou brute, l'autorité sanitaire devra toujours se prononcer sur l'existence ou la non-existence de la maladie au point de départ. Le doute sera interprété dans le sens de la plus grande prudence, et la patente sera brute.

Art. 27. Sauf le système des teskérés, tant qu'il sera jugé nécessaire dans l'empire ottoman, il ne sera pas exigé de bulletins de santé individuels pour les passagers et les hommes d'équipage.

Toutefois l'autorité sanitaire pourra exiger, pour ceux des passagers dont la santé serait suspecte et pourrait devenir compromettante, le certificat d'un médecin connu, à ce autorisé, et il en sera fait mention sur la patente.

L'autorité sanitaire pourra même s'opposer à l'embarquement d'un passager dont la santé serait compromettante pour les autres.

Art. 28. La patente de santé ne sera considérée comme valable que si elle a été délivrée dans les quarante-huit heures qui ont précédé le départ.

Si le départ est retardé, la patente devra être visée par l'autorité qui l'a délivrée, laquelle mentionnera si l'état sanitaire est resté le même ou s'il a éprouvé quelque changement.

Art. 29. Elle ne cesserait pas d'être considérée comme nette lors même que dans le lazaret du pays existerait un ou plusieurs cas d'une maladie réputée transmissible et importable.

TITRE III. — *Mesures sanitaires pendant la traversée.*

Art. 30. Tout bâtiment en mer devra être entretenu en bon état d'aération et de propreté.

A cet effet, chacune des nations contractantes fera rédiger, dans le plus bref délai, une instruction pratique et suffisamment détaillée, prescrivant les mesures de propreté et d'aération à observer en mer.

Art. 31. Les capitaines et patrons seront tous munis de cette instruction et devront s'y conformer; autrement ils pourraient être considérés, à l'arrivée, comme étant en patente brute et traités en conséquence.

Art. 32. Les bâtiments à vapeur assujettis à la patente, qui se livrent au transport des voyageurs, seront tenus d'avoir un médecin sanitaire à bord. Ce médecin aura pour mission spéciale de veiller à la santé des équipages et voyageurs, de faire prévaloir les règles de l'hygiène et de rendre compte à l'arrivée des circonstances du voyage.

Il sera tenu, en outre, de consigner avec exactitude, et, autant que possible, jour par jour, sur un registre *ad hoc*, toutes les circonstances qui peuvent être de nature à intéresser la santé publique, en notant, avec un soin tout particulier, les maladies observées, les simples accidents même, ainsi que le traitement appliqué et ses suites.

Le mode de nomination des médecins de bord sera déterminé par les gouvernements respectifs.

Art. 33. A défaut de médecins, les renseignements relatifs à la santé seront recueillis par le capitaine ou patron et inscrits par lui sur son livre de bord.

Il sera tenu note exacte de toutes les communications arrivées en mer, pour en être rendu compte à l'arrivée.

Art. 34. Tout capitaine ou patron qui relâchera dans un port et y entrera en communication, sera tenu de faire viser sa patente par l'autorité sanitaire, et, à défaut de celle-ci, par l'administration chargée de la police locale.

Art. 35. Il est interdit aux autorités sanitaires de retenir dans les ports de relâche la patente délivrée au point de départ.

Art. 36. En cas de décès arrivé en mer après une maladie de caractère suspect, les effets d'habillement et de literie qui auraient servi au malade dans le cours de cette maladie seront brûlés, si le navire est au mouillage, et, s'il est en route, jetés à la mer, avec les précautions nécessaires pour qu'ils ne puissent surnager.

Les autres effets du même genre dont l'individu décédé n'aurait point fait usage, mais qui se seraient trouvés à sa disposition, seront immédiatement soumis à l'évent ou à toute autre purification.

TITRE IV. — *Mesures sanitaires à l'arrivée.*

Art. 37. Tout bâtiment sera, à l'arrivée, soumis aux formalités de la reconnaissance et de l'arraisonnement.

Art. 38. Toutefois, lorsque l'état sanitaire sera positivement sain, les navires venant d'un port à un autre port du même pays pourront, en vertu des règlements sanitaires particuliers à chaque pays, être affranchis de l'arraisonnement sanitaire.

Art. 39. Pourront également, en temps ordinaire, être affranchies de l'arraisonnement par voie de déclaration échangée entre les nations contractantes, toutes les provenances ou des provenances déterminées allant de l'un des deux pays dans les ports de l'autre.

Art. 40. La reconnaissance et l'arraisonnement seront faits par l'agent que l'autorité sanitaire déléguera à cet effet.

Les résultats en seront consignés sur un registre spécial.

Art. 41. Ainsi qu'au départ, les cas douteux, les renseignements contradictoires, seront toujours interprétés dans le sens de la plus grande prudence. Le bâtiment devra être provisoirement tenu en réserve.

Art. 42. L'admission à la libre pratique sera précédée de la visite du bâtiment toutes les fois que l'autorité sanitaire le jugera nécessaire.

Art. 43. Lorsqu'il existera des malades à bord, ils seront, à leur demande, débarqués le plus promptement possible et recevront les soins qu'exigera leur état.

Art. 44. Si le navire, quoique muni d'une patente nette et n'ayant eu pendant la traversée aucun cas de maladie, se trouvait, par la nature de sa cargaison, par son état d'encombrement ou d'infection, dans des conditions que l'agent de santé jugerait susceptibles de compromettre la santé publique, le navire pourra être tenu en réserve jusqu'à ce qu'il ait été statué par l'autorité sanitaire.

La décision devra être rendue dans les vingt-quatre heures.

Art. 45. Selon les conditions de salubrité du navire, l'autorité sanitaire pourra, si elle le juge convenable, ordonner comme mesures d'hygiène :

Le bain et autres soins corporels pour les hommes de l'équipage ;

Le déplacement des marchandises à bord ;

L'incinération ou la submersion à distance dans la mer des substances alimentaires et des boissons gâtées ou avariées, ainsi que des marchandises de nature organique fermentées ou corrompues ;

Le lavage du linge et des vêtements de l'équipage ;

Le nettoyage de la cale, l'évacuation complète des eaux et la désinfection de la sentine ;

L'aération de tout le bâtiment et la ventilation de ses parties profondes au moyen de la pompe à air ou de tout autre moyen ;

Les fumigations chloriques, le grattage, le frottage et le lavage des bâtiments ;

Le renvoi au lazaret.

Quand ces diverses opérations seront jugées nécessaires, elles seront exécutées dans l'isolement plus ou moins complet du navire, selon la disposition des plages et des localités, mais toujours avant l'admission à la libre pratique.

A part les formalités de reconnaissance et d'arraisonnement, les bâtiments en transit appartenant aux hautes parties contractantes seront dispensés, dans les ports intermédiaires, des formalités prescrites pour le départ et l'arrivée.

Art. 46. Sauf les dispositions transitoires énoncées aux paragraphes 4 et 5 de l'art. 4 de la convention concernant la Turquie d'Europe et d'Asie, ainsi que l'Egypte, tout bâtiment muni d'une patente nette, qui n'aura eu en mer ni accidents, ni communications de nature suspecte, et qui se présentera dans des conditions hygiéniques satisfaisantes, sera immédiatement admis en libre pratique.

TITRE V. — *Des quarantaines.*

Art. 47. Tout bâtiment arrivant en patente brute sera déclaré en quarantaine.

Pourra être mis en quarantaine tout bâtiment arrivant dans les conditions prévues par l'article 3 de la convention, qui l'assimilent à la patente brute.

Art. 48. Nulle provenance ne pourra être mise en quarantaine sans une décision motivée. Cette décision sera notifiée immédiatement au capitaine ou patron du bâtiment.

Art. 49. Sauf la présence à bord de la peste, de la fièvre jaune ou du choléra, un bâtiment aura toujours le droit de reprendre la mer, soit avant d'être mis en quarantaine, soit en cours de quarantaine.

La patente de santé lui sera rendue, s'il n'est pas arrivé au port de destination, et l'autorité sanitaire mentionnera, sur cette patente, la durée et les circonstances de son séjour, ainsi que les conditions dans lesquelles il repart.

Un bâtiment pourra reprendre la mer nonobstant la présence à bord de maladies ordinaires. Toutefois l'autorité sanitaire devra s'assurer préalablement si les malades pourront être convenablement soignés pendant le reste de la navigation ; ceux qui voudraient rester au lazaret en auront toujours le droit.

Art. 50. La durée de la quarantaine sera la même pour le bâtiment, les personnes et les marchandises qui y sont assujettis.

Elle se distingue en quarantaine d'observation et en quarantaine de rigueur.

Art. 51. La quarantaine d'observation datera, pour les navires et tout ce qui se trouve à bord, de l'instant où un garde de santé aura été mis à bord et où les mesures d'aération et de purification auront commencé.

La quarantaine de rigueur datera, pour le bâtiment, les personnes et les choses à bord, du moment où les marchandises assujetties au débarquement auront été enlevées : pour les marchandises débarquées au lazaret ou dans un lieu réservé, du commencement des purifications ; pour les personnes débarquées, du moment de leur entrée au lazaret.

Une quarantaine commencée à bord pourra toujours être continuée au lazaret.

Art. 52. La quarantaine d'observation se bornera à tenir en observation pendant un temps déterminé le bâtiment, l'équipage et les passagers, et elle n'entraînera pas le déchargement des marchandises au lazaret.

Elle aura lieu, pour les hommes, à bord du navire ou au lazaret, à la volonté des quarantainaires.

Pendant sa durée, le bâtiment, tenu à l'écart et surveillé par des gardes de santé en nombre suffisant, sera simplement soumis, par mesure d'hygiène, à une aération convenable, aux lavages et aux soins de propreté générale.

Art. 53. La quarantaine de rigueur ajoutera à la quarantaine d'observation les mesures de purification et de désinfection spéciales qui seront jugées nécessaires par l'autorité sanitaire.

Elle entraînera, en outre, dans les cas spécifiés par le présent règlement, le débarquement au lazaret des marchandises de la première classe, et, selon les circonstances et les règlements locaux, celui des marchandises de la deuxième classe (art. 63 et 64).

Art. 54. La quarantaine de rigueur ne pourra être purgée, pour la peste, que dans un port à lazaret. Celle qui est imposée à un navire pour cause de malpropreté, en vertu de l'art. 3 de la convention sanitaire, pourra être purgée dans une partie isolée d'un port quelconque.

Art. 55. La quarantaine pourra être purgée dans un port intermédiaire entre le point de départ et le point de destination, et, en apportant la preuve de cette quarantaine, le bâtiment sera admis à libre pratique.

Art. 56. Le temps de la traversée se comptera, pour tous les bâtiments, du moment du départ, constaté par le livre de bord et attesté par la déclaration du capitaine ou patron du navire.

Art. 57. Tout bâtiment à bord duquel il y aura eu, pendant la traversée, un cas de l'une des trois maladies réputées importables et transmissibles, sera, de droit, et quelle que soit sa patente, considéré comme ayant patente brute.

Art. 58. S'il y a eu un ou plusieurs cas de choléra pendant la traversée ou pendant la quarantaine, cette quarantaine comptera du moment de l'arrivée et de l'exécution des mesures sanitaires : il ne sera pas tenu compte de la traversée.

Art. 59. Sauf les exceptions temporaires rappelées ci-dessus (art. 49), les marchandises et objets matériels de toute sorte, arrivant en patente nette par un bâtiment en bon état et bien tenu, qui n'a eu ni morts ni malades suspects, seront dispensés de tout traitement sanitaire et admis immédiatement à la libre pratique comme le bâtiment lui-même, les équipages et les passagers.

Art 60. Sont exceptés les cuirs, les crins, les chiffons et les drilles. Ces marchandises pourront, même en patente nette, devenir l'objet de mesures sanitaires. L'autorité sera juge de ces mesures et en déterminera la nature et la durée.

Conformément au paragraphe 4 de l'article 45, l'autorité aura le droit de les faire jeter à la mer ou d'en ordonner la destruction par le feu.

Les formalités à remplir dans ce cas seront déterminées par les règlements locaux.

Art. 62. Conformément à l'article 5 de la convention, et pour l'application des mesures sanitaires, les marchandises seront rangées, à l'avenir, en trois classes :

Composeront la première et seront soumis, à ce titre, à une quarantaine obligatoire et aux purifications, savoir : les hardes et effets à usage, les drilles et chiffons, les cuirs et peaux, les plumes, crins et débris d'animaux en général, enfin la laine et les matières de soie ;

Seront compris dans la deuxième et assujettis à une quarantaine facultative, savoir : le coton, le lin et le chanvre ;

Composeront la troisième et seront, à ce titre, exempts des mesures quarantainaires, savoir : toutes les marchandises et objets quelconques qui ne rentrent pas dans les deux premières classes.

Art. 63. En patente brute de peste, les marchandises de la première classe seront toujours débarquées au lazaret et soumises aux purifications.

Les marchandises de la deuxième classe pourront être livrées immédiatement à la libre pratique, ou débarquées au lazaret pour être purifiées, suivant les circonstances et les règlements sanitaires particuliers de chacun des pays contractants.

Les marchandises de la troisième classe étant déclarées libres pourront toujours être livrées immédiatement au commerce, sous la surveillance de l'autorité sanitaire.

Art. 64. En patente brute de fièvre jaune, sans accident pendant la traversée, si cette traversée a été de plus de dix jours, les marchandises seront soumises, par mesure d'hygiène, à une simple aération sans déchargement.

S'il y a eu des accidents, ou si la traversée a été de moins de dix jours, les marchandises pourront être l'objet des mêmes mesures qu'en patente brute de peste, c'est-à-dire débarquées au lazaret et purifiées; mais cette mesure sera facultative et laissée à l'appréciation de l'autorité sanitaire.

Art. 65. En patente brute de choléra, les marchandises ne seront assujetties à aucune mesure sanitaire particulière; le bâtiment sera seulement aéré et les mesures d'hygiène, toujours obligatoires, seront observées.

Art. 66. Dans tous les cas de patente brute, les lettres et papiers seront soumis aux purifications d'usage.

Art. 67. Toute marchandise ou objet quelconque provenant d'un lieu sain, qui sera contenu dans une enveloppe scellée officiellement et d'une matière non assujettie aux mesures de purification, sera immédiatement admis en libre pratique, quelle que soit la patente du bâtiment.

Si l'enveloppe est d'une substance à l'égard de laquelle les mesures sanitaires soient facultatives, l'admission sera également facultative.

Art. 68. Les animaux vivants resteront soumis aux quarantaines et aux purifications en usage dans les différents pays.

Art. 69. Tout bâtiment qui n'aura pas de patente, lorsque, à raison du lieu de provenance, il devrait en être muni, pourra, selon les circonstances, être soumis à une quarantaine d'observation ou de rigueur.

La durée de cette quarantaine sera fixée par l'autorité sanitaire.

Elle ne pourra excéder trois jours, si le bâtiment vient d'un lieu notoirement sain et s'il est dans de bonnes conditions hygiéniques.

Les cas de force majeure ainsi que la perte fortuite de la patente seront appréciés par l'autorité sanitaire.

Art. 70. Toute patente raturée ou surchargée sera considérée comme nulle, et placera le navire dans les conditions prévues par l'article précédent, sans préjudice des poursuites qui pourraient être exercées contre les auteurs des altérations.

Art. 71. Si, pendant la durée d'une quarantaine, et quel que soit le point auquel elle soit parvenue, il se manifeste un cas de peste, de fièvre jaune ou de choléra, la quarantaine recommencera.

Art. 72. Outre les quarantaines prévues et les mesures spécifiées, tant par la convention du 19 décembre que par le présent règlement, les autorités sanitaires de chaque pays auront le droit, en présence d'un danger imminent et en dehors de toute prévision, de prescrire, sous leur responsabilité devant qui de droit, telles mesures qu'elles jugeront indispensables pour le maintien de la santé publique.

A défaut de bâtiments spéciaux à terre, elles pourront disposer en lazarets des navires isolés et gardés de manière à empêcher toute communication avec l'extérieur.

TITRE VI. — *Des lazarets.*

Ire SECTION. — **De l'institution et de la disposition des lazarets.**

Art. 73. La distribution intérieure des lazarets sera telle, que les personnes et les choses appartenant à des quarantaines de dates différentes puissent être facilement séparées.

Art. 74. Des parloirs vastes et commodes permettront d'y recevoir les personnes du dehors qui voudront visiter les quarantainaires, sans préjudice des précautions nécessaires pour sauvegarder la santé publique.

Les grillages seront supprimés ainsi que tout ce qui pourrait influer d'une manière fâcheuse sur le moral des quarantainaires.

Art. 75. Des bâtiments ou corps de bâtiments seront affectés dans les lazarets au service des malades. Ils seront disposés de manière à permettre la séparation des malades et à assurer en même temps les meilleures conditions d'hygiène, notamment l'aération.

Art. 76. Il est interdit de se mettre en communication directe et immédiate avec les personnes et les choses suspectes ou réputées telles, qui sont en quarantaine.

Outre les peines portées par les lois et règlements, quiconque aura été en contact avec ces personnes ou ces choses sera déclaré en quarantaine et considéré comme faisant partie de la même provenance, sauf les exceptions que l'autorité sanitaire croirait pouvoir admettre et dont elle sera juge.

Art. 77. Tout lazaret doit être pourvu d'eau saine en quantité suffisante pour tous les besoins du service.

Art. 78. Il y aura dans chaque lazaret, ou dans ses dépendances, un endroit convenable destiné aux inhumations.

IIe SECTION. — **Du personnel, de la surveillance et du service intérieur des lazarets.**

Art. 79. Les ports et les endroits réservés affectés à la quarantaine des navires, les lazarets destinés à celle des passagers et des marchandises, et les établissements quarantainaires en général, seront placés sous l'autorité immédiate des administrations sanitaires.

Art. 80. Il y aura, dans chaque lazaret, un directeur ou agent responsable, des employés en nombre suffisant pour assurer la discipline sanitaire, et des gardes de santé chargés d'exécuter ou faire exécuter les mesures prescrites.

Art. 81. Un médecin sera attaché au lazaret pour visiter et soigner les quarantainaires, et pour concourir par ses conseils à l'exacte exécution des mesures sanitaires.

Art. 82. Les malades recevront dans les lazarets, sous le rapport religieux et médical, tous les secours et tous les soins que l'on donnerait à des malades ordinaires dans les établissements hospitaliers les mieux organisés, sauf à constituer en quarantaine les médecins et les personnes compromises.

Art. 83. La faculté est laissée à chaque malade de se faire traiter par un médecin de son choix, autre que celui du lazaret; mais, dans ce cas, la visite du médecin étranger aura lieu en présence et sous la surveillance du directeur du lazaret.

Ce médecin devra faire chaque fois, par écrit, à l'office de santé, son rapport sur l'état de la maladie. L'administration enverra néanmoins, de temps en temps, son propre médecin pour visiter le malade, afin de connaître la nature de la maladie.

Art. 84. Les personnes dont l'état de pauvreté sera constaté par l'autorité sanitaire seront non-seulement admises, mais encore nourries et traitées gratuitement dans les lazarets.

Art. 85. Chaque lazaret aura un tarif établi par l'autorité et revisé trimestriellement, dans lequel le prix des vivres sera réglé au taux le plus modéré.

Art. 86. Les meubles et effets de première nécessité à l'usage des quarantainaires leur seront fournis gratis par l'administration, immédiatement après leur entrée au lazaret.

Art. 87. Les visites sanitaires du médecin seront gratuites. Les quarantainaires ne payeront que les soins étrangers au service sanitaire.

Art. 88. Outre ces règles générales, l'autorité sanitaire, tout en veillant à la préservation de la santé publique, sera tenue de prendre, par des règlements spéciaux et selon les différentes localités, toutes les mesures convenables pour assurer, autant que possible, le bien-être des quarantainaires.

IIIe SECTION. — **Du traitement des marchandises, effets à usage et des dépêches dans les lazarets.**

Art. 89. Les marchandises seront déposées dans des magasins spacieux et parfaitement secs; elles y seront soumises à la libre circulation de l'air et remuées de temps en temps.

Les balles et les colis seront ouverts, afin que l'air y puisse pénétrer.

Cette aération sera continuée durant toute la quarantaine.

Art. 90. Les marchandises appartenant à des quarantaines différentes seront séparées les unes des autres et placées, autant que possible, dans des magasins différents.

Art. 91. Les peaux, les cuirs, les crins, les drilles et chiffons, les débris d'animaux, les laines et matières de soie seront placés dans des endroits éloignés des chambres occupées par les quarantainaires, ainsi que des logements des employés.

En cas d'infection notoire, de malpropreté ou d'altération, ces matières, et les marchandises en général, pourront être soumises à tel moyen de purification que l'autorité sanitaire jugera nécessaire.

Art. 92. Les substances animales et végétales en putréfaction ne pourront jamais être reçues dans les lazarets; elles seront brûlées ou jetées à la mer, conformément aux dispositions de l'article 61 du présent règlement.

Art. 93. Il y aura dans chaque lazaret des magasins destinés au dépôt des marchandises purifiées.

Art. 94. Les effets des passagers devront être, pendant la durée de la quarantaine, exposés à la ventilation dans des pièces séparées et appropriées à cet effet, sous la surveillance des gardiens.

L'autorité sanitaire veillera à ce que cette opération ne soit négligée dans aucune circonstance.

Art. 95. Les effets à usage, le linge et tout ce qui aurait servi aux personnes mortes ou atteintes de peste devront être soumis à des purifications plus sévères : aux fumigations de chlore, à l'immersion dans l'eau de mer, à l'action de la chaleur, selon les circonstances et la nature des objets. Il en serait de même dans le cas de toute autre maladie contagieuse.

Art. 96. Les lettres et les dépêches seront purifiées de manière que l'écriture ne soit pas altérée.

Art. 97. Cette opération aura lieu en présence du directeur du lazaret.

Art. 98. Le droit est réservé aux consuls ou représentants des puissances étrangères d'assister à l'ouverture et à la purification des lettres et dépêches qui leur seront adressées, ou qui seront destinées à leurs nationaux.

Le même droit est réservé à l'administration des postes.

TITRE VII. — *Des droits sanitaires.*

Art. 99. Seront exemptés du payement des droits sanitaires déterminés par l'article 7 de la convention : 1° les bâtiments de guerre ; 2° les navires en relâche forcée, même lorsqu'ils sont admis à pratique, pourvu qu'ils ne se livrent à aucune opération de commerce dans le port où ils abordent ; 3° les bateaux pêcheurs ; 4° les navires dispensés de l'obligation de se munir d'une patente ; 5° les enfants au-dessous de sept ans et les indigents embarqués aux frais du gouvernement de leur pays ou d'office par les consuls.

Art. 100. Tout droit sanitaire quelconque, non mentionné dans la convention, est formellement aboli.

TITRE VIII. — *Des autorités sanitaires.*

Art. 101. Sauf les dispositions particulières relatives à l'organisation sanitaire de l'Orient (titre IX), et conformément à l'article 8 de la convention, qui place les autorités sanitaires sous la direction immédiate du gouvernement, ces autorités seront établies partout sur des bases uniformes, et se composeront : 1° d'un agent responsable du gouvernement ; 2° d'un conseil local.

Art. 102. L'agent représentera essentiellement le pouvoir central. Il sera pris, autant que possible, dans le corps médical, et il aura le titre de *directeur de la santé.*

Art. 103. Le directeur ou agent sera le chef du service actif ; il en aura la responsabilité. Tous les employés seront sous ses ordres. Il veillera à l'exécution des lois et règlements sanitaires ; il reconnaîtra ou fera reconnaître l'état sanitaire des bâtiments qui arriveront ; il délivrera les patentes de santé à ceux qui partiront ; il aura la direction et la surveillance des lazarets et ports de quarantaine.

Art. 104. Le conseil représentera plus particulièrement les intérêts locaux, et se composera des divers éléments administratifs et scientifiques qui peuvent, dans chaque pays, veiller le plus efficacement au maintien de la santé publique.

Art. 105. Le directeur ou agent fera de droit partie du conseil.

Art. 106. Le conseil exercera une surveillance générale sur le service sanitaire.

Il aura spécialement pour mission d'éclairer le directeur ou agent, et de lui donner des avis sur les mesures à prendre en cas d'invasion ou de menace d'invasion d'une maladie réputée importable ou transmissible ; de veiller à l'exécution des règlements généraux ou particuliers relatifs à la police sanitaire, et, au besoin, de dénoncer au gouvernement les infractions ou omissions.

Il sera consulté sur toutes les questions administratives et médicales, et il concourra, avec le directeur ou agent, à la préparation des règlements locaux ou intérieurs.

Art. 107. Le conseil se réunira périodiquement aux époques que déterminera l'autorité supérieure, et il sera convoqué extraordinairement toutes les fois qu'une circonstance relative à la santé publique paraîtra l'exiger.

Art. 108. Le directeur ou agent et le conseil auront pour devoir de se tenir constamment informés de l'état de la santé publique. Ils entretiendront à cet effet, soit directement, soit par des délégués, de fréquents rapports avec l'administration communale, et en recevront toutes les communications nécessaires à l'accomplissement de leur mandat.

Art. 109. En cas de dissidence entre le directeur ou agent et le conseil, il en sera immédiatement référé au gouvernement central ; toutefois, s'il y a urgence, le directeur ou agent, sous sa responsabilité, pourvoira aux dispositions provisoires qu'exigera la santé publique ou le service.

Art. 110. Il y aura dans chaque pays signataire de la convention un service d'inspection sanitaire. Ce service, réglé par les gouvernements respectifs, consistera à visiter les ports du pays, à y prendre connaissance de la marche du service sanitaire, à tenir note des imperfections qui pourraient s'y rencontrer, et à les signaler au gouvernement.

Art. 111. Dans l'intérêt de la santé publique et pour le bien du service, les autorités sanitaires des pays respectifs, signataires de la convention du 19 décembre, sont autorisées à communiquer directement entre elles afin de se tenir réciproquement informées de tous les faits importants parvenus à leur connaissance, sans préjudice toutefois des renseignements qu'il est de leur devoir de fournir en même temps aux autorités compétentes et aux consuls.

TITRE IX. — *Dispositions particulières à l'Orient.*

Art. 112. Outre les dispositions sanitaires communes et applicables à tous les pays signataires de la conférence, la Turquie d'Europe et la Turquie d'Asie, ainsi que l'Égypte, seront l'objet de dispositions particulières, destinées à prévenir le développement de la peste, à arrêter cette maladie quand elle existe, à la signaler et à s'opposer à son introduction dans les autres pays.

Art. 113. Ces dispositions, prises dans le double intérêt de l'Orient et des nations en rapport avec lui, consisteront dans le développement des institutions sanitaires établies par le gouvernement de Sa Hautesse le Sultan et dans la présence des médecins qu'entretiendront en Orient les nations contractantes.

Ire SECTION. — **Dispositions relatives à la Turquie.**

Art. 114. Sa Hautesse le Sultan promulguera une loi spéciale pour assurer l'existence et régler les attributions des autorités sanitaires de son empire, et en particulier du conseil supérieur de santé de Constantinople, qui sera maintenu dans son organisation actuelle.

Art. 115. Placé à la tête du service sanitaire, le conseil supérieur de Constantinople en surveillera les différentes parties, et indiquera pour tout l'empire les mesures d'hygiène publique et de salubrité qui seront jugées nécessaires. Il rédigera les instructions qui s'y rapportent et veillera à la bonne exécution des dispositions prescrites, conformément aux indications de la conférence sanitaire internationale, et fixera les lieux où seront établis les divers agents du service sanitaire.

Art. 116. Les puissances intéressées seront représentées dans ce conseil par des délégués en nombre égal à celui des fonctionnaires ottomans, et ces délégués y auront voix délibérative.

Art. 117. Le Conseil restera en possession de la prérogative de nommer lui-même et de révoquer les employés sanitaires de tout rang.

Art. 118. Les délégués étrangers accrédités auprès du Conseil, pris autant que possible parmi les hommes spéciaux, seront nommés par leurs gouvernements respectifs.

Art. 119. L'institution des médecins inspecteurs chargés de surveiller la marche du service sanitaire sera maintenue. Outre ceux qui existent en Syrie et dans les pachaliks d'Erzeroum et de Bagdad, il en sera établi deux de plus : l'un pour la Turquie d'Europe, l'autre pour l'Asie Mineure. Ils auront leur résidence habituelle à Constantinople.

Art. 120. Les offices sanitaires et les postes de préposés seront maintenus dans leur organisation actuelle. Le nombre des uns et des autres, les lieux où ils seront établis, leur circonscription et leur hiérarchie, seront réglés par le Conseil supérieur de santé de Constantinople.

Art. 121. Le droit de recevoir les provenances en patente brute de peste est restreint aux seuls offices centraux munis de lazaret.

Art. 122. La faculté d'admettre en libre pratique les provenances en patente nette sera maintenue aux postes des préposés tant que la peste n'existera pas. Cette faculté cessera en temps de peste. Toutefois ces postes conserveront en tout temps la faculté d'admettre les bâtiments de cabotage.

Art. 123. Dans le plus bref délai possible, un code des délits et des peines en matière sanitaire sera promulgué en Turquie par les soins du gouvernement ottoman.

Un tribunal spécial, dont l'institution sera concertée entre les hautes parties contractantes, connaîtra, à l'avenir, de toutes les infractions aux lois et règlements sanitaires, et sera chargé de les juger, le tout sous la réserve expresse des dispositions consignées dans les capitulations, et sans qu'il puisse y être porté atteinte.

IIe SECTION. — **Dispositions relatives à l'Égypte.**

Art. 124. L'intendance sanitaire d'Alexandrie, composée des mêmes éléments et établie sur les mêmes bases que le Conseil supérieur de Constantinople, aura des droits et des prérogatives semblables. Comme lui, elle veillera à la santé publique du pays et à l'exécution des mesures qui s'y rapportent, tant à l'intérieur que sur le littoral.

Art. 125. Des inspecteurs sanitaires et des médecins de bureaux seront établis et entretenus aux frais du gouvernement égyptien, partout où ils seront jugés nécessaires. Les uns et les autres devront être munis de diplômes délivrés par les universités d'Europe.

IIIe SECTION. — **Dispositions relatives à l'Orient en général.**

Art. 126. Les patentes seront délivrées par l'office de santé et visées par les consuls compétents.

Art. 127. Conformément à l'article 21 du présent règlement, il sera formellement interdit à tout bâtiment quelconque d'avoir plus d'une patente.

Art. 128. Le nombre des médecins sanitaires européens actuellement établis en Orient sera augmenté jusqu'à concurrence de vingt-six, répartis en quatre arrondissements. Les puissances signataires de la convention se concerteront ultérieurement avec le gouvernement de la Sublime Porte pour l'exécution en commun de cette mesure.

Art. 129. Les médecins sanitaires se divisent en médecins centraux et en médecins ordinaires. Les médecins ordinaires seront répartis suivant le tableau annexé au présent règlement.

Art. 130. Il y aura un médecin central dans chacune des villes de Constantinople, Smyrne, Beyrouth et Alexandrie.

Art. 131. Sans avoir aucune suprématie sur ses collègues, le médecin central sera obligé, outre son service comme médecin sanitaire, de réunir et de coordonner en un rapport général les rapports partiels de son arrondissement. Ce rapport général sera adressé, une fois par mois en Turquie, deux fois par mois en Égypte, au corps consulaire local et au conseil de santé.

Art. 132. En cas de vacances, les médecins centraux seront de préférence pris, à l'ancienneté, parmi les médecins ordinaires du même arrondissement.

Art. 133. Les médecins sanitaires européens établis en Orient conserveront toute leur indépendance vis-à-vis des autorités locales, et ils ne relèveront, quant à leur responsabilité, que des gouvernements qui les auront institués.

Art. 134. Les fonctions des médecins sanitaires consisteront : 1° A étudier, sous le rapport de la santé publique, le pays où ils se trouvent, son climat, ses maladies et toutes les conditions qui s'y rattachent, ainsi que les mesures prises pour combattre ces maladies.

2° A parcourir, à cet effet, leurs circonscriptions respectives toutes les fois qu'ils le croiront utile ; en Égypte, aussi souvent que possible.

3° A informer de tout ce qui a trait à la santé publique le médecin central de l'arrondissement, le corps consulaire, et, si besoin est, les autorités locales du pays, deux fois par mois en Turquie, toutes les semaines en Égypte.

Dans les cas d'épidémie ou de maladie suspecte quelconque, ainsi que dans les cas extraordinaires en général, le médecin sanitaire expédiera sans délai un rapport spécial à toutes les autorités précitées et à tous les médecins sanitaires et consuls des circonscriptions voisines, et, au besoin, à quelques médecins et consuls plus éloignés, auxquels ces informations pourraient être utiles.

Au surplus, ils seront tenus de se transformer, pour les détails, aux instructions annexées au présent règlement.

Art. 135. En cas de soupçon de maladie contagieuse, les médecins sanitaires en informeront tout de suite l'office de santé, et *vice versâ ;* et, dès ce moment, on établira une consultation médicale dont le résultat sera immédiatement communiqué à toutes les autorités précitées.

Art. 136. De son côté, les offices de santé, postes, députations, bureaux, etc., auront l'obligation de fournir aux médecins sanitaires, sur tout ce qui a trait à la santé publique, des renseignements réguliers écrits, et ils devront recevoir ces médecins dans les locaux de l'administration sanitaire toutes les fois que ceux-ci jugeront à propos de s'y rendre pour obtenir des renseignements ou des éclaircissements verbaux.

TITRE X. — *Disposition relative à l'Amérique.*

Art. 137. Dans les pays sujets à la fièvre jaune qui appartiennent aux puissances signataires de la convention et où ne serait pas établi déjà un service médical régulier, il sera institué, par les soins des gouvernements respectifs, des médecins sanitaires pour y étudier cette maladie, son mode de production et de propagation, rechercher les moyens de la prévenir et de la combattre, en signaler l'apparition aux autorités et constater sa cessation; pour y remplir enfin, officiellement, à l'égard de la fièvre jaune, la mission qu'accomplissent, à l'égard de la peste, les médecins sanitaires de l'Orient.

Article transitoire. — Quand le service des médecins sanitaires de l'Orient, tel qu'il est spécifié, aura été réglé et partagé entre les puissances contractantes, chacune de ces puissances nommera aux postes qui lui auront été assignés et dont elle se sera chargée.

Toutefois les médecins sanitaires établis par la France resteront personnellement en possession des postes qu'ils occupent, et ne seront remplacés par des médecins appartenant à d'autres nations qu'en cas de vacance. La France se réserve également le droit d'opérer entre les médecins actuels telles mutations qu'elle jugerait utiles au besoin du service.

Continueront d'être en vigueur, dans les États des autres parties contractantes, les dispositions sanitaires qui ne sont point contraires à la convention du 19 décembre 1851 et au présent règlement international.

Signé à Paris, les mêmes jour et an que dessus. NAPOLÉON.

DÉCRET RELATIF A LA MISE A EXÉCUTION DE LA CONVENTION SANITAIRE (4 JUIN 1853).

SIRE,

Un décret de Votre Majesté vient de promulguer la convention sanitaire conclue définitivement entre la France et la Sardaigne, par suite des travaux de la conférence internationale qui a eu lieu à Paris en 1851 et 1852. Ce décret a fixé au 15 juin présent mois l'époque à laquelle les dispositions de ladite convention et du règlement y annexé devront être mises à exécution dans l'un et de l'autre pays. Il reste à régler le mode d'application de ces dispositions dans les ports de l'empire, et tel est l'objet du nouveau décret que j'ai l'honneur de soumettre à la sanction de Votre Majesté. J'ai dû m'attacher, en préparant ce décret, à conserver l'esprit qui a présidé aux délibérations de la conférence sanitaire internationale, tout en ménageant, autant que possible, les intérêts de la navigation : à cet effet, j'ai cru devoir faire étudier d'une manière toute spéciale, dans nos principaux ports de la Méditerranée, les usages, les convenances et les besoins du commerce maritime, et j'ai chargé de ce soin celui des membres du Comité consultatif d'hygiène publique qui avait déjà représenté le ministère de l'intérieur au sein de la conférence sanitaire, M. le docteur Mêlier, qui s'est acquitté de cette tâche avec le zèle éclairé dont il a fait preuve en maintes circonstances. Par ses soins, les mesures à prescrire, et dont le décret ci-joint renferme le résumé, ont été concertées avec les chambres de commerce et les diverses autorités qu'elles intéressent.

Le tarif de droits sanitaires à substituer au tarif actuel a été calculé de manière à rembourser, approximativement, le Trésor des frais spéciaux que doit supporter le budget de l'État; il remplace par un droit proportionel de tonnage les droits de différentes sortes qui composaient le tarif précédent, et, tout en assurant, suivant le vœu de la convention internationale, des produits qui puissent couvrir les dépenses, il n'impose à la navigation que des taxes modérées.

L'initiative que prennent la France et la Sardaigne pour l'application de la convention et du règlement sanitaire international produira, sans nul doute, d'heureux résultats. Les puissances qui ont adhéré à ces actes ne sauraient tarder à se mettre en mesure d'échanger les ratifications nécessaires, et celles qui ont hésité jusqu'à présent ne peuvent manquer de venir se ranger à un système dont l'expérience constatera chaque jour les avantages. Bientôt, il est permis de l'espérer, le commerce de la Méditerranée se trouvera ainsi et partout affranchi des entraves inutilement onéreuses auxquelles il était exposé par la divergence des règlements en matière de quarantaines, et ce nouveau bienfait, dû aux persévérants efforts de la France, sera encore un motif de reconnaissance pour les actes du règne de Votre Majesté.

Le Ministre de l'intérieur, F. de Persigny.

NAPOLÉON,

Par la grâce de Dieu et la volonté nationale, empereur des Français.

A tous présents et à venir, salut :

Sur le rapport de notre ministre secrétaire d'État au département de l'intérieur;

Vu l'avis du Comité consultatif d'hygiène publique;

Vu le décret en date du 27 mai 1853, qui promulgue la convention et le règlement sanitaire international conclu entre la France et diverses autres puissances maritimes;

Vu la loi du 3 mars 1822 et le décret du 24 décembre 1850, sur la police sanitaire;

Vu l'article 3 du sénatus consulte du 23 décembre 1852;

Avons décrété et décrétons ce qui suit :

Article 1er. La convention et le règlement sanitaire international, promulgués le 27 mai 1853, recevront leur pleine et entière exécution dans tous les ports de l'empire et de ses possessions situées sur la Méditerranée, à dater du 15 juin 1853, à l'égard des navires portant pavillon sarde.

Des arrêtés de notre ministre de l'intérieur pourront, si l'intérêt du service ou l'état de la santé publique l'exigent, étendre les dispositions contenues dans ces deux actes aux ports français de l'Océan.

Seront admis à jouir du bénéfice de la convention et du règlement sanitaire les navires des puissances qui adhéreront ultérieurement auxdits actes, et avec lesquelles des ratifications auront été échangées.

Art. 2. Les directions ou agences maintenant chargées de l'application des règlements sanitaires, et les commissions placées près de ces agences, sont maintenues, sauf les modifications que notre ministre de l'intérieur est autorisé à apporter dans les circonscriptions sanitaires, en vertu de l'article 24 du décret du 24 décembre 1850.

La dénomination de *commission* sera remplacée par celle de *conseils sanitaires*.

Art. 3. Les conseils sanitaires auront les attributions déterminées par les articles 106, 107, 108 et 109 du règlement sanitaire international.

L'article 29 du décret du 24 décembre 1850 est abrogé.

Art. 4. Dans les ports de la Méditerranée, tout armateur, consignataire, capitaine d'un navire français, s'apprêtant à charger son navire ou à le faire partir sur lest, est tenu d'en faire la déclaration à l'autorité sanitaire, en vue des visites et vérifications prescrites par les articles 7, 8, 9, 10, 11, 12, 13 et 14 du règlement sanitaire international.

La même déclaration devra être faite par les capitaines ou consignataires des navires étrangers appartenant aux puissances qui auront adhéré à la convention sanitaire internationale, afin qu'il soit procédé à l'égard desdits navires conformément à l'article 15 du règlement sanitaire annexé à cette convention.

Le permis nécessaire pour commencer le chargement ne sera délivré par la douane que sur le vu d'un bulletin constatant que la formalité ci-dessus indiquée a été remplie.

Art. 5. Les patentes de santé seront délivrées, dans tous les ports de l'empire, par les directeurs ou agents du service sanitaire; elles seront conformes au modèle annexé au règlement sanitaire international.

Art. 6. Notre ministre de l'intérieur déterminera la quarantaine normale applicable aux différents cas de patente brute spécifiés par l'article 4 de la convention sanitaire internationale, dans les limites fixées par ledit acte.

Art. 7. Les droits sanitaires actuellement établis sont remplacés par les taxes suivantes :

A. Droit de reconnaissance à l'arrivée :

	fr.	c.
Navires naviguant au cabotage, de port français à port français, d'une mer à l'autre, par tonneau.	»	05
Navires naviguant au cabotage étranger, *id*.	»	10
Navires naviguant au long cours, *id*.	»	15
Paquebots arrivant, à jour fixe, d'un port européen dans un port de l'Océan. . . . . Paquebots venant d'un port étranger dans un port français de la Méditerranée, si la durée habituelle de sa navigation n'excède pas douze heures.	»	05

Les paquebots appartenant à ces deux dernières catégories pourront contracter des abonnements de six mois à un an. L'abonnement sera calculé à raison de 50 centimes par tonneau et par an, quel que soit le nombre des voyages.

B. Droit de station payable par les navires soumis à une quarantaine; par tonneau, pour chaque jour de quarantaine. . . . . » 03

C. Droit de séjour au lazaret, par jour et par personne, sauf les exceptions ci-après indiquées. . . . . 2 »

D. Droit sur les marchandises déposées et désinfectées dans les lazarets :

Marchandises emballées, par 100 kilogrammes.	» 50
Cuirs, les 100 pièces.	1 »
Petites peaux non emballées, les 100 peaux.	» 50

Art. 8. Les dispositions du tarif contenues dans l'article précédent ne seront appliquées aux paquebots déjà munis d'une patente de santé valable pour un an, qu'à l'expiration de l'année pour laquelle ladite patente a été délivrée.

Art. 9. Dans le calcul du tonnage d'après lequel devront être perçus les droits de reconnaissance et les droits de station pendant la quarantaine, on ne tiendra pas compte des fractions de tonneau.

Art. 10. Les navires naviguant de port français à port français, dans la même mer, sont exemptés du droit de reconnaissance.

Toutefois les navires se rendant des ports de l'Algérie dans les ports de la Méditerranée seront soumis à l'obligation de se munir, au départ, d'une patente de santé, tout en étant affranchis du droit de reconnaissance sanitaire dans le port d'arrivée.

Art. 11. Les navires qui, pendant le cours d'une même opération, entreront successivement dans plusieurs ports situés sur la même mer, ne payeront le droit de reconnaissance qu'une seule fois, au port de première arrivée.

Art. 12. Sont dispensés du droit de séjour au lazaret :

Les enfants au-dessous de sept ans ;

Les indigents embarqués aux frais du gouvernement, ou d'office par les consuls ;

Toute personne qui voudra loger dans les dortoirs communs, s'il en existe de tels au lazaret ;

Toute personne qui aura été transportée au lazaret par ordre de l'autorité sanitaire.

Art. 13. Sont exemptés de tous les droits sanitaires déterminés par les articles précédents :

1° Les bâtiments de guerre; 2° les bâtiments en relâche forcée, même lorsqu'ils sont admis à libre pratique, pourvu qu'ils ne se livrent à aucune opération de commerce dans le port où ils abordent; 3° les bateaux de pêche.

Art. 14. Les dispositions relatives aux conseils sanitaires, aux patentes de santé et aux droits sanitaires, ci-dessus énoncées aux articles 2, 3, 5, 6, 7, 8, 9, 10, 11 et 12, seront appliquées à tous les ports français.

Art. 15. Le décret du 24 décembre 1850 et les tableaux qui s'y rattachent continueront d'être observés, en tout ce qui n'est pas contraire au règlement sanitaire international et au présent décret.

Art. 16. Nos ministres secrétaires d'État aux départements des affaires étrangères, de l'intérieur, des finances, de la guerre et de la marine, sont chargés, chacun en ce qui le concerne, de l'exécution du présent décret.

NAPOLÉON.

INSTRUCTIONS SUR L'EXÉCUTION DU DÉCRET DU 4 JUIN 1853 SUR LA POLICE SANITAIRE.

Observations préliminaires. — Depuis longtemps des plaintes s'étaient élevées sur la diversité des règlements et des pratiques sanitaires qui étaient en vigueur dans les différents ports de la Méditerranée : chaque État avait, à cet égard, un régime particulier. Là on repoussait les provenances qui ailleurs étaient admises sans difficultés; ici on considérait comme contagieuse et importable une maladie qui, dans les pays voisins, était déclarée non contagieuse et non transmissible; les quarantaines n'avaient d'autres limites que celles que fixait la volonté d'administrations toutes à peu près indépendantes du pouvoir central; les droits les plus divers, et souvent les plus exagérés, étaient imposés à la navigation sous la dénomination de taxes sanitaires.

De là résultaient pour le commerce une gêne et souvent des frais considérables, surtout en temps d'épidémie. On ne pouvait prévoir quel traitement un navire aurait à subir dans un port où il devait aborder, s'il venait d'un pays placé plus ou moins arbitrairement en état de suspicion, et il devenait dès lors impossible d'établir aucun calcul sur les chances d'une opération commerciale.

C'est pour remédier à ces graves inconvénients que la France prit, il y a plusieurs années, l'initiative d'un projet de conférence entre les délégués des différentes puissances qui ont des possessions ou des intérêts importants dans la Méditerranée, conférence dans laquelle on poserait les bases d'un système sanitaire uniforme pour tous les ports de cette mer. Après de longues négociations, cette proposition du gouvernement français a été favorablement accueillie par les puissances étrangères, et une conférence, à laquelle ont pris part les délégués de douze puissances, fut ouverte à Paris en 1851; toutes les questions que pouvait soulever l'établissement d'un nouveau régime sanitaire ont été abordées et mûrement discutées dans cette conférence, où figuraient en même temps des médecins distingués et des consuls particulièrement chargés de soutenir les intérêts commerciaux de leur pays. On convint d'écarter toutes les discussions purement scientifiques, par lesquelles on fût difficilement arrivé à l'unanimité : on s'en est tenu aux faits le plus généralement acceptés, et, à l'aide de quelques concessions mutuelles, on est parvenu à conclure un projet de convention auquel était annexé un projet de règlement sanitaire international. Ces deux actes ont déjà obtenu l'adhésion de quelques-unes des puissances qui avaient envoyé des délégués à la conférence. La France vient de les ratifier à son tour, et un décret impérial en date du 27 mai 1853, qui en ordonne la publication, leur a déjà imprimé un caractère obligatoire à partir du 15 juin.

Il restait à en assurer l'exécution : tel a été l'objet du décret du 4 juin 1853; mais ce décret n'a pu statuer que sur les points principaux; il y a encore à régler les détails de service qui sont du ressort de l'administration; il y a aussi à rapprocher les dispositions des nouveaux actes et celles des anciens règlements qui n'ont pas été virtuellement abrogées : il est nécessaire de les coordonner entre elles, de les développer, de les compléter au besoin, afin que les autorités et les divers agents chargés de l'application du régime sanitaire puissent saisir d'un seul coup d'œil tout ce qu'il leur importe de connaître, pour l'exécution des diverses mesures auxquelles ils doivent concourir. C'est là ce qu'on s'est proposé de faire dans les instructions qui vont suivre.

La convention et le règlement international ont été faits, on vient de le dire, pour les ports de la Méditerranée et de la mer Noire. Cependant on a exprimé le vœu que l'application des principes contenus dans ces deux actes fût étendue, autant qu'il est possible, aux ports de l'Océan, et c'est dans cette intention que, par l'article 10 de la convention, la faculté d'accéder à cet acte et à son annexe est réservée à toutes les puissances qui consentiront à accepter les obligations qu'ils consacrent. Le décret du 4 juin applique dès à présent aux ports français de l'Océan quelques dispositions du règlement international qu'il était indispensable de rendre uniformes, sur les deux mers, pour la régularité du service, et il donne au ministre le droit d'étendre encore d'autres dispositions de ce même règlement international aux ports français de l'Océan, si l'état de la santé publique ou l'intérêt de nos relations commerciales avec les puissances étrangères paraissaient l'exiger. Les présentes instructions sont donc destinées à diriger l'application du service sanitaire sur les deux mers. On aura soin de distinguer ce qu'elles ont de spécial pour les ports de la Méditerranée.

En suivant l'ordre adopté dans le règlement sanitaire international, on peut rapporter à six chapitres ou titres différents les règles et les dispositions que les autorités administratives ou sanitaires ont besoin de connaître et dont elles sont chargées d'assurer l'exécution. Ces chapitres se rapportent :

1° Aux mesures hygiéniques et sanitaires qui doivent être exécutées avant le départ des navires, et à la délivrance des patentes de santé ;

2° Aux soins qui doivent être observés pendant la traversée ;

3° Aux mesures à prendre à l'arrivée, ce qui comprend les quarantaines, ainsi que l'installation et le régime des lazarets ;

4° Au tarif et à la perception des droits sanitaires ;

5° A la constitution et aux attributions des autorités sanitaires ;

6° A la poursuite et à la répression des délits et contraventions en matière sanitaire, et aux devoirs généraux que la législation impose à tous les citoyens, et particulièrement aux fonctionnaires, en ce qui touche la conservation de la santé publique.

Mais, avant de passer en revue ces différents titres, il est nécessaire de rappeler quelles sont les maladies contre lesquelles le régime sanitaire a été institué. Ces maladies sont, d'après l'article 1er de la convention sanitaire internationale, la peste, la fièvre jaune, le choléra. C'est en vue de ces maladies seulement qu'aux termes de l'article 5 du règlement international, des mesures générales peuvent être prises contre toutes les provenances des pays qui ont adhéré à cet acte et à l'obligation de remplir, s'ils étaient eux-mêmes infectés de l'une des maladies ci-dessus dénommées, certaines conditions dont l'accomplissement doit déterminer l'application ou la cessation des mesures quarantainaires. Depuis plus d'un siècle, la peste ne s'est pas montrée sur le territoire français ; la fièvre jaune n'a jamais existé en France à l'état d'épidémie caractérisée ; il n'en est pas de même, malheureusement, du choléra, qui, depuis vingt ans, a déjà sévi trois fois dans notre pays. Quoique rien n'annonce que nous ayons à redouter une nouvelle invasion de cette épidémie, il est nécessaire de prévoir le cas où une pareille éventualité viendrait à se réaliser; il sera question, par conséquent, du mode d'exécution de l'article 2 de la convention internationale dans le titre relatif aux mesures qui doivent être exécutées avant le départ des navires.

L'article 1er de la même convention contient ce qui suit : « Tout port sain aura le droit de se prémunir contre un bâtiment ayant à bord une maladie réputée importable, telle que le typhus et la petite vérole maligne.

» Les administrations sanitaires respectives pourront, sous leur responsabilité devant qui de droit, adopter des précautions contre d'autres maladies encore. »

Mais il est bien entendu que les mesures exceptionnelles mentionnées dans les deux paragraphes précédents ne pourront être appliquées qu'aux navires infectés et ne compromettront, en aucun cas, le pays de provenance, et que jamais aucune mesure sanitaire n'ira jusqu'à repousser un bâtiment quel qu'il soit.

Cet article de la convention est développé dans les articles 3 et 4 du règlement sanitaire international : il en sera question dans le chapitre relatif aux mesures à prendre à l'arrivée des navires. Il importe, néanmoins, d'appeler dès à présent l'attention des autorités sanitaires sur ces dispositions, car il en résulte qu'un navire parti en patente nette pourrait être mis en quarantaine dans les ports appartenant aux puissances contractantes, s'il était infecté de l'une des maladies spécifiées dans les deux paragraphes de la convention qui ont été ci-dessus cités. Si donc une de ces maladies régnait au port de départ, il y aurait lieu, dans ce port, à l'application rigoureuse des mesures sanitaires et hygiéniques qui sont indiquées dans le titre II du règlement international, et qui vont être appliquées dans le chapitre 1er des présentes instructions.

Chap. 1er. — **Des mesures à prendre avant le départ des navires.**

Ces mesures sont l'objet du titre II du règlement sanitaire international.

Aux termes de l'article 5 de ce règlement, les mesures relatives au départ comprennent : « l'observation, la surveillance et la constatation de l'état sanitaire du pays; la vérification et la constatation de l'état hygiénique des bâtiments en partance, de leurs cargaison et vivres, de la santé des équipages; des renseignements, quand il y a lieu, sur la santé des passagers; enfin, les patentes de santé et tout ce qui s'y rapporte. »

Pour préciser la première partie de cette disposition, il faut se référer à l'article 108, titre VIII, du règlement, ainsi conçu : « Le directeur ou agent et le conseil auront pour devoir de se tenir constamment informés de l'état de la santé publique. Ils entretiendront, à cet effet, soit directement, soit par des délégués, de fréquents rapports avec l'administration communale, et en recevront toutes les communications relatives à l'accomplissement de leur mandat. »

D'après l'article 26 du décret du 24 décembre 1850, le maire de la commune qui est le siége de la principale autorité sanitaire du département, fait, de droit, partie du conseil sanitaire. Par les règlements existants, et plus spécialement encore par les dispositions contenues dans le chapitre VI des présentes instructions, il est expressément enjoint aux maires de transmettre à l'autorité sanitaire tous les avis qui pourraient intéresser la santé publique : il est donc suffisamment pourvu, sous ce rapport, à l'exécution de l'article qui vient d'être cité. Toutefois, en cas de menace ou d'invasion d'une épidémie quelconque, les agents de la santé ne manqueront pas de se mettre en relation constante avec l'autorité municipale et de se faire donner, jour par jour, les renseignements les plus explicites sur la marche et les effets de la maladie.

Ce qu'on doit entendre par la vérification et la constatation de l'état hygiénique des bâtiments en partance est expliqué aux articles 7, 8, 9, 10, 11, 12, 13 et 14 du règlement sanitaire international.

Mais pour bien comprendre la portée de ces articles, pour faire juger dans quel esprit ils doivent être exécutés, il faut indiquer les motifs qui ont déterminé la conférence sanitaire internationale à les adopter.

Constatation de l'état hygiénique des bâtiments en partance. — La santé des équipages et des passagers, surtout dans les voyages de long cours, est souvent compromise par l'état de malpropreté où se trouvent les bâtiments, par l'insuffisance des moyens de ventilation, par l'encombrement, par la mauvaise qualité de l'eau et des vivres. De ces circonstances résultent quelquefois des maladies graves, qui, sous certaines influences, peuvent ou prendre le caractère des maladies réputées pestilentielles, suivant l'opinion de beaucoup de médecins, ou du moins en offrir les apparences. Ce défaut de soin, de précautions hygiéniques, indépendamment de ce qu'il a de contraire à l'humanité, peut aussi avoir pour conséquence d'attirer toute la rigueur des lois sanitaires, non-seulement sur le navire infecté, mais encore sur toutes les provenances du pays d'où il vient, et où l'on suppose, quelquefois à tort, qu'il a pris le germe de la maladie qui s'est développée dans la traversée.

C'est pour prévenir ces résultats, c'est dans l'intérêt bien entendu du commerce, par conséquent, non moins que dans l'intérêt de l'humanité, que la conférence sanitaire a cru devoir attacher une si grande importance aux mesures et aux précautions hygiéniques, qu'elle a cherché le moyen d'introduire dans les habitudes de la navigation les soins de propreté et de prévoyance dont la nécessité est de plus en plus appréciée. C'est là ce qui explique, en particulier, les dispositions du règlement sanitaire international, ayant pour objet les visites et les vérifications à faire avant le départ des navires et qui doivent précéder la délivrance de la patente de santé. Mais ce serait entièrement méconnaître l'esprit qui a dicté ces dispositions que de s'attacher trop servilement à la généralité des termes dans lesquels elles sont formulées, et de supposer que le règlement doit avoir pour effet d'imposer au commerce des formalités onéreuses et incompatibles avec la célérité de ses opérations.

Le but qu'on s'est proposé, c'est de mettre l'autorité sanitaire en mesure de s'assurer dans quelles conditions hygiéniques se trouve un navire qui va opérer son chargement et qui se dispose à partir, et de ne délivrer ainsi la patente de santé qu'avec connaissance de cause.

A cet effet, l'article 4 du décret du 4 juin impose à tout armateur, consignataire ou capitaine de navire qui s'apprête à charger son bâtiment ou à le faire partir sur lest, l'obligation d'en faire la déclaration à l'autorité sanitaire. Le permis de la douane, nécessaire pour opérer le chargement, ne sera délivré que sur le vu d'un certificat de l'autorité sanitaire, constatant que cette formalité a été remplie.

Cette obligation ne s'étend ni aux bâtiments de la marine militaire, ni aux navires qui, par l'article 20, sont dispensés, en temps ordinaire, de se munir d'une patente de santé.

Quant aux bâtiments pour lesquels la déclaration est obligatoire dans les ports de la Méditerranée, l'autorité sanitaire aura les moyens de connaître l'état sanitaire et les conditions hygiéniques dans lesquels ils se trouvent, sans procéder toujours effectivement aux visites et vérifications dont il est question aux articles 7 et suivants du règlement sanitaire international. Il y a dans tous les ports une sorte de notoriété qui signale d'avance les bâtiments bien tenus et ceux qui sont dans un état de malpropreté habituel; les officiers des ports et les agents du service des douanes seront toujours à portée d'avoir à cet égard les renseignements les plus positifs; ces renseignements, ils devront les transmettre à l'autorité sanitaire, conformément aux règlements généraux sur la police sanitaire, et suivant les instructions qui leur seront transmises par les départements ministériels dont ils relèvent.

En règle générale, les bâtiments qui se livrent seulement au cabotage en France ou à l'étranger, tous ceux dont la navigation n'est jamais de longue durée, ne seront soumis à aucune visite préalable, à moins que des circonstances particulières n'obligent à les assujettir à cette formalité. Il n'était pas dans la pensée de la conférence sanitaire d'étendre les dispositions de l'article 7 du règlement international à cette classe de bâtiments.

Quant aux navires dont la traversée doit être longue ou qui se rendent dans des régions dont la température est élevée, ils doivent être plus particulièrement l'objet de l'attention des autorités sanitaires. Toutes les fois qu'un bâtiment de cette catégorie leur sera signalé, par les agents ci-dessus désignés, comme se trouvant dans de mauvaises conditions de salubrité, ces autorités procéderont elles-mêmes et sans aucun retard aux visites et vérifications prescrites par le règlement international. Les bâtiments qui doivent transporter à de grandes distances un nombre considérable de voyageurs ou d'émigrants devront, dans tous les cas, être visités avec soin.

Il n'est pas besoin de dire avec quelle circonspection, avec quels ménagements, les autorités sanitaires doivent user des droits qui leur sont conférés pour cette inspection hygiénique; elles ne perdront jamais de vue qu'il y a ici deux intérêts à concilier : celui du commerce, qui ne doit pas être gêné ni retardé dans ses opérations, et celui de la santé publique, qu'elles doivent protéger contre des abus ou une négligence coupable.

Si les résultats des vérifications qui auront été faites constatent qu'un navire se trouve dans de mauvaises conditions hygiéniques, qui n'auront pas été changées, malgré les indications de l'autorité sanitaire, il en sera fait mention sur la patente de santé; mais, dans aucun cas, la patente de santé ne pourra être refusée.

L'article 15 du règlement sanitaire international dispose qu'à l'égard des navires portant un pavillon autre que celui des pays dans lesquels ils seront mouillés, la visite et la constatation prescrites par les articles 7 à 14 inclusivement seront faites par l'autorité sanitaire, de concert avec le consul ou agent consulaire de la nation à laquelle appartient le navire.

Il doit être bien entendu d'abord que cet article n'est obligatoire que pour les navires des puissances qui ont adhéré à la convention internationale. Il ne s'ensuit pas qu'en s'appuyant sur l'article 19 du règlement international, on puisse refuser une patente de santé aux navires appartenant aux puissances qui n'ont pas accédé à cet acte, quand même ils se refuseraient à se soumettre aux visites prescrites. Seulement, la patente ne constatera, dans ce cas, que ce qu'elle peut régulièrement constater, l'état sanitaire du pays, en supprimant, comme inconnu, tout ce qui devrait être contenu dans la dernière colonne du modèle de patente.

On peut demander si un navire qui ne réclamerait pas de patente de santé, parce que la production de ce titre n'est point exigée dans le pays où il se rend, peut être astreint aux visites prescrites par le règlement international.

En principe, aucun navire n'est tenu de prendre une patente, sauf à subir les conséquences de l'absence de ce document dans le port de destination ou dans les ports de relâche. Mais les prescriptions relatives aux mesures hygiéniques ont eu pour objet de créer des garanties pour la santé des équipages non moins que d'assurer la liberté de communication entre les différents pays. A ce point de vue, les dispositions des articles 7 à 14 du règlement international devront être appliquées même aux bâtiments français qui ne demanderaient pas de patente de santé, en exceptant toutefois les bâtiments désignés par l'article 20 du règlement sanitaire international. Il est évident que les bâtiments étrangers qui ne demandent pas de patente ne peuvent être soumis à cette règle.

Les règlements généraux de la marine semblent déjà pourvoir, d'une manière suffisante, à l'exécution des articles 16 et 18 du règlement sanitaire international; des instructions particulières seront d'ailleurs concertées à ce sujet, s'il est nécessaire, entre le ministre de la marine et le ministre de l'agriculture, du commerce et des travaux publics.

De la forme et de la délivrance des patentes de santé. — Ce qui se rapporte à la forme et à la délivrance des patentes de santé est contenu dans les articles 22, 23, 24, 25, 26 et 28 du règlement sanitaire international.

Quant à la forme, elle est déterminée par le modèle annexé au règlement international; elle doit fournir les renseignements indiqués par les articles 23, 25 et 26 du règlement. Deux points seulement peuvent exiger quelques explications.

Un certain nombre de paquebots, dont la navigation est très courte, sont maintenant munis d'une patente de santé valable pour un an. Cette patente, payée 20 francs, exemptait, en France, du droit de patente et de reconnaissance. Il n'y aura plus désormais de droit de patente, et les paquebots qui se trouvent dans la condition ci-dessus indiquée seront soumis, après l'expiration de l'immunité dont ils jouissent, au payement du droit de reconnaissance déterminé par l'article 7 du décret du 4 juin. Il résulte de là que les bâtiments dont il s'agit devront prendre, à l'avenir, une patente de santé à chaque voyage. Dans le cas, toutefois, où leurs voyages seraient très fréquents, l'autorité sanitaire pourrait leur délivrer, s'ils le demandaient, des patentes valables pour un mois ou même pour trois mois, selon les convenances de leur service et les règlements particuliers aux ports étrangers où ces bâtiments transportent des voyageurs.

Dans ce cas, l'agent expéditionnaire de la patente aurait le soin d'ajouter à ces mots : « *En foi de quoi nous lui avons délivré la présente patente* », ceux-ci : « *valable pour un ou trois mois.* »

L'article 2 de la convention internationale porte que l'application des mesures sanitaires sera réglée, à l'avenir, d'après la déclaration officiellement faite par l'autorité sanitaire instituée au port de départ, que la maladie existe réellement; que la cessation de ces mesures se déterminera sur une déclaration semblable, que la maladie est éteinte, après toutefois l'expiration d'un délai fixé à trente jours pour la peste, à vingt jours pour la fièvre jaune, et à dix jours pour le choléra.

D'après l'article 25 du règlement international, ces déclarations doivent être consignées sur la patente de santé.

En France, selon toutes les probabilités, il n'y aura jamais à faire aucune déclaration de ce genre en ce qui concerne la peste et la fièvre jaune (1); mais on ne saurait malheureusement pas répondre qu'il en sera de même au sujet du choléra. Il y a donc lieu de déterminer comment il devrait être procédé, dans ce cas, aux déclarations exigées.

L'apparition du choléra, comme maladie épidémique, pouvant donner lieu à l'application de mesures sanitaires, n'est jamais un fait entièrement imprévu. Il ne faut pas considérer ainsi des cas isolés se produisant en dehors de toute influence épidémique, comme il s'en présente à peu près en tout temps et en tout pays. L'approche du choléra-morbus est suffisamment annoncée par sa marche progressive, par les ravages qu'il exerce dans les contrées voisines. C'est alors que les autorités doivent se tenir sur leurs gardes; c'est alors que l'autorité sanitaire, particulièrement, doit se mettre en rapport direct avec l'administration municipale, pour être exactement informée de tous les faits qui pourraient indiquer l'existence de l'épidémie. Au premier indice, le directeur de la santé ou agent principal doit convoquer le conseil sanitaire, et délibérer avec lui sur la question de savoir si les faits autorisent à considérer l'épidémie comme existante et à en faire la déclaration sur la patente de santé. Cette déclaration sera transmise immédiatement au préfet et au ministre; elle sera notifiée aux consuls ou agents consulaires des puissances étrangères dans le port où l'épidémie se sera déclarée.

Quant à la déclaration de la cessation de l'épidémie, la même marche devra être observée; seulement, sans consulter le conseil sanitaire, le directeur ou agent pourra s'en rapporter, dans cette circonstance, à l'attestation du maire, portant que l'épidémie, ayant suivi une marche décroissante, peut être considérée comme éteinte, attendu qu'aucun cas nouveau ne s'est présenté depuis deux ou trois jours.

Le choléra pourrait exister dans quelque localité d'une circonscription sanitaire sans s'être manifesté dans un des ports de cette circonscription. Dans ce cas, le directeur ou agent principal de la santé, informé, soit par l'agent ordinaire, soit par le préfet ou sous-préfet, soit par le maire de la localité, procédera comme il vient d'être dit pour satisfaire aux dispositions du dernier paragraphe de l'article 22 du règlement international.

Si, contre toute espèce de probabilité, la peste ou la fièvre jaune venait à se

(1) L'importation de la fièvre jaune dans plusieurs ports du littoral de l'Océan, et notamment à Saint-Nazaire (1861), doit modifier cette proposition, et a nécessité l'extension des mesures prescrites pour la Méditerranée aux ports de l'Océan.

déclarer sur un point quelconque du littoral, la même marche pourrait être suivie sans aucune difficulté.

Des bulletins de santé individuels. — D'après l'article 27 du règlement international, dans les ports des puissances contractantes, ceux de l'empire ottoman exceptés, il ne sera pas exigé de bulletins de santé individuels pour les passagers et les hommes de l'équipage ; toutefois l'autorité sanitaire pourra exiger, pour ceux des passagers dont la santé serait suspecte, le certificat d'un médecin connu, à ce autorisé, et il en sera fait mention sur la patente. L'autorité sanitaire pourra même s'opposer à l'embarquement d'un passager dont la santé serait compromettante pour les autres.

Par suite de cette disposition, il ne sera pas demandé de bulletin de santé pour les navires des puissances qui ont adhéré à la convention sanitaire internationale ; on ne refusera pas d'en délivrer, s'il en est demandé, pour des navires appartenant à d'autres puissances. La forme et le mode de délivrance seront ce qu'ils ont été jusqu'à ce jour ; seulement il ne sera perçu aucune rétribution, à titre quelconque, pour la remise de ces bulletins.

Il est difficile de supposer qu'en France on puisse embarquer un passager, un matelot dont l'état de santé apparent serait compromettant pour les autres passagers ou pour l'équipage ; cependant, s'il venait à la connaissance de l'autorité sanitaire qu'on se propose de recevoir à bord d'un navire un individu qui se trouverait atteint d'une maladie suspecte, et si, à l'examen, cette maladie était jugée transmissible, on ne manquerait pas de procéder, suivant la gravité du cas, comme il est dit aux deux derniers paragraphes de l'article 27.

En exécution de l'article 28, la patente de santé devra être visée par l'autorité qui l'aura délivrée, si le départ du navire n'a pas lieu dans les quarante-huit heures. Suivant que le navire retardera plus ou moins son départ, suivant l'état sanitaire de la localité et du navire lui-même, l'autorité sanitaire jugera quelles sont les vérifications qu'elle doit ordonner avant de délivrer son visa, qui doit indiquer les changements survenus depuis que la patente a été remise au navire.

Le décret du 4 juin n'impose pas la déclaration préalable et les visites hygiéniques aux navires partant des ports de l'Océan, mais il impose une patente de santé uniforme dans les deux mers, et la teneur de cette patente semble impliquer des vérifications semblables dans les ports de l'Océan et dans les ports de la Méditerranée. L'autorité sanitaire, avant de délivrer une patente de santé, a d'ailleurs toujours le droit comme le devoir d'exiger tous les renseignements, toutes les justifications nécessaires pour s'assurer des conditions sanitaires du navire qui doit être muni de ce document.

Si l'autorité sanitaire, dans les ports de l'Océan, croit pouvoir accepter sous sa responsabilité les renseignements qui lui seront fournis par le capitaine ou l'expéditeur en demandant la délivrance de la patente de santé, elle consignera ces informations sur la patente ; si elle a quelque doute sur la déclaration qui lui aura été faite, elle fera procéder aux vérifications prescrites par le règlement sanitaire international.

C'est surtout lorsqu'il s'agira de patentes destinées à des navires partant pour des ports de la Méditerranée appartenant aux puissances signataires de la convention, que l'on devra s'attacher à remplir avec connaissance de cause la dernière colonne de la patente de santé.

Il est presque inutile d'ajouter qu'on ne devra se montrer rigoureux sur ce point qu'à l'égard des navires qui doivent entreprendre une longue navigation, ou de ceux qui seraient dans un état de malpropreté et d'insalubrité notoires.

CHAP. II. — **Mesures sanitaires pendant la traversée.**

Ces mesures sont l'objet des articles 30 à 36 du règlement sanitaire international.

Instruction pour les capitaines de navires. — L'article 30 exige que chacune des nations contractantes fasse rédiger, dans le plus bref délai, une instruction précise et suffisamment détaillée prescrivant les mesures de propreté et d'aération à observer en mer.

Quoique les règlements si nombreux qui ont été rendus en France pour améliorer l'hygiène navale semblent satisfaire, sur ce point, au vœu de l'article qui vient d'être cité, il sera pourvu par les soins du département de la marine, de concert avec le département de l'agriculture, du commerce et des travaux publics, à la rédaction de l'instruction particulière exigée par le règlement international.

Cette instruction sera accompagnée du texte des dispositions du règlement international et des règlements généraux de la police sanitaire que les capitaines de navires ont particulièrement besoin de connaître. Ces capitaines seront tenus de s'en munir et de s'y conformer, s'ils ne veulent pas encourir l'application de la mesure déterminée par l'article 31 du règlement international.

L'article 32 veut que les bâtiments à vapeur assujettis à la patente qui se livrent au transport des voyageurs soient tenus d'avoir un médecin sanitaire à bord.

Les directeurs de la santé dans les ports de la Méditerranée feront connaître au ministre, dans le plus bref délai, quels sont, parmi les bâtiments à vapeur français assujettis à la patente, qui transportent habituellement des voyageurs de port étranger à port français, et *vice versâ*, ceux auxquels il y aurait lieu d'imposer la condition prescrite par l'article 32 ; ils indiqueront aussi quels sont les paquebots étrangers en relation avec leurs ports qui ont actuellement un médecin sanitaire ou au moins un chirurgien de bord.

L'article 32 n'est pas, quant à présent, applicable aux navires qui ne naviguent pas dans la Méditerranée ; mais toutes les obligations imposées par cet article aux médecins sanitaires seront remplies par les chirurgiens attachés aux bâtiments marchands, quels qu'ils soient, comme par les médecins de la marine militaire.

Les articles 34, 35 et 36 sont conformes aux règlements actuellement en vigueur, et ne donnent lieu à aucune observation.

Dans aucun des ports de relâche appartenant aux puissances contractantes, la patente de santé présentée pour le visa ne pourra être retenue par l'autorité sanitaire locale (art. 35 du règlement). Si, dans d'autres ports, on refusait de rendre la patente, le capitaine du navire ferait constater ce refus par l'autorité sanitaire, et, s'il y avait lieu, par le consul ou agent consulaire français au port de départ.

Les autorités sanitaires du littoral n'ont aucune action sur les mesures qui doivent être exécutées pendant la traversée : elles peuvent seulement vérifier l'exécution de ces mesures, soit en consultant le journal de bord, soit en interrogeant le capitaine ou le chirurgien du navire. C'est un soin qu'elles ne devront pas négliger toutes les fois qu'un navire arrivera dans de mauvaises conditions sanitaires. Le rapport indiquant les résultats des vérifications qui seront faites à cet égard sera transmis au ministre, qui le communiquera, s'il y a lieu, au département de la marine.

Chap. III. — **Mesures sanitaires à l'arrivée.**

Tout ce qui se rapporte à ces mesures est compris dans les titres IV, V et VI du règlement sanitaire international.

Le premier, titre IV, est relatif aux dispositions générales qui ont pour objet la reconnaissance de l'état sanitaire des navires.

Le titre V traite des quarantaines.

Le titre VI, du régime des lazarets.

Ces trois parties ont un lien commun : leur but est de déterminer l'ensemble des mesures qu'on considère comme propres à garantir le pays contre l'importation de toute maladie venant du dehors par la voie des communications maritimes.

On parlera d'abord des vérifications sanitaires qui doivent précéder l'admission à libre pratique.

Aux termes de l'article 37 du règlement sanitaire international, tout bâtiment sera, à l'arrivée dans un port français de la Méditerranée, soumis aux formalités de la reconnaissance et de l'arraisonnement.

Toutefois, d'après l'article 38, lorsque l'état sanitaire sera positivement sain, les navires venant d'un port français pourront être affranchis de l'arraisonnement sanitaire.

Le règlement établit donc une distinction essentielle entre la reconnaissance et l'arraisonnement, mots qui étaient souvent employés comme synonymes dans le langage sanitaire.

La *reconnaissance*, applicable en principe à tous les navires, se borne à la simple constatation de la provenance du bâtiment et des conditions générales dans lesquelles il se présente ; un très petit nombre de questions adressées au capitaine du navire suffisent pour l'accomplissement de cette formalité : ces questions sont indiquées dans l'annexe B.

S'il résulte de l'acte de reconnaissance que le bâtiment vient d'un port dont les provenances sont soumises à l'obligation de se munir d'une patente de santé, on doit, à l'arrivée, exiger la production de cette patente, et, sauf les exceptions prévues par l'article 39, il y a lieu à une vérification plus approfondie de l'état sanitaire du navire, vérification qui prend alors le nom d'*arraisonnement*.

D'après les termes du règlement international, aucun navire, dans la Méditerranée, ne peut être exempté de la reconnaissance sanitaire, sauf les bateaux qui font la petite pêche, les bâtiments des douanes, les bâtiments gardes-côtes, qui ne s'écartent jamais du rivage, qui sont reconnus à la simple inspection. Le tableau A annexé au décret du 24 décembre 1850 est donc abrogé sous ce rapport, en ce qui concerne le service sanitaire de la Méditerranée.

Les bâtiments qui font le cabotage entre les ports français de la Méditerranée, étant dispensés de se munir d'une patente, sont affranchis de l'arraisonnement, mais non de la reconnaissance ; les bâtiments venant de l'Algérie, quoique étant rangés parmi ceux qui font le cabotage de port français à port français, restent soumis à l'obligation de se munir d'une patente de santé ; mais ils seront admis sur le vu de cette patente, à moins que des circonstances particulières n'exigent qu'ils soient assujettis à des vérifications plus rigoureuses.

D'après les résultats de la reconnaissance et de l'arraisonnement, plusieurs cas peuvent se réaliser.

Ou le navire venant d'un lieu sain se trouvera muni d'une patente de santé régulière, n'aura eu en mer aucune communication de nature suspecte, et se présentera dans des conditions hygiéniques satisfaisantes : dans ce cas, le navire sera admis immédiatement à libre pratique (art. 46 du règlement international).

Ou le navire, quoique venant notoirement d'un lieu sain, et n'offrant d'ailleurs rien de suspect, arrivera dépourvu de patente ou avec une patente incomplète et irrégulière : il y aura lieu ici à l'application des articles 69 et 70 du règlement sanitaire international, et le navire pourra être soumis par l'autorité sanitaire locale à une quarantaine qui ne devra pas excéder trois jours. Le directeur ou agent qui aura prononcé cette quarantaine en donnera immédiatement avis au ministre et fera connaître les motifs de sa décision.

Navires dans de mauvaises conditions sanitaires. — Ou le navire, quoique muni d'une patente nette, se trouvera dans le cas de l'application, soit de l'article 1er, § 5, de la convention internationale, soit des articles 44, 45, 60 du règlement international.

Ces articles n'ont pas besoin d'explication ; on comprend assez, d'ailleurs, avec quelle circonspection et quels ménagements ils doivent être exécutés ; l'article 45, particulièrement, ne doit être considéré comme applicable, en général, qu'au cas où il se serait manifesté quelques accidents pendant le déchargement, ou bien si le navire était dans un état d'infection tel qu'il y eût péril à opérer le déchargement en libre pratique.

Enfin, le navire peut venir d'un port infecté, soit de la peste, soit de la fièvre jaune, soit du choléra, ou avoir eu pendant la traversée ou à son arrivée des accidents attribués à l'une quelconque de ces trois maladies : c'est le cas qui constitue le régime de la patente brute.

Il y a, quant à présent, et jusqu'à l'accomplissement des conditions déterminées par l'article 4 de la convention sanitaire internationale, un régime intermédiaire pour les provenances de la Turquie, en patente nette, dans les ports de la Méditerranée ; ce régime ne diffère de celui qui existe aujourd'hui, d'après le tableau C annexé au décret du 24 décembre 1850, qu'à l'égard des navires appartenant aux puissances signataires de la convention sanitaire internationale. (Voy. le tableau C joint aux présentes Instructions, pages 94 et 95.) Les autorités sanitaires seront informées de l'époque où ce régime devra cesser, au moins à l'égard des navires appartenant aux puissances qui, ayant adhéré à la convention, seront admises à jouir de tous les avantages réservés aux parties contractantes.

Des quarantaines. — Il s'agit maintenant d'indiquer quelles seront les conséquences de l'état de patente brute.

L'article 4 de la convention sanitaire internationale a distingué, dans les mesures qu'entraîne ou qu'autorise l'état de patente brute, celles qui sont obligatoires pour toutes les puissances, celles qui sont facultatives pour chacune d'elles en particulier.

Ainsi, pour la peste et la fièvre jaune, il y a une quarantaine obligatoire dans tous les ports de la Méditerranée appartenant aux puissances contractantes ; pour le choléra, la quarantaine est purement facultative, sauf le maintien des mesures d'hygiène contre cette maladie, comme à l'égard des autres.

La convention a fixé aussi un maximum et un minimum de quarantaine.

Le minimum pour la peste est de dix jours pleins ; le maximum, de quinze.

Le minimum pour la fièvre jaune est de cinq jours pleins ; le maximum, de sept jours.

Dans les circonstances déterminées par le même article, le minimum peut être abaissé à trois jours, et le maximum élevé à quinze jours.

Pour le choléra, la quarantaine est facultative ; elle peut être de cinq jours pleins, y compris le temps de la traversée, pour les provenances des lieux infectés, de trois jours pour les provenances des lieux voisins ou intermédiaires notoirement compromis.

Fixation de la durée des quarantaines. — En France, il est réservé au ministre, par l'article 6 du décret, de fixer, dans les limites qui viennent d'être indiquées, la quarantaine qu'entraîne la patente brute de peste et de fièvre jaune, dans les ports de la Méditerranée, et de décider s'il y aura quarantaine, dans le cas d'une épidémie de choléra. (Voy. annexe C, pages 94 et 95.)

Si un navire venant d'un pays jusqu'alors réputé sain se présente avec une patente brute de peste, de fièvre jaune ou de choléra, le directeur ou agent de la santé avertira le ministre par la voie la plus prompte, par le télégraphe électrique, s'il y a lieu, et, en attendant une décision, il appliquera au navire la quarantaine fixée par le tableau C annexé aux présentes Instructions, sauf les circonstances aggravantes qui pourraient exiger une quarantaine plus rigoureuse.

En cas de choléra dans les circonstances ci-dessus indiquées, les autorités sanitaires de la Méditerranée devront, jusqu'à décision du ministre, appliquer la quarantaine facultative déterminée par l'article 4 de la convention sanitaire internationale et par l'article 68 du règlement.

Toutes les décisions relatives à l'admission à libre pratique ou à la mise en quarantaine des bâtiments devront être prises et notifiées dans le plus bref délai : le directeur ou agent de la santé en tiendra note sur le registre spécial exigé par l'article 40 du règlement international.

Les règles ci-dessus développées en ce qui concerne la reconnaissance, l'arraisonnement et la mise en quarantaine, sont généralement applicables aux ports de l'Océan. Seulement, dans ces ports, le tableau A annexé au décret du 24 décembre 1850 continuera d'être observé jusqu'à nouvel ordre ; les trois catégories de bâtiments spécifiées sous les n°s 2, 3 et 4, dans le tableau B annexé au même décret, continueront d'être exemptes de l'obligation de présenter à l'arrivée une patente de santé, et les fixations de quarantaine déterminées par le tableau C sont provisoirement maintenues. (Voy. pages 94 et 95.)

Lorsqu'il aura été reconnu qu'à raison de son état sanitaire, un navire doit être mis en quarantaine, il y aura à décider si le navire peut subir cette quarantaine au port d'arrivée.

Les articles 51, 52, 53 et 54 du règlement international distinguent les quarantaines en quarantaines d'observation et en quarantaines de rigueur; ils définissent les caractères et les conditions de ces deux sortes de quarantaines, et ils font connaître que la quarantaine de rigueur pour la peste ne pourra être purgée que dans un port à lazaret.

La quarantaine pour la fièvre jaune et pour le choléra, s'il y a lieu, pourra donc être purgée dans tous les ports français de la Méditerranée, pourvu qu'ils présentent des moyens d'isolement suffisants.

Comme l'explique l'article 3 du règlement international, conforme au dernier paragraphe de l'article 1er de la convention, quels que soient le nombre des malades qui se trouvent à bord et la nature de la maladie, un navire ne pourra jamais être repoussé; mais il sera assujetti aux précautions que commande la prudence, tout en conciliant les droits de l'humanité avec les intérêts de la santé publique. Dans les ports qui n'ont pas de lazaret, l'administration sanitaire locale déterminera si le bâtiment suspect ou malade doit être dirigé sur un lazaret voisin, ou peut rester au mouillage dans un lieu réservé et isolé, sous la garde de l'autorité sanitaire; il ne pourra être dirigé sur un autre lazaret qu'après avoir reçu les secours et les soins que réclameraient son état et celui de ses malades, et avoir obtenu les moyens de continuer sa route.

Les directeurs ou agents de la santé veilleront, le cas échéant, à l'exécution de cette disposition; ils aviseront aux mesures à prendre pour que les secours qui devront être donnés au navire infecté compromettent le moins possible l'état sanitaire des personnes qui auront été chargées de les administrer.

L'article 55 du règlement sanitaire international porte que la quarantaine pourra être purgée dans les ports intermédiaires entre le point de départ et le port de destination, et qu'en apportant la preuve de cette quarantaine, le bâtiment sera admis à libre pratique.

Cet article n'est applicable qu'aux quarantaines purgées dans l'un des ports de la Méditerranée appartenant aux puissances qui ont adhéré à la convention sanitaire internationale. Si d'ailleurs, dans l'un de ces ports, la durée de la quarantaine était inférieure à celle qui sera fixée pour les ports français, la quarantaine serait complétée au port d'arrivée, en tenant compte toutefois du temps de la traversée, à moins de circonstances aggravantes. A l'égard des navires qui auraient subi la quarantaine dans un port intermédiaire non assujetti aux prescriptions de la convention sanitaire internationale, le ministre déterminera, d'après les circonstances relatives à chaque cas particulier, dans quelle limite et à quelle condition on devra tenir compte de cette quarantaine.

D'après l'article 49 du règlement sanitaire international, sauf la présence à bord de la peste, de la fièvre jaune ou du choléra, un bâtiment aura toujours le droit de reprendre la mer, soit avant d'être mis en quarantaine, soit en cours de quarantaine.

Tout bâtiment pourra reprendre la mer, nonobstant la présence à bord de maladies ordinaires; toutefois l'autorité sanitaire devra s'assurer préalablement si les malades peuvent être convenablement soignés pendant le reste de la navigation. Ceux qui voudraient rester au lazaret en auront toujours le droit.

C'est aux directeurs de la santé particulièrement qu'il appartient d'assurer l'exécution de cette disposition.

Il reste à considérer en quoi doivent consister les mesures quarantainaires proprement dites.

Ces mesures sont applicables aux navires, aux personnes et aux marchandises ou autres objets matériels.

On voit dans l'article 52 du règlement international quelles sont les mesures que comporte la quarantaine d'observation, pour les navires et les personnes.

Quant aux marchandises, elles sont rangées en trois classes par l'article 5 de la convention sanitaire internationale, développé par l'article 62 du règlement : celles de la première classe sont seules soumises à une quarantaine obligatoire et aux purifications, savoir, les hardes et effets à usage, les drilles et chiffons, les cuirs, les peaux, les plumes, cornes et débris d'animaux en général, enfin la laine et les matières de soie.

Sont compris dans la deuxième catégorie et assujettis à une quarantaine facultative le coton, le lin, le chanvre.

Composeront la troisième catégorie, et seront, à ce titre, exempts des mesures quarantainaires, toutes les marchandises et objets quelconques qui ne rentrent pas dans les deux premières classes.

Les chiffons et les drilles, les cuirs et les crins, peuvent, d'après l'article 60 du règlement international, être l'objet de mesures sanitaires, même en patente nette. Il est dit que l'autorité sera juge de ces mesures et en déterminera la nature et la durée.

Il sera ultérieurement statué sur ce qui touche les chiffons et les drilles.

En France, il n'y a, dans l'état ordinaire des choses, aucune mesure à prendre à l'égard des crins et des cuirs en patente nette. Si cependant l'autorité sanitaire était informée que les marchandises proviennent d'animaux malades, s'il s'était manifesté à bord, pendant la traversée, des cas de morve, de charbon, si les cuirs particulièrement étaient dans un état de décomposition et d'infection qui fût de nature à inspirer quelques inquiétudes, les directeurs ou agents de la santé pourraient ordonner le transfèrement de ces marchandises dans un lieu réservé où elles resteraient déposées jusqu'à décision de l'autorité supérieure. Le navire et les passagers seraient admis à la libre pratique, à moins qu'il n'y eût lieu à l'application des mesures prescrites par l'article 45 du règlement sanitaire international.

Relativement aux autres marchandises, il n'y a de quarantaine obligatoire ou facultative que dans le cas de patente brute ; on n'appliquera, en France, que la quarantaine obligatoire, à moins de décision contraire que le ministre pourrait prendre à raison de circonstances particulières.

Le règlement international établit encore une distinction dans la quarantaine des marchandises, selon que la patente brute a pour cause telle ou telle maladie. Ainsi, d'après l'article 63, pour la patente brute de peste, les marchandises de la première classe seront toujours débarquées au lazaret et soumises aux purifications. Pour la patente brute de fièvre jaune sans accidents pendant la traversée, si cette traversée a été de plus de dix jours, les marchandises seront soumises, par mesure d'hygiène, à une simple aération, sans déchargement. S'il y a eu des accidents ou si la traversée a été de moins de dix jours, les marchandises devront être l'objet des mêmes mesures qu'en patente brute de peste, c'est-à-dire débarquées au lazaret et purifiées ; mais cette mesure facultative est laissée à l'appréciation de l'autorité sanitaire (art. 64). En France, une décision du ministre sera nécessaire pour autoriser cette quarantaine, s'il y a lieu. En cas de patente brute de choléra, les marchandises ne sont soumises à aucune mesure particulière.

Ainsi, quand même un bâtiment serait soumis à une quarantaine, en cas de patente brute de fièvre jaune ou de choléra, les marchandises de toute nature devront être livrées immédiatement au commerce, à moins de décision contraire du ministre de l'agriculture, du commerce et des travaux publics, sauf le cas prévu par l'article 61 du règlement international.

L'article 71 porte que : Si, pendant la durée d'une quarantaine, et quel que soit le point auquel elle sera parvenue, il se manifeste un cas de peste, de fièvre jaune ou de choléra, la quarantaine recommencera.

Il doit être entendu qu'il s'agit seulement ici de la quarantaine des navires, et non de celle des personnes descendues au lazaret, à moins que quelqu'une de ces personnes ne soit elle-même atteinte de maladie suspecte ou n'ait communiqué avec les autres quarantainaires. Si la maladie n'a lieu qu'à bord, la quarantaine pour les personnes débarquées au lazaret comptera toujours du moment de leur débarquement et pourra seulement être portée au maximum.

D'après l'article 72, outre les quarantaines prévues et les mesures spécifiées par la convention du 19 décembre et par la convention sanitaire internationale, les autorités sanitaires de chaque pays auront le droit, en présence d'un danger imminent et en dehors de toute prévision, de prescrire, sous leur responsabilité devant qui de droit, telles mesures qu'elles jugeront indispensables pour le maintien de la santé publique.

A défaut des bâtiments spéciaux à terre, elles pourront disposer en lazarets des navires isolés et gardés de manière à empêcher toute communication avec l'extérieur.

Les événements dont il est question dans l'article 72 échappent à toute définition comme à toute prévision. S'il survenait des circonstances où l'autorité sanitaire crût devoir user du droit qui lui est conféré par cet article, l'application qu'elle en ferait ne pourrait jamais être que momentanée. En pareil cas, les moyens les plus rapides devraient être employés pour transmettre au ministre des informations nécessaires, et la réponse ne se ferait pas attendre.

Des lazarets. — Le titre VI du règlement sanitaire international est relatif aux lazarets ; il est divisé en trois sections : la première traite de l'institution et des dispositions des lazarets ; la seconde a pour objet le personnel, la surveillance et le service intérieur des lazarets ; la troisième enfin est intitulée : *Du traitement des marchandises, effets à usage, et des dépêches, dans les lazarets.* La France ne possède sur la Méditerranée que deux lazarets, ceux de Marseille et de Toulon, qui puissent être considérés comme des établissements complets et réguliers. Les deux autres lazarets qui existent sur le littoral français de la Méditerranée, ceux de Cette et d'Ajaccio, ne peuvent servir que dans des circonstances tout à fait exceptionnelles, et l'on ne peut, par conséquent, leur appliquer que les dispositions les plus générales, parmi celles qui sont contenues dans le titre dont il s'agit ici.

L'exécution des articles 73, 74, 75 et 78 de la première section de ce titre ne concerne que l'autorité supérieure, qui recevra, à cet égard, les observations et les propositions des directeurs de la santé; ces propositions seront adressées aux préfets, qui les feront parvenir au ministre avec leur avis. Au reste, une inspection récente a prouvé que les lazarets de Marseille et de Toulon satisfont maintenant, en général, aux conditions exigées par le règlement sanitaire international, ou que quelques mesures d'une exécution facile permettront de compléter l'installation de ces établissements de manière qu'ils ne laissent plus rien à désirer.

Les dispositions contenues dans les deux dernières sections du titre VI n'exigent aucun commentaire; les mesures d'application qu'elles peuvent comporter seront l'objet de règlements particuliers à chaque lazaret.

Il importe seulement que les directeurs de la santé et les directeurs de lazarets soient bien pénétrés de cette pensée, qu'en maintenant le régime quarantainaire pour un nombre de cas très restreints, on a voulu éviter tout ce que ce régime avait autrefois d'exagéré, de pénible pour les personnes, d'onéreux pour le commerce. Quelque idée que l'on ait du mode de transmission des maladies telles que la peste, la fièvre jaune et le choléra, il est évident que des communications à distance, surtout avec des personnes saines et retenues seulement au lazaret par suite de mesures générales, ne peuvent présenter aucun danger : aussi l'article 76 du règlement international défend-il seulement de se mettre en communication directe et immédiate avec les personnes et les choses qui sont en quarantaine, et l'article 74 veut que des parloirs vastes et commodes permettent de recevoir les personnes du dehors qui voudront visiter les quarantainaires, sans préjudice des précautions nécessaires pour sauvegarder la santé publique.

D'après l'article 83, chaque malade a la faculté de se faire traiter par un médecin de son choix, autre que celui du lazaret, pourvu que le directeur du lazaret assiste à la visite. Les médecins ne seront plus assujettis à ces précautions bizarres qui ne leur permettaient pas d'approcher des malades confiés à leurs soins, même lorsqu'ils consentaient à se renfermer dans l'intérieur des lazarets. Les fonctionnaires préposés à la direction des lazarets appliqueront le nouveau régime dans l'esprit qui en a dicté les conditions. Ils éviteront toute rigueur inutile, en tenant la main à l'exécution du règlement, et ils se persuaderont aisément que les règles du service sanitaire seront d'autant mieux respectées qu'elles paraîtront plus conformes à la raison.

En ce qui est des purifications prescrites par les articles 66 et 96 pour les lettres et dépêches, en cas de patente brute; par l'article 89 pour l'aération des balles et colis; par l'article 95 pour les cuirs, crins, drilles, chiffons, etc., on se conformera aux pratiques actuellement suivies dans les lazarets.

CHAP. IV. — **Des droits sanitaires.**

Tarif. — Les droits qui étaient perçus en France pour les dépenses du service sanitaire se composaient, comme on sait : 1° d'un droit fixe pour la délivrance de la patente de santé; 2° d'un droit de visa pour les navires en relâche; 3° d'un droit de reconnaissance pour les navires arrivant dans un port français. Il y avait, en outre, pour les navires soumis à une quarantaine, des droits relatifs à la quarantaine des navires et des passagers, des droits de purification des marchandises dans les lazarets.

Pour arriver, autant que possible, à l'uniformité dans les droits sanitaires, et pour n'imposer à la navigation, dans les pays appartenant aux puissances contractantes, que les charges nécessaires pour couvrir simplement leurs frais, la convention sanitaire internationale a établi, article 7 : 1° Que tous les navires arrivant dans un port payeront, sans distinction de pavillon, un droit sanitaire proportionnel à leur tonnage; 2° que les navires soumis à une quarantaine payeront, en outre, un droit journalier de station ; 3° que les personnes qui séjourneront dans les lazarets payeront un droit fixe pour chaque journée de résidence dans ces établissements; 4° que les marchandises déposées et désinfectées dans les lazarets seront assujetties à une taxe au poids et à la valeur.

Le titre VII du règlement international a spécifié seulement, par son article 99, les cas d'exemption des droits qui doivent être établis en vertu de la convention internationale.

Conformément aux dispositions de ces deux actes, l'article 7 du décret du 4 juin abolit, à partir du 15 juin, tous les droits sanitaires actuellement existants dans les ports français, et les remplace par un nouveau tarif contenu dans le même article.

Ce tarif a été étendu aux ports français de l'Océan, afin de maintenir le principe de l'uniformité, qui est celui de notre législation en matière sanitaire, principe qui est ici parfaitement fondé en raison, puisqu'il s'agit de subvenir à des dépenses qui sont d'un intérêt commun pour le commerce et la navigation.

Les navires des puissances qui n'ont pas adhéré à la convention sanitaire internationale sont, par conséquent, assujettis, comme les autres, au nouveau tarif.

Ainsi, à partir du 15 juin, les agents préposés à la perception des droits sanitaires n'auront plus, sur toute l'étendue de notre littoral, à percevoir aucun droit : 1° pour la délivrance des patentes; 2° pour le visa des patentes de santé; 3° pour la délivrance des bulletins de santé.

Il ne restera plus, comme droit sanitaire général, que le droit de reconnaissance, qui devra être calculé, pour chaque navire, d'après les bases établies par le décret du 4 juin.

Dans les cas de quarantaine, il y aura encore à percevoir un droit de station pour les navires soumis à cette formalité sanitaire, un droit de séjour au lazaret pour les personnes, des droits déterminés pour la purification des marchandises débarquées au lazaret.

Conformément à l'article 23 du règlement sur la perception et la comptabilité des droits sanitaires, arrêté le 5 décembre 1842 par le ministre des finances et par le ministre du commerce, les droits de reconnaissance, les droits relatifs à la quarantaine et les droits de purification de marchandises, seront perçus au moyen de liquidations établies par l'agent du service sanitaire.

Le nombre de tonneaux qui doit servir de base à la perception du droit de reconnaissance sera déterminé d'après les justifications d'usage; les fractions de tonneau ne seront pas comptées dans le bulletin qui sera remis à l'agent percepteur, pour la perception du droit.

L'exemption déterminée par l'article 99 du règlement sanitaire international et par l'article 13 du décret du 4 juin semble s'appliquer à toute espèce de droit sanitaire. Cependant, si un navire en relâche forcée, ou un bâtiment dispensé, par sa provenance, de se munir d'une patente de santé, était dans le cas d'être soumis à une quarantaine régulière, il se trouverait nécessairement déchu du bénéfice de ces articles, et il aurait à acquitter les droits de quarantaine fixés par le décret.

On doit rappeler ici que les navires venant de l'Algérie, quoique soumis à l'obligation de présenter, à l'arrivée, une patente de santé, sont affranchis des droits de reconnaissance dans les ports français de la Méditerranée. (Art. 10 du décret du 4 juin.)

Il est entendu que les embarcations des douanes et les bateaux pilotes compris dans la quatrième catégorie de l'article 99 du règlement international sont exempts du payement de tous droits sanitaires.

Chap. V. — **Des autorités sanitaires.**

Attributions des autorités sanitaires. — L'organisation des autorités sanitaires déterminée par le titre VIII du règlement sanitaire international est généralement conforme à celle qui a été établie en France par le décret du 24 décembre 1850.

Par l'article 8 de la convention sanitaire internationale, les puissances contractantes sont convenues de placer le service de la santé publique, dans les ports de leurs États qu'elles se réservent de désigner, sous la direction d'un agent responsable, nommé et rétribué par le gouvernement et assisté d'un conseil représentant les intérêts locaux. Il doit y avoir, en outre, un service d'inspection sanitaire réglé par les gouvernements respectifs.

Le règlement international a développé ces dispositions.

C'est en exécution de ces deux actes que la dénomination de *commission sanitaire*, maintenant usitée en France, a été remplacée par celle de *conseil*. (Art. 2 du décret du 4 juin.)

Les agences sanitaires actuellement établies conservent, jusqu'à nouvel ordre, les dénominations et les circonscriptions déterminées par l'arrêté du 27 février 1852.

Il est, d'ailleurs, expressément ordonné à tous les agents ordinaires du service sanitaire de se conformer en tous points aux instructions qui leur seront transmises par l'agent principal ou le directeur de la santé dont ils relèvent, et de lui transmettre tous les renseignements qui peuvent intéresser la santé publique.

Les directeurs de la santé ou agents principaux conservent, d'après l'art. 103 du règlement sanitaire international, toutes les attributions qui leur ont été conférées par l'article 25 du décret du 24 décembre 1850.

MM. les préfets conservent la nomination des employés du service sanitaire, conformément à l'article 36 du décret du 24 décembre 1850. Toutefois la nomination des directeurs ou capitaines des lazarets sera soumise à l'approbation du ministre de l'agriculture, du commerce et des travaux publics.

Composition des conseils sanitaires. — Quant aux conseils sanitaires, leur composition, le mode de nomination et de renouvellement, ne sont modifiés ni par le règlement international, ni par le décret du 4 juin 1853.

Seulement, d'après l'article 8 de la convention internationale, dans tous les ports où les puissances contractantes entretiennent des consuls, un ou plusieurs de ces consuls pourront être admis aux conseils sanitaires pour y faire leurs observations, fournir des renseignements et donner leur avis sur les questions sanitaires.

Mais déjà, aux termes de l'article 26 du décret du 24 décembre 1850, sur tous les points du littoral où les puissances étrangères entretiennent des consuls, ces consuls sont invités à se réunir chaque année pour désigner l'un d'entre eux, qui a la faculté d'assister aux séances de la commission sanitaire, avec voix délibérative.

L'article 8 de la convention n'infirme pas l'article 26 du décret qui vient d'être cité; toutefois, si le consul déjà nommé pour représenter le corps consulaire au sein du conseil sanitaire n'appartient pas à l'une des puissances contractantes, les consuls de ces puissances seront invités à désigner l'un d'eux pour assister également aux délibérations du conseil.

D'après le dernier paragraphe de l'article 8 de la convention, toutes les fois qu'il s'agira de prendre une décision spéciale à l'égard d'un pays et de le déclarer en quarantaine, l'agent consulaire de ce pays sera invité à se rendre au conseil et entendu dans ses observations. Cette disposition doit être considérée comme applicable aux consuls ou agents consulaires de tous les pays, soit que ces pays aient adhéré ou non à la convention sanitaire internationale.

Attributions des conseils sanitaires. — Les attributions des conseils sanitaires sont déterminées par les articles 106, 107, 108 et 109 : ces attributions sont exclusivement consultatives et de surveillance, ce qui a entraîné l'abrogation de l'article 29 du décret du 24 décembre 1850.

D'après l'article 107 du règlement international, le conseil se réunira périodiquement, aux époques que déterminera l'autorité supérieure, et il sera convoqué extraordinairement toutes les fois qu'une circonstance relative à la santé publique paraîtra l'exiger.

En France, le nombre des réunions périodiques des conseils sanitaires sera fixé par le préfet.

Le nombre de ces réunions était fixé à deux par mois, dans les ports de la Méditerranée, par l'article 29 du décret du 24 décembre 1850; cet article étant abrogé, les préfets restent libres de fixer le nombre des réunions des conseils sanitaires suivant les besoins du service : l'expérience a prouvé qu'il y avait des inconvénients à rendre ces réunions trop multipliées.

Dans le cas prévu par l'article 109 du règlement sanitaire international, les délibérations du conseil et les observations de l'agent principal, ou du directeur de la santé, seront adressées au préfet, qui les fera parvenir au ministre avec son avis.

Par l'article 106, le conseil est appelé à concourir, avec le directeur ou agent, à la préparation des règlements locaux ou intérieurs.

Il s'agit exclusivement des règlements locaux qui déterminent, dans chaque port, tout ce qui n'est pas du ressort des règlements généraux, les devoirs et les attributions des agents secondaires, les limites des lieux réservés, la police extérieure des ports de quarantaine et des lazarets, etc. Ces règlements seront faits par le directeur de la santé, qui les communiquera au conseil, pour avoir son avis. Les règlements ainsi préparés seront transmis au préfet, qui les soumettra à l'approbation du ministre, en les accompagnant de ses propres observations.

Les directeurs de la santé ou agents principaux dans tous les ports de l'empire devront procéder, sans aucun retard, à la révision des règlements locaux de leur circonscription, pour les mettre en harmonie avec le régime nouveau institué par le décret du 24 décembre 1850, par la convention sanitaire internationale et par le décret du 4 juin.

Les projets de nouveaux règlements faits en vertu du paragraphe précédent, devront être transmis au ministre dans le délai de trois mois, à partir de la publication des présentes instructions ; pour les ports de l'Océan, ce délai sera de six mois.

Les directeurs de la santé, dans les ports qui entretiennent des relations fréquentes avec les ports de la Méditerranée appartenant aux puissances contractantes, devront, conformément à l'article 111 du règlement sanitaire international, communiquer directement aux autorités sanitaires de ces ports les faits importants qui seraient parvenus à leur connaissance, sans préjudice des renseignements qu'il est de leur devoir de fournir en même temps aux autorités compétentes et au consul.

Inspection du service sanitaire. — Le ministre réglera le service de l'inspection sanitaire instituée par l'article 8 de la convention sanitaire internationale selon le mode qui sera jugé le plus convenable. Les autorités sanitaires sont tenues de fournir à l'inspecteur qui sera désigné tous les renseignements qu'il pourra leur demander, et de lui communiquer tous les documents intéressant le service sanitaire, toutes les pièces, tous les registres dont la garde leur est confiée.

CHAP. VI. — De la poursuite des délits et contraventions en matière sanitaire ; dispositions et observations générales.

La convention et le règlement sanitaire international ont laissé à chacune des puissances contractantes le soin d'assurer, suivant la législation qui lui est propre, l'exécution des prescriptions contenues dans ces deux actes. Il n'est donc rien innové à ce qui est prescrit, quant à la poursuite et à la répression des délits et contraventions en matière sanitaire, par la loi du 3 mars 1822 et par le titre III du décret du 24 décembre 1850.

Les présentes instructions étant spécialement destinées à régler ce qui se rapporte au service sanitaire sur le littoral de la France, on n'a point à s'arrêter ici aux deux titres (IX et X) du règlement sanitaire international, intitulés : *Organisation particulière à l'Orient ; disposition relative à l'Amérique.*

La Porte Ottomane ayant annoncé l'intention d'adhérer à la convention sanitaire internationale, et étant déjà fort avancée dans l'accomplissement des conditions qui ont été déterminées par cette convention et par son annexe, l'époque n'est pas éloignée où tous les bâtiments des puissances contractantes, munis d'une patente nette, devront être admis à libre pratique dans tous les ports de l'empire.

Quant à l'Amérique et à nos possessions sur la côte occidentale d'Afrique, il sera pourvu, par les soins de M. le ministre de la marine, aux moyens d'y assurer, dans une forme appropriée aux exigences du service, l'exécution des dispositions prescrites par l'article 137 du règlement sanitaire international.

La convention et le règlement sanitaire international sont obligatoires pour les ports de l'Algérie; mais c'est à M. le ministre de la guerre qu'il appartient de prescrire les mesures nécessaires pour que ces actes reçoivent sur tout le littoral de l'Algérie leur pleine et entière exécution.

Enfin, il n'est pas inutile de rappeler qu'aux termes de l'article 46 du décret du 24 décembre 1850, il est enjoint à tous les agents de la France au dehors de se tenir informés et d'instruire le ministre de l'agriculture, du commerce et des travaux publics, par l'intermédiaire des départements dont ils relèvent, des renseignements qui importeront à la police sanitaire et à la santé publique de la France. S'il y avait péril, ils devraient en même temps avertir l'autorité française la plus voisine et la plus à portée des lieux qu'ils jugeraient menacés.

Il est pareillement enjoint aux autorités sanitaires de se donner réciproquement les avis nécessaires au service qui leur est confié, et à toutes les autorités de *l'intérieur de prévenir qui de droit des faits à leur connaissance* qui intéresseraient la santé publique. Les mots imprimés en lettres italiques dans le second paragraphe de cet article s'adressent particulièrement aux maires des communes des départements du littoral. Les maires sont déjà obligés de signaler au préfet, sans retard, tous les faits qui pourraient indiquer l'existence d'une maladie épidémique dans leur commune. Cette obligation doit leur être rappelée, et il doit leur être enjoint en même temps d'exiger que tous les médecins des hôpitaux leur fassent connaître immédiatement tous les cas de maladie suspecte qui pourraient se présenter dans ces établissements. Le préfet fera vérifier les faits par le médecin des épidémies ou par des membres du Conseil d'hygiène, s'il y a lieu; et si les faits sont jugés de nature à exercer quelque influence sur l'application des règlements sanitaires, ils seront sur-le-champ communiqués au directeur ou à l'agent principal de la santé, pour qu'il soit procédé ainsi qu'il a été dit dans le chapitre III des présentes instructions.

Toute négligence à cet égard pourrait être poursuivie et punie conformément à l'article 13 de la loi du 3 mars 1822.

Ces instructions paraissent suffire pour diriger les autorités et les agents préposés à l'application des règlements sanitaires dans l'accomplissement des devoirs qu'ils ont à remplir. On eût peut-être désiré qu'un règlement général réunît les dispositions des divers actes qui régissent le service sanitaire, donnant ainsi une nouvelle sanction à celles qui doivent être maintenues, et abrogeant celles qui ne s'accordent plus avec l'état actuel des choses. C'est ce qu'on s'est proposé de faire dans les présentes instructions, autant que les besoins du service semblaient l'exiger, autant que la forme d'instructions pouvait le permettre. Aller plus loin eût été prématuré. Le régime sanitaire maintenant établi en France n'est pas définitif: la convention sanitaire internationale n'a été conclue que pour cinq années; dans cette période, l'expérience fera connaître s'il est utile et nécessaire d'y apporter des modifications. Des changements pourront être aussi introduits dans notre législation sanitaire, pour la rendre plus conforme aux principes qui ont dicté les nouvelles dispositions de cet acte international. Le moment n'est donc pas encore venu de rédiger un règlement général qui puisse remplacer toutes les ordonnances, tous les décrets qui ont été publiés jusqu'à ce jour, en matière sanitaire, et présenter quelques chances de durée.

Le régime sanitaire n'a longtemps consisté qu'en pratiques inspirées par la terreur ou fondées sur des hypothèses entièrement gratuites. Depuis un certain nombre d'années, la discussion a fait comprendre, généralement, tout ce que la plupart de ces pratiques avaient d'inutile et quelquefois de contradictoire; et l'on est arrivé ainsi à ramener la police sanitaire, naguère si redoutable pour les personnes, si gênante pour la navigation, à des bornes que la raison peut admettre. La convention sanitaire est un nouveau pas de fait dans cette œuvre d'amélioration. Tout n'est pas terminé cependant, et de nouveaux progrès sont, il faut l'espérer, réservés à l'avenir; la science n'a pu encore pénétrer les lois secrètes qui président au développement et à la propagation des maladies épidémiques, telles que la peste, la fièvre jaune et le choléra. La recherche de ces lois en ce qui concerne la peste, ou au moins l'étude approfondie des phénomènes qui en découlent, sont l'un des principaux soins qui sont confiés au zèle et aux lumières des médecins sanitaires que les puissances contractantes ont établis ou vont établir dans le Levant. Dans nos colonies, des recherches analogues seront faites, relativement à la fièvre jaune, par des médecins qui seront désignés. Les médecins sanitaires institués à bord des navires, tous les médecins de la marine militaire, se rappelleront aussi qu'ils ne doivent manquer aucune occasion d'observer, de recueillir et de communiquer à l'autorité tous les faits qui peuvent jeter quelque lumière sur ces grandes questions, dont la solution serait d'une si haute importance pour l'humanité. Un résultat semble déjà acquis : c'est que l'hygiène publique et privée, si elle n'a pas la puissance d'empêcher la propagation des maladies réputées pestilentielles hors des lieux infectés où elles ont pris naissance, est au moins le moyen le plus sûr pour diminuer les ravages de ces maladies et pour en conjurer la funeste influence. On ne saurait donc trop recommander à MM. les préfets de porter toute leur attention sur les mesures à prendre pour faire disparaître les principales causes d'insalubrité qui peuvent exister dans leurs départements, et de s'occuper avec une sollicitude incessante de tout ce qui touche à l'assainissement des ports et de toutes les localités maritimes.

ANNEXE A. — **Nomenclature des navires qui sont dispensés, en temps ordinaires, de représenter une patente de santé dans les ports de France** (1).

Dans les deux mers : 1° Les bateaux pêcheurs ; 2° les bateaux pilotes ; 3° les chaloupes du service des douanes et les bâtiments gardes-côtes ; 4° les navires faisant le cabotage entre les différents ports de la France sur la même mer (excepté les navires venant de l'Algérie).

Dans les ports de l'Océan : Les navires venant de l'Angleterre, de la Belgique, de la Hollande et des États du nord de l'Europe ;

Les navires qui vont faire la pêche de la morue à Terre-Neuve, au Doggers-Bank et dans les mers d'Islande ;

Les navires baleiniers. (Ceux qui naviguent dans l'hémisphère austral, s'ils ne se sont pas munis d'une patente de santé au départ, en prendront une, au retour, au premier port de relâche où il se trouvera une autorité sanitaire.)

(1) Tableau remplaçant les tableaux A et B annexés au décret du 24 décembre 1850.

Les bâtiments dispensés de la patente sont également affranchis de l'arraisonnement sanitaire.

Tout bâtiment doit être reconnu, à l'arrivée, par les agents du service sanitaire ; mais la reconnaissance peut se faire, soit par la seule inspection, soit par un signal, soit par un interrogatoire, suivant la provenance du bâtiment et les usages consacrés par les règlements locaux.

ANNEXE B. — **Modèle d'interrogatoire pour la reconnaissance sanitaire.**

1. D'où venez-vous ?
2. Avez-vous une patente de santé ?
3. Quels sont vos nom, prénoms, et qualité ?
4. Quel est le nom, le pavillon et le tonnage de votre navire ?
5. De quoi se compose votre cargaison ?
6. Quel jour êtes-vous parti ?
7. Quel était l'état de la santé publique à l'époque de votre départ ?
8. Avez-vous le même nombre d'hommes que vous aviez au départ, et sont-ce les mêmes hommes?
9. Avez-vous eu, pendant la traversée, des malades à bord ? En avez-vous actuellement ?
10. Avez-vous eu quelque communication pendant la traversée ? N'avez-vous rien recueilli en mer ?

NOTA. — Les règlements particuliers à chaque port pourront supprimer quelques-unes de ces questions pour les navires qui ne s'éloignent jamais de la côte.

Dans les cas d'arraisonnement, les autorités sanitaires pourront faire, indépendamment des questions ci-dessus spécifiées, toutes les autres interrogations qu'elles jugeront nécessaires pour s'éclairer sur l'état sanitaire du navire.

ANNEXE D.

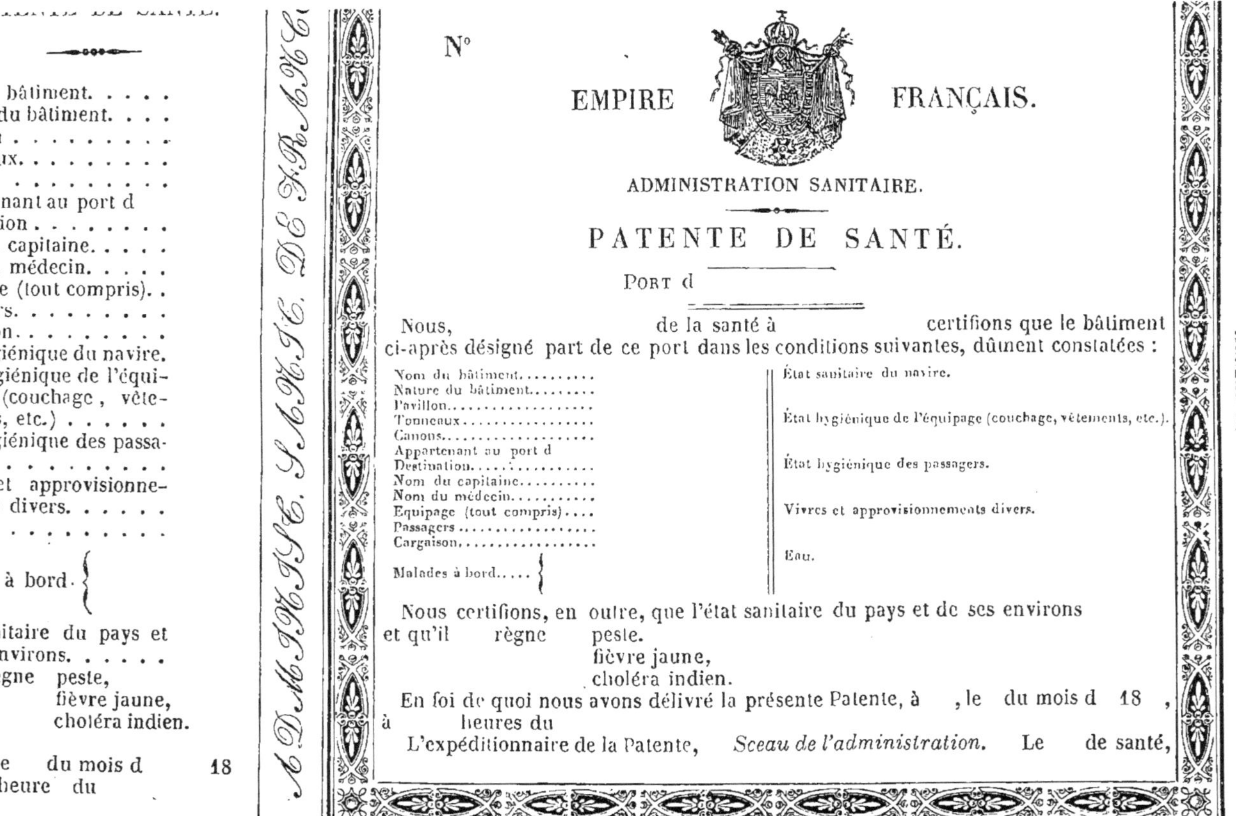

Nom du bâtiment. . . . .
Nature du bâtiment. . . .
Pavillon . . . .
Tonneaux. . . . .
Canons. . . . .
Appartenant au port d
Destination . . . .
Nom du capitaine. . . . .
Nom du médecin. . . . .
Équipage (tout compris). .
Passagers. . . . .
Cargaison. . . . .
État hygiénique du navire.
État hygiénique de l'équipage (couchage, vêtements, etc.) . . . . . .
État hygiénique des passagers. . . . .
Vivres et approvisionnements divers. . . . . .
Eau . . . .

Malades à bord.

État sanitaire du pays et des environs. . . . .
et il règne peste,
fièvre jaune,
choléra indien.

Délivré le du mois d 18
à heure du

N°

EMPIRE FRANÇAIS.

ADMINISTRATION SANITAIRE.

PATENTE DE SANTÉ.

PORT d

Nous, de la santé à certifions que le bâtiment ci-après désigné part de ce port dans les conditions suivantes, dûment constatées :

Nom du bâtiment.........	État sanitaire du navire.
Nature du bâtiment........	
Pavillon..................	État hygiénique de l'équipage (couchage, vêtements, etc.).
Tonneaux................	
Canons..................	
Appartenant au port d	État hygiénique des passagers.
Destination...............	
Nom du capitaine..........	
Nom du médecin..........	Vivres et approvisionnements divers.
Equipage (tout compris)....	
Passagers................	
Cargaison................	Eau.
Malades à bord.....	

Nous certifions, en outre, que l'état sanitaire du pays et de ses environs
et qu'il règne peste.
fièvre jaune,
choléra indien.

En foi de quoi nous avons délivré la présente Patente, à , le du mois d 18 , à heures du

L'expéditionnaire de la Patente, *Sceau de l'administration.* Le de santé,

ANNEXE C. — **Tableau des quara**

PAYS DE PROVENANCE.	NATURE DE LA PATENTE DE SANTÉ.	PAYS D'ARRIVÉE.	RÉG[...] PAVILLON DES PUISSANCES QUI ONT ADHÉRÉ. BATIMENTS ET PASSAGERS. Avec un médecin sanitaire à bord (A).	Sans médecin sanitair[...]
Turquie et ses dépendances.	Patente nette.	Ports de la Méditerranée. .	Libre pratique lorsqu'il s'est écoulé huit jours pleins à partir du départ.	Libre pratique après d[...] jours de traversée, q[...] devront être complét[...] par une quarantain[...] le cas échéant.
		Ports de l'Océan	Libre pratique	Libre pratique . . . .
	Patente brute.	Ports de la Méditerranée. .	Quarantaine de dix jours pleins à partir de l'arrivée (B).	Quarantaine de dix jou[...] pleins à partir de l'a[...] rivée (B).
		Ports de l'Océan	*Idem.*	*Idem.*

2° FIÈV[...]

PAYS DE PROVENANCE.	NATURE DE LA PATENTE DE SANTÉ.	PAYS D'ARRIVÉE.
Pays où règne la fièvre jaune. .	Patente brute.	Ports de la Méditerranée. . .
		Ports de l'Océan (1). . . . .

3° CHOL[...]

PAYS DE PROVENANCE.	NATURE DE LA PATENTE DE SANTÉ.	PAYS D'ARRIVÉE.
Pays où règne le choléra. . . .	Patente brute.	Ports de la Méditerranée. . .
		Ports de l'Océan. . . . . . .

* D'après l'article 60 du règlement sanitaire international, les cuirs, les crins, les chiffons et les drilles[...]

(1) Les ports de l'Océan ont été assimilés à ceux de la Méditerranée, et leur régime, en ce qui touche la [...]

s établies en France.

E.

AIRE.			
LON DES PUISSANCES QUI N'ONT PAS ADHÉRÉ.		SANS DISTINCTION DE PAVILLON.	OBSERVATIONS.
BATIMENTS ET PASSAGERS.		MARCHANDISES*.	
un médecin sanitaire à bord (A).	Sans médecin sanitaire.		
pratique lorsqu'il st écoulé huit jours ins à partir du dé- t.	Observation de trois jours	Libre pratique.	(A) Les médecins sanitaires doivent être commissionnés par le ministre de l'agriculture, du commerce et des travaux publics.
pratique.	Libre pratique . . .	*Idem.*	
ntaine de dix jours ins à partir de l'ar- e (B).	Quarantaine de dix jours pleins à partir de l'arrivée (B).	Quarant. de dix j. pleins à dater du débarquem. au lazaret p. les marchand. de 1re classe.	(B) Voyez les Instructions, p. 294 et suiv.
	Idem.	*Idem.*	

E.

RÉGIME SANITAIRE (sans distinction).		OBSERVATIONS.
BATIMENTS ET PASSAGERS.	MARCHANDISES*.	
ntaine de trois, de cinq ou de sept jours pleins, vant les différents cas déterminés par l'article 4 la convention sanitaire.	Libre pratique.	
pratique quand il n'y a eu à bord ni morts, ni lades de la fièvre jaune pendant les dix derniers rs de la navigation.	*Idem.*	

BUS.

RÉGIME SANITAIRE (sans distinction).		OBSERVATIONS.
BATIMENTS ET PASSAGERS.	MARCHANDISES*.	
ntaine de cinq jours pleins, y compris le temps la traversée (C).	Libre pratique.	(C) Le ministre décidera s'il y a lieu de maintenir ou de supprimer cette quarant.
ntaine de trois à cinq jours, quand il y aura eu ou plusieurs cas de choléra depuis le départ (C).	*Idem.*	

nême en patente nette, être l'objet des mesures sanitaires dans la Méditerranée (voy. les Instruct. p. 294).
a été complétement assimilé par arrêté ministériel rendu en 1861 lors de l'épidémie de Saint-Nazaire.

ANNEXE E. — **Décret (annoté) du 24 décembre 1850** (1).

TITRE Ier. — *Règles générales de la police sanitaire.*

Art. 1er [art. 37 et 40 du règlement sanitaire] (2). — Les provenances par mer ne sont admises à la *libre pratique* qu'après que leur état sanitaire a été reconnu par les agents préposés à cet effet.

Art. 2* [art. 38 et 39 du règlement sanitaire]. — Sont dispensés de toute reconnaissance les bâtiments dénommés au tableau A ci-annexé, tableau qui pourra être, suivant les circonstances, modifié par arrêté du ministre de l'agriculture et du commerce, le Comité consultatif d'hygiène publique établi près de son département entendu.

Art. 3 [art. 1er de la convention sanitaire]. — Tout bâtiment venant d'un port étranger ou d'une colonie française sera, sauf les cas d'exception énoncés au tableau B ci-annexé, porteur d'une patente de santé, laquelle fera connaître l'état sanitaire des lieux d'où il vient, et son propre état sanitaire au moment où il est parti.

Ce tableau pourra être modifié par arrêté du ministre de l'agriculture et du commerce, le Comité consultatif d'hygiène publique établi près de son département entendu.

Art. 4** (3) [art. 69 du règlement]. — Tout navire qui n'aura pas de patente de santé, lorsqu'à raison de sa provenance il devrait en être muni, sera tenu en réserve pour la vérification de son état sanitaire, et il pourra être soumis à une quarantaine d'observation de trois à cinq jours.

Les cas de force majeure seront appréciés par l'autorité sanitaire.

Art. 5* [art. 22 du règlement]. — Dans les pays étrangers, les patentes sont délivrées aux bâtiments français par nos agents consulaires. Là où il n'existe pas

(1) La convention et le règlement sanitaire international ont modifié quelques dispositions du décret du 24 décembre 1850 pour les ports de la Méditerranée ; les mêmes actes ont reproduit, soit en les développant, soit textuellement, d'autres dispositions de ce décret ; enfin le décret du 4 juin 1853 et les instructions et tableaux arrêtés par le ministre pour l'exécution de ce dernier décret ont encore apporté d'autres changements, soit au décret du 24 décembre 1850, soit aux tableaux qui y étaient annexés, tant pour les ports de la Méditerranée que pour les ports de l'Océan.

Il a paru utile de reproduire ici le texte du décret du 24 décembre 1850, en mettant en regard de chaque article les numéros des articles corrélatifs, soit de la convention, soit du règlement international, soit du décret du 4 juin 1853.

Les articles modifiés pour tous les ports sont marqués d'un astérique (*); les articles modifiés seulement pour les ports de la Méditerranée sont marqués d'un double astérisque (**).

Les trois tableaux qui étaient annexés au décret du 24 décembre se trouveront remplacés par les tableaux annexés aux Instructions (pages 97 et 98).

(2) Nous plaçons entre crochets [ ] les articles correspondants de la convention, du règlement sanitaire international et du décret du 4 juin 1853.

(3) Modifié seulement pour les navires des puissances qui ont adhéré à la convention.

d'agent consulaire français, les patentes doivent être demandées aux autorités du pays.

Art. 6 [art. 34 du règlement : voy. les Instructions]. — Dans les cas de relâche en cours de voyage, la patente sera visée par les autorités énoncées à l'article 5. S'il s'écoulait plus de cinq jours entre la date du visa et le départ du navire, la patente serait visée de nouveau.

Art. 7. [art. 70 du règlement]. — Les navires porteurs de patentes raturées, surchargées ou portant toute autre altération d'un caractère suspect, seront soumis à une surveillance particulière et aux mesures jugées nécessaires, sans préjudice des poursuites à diriger, selon les cas, contre le capitaine ou le patron, et, en outre, contre les auteurs desdites altérations.

Art. 8* [art. 13, 21, 32, 33 et 35 du règlement sanitaire]. — Il est défendu à tout capitaine :

1° De se dessaisir de la patente prise au point de départ, avant d'être arrivé à sa destination.

2° De prendre et d'avoir à bord d'autre patente que celle qui lui a été délivrée audit départ.

3° D'embarquer sur son bord aucun passager ou autre individu qui paraîtrait atteint d'une maladie pestilentielle.

Il est enjoint à tout officier de santé d'un navire, et, à défaut, au capitaine ou patron, de prendre note sur le journal du bord de toutes les maladies qui pourraient s'y manifester.

Il leur est également prescrit de tenir note, sur ledit journal, de toute communication qui aurait eu lieu en mer et de tout événement de nature à intéresser la santé publique.

Art. 9 [art. 36 du règlement]. — En cas de décès après une maladie pestilentielle, les effets d'habillement ou de literie qui auraient servi au malade dans le cours de cette maladie seront brûlés si le navire est au mouillage, et, s'il est en route, jetés à la mer avec les précautions suffisantes pour qu'ils ne puissent surnager.

Les autres effets du même genre dont l'individu décédé n'aurait point fait usage, mais qui se seraient trouvés à sa disposition, seront soumis immédiatement à l'évent ou à toute autre purification.

Il serait fait mention, dans le journal de bord, de l'exécution de ces mesures.

Art. 10 [art. 37 et 40 du règlement]. — Tout capitaine arrivant dans un port français est tenu :

1° D'empêcher toute communication avant l'admission à libre pratique.

2° De se conformer aux règles de la police sanitaire ainsi qu'aux ordres qui lui sont donnés par les autorités chargées de cette police.

3° D'établir son navire dans le lieu réservé qu'il lui est indiqué.

4° De se rendre, aussitôt qu'il y est invité, auprès des autorités sanitaires, en attachant à un point apparent de son canot, bateau ou chaloupe, une flamme de couleur jaune, à l'effet de faire connaître son état de suspicion et d'empêcher toute approche.

5° De produire auxdites autorités tous les papiers de bord ; de répondre, après avoir prêté serment de dire la vérité, à l'interrogatoire qu'elles lui font subir, et de déclarer tous les faits et donner tous les renseignements venus à sa connaissance qui peuvent intéresser la santé publique.

Art. 11. Peuvent être soumis à de semblables interrogatoires et obligés, sous serment, à de semblables déclarations, les gens de l'équipage et les passagers, toutes les fois qu'il est jugé nécessaire.

Art. 12. Doivent se conformer aux ordres et aux instructions des autorités sanitaires, les pilotes qui se rendent au-devant des navires pour les guider, ainsi que toutes les embarcations qui, en cas de naufrage ou de péril, iraient à leur secours.

Art. 13. Les défenses résultant, soit du présent titre, soit des titres suivants, ne feront pas obstacle aux visites des agents des douanes, soit dans les ports, soit dans le rayon de deux myriamètres des côtes, sauf toute application que de droit auxdits agents et à leurs embarcations, si par ces visites ils perdent leur état de libre pratique.

Art. 14 [art. 46 du règlement sanitaire]. — Les provenances des pays habituellement et actuellement sains sont admises à libre pratique, immédiatement après la reconnaissance sanitaire, à moins d'accidents ou de communications de nature suspecte survenus depuis le départ.

Art. 15 [art. 4 de la convention; art. 47 du règlement]. — Les quarantaines et les mesures particulières auxquelles doivent être soumises les provenances des pays suspects de maladies pestilentielles sont fixées, par décret, conformément à l'article 1er de la loi du 3 mars 1822.

Un tableau des quarantaines, conforme au tableau C ci-annexé, sera publié et affiché dans tous les lieux où existe une commission ou agence sanitaire.

Art. 16** [art. 72 du règlement]. — En cas d'urgence, les autorités sanitaires peuvent prendre les dispositions nécessaires, qui sont immédiatement soumises à l'approbation du ministre de l'agriculture et du commerce.

Leurs décisions sont accompagnées de l'énoncé des motifs qui les ont déterminées; elles sont rendues et notifiées sans retard.

Elles sont transcrites sur un registre spécial; chacune d'elles est signée séparément.

Art. 17** [art. 54 du règlement]. — Les provenances des pays placés sous le régime de la patente brute ne sont admises que dans les ports ou rades spécialement désignés par le ministre de l'agriculture et du commerce.

Art. 18. Si une maladie pestilentielle se manifeste à bord d'un bâtiment même muni d'une patente nette, le capitaine du navire se rend dans l'un des ports désignés en vertu de l'article précédent, et s'il est forcé de relâcher dans un autre port ou rade, il est tenu en état de séquestration jusqu'à ce qu'il puisse reprendre le large.

Art. 19. Les lazarets et autres lieux réservés sont placés sous le même régime sanitaire que les provenances qu'ils renferment ou avec lesquelles ils sont en libre communication.

Art. 20** [art. 74, 76 et 83 du règlement]. — Les membres ou agents des autorités sanitaires ont seuls l'entrée des lazarets ou autres lieux réservés pendant la séquestration.

En cas de communication suspecte de leur part, ils sont considérés comme appartenant à la provenance avec laquelle ils ont communiqué, et ils en subissent le sort.

Art. 21** [art. 76 du règlement]. — L'entrée desdits lazarets et lieux réservés peut, en cas de nécessité, être accordée à toute autre personne par les agents sanitaires principaux dont il sera question au titre ci-après. La permission est toujours donnée par écrit. Le permissionnaire est considéré comme faisant partie de la provenance avec laquelle il communique, et il en subit le sort.

Art. 22. Les autorités sanitaires déterminent autour des lazarets et autres lieux réservés placés sous leur direction la ligne où finit la libre pratique.

TITRE II. — *Autorités sanitaires.— Attributions et ressort desdites autorités.*

Art. 23 [art. 4 et 8 du règlement; art. 2 et 3 du décret du 4 juin 1853].—La police sanitaire est exercée par des commissions ou des agences dont la composition et les attributions sont ci-après déterminées.

Indépendamment de ces agences ou commissions, et conformément à l'ordonnance du 18 avril 1847, et au décret du 11 août 1849, des médecins français établis en Orient, et des médecins commissionnés par le ministre de l'agriculture et du commerce, et embarqués sur les bâtiments à vapeur, sont chargés, pour la garantie de la santé publique, de concourir à l'exercice de la police sanitaire, en ce qui concerne les provenances du Levant.

Art. 24. [art. 4 et 8 du règlement; art. 2 et 3 du décret du 4 juin 1853].— Il y a des agents principaux et des agents ordinaires du service sanitaire. Ils sont nommés par le ministre de l'agriculture et du commerce.

Dans chaque département maritime, il y a au moins un agent principal, qui a sous sa direction tous les agents ordinaires du service sanitaire de la circonscription qui lui est assignée.

Dans les ports où il existe des lazarets, l'agent principal du service sanitaire prend le titre de *directeur de la santé.*

La circonscription attribuée à chacun desdits agents est déterminée par un arrêté du ministre de l'agriculture et du commerce.

Art. 25 * [art. 103 du règlement].—Les agents principaux du service sanitaire sont chargés de veiller à l'exécution et au maintien des lois, décrets, arrêtés et règlements sanitaires.

Dans les ports où ils résident, ils reconnaissent ou font reconnaître l'état sanitaire des provenances, et leur donnent la libre entrée, s'il y a lieu. Ils font exécuter les règlements ou décisions qui déterminent la quarantaine et les précautions particulières auxquelles les provenances infectées ou suspectées doivent être soumises.

Les agents principaux pourvoient, en outre, dans les cas urgents, aux dispositions provisoires qu'exige la santé publique, et provoquent extraordinairement, au besoin, après en avoir donné avis au préfet ou au sous-préfet, la réunion de la commission sanitaire, dont la composition est ci-après indiquée.

Ils délivrent ou visent les patentes et bulletins de santé dans les ports où ils résident; ils les font délivrer ou viser dans les autres ports de leur circonscription par les agents sanitaires placés sous leurs ordres.

Les directeurs de la santé sont, en outre, chargés de faire observer l'ordre et la discipline dans les lazarets et autres lieux réservés.

Art. 26** (1) [art. 2 du décret du 4 juin 1853]. — Font partie de droit desdites commissions avec voix délibérative :

1° Le directeur de la santé ou l'agent principal du service sanitaire ;

2° Le maire ;

3° Le plus élevé en grade d'entre les officiers généraux ou supérieurs attachés à un commandement territorial ;

4° Dans les ports militaires, le préfet maritime, le major général, le président du conseil de santé de la marine, et dans les ports de commerce, le commissaire chargé du service maritime ;

5° Le directeur ou inspecteur des douanes, et, à défaut, le plus élevé en grade des employés dans ledit service ;

6° Dans les chefs-lieux de préfecture, deux conseillers de préfecture.

Sur tous les points du littoral où les nations étrangères entretiennent des consuls, les consuls seront invités à se réunir, au commencement de chaque année, pour désigner l'un d'entre eux qui aura la faculté d'assister aux délibérations de la commission sanitaire, avec voix consultative.

Art. 27 [art. 2 du décret du 4 juin 1853]. — Les commissions sanitaires renferment, en outre, trois membres au moins et six au plus, désignés par l'élection : un tiers d'entre eux est nommé par le conseil municipal, un tiers par la chambre de commerce, et, à son défaut, par le tribunal de commerce du ressort, et un tiers par le conseil d'hygiène publique et de salubrité de la circonscription.

Les choix ne peuvent porter que sur des personnes faisant partie du corps qui les nomme, et ayant leur résidence dans le lieu où siége la commission.

S'il n'existe pas de chambre de commerce dans la localité, le conseil municipal nommera, outre les membres choisis dans son sein, un tiers des membres de la commission, choisi parmi les négociants

S'il n'existe pas de conseil d'hygiène, il sera également chargé de nommer le dernier tiers, qui sera choisi parmi les médecins.

Art. 28. Les membres de la commission sont nommés pour trois ans et renouvelés par tiers chaque année ; pendant les deux premières années, les membres sortants sont désignés par le sort et ensuite par l'ancienneté.

Ils sont indéfiniment rééligibles.

Les préfets et sous-préfets sont présidents-nés de la commission établie au siége de leur résidence ; ils peuvent déléguer leurs fonctions.

Art. 29 * (2) [art. 106 et 107 du règlement]. — Les commissions sanitaires ont des réunions périodiques dont le nombre est fixé par le préfet.

Dans les ports de la Méditerranée, elles se réunissent au moins deux fois par mois.

Les commissions sont convoquées d'urgence toutes les fois qu'une circonstance de nature à intéresser la santé publique paraît l'exiger.

Elles transmettent, après chaque séance, un rapport sommaire sur la situation sanitaire au ministre de l'agriculture et du commerce.

Elles sont consultées sur les questions hygiéniques et sanitaires relatives au

(1) Voyez les Instructions pour l'exécution du dernier paragraphe, en ce qui concerne les consuls des puissances qui ont adhéré à la convention (page 94).

(2) Abrogé par le décret du 4 juin 1853.

régime intérieur des lazarets, au choix des emplacements affectés aux navires mis en quarantaine ou en réserve ; enfin, sur les plans et projets de constructions à faire dans les lazarets ou autres établissements sanitaires.

Toutes les fois que les commissions auront été convoquées pour des cas de maladie suspecte survenue, soit à bord d'un bâtiment, soit à l'intérieur du lazaret, les mesures qui, dans ce cas, pourront être nécessaires seront arrêtées conformément aux délibérations prises par les commissions.

Elles proposent au préfet, pour être soumis à l'approbation du ministre de l'agriculture et du commerce, les règlements locaux concernant le service sanitaire de leur circonscription. En cas d'urgence, ces règlements sont provisoirement exécutoires, sur l'autorisation des préfets.

Lesdites commissions pourront, en cas d'épidémie, après délibération spéciale approuvée par le préfet, déléguer un de leurs membres pour assister aux opérations sanitaires du service confié au directeur de la santé, telles qu'elles sont définies dans l'article 25, et, en cas de dissentiments avec ce directeur, provoquer auprès du préfet la réunion immédiate de la commission, qui devra statuer sur la question soulevée, sauf à en référer sans délai au ministre dans les cas douteux ou imprévus.

Art. 30 [titre 8 du règlement; art. 2 du décret du 4 juin 1853]. — Les agents ordinaires du service sanitaire sont chargés, sur les différents points du littoral où ils sont placés, de veiller à l'exécution des règlements sanitaires, d'en empêcher l'infraction, de constater les contraventions par procès-verbal, d'avertir et d'informer le chef de service dont ils relèvent, et, en cas d'urgence, le maire de la commune où ils exercent leurs fonctions, de tout ce qui peut intéresser la santé publique.

Ils peuvent être chargés, par délégation de leurs chefs de service, de procéder à la reconnaissance sanitaire des navires, d'accorder la libre pratique et de délivrer des patentes et des bulletins de santé.

Art. 31** [art. 32 et 126 du règlement]. — Conformément à l'ordonnance du 18 avril 1847, les médecins sanitaires français établis dans le Levant constatent, avant le départ des bâtiments, l'état sanitaire du pays; les patentes de santé sont délivrées sur leur rapport. Les médecins sanitaires embarqués à bord des bâtiments à vapeur surveillent, pendant le voyage, la santé des équipages et des passagers, tiennent note exacte, et jour par jour, des maladies observées, et en font l'objet d'un rapport embrassant toutes les circonstances du voyage, depuis le départ jusqu'à l'arrivée. Ce rapport est remis à l'autorité sanitaire au moment de l'arraisonnement.

Art. 32. Les agents ordinaires et les employés du service sanitaire seront pris, autant que possible, parmi les agents du service des douanes; ils recevront, en qualité d'agents sanitaires, une indemnité sur les fonds affectés aux dépenses sanitaires.

Art. 33. Ont droit de requérir la force publique pour le service qui leur est confié : les directeurs de santé, les agents principaux ordinaires du service sanitaire. Les mêmes ont le droit de requérir, mais seulement dans les cas d'urgence et pour un service momentané, la coopération des officiers et employés de la marine, des employés des douanes et des contributions indirectes, des officiers des ports de commerce, des commissaires de police, des gardes champêtres et forestiers, et, au besoin, de tous les citoyens.

Ne pourront lesdites réquisitions d'urgence enlever à leurs fonctions habituelles des individus attachés à un service public, à moins d'un danger assez imminent pour exiger le sacrifice de tout autre intérêt.

Art. 34. Les directeurs de la santé et autres agents principaux du service sanitaire seront nommés par le ministre de l'agriculture et du commerce.

Si ces agents appartiennent au service des douanes, leur nomination aura lieu sur la désignation du ministre des finances.

Art. 35. Les agents ordinaires du service sanitaire sont nommés par les préfets, sur la présentation du directeur de la santé ou de l'agent principal, et du consentement du directeur des douanes, si l'agent désigné appartient à ce service.

Art. 36* (1). Les autres employés, à divers titres, du service sanitaire sont nommés par le préfet, sur la présentation de l'agent principal ou du directeur de la santé.

Art. 37. Les médecins attachés au service sanitaire des lazarets et du littoral sont nommés, pour quatre ans, par le ministre de l'agriculture et du commerce, sur une liste de trois candidats dressée par le préfet.

Ils peuvent être continués dans leurs fonctions.

Art. 38. Les agents des lazarets exclusivement réservés pour les bâtiments de guerre sont nommés par le ministre de l'agriculture et du commerce, sur la désignation du ministre de la marine.

TITRE III. — *Police judiciaire.* — *État civil.* — *Jugement de simple police* (2).

Art. 39. Les fonctions de police judiciaire attribuées par l'article 17 de la loi du 3 mars 1822 aux membres des autorités sanitaires seront exercées par les agents principaux et les agents ordinaires du service sanitaire dans leurs circonscriptions respectives.

Les uns et les autres ne pourront exercer lesdites fonctions qu'après avoir prêté serment devant le tribunal civil.

Art 40. Les jugements à rendre par lesdites autorités en matière de simple police et en vertu de l'article 18 de la même loi, le seront par le directeur de la santé, assisté de deux délégués de la commission sanitaire, le ministère public étant rempli par un troisième délégué de la commission, et les fonctions de greffier par un agent ou un employé du service sanitaire.

Art. 41. Les citations aux contrevenants et aux témoins seront faites par un simple avertissement écrit par le directeur de la santé, conformément aux articles 169 et 170 du Code d'instruction criminelle.

Art. 42. Le contrevenant devra comparaître par lui-même ou par un fondé de pouvoirs. En cas de non-comparution, si elle n'est pas occasionnée par un empêchement résultant des règles sanitaires, il sera jugé par défaut. Si le contrevenant est empêché par cette cause, il sera sursis au jugement jusqu'à la fin de la quarantaine, à moins que ce ne soit un employé du lazaret ou de tout

(1) Voyez les Instructions (page 94).

(2) On consultera à ce sujet la circulaire ministérielle du 25 janvier 1859, que nous insérons à la suite du présent décret.

autre lieu réservé, obligé, par la nature de ses fonctions, à une séquestration habituelle; auquel cas, s'il n'a pas désigné de fondé de pouvoirs, il lui en sera donné un d'office.

Art. 43. Un garde de santé, commissionné à cet effet par le directeur de la santé, sera chargé de notifier les citations et les jugements.

Art. 44. Seront au surplus observés en tout ce qui ne sera pas contraire au titre III de la loi du 3 mars 1822 et aux présentes dispositions, les articles 146, 147, 148, 149, 150, 151, 153, 154, 155, 156, 157, 158, 159, 160, 161, 162, 163, 164 et 165 du Code d'instruction criminelle.

Art. 45. Les fonctions de l'état civil, objet de l'article 19 de la loi du 3 mars 1822, seront remplies par le directeur de la santé, assisté d'un agent ou employé du service sanitaire faisant les fonctions de secrétaire.

TITRE IV. — *Dispositions générales* (1).

Art. 46. Il est enjoint à tous les agents de la France au dehors de se tenir informés et d'instruire le ministre de l'agriculture et du commerce, par la voie du département dont ils relèvent, des renseignements qui importeront à la police sanitaire et à la santé publique de la France; s'il y avait péril, ils devraient en même temps avertir l'autorité française la plus voisine ou la plus à portée des lieux qu'ils jugeraient menacés.

Il est pareillement enjoint aux autorités sanitaires de se donner réciproquement les avis nécessaires au service qui leur est confié, à toutes les autorités de l'intérieur de prévenir qui de droit des faits à leur connaissance qui intéresseraient la santé publique.

Les chambres de commerce, les capitaines et patrons de navires arrivant de l'étranger, et généralement toutes les personnes ayant des renseignements sur les quarantaines, sont invités à les communiquer au directeur de la santé.

Art. 47. Tous dépositaires de l'autorité et de la force publique, tous agents de l'autorité, soit au dehors, soit au dedans, qui seraient avertis d'infractions aux lois et règlements sanitaires, sont tenus d'employer les moyens en leur pouvoir pour les prévenir, pour en arrêter les effets et pour en procurer la répression.

Art. 48. En attendant que le service sanitaire soit organisé d'après le présent décret, les administrations sanitaires existantes continueront leurs fonctions conformément aux lois, ordonnances et règlements aujourd'hui en vigueur.

Art. 49. Le ministre de l'agriculture et du commerce est chargé de donner les ordres nécessaires à l'exécution des présentes dispositions.

Les ministres sont chargés, chacun en ce qui le concerne, de l'exécution du présent décret.

Fait à l'Élysée, le 24 décembre 1850. L.-N. BONAPARTE.

Le Ministre de l'agriculture et du commerce,

J. DUMAS.

(1) Voyez chapitre VI des Instructions, intitulé : *De la poursuite des contraventions, etc.* (page 95).

CIRCULAIRE MINISTÉRIELLE DU 25 JANVIER 1859, ET INSTRUCTIONS CONCERNANT LA COMPÉTENCE POUR LA RÉPRESSION DES DÉLITS EN MATIÈRE DE POLICE SANITAIRE.

Monsieur, les dispositions du nouveau code de justice militaire pour l'armée de mer, promulgué le 4 juin 1858, n'ont point expressément enlevé aux conseils de guerre la connaissance des infractions aux lois sur la police sanitaire, commises par leurs justiciables, et le silence de la loi, à cet égard, a laissé du doute sur la question de savoir si elles devraient continuer à être déférées aux tribunaux ordinaires, par extension de l'article 372 dudit code. Cet article porte : « Ne sont pas soumises à la juridiction des tribunaux de la marine les infractions » commises, par des marins ou militaires, aux lois sur la chasse, la pêche, les » douanes, les contributions indirectes, les octrois, les forêts et la grande voirie. »

Cependant, en présence de cette disposition, il semble que le législateur n'a pu vouloir abandonner à la juridiction des tribunaux de la marine le jugement des infractions aux lois de la police sanitaire. La haute importance de cette police spéciale, la nature toute particulière des peines édictées pour la maintenir, les motifs qui ont déterminé l'art. 372 précité, autorisent, au contraire, à penser que l'omission qui en est faite dans les énonciations de cet article a été involontaire, et que ses dispositions doivent être considérées comme ayant un sens plutôt *énonciatif* que *limitatif*.

Par ces diverses considérations, mon ministère et ceux de la justice et de la marine ont pensé qu'il y aurait utilité à faire résoudre définitivement la question par une décision de l'autorité judiciaire. En conséquence, des instructions spéciales de M. le garde des sceaux prescrivent à MM. les procureurs impériaux près les tribunaux de première instance du littoral de pas décliner leur compétence, lorsqu'une affaire de cette nature sera portée devant eux, mais d'en saisir, au contraire, ces tribunaux. De leur côté, les fonctionnaires et agents du service sanitaire devront transmettre à ces magistrats les procès-verbaux d'infraction qu'ils seront dans le cas de dresser contre des marins, des militaires ou d'autres individus embarqués. Je vous recommande donc, monsieur, de mettre à profit la première occasion qui se présentera pour faire juger la question. Le besoin de faire préciser la portée de la loi nouvelle, joint à l'intérêt d'une répression dont la santé publique est le but, réclame de votre part une surveillance attentive et l'exacte observation des présentes instructions. Dans tous les cas, je vous recommande de me rendre compte, sans aucun délai, de la première infraction que vous serez dans le cas de constater, et dont vous aurez à provoquer la répression par la voie que je viens d'indiquer.

Quant aux contraventions de simple police commises dans les lieux réservés que désigne l'article 18 de la loi du 3 mars 1822, MM. les ministres de la justice et de la marine sont d'accord avec moi pour penser que les autorités sanitaires doivent continuer à en connaître, comme par le passé, quelle que soit la qualité des contrevenants, et il ne me paraît pouvoir s'élever aucun doute sérieux à cet égard.

Signé E. ROUHER.

INSTRUCTIONS POUR LES MÉDECINS SANITAIRES EUROPÉENS DANS LE LEVANT.

CHAP. Ier. — *Règles générales.*

Art. 1er Le but principal de la mission des médecins sanitaires européens dans le Levant est de constater l'état sanitaire des pays de leur résidence et d'en informer les diverses autorités locales.

Art. 2. Les médecins sanitaires européens ne seront responsables que devant leurs gouvernements respectifs, dont ils recevront des instructions spéciales.

Chaque médecin sanitaire se mettra à cet effet en rapport direct avec le délégué de son gouvernement, membre des conseils de santé de Constantinople et d'Alexandrie.

Art. 3. Tout en conservant, autant que possible, la liberté dans l'accomplissement de leurs fonctions médicales, les médecins sanitaires se trouveront, dans l'endroit de leur résidence, sous la protection et juridiction des consuls généraux et consuls de leurs pays respectifs, auxquels ils s'adresseront dans toutes les difficultés qui pourraient s'élever entre eux et les autorités locales.

Art. 4. Les médecins sanitaires européens entretiendront de bonnes relations non-seulement entre eux, mais encore avec les corps consulaires, avec les habitants en général, et surtout avec les autorités sanitaires et les autres médecins locaux des pays de leur résidence.

Art. 5. Le médecin sanitaire chargé de surveiller une certaine circonscription ne devra prendre aucun engagement qui pourrait le lier à l'endroit de sa résidence.

Pour cela, et pour d'autres raisons encore, il lui sera interdit de pratiquer la médecine comme profession dont il tirerait profit.

Cela, d'ailleurs, ne l'empêchera pas de se rendre utile au pays, de prendre part même aux consultations médicales et de donner des conseils gratuits aux indigents.

CHAP. II. — *Constatation de l'état sanitaire du pays.*

Art. 6. Le médecin sanitaire se livrera à une enquête attentive et incessante sur l'état de santé des populations au milieu desquelles il réside.

A cet effet, il devra parcourir sa circonscription toutes les fois qu'il le jugera utile et nécessaire (en Égypte, aussi souvent que possible), et se mettre en rapport avec les autorités sanitaires locales, consuls, officiers, députations ou bureaux de santé.

D'autre part, il se mettra en rapport avec les médecins, les pharmaciens, et toutes les personnes dont il pourrait obtenir des renseignements utiles.

Il visitera les hôpitaux, les quartiers les plus misérables et les plus insalubres des villes et des villages de la circonscription qui lui est confiée.

Art. 7. En cas de suspicion de maladies pestilentielles, le médecin sanitaire en informera tout de suite l'administration sanitaire locale, ou *vice versâ*, et dès ce moment il s'établira une consultation médicale dont le résultat sera immédiatement communiqué au corps consulaire de l'endroit, et, s'il en est besoin, à toutes les autorités énumérées dans l'article 15.

Art. 8. Le médecin sanitaire se tiendra, à l'aide de documents officiels, s'il en existe, ou par toute autre voie, au courant du mouvement de la population, c'est-à-dire du nombre des naissances et des décès ayant lieu chaque mois.

Art. 9. Il s'efforcera de connaître la manière dont la peste aura pu s'introduire, de même que les circonstances locales qui peuvent augmenter l'intensité de cette maladie.

Il tâchera particulièrement de recueillir les faits qui pourront éclaircir la question de l'introduction de la peste par voie des effets et des marchandises.

Il fera son possible pour connaître les conditions de santé des arrivages par mer et par terre. Il portera, entre autres, son attention particulière sur les caravanes venant de l'intérieur de l'Asie et de l'Afrique, sur les circonstances hygiéniques dans lesquelles se trouvent les caravanes durant leurs traversées, et sur la nature des maladies qui s'y développent.

Chap. III. — *Surveillance de l'exécution des mesures sanitaires.*

Art. 10. Le médecin sanitaire européen portera toute son attention sur la manière dont s'exécutent les mesures sanitaires, tant quarantainaires qu'hygiéniques, par les fonctionnaires des administrations sanitaires du pays, sans s'immiscer d'ailleurs dans cette exécution. (Une exception est admise à l'article 13.)

Art. 11. Il surveillera autant que possible l'inspection de l'état hygiénique des navires et de l'état de santé des équipages et des passagers partant pour l'Europe. Cette inspection même est confiée aux administrations sanitaires locales.

Art. 12. Pour satisfaire aux articles 6 jusqu'à 12, le médecin sanitaire entretiendra des rapports officiels avec les administrations sanitaires locales. Ces administrations, à leur tour, auront l'obligation, non-seulement, de fournir aux médecins sanitaires des renseignements écrits sur tout ce qui a trait à l'exécution de ces instructions, mais encore de recevoir ces médecins dans le local de l'administration sanitaire, toutes les fois que ceux-ci jugeront à propos de s'y rendre pour obtenir des renseignements ou des éclaircissements verbaux.

Art. 13. Dans le cas où le médecin de l'administration sanitaire locale serait malade ou absent, et où cette administration même inviterait le médecin sanitaire européen à remplir temporairement la place vacante ou à exécuter quelques mesures qui ne sauraient être confiées qu'à un médecin, le médecin sanitaire européen sera tenu de prêter son concours autant que cela sera en son pouvoir.

Chap. IV. — *Correspondance.*

Art. 14. Le médecin sanitaire européen sera obligé d'entretenir une correspondance régulière et extraordinaire avec le médecin central de son arrondissement, avec le corps consulaire de sa circonscription, et, dans certains cas, avec quelques autres médecins sanitaires.

Le but général de cette correspondance, qui doit se faire en français, est d'assurer une information incessante sur l'état de santé de la circonscription et sur l'exécution des mesures sanitaires tant quarantainaires qu'hygiéniques.

Art. 15. Dans les circonstances ordinaires, le médecin sanitaire européen adressera son rapport régulier au médecin central de l'arrondissement et au corps consulaire de sa circonscription, deux fois par mois en Turquie, et chaque semaine en Égypte.

Art. 16. Dans le cas de quelque maladie suspecte ou épidémique, et dans tous les cas extraordinaires en général, le médecin sanitaire européen fera son rapport immédiatement et sans délai, non-seulement aux autorités ci-dessus mentionnées, mais aussi à tous les médecins sanitaires des circonscriptions voisines, et, s'il est besoin, aux médecins et consuls plus éloignés, à qui ces informations pourraient être utiles.

Art. 17. Dans tous les rapports adressés aux consuls, le médecin sanitaire formulera clairement ses conclusions pour la patente nette ou pour la patente brute, conclusions dont les consuls auraient besoin pour viser les patentes. Des cas suspects quelconques seront regardés comme raison suffisante pour formuler la patentebrute.

CHAP. V. — *Tenue des registres sanitaires.*

Art. 18. Afin de pouvoir en tout temps se rendre compte de ses opérations, et pour être toujours à même de fournir des documents authentiques et précis aux autorités supérieures, chaque médecin sanitaire européen tiendra avec le plus grand soin les registres suivants, cotés et paraphés par le corps consulaire de sa résidence :

1. *Registre de tous les ordres et de toutes les instructions qu'il a reçus dans le cours d'une année.*

Les originaux de ces ordres et instructions formeront l'annexe de ce registre.

2. *Registre renfermant les copies textuelles de tous les rapports réguliers et extraordinaires adressés au médecin central, aux administrations sanitaires locales et aux divers consuls de la circonscription.*

3. *Registre renfermant la correspondance entretenue avec les autres médecins sanitaires,*

Les copies textuelles des lettres écrites dans l'intérêt du service et de la mission commune y doivent être conservées avec les originaux des lettres reçues.

CHAP. VI. — *Études scientifiques.*

Art. 19. Le médecin sanitaire sera obligé d'étudier, sous le rapport de la santé publique, le pays où il se trouve, son climat, ses maladies et toutes les conditions qui s'y rapportent. Le plan général de ces études comprendra :

1° La topographie médicale complète de sa circonscription.

2° L'étude des maladies ordinaires et accidentelles de cette contrée.

3° De nouvelles recherches sur l'épidémie pestilentielle et sur les caractères symptomatiques et anatomiques de la peste.

4° L'étude des conditions étiologiques en général (voy. l'article 9) et l'étude comparative des lieux, et jusqu'aux quartiers des villes et villages dans lesquels la peste se développe, et des lieux appartenant au même pays et habités par les mêmes populations où la peste ne s'engendre jamais.

Cette comparaison a pour but de faire connaître les causes de la peste et les moyens d'en prévenir le développement dans les pays qui l'enfantent encore aujourd'hui.

Art. 20. Le médecin sanitaire communiquera, de temps à autre, les résultats de ses études scientifiques au médecin central et à son gouvernement respectif, qui aura soin d'en publier ceux qui lui paraîtront dignes d'attention.

CHAP. VII. — *Instructions particulières pour les médecins centraux.*

Art 21. L'installation de médecins centraux sur quatre points du Levant a pour but de centraliser la correspondance des médecins sanitaires ordinaires dont ils recevront les rapports réguliers et extraordinaires, comme il a été dit plus haut.

Cette correspondance, d'ailleurs, ne donnera aux médecins centraux aucune suprématie sur leurs autres collègues.

Art. 22. Le médecin central, tout en remplissant les fonctions de médecin sanitaire ordinaire selon les chapitres précédents, sera, en outre, chargé de rédiger des rapports généraux basés sur les rapports spéciaux des médecins sanitaires de son arrondissement.

Ces rapports généraux seront à leur tour adressés, une fois par mois en Turquie et deux fois par mois en Égypte, au corps consulaire local et au conseil de santé de Constantinople.

Le médecin central d'Alexandrie communiquera, en outre, son rapport général au conseil de santé d'Alexandrie.

Art. 23. Chaque médecin central rédigera, au commencement de chaque année, un rapport détaillé sur l'état de santé de son arrondissement pendant l'année précédente, et sur toutes les conditions sanitaires qui s'y rattachent.

Art. 24. Ces rapports annuels, écrits en français, seront imprimés dans le lieu de la résidence du médecin central, et seront distribués en nombre suffisant d'exemplaires :

1° A tous les représentants des puissances européennes intéressées, qui en feront part à leurs gouvernements respectifs; 2° à tous les délégués européens, membres des conseils de santé de Constantinople et d'Alexandrie, qui les communiqueront en entier ou en partie à ces conseils mêmes; et 3° à tous les médecins sanitaires en Turquie et en Égypte, qui les communiqueront également, en partie ou en entier, aux autorités sanitaires locales.

Voy. CHOLÉRA, CONTAGION, FIÈVRE JAUNE, PESTE, TYPHUS et INHUMATIONS (pour les mesures relatives à la translation en France des personnes mortes hors du territoire continental de l'empire).

Bibliographie. — *Histoire des principaux lazarets d'Europe*, par J. Howard. Paris, 1801. — *Guide sanitaire des gouvernements européens*, par L.-J. Robert. Paris, 1826, 2 vol. in-8. — *Examen des principes de l'administration en matière sanitaire*, par N. Chervin. Paris, 1827. — *Pétition aux chambres pour la suppression immédiate des mesures sanitaires*, par le même, 1843, in-8. — *Rapport au ministre du commerce sur les divers régimes sanitaires, les quarantaines*, par M. Ségur-Dupeyron. Paris, 1833-1846, 4 part. in-8. — *Essai sur l'acclimatement des Européens dans* *les pays chauds*, par M. Aubert-Roche (*Annales d'hygiène publique*, Paris, 1844 et 1845, t. XXXI, XXXII, XXXIII, XXXIV). — *Rapport à l'Académie de médecine sur la peste et les quarantaines*, fait au nom d'une commission, par R. Prus, 1846. — *Instructions pour les médecins sanitaires envoyés en Orient* (*Bulletin de l'Académie de médecine*, t. XIII, p. 225, 985).

SARDINES. — Les fabriques de conserves de sardines situées dans les villes, en raison de leur odeur désagréable, sont rangées dans la deuxième classe des établissements insalubres.

SAULNIERS. — *Voy.* SEL.

SAUMURE. — *Voy.* SALAISONS.

SAUVETAGE. — Nous avons fait connaître déjà les moyens de prévenir les différentes espèces d'ASPHYXIES, et de secourir ceux qui en sont victimes; nous avons également décrit les appareils usités dans les INCENDIES pour préserver les pompiers ou offrir un moyen de salut aux personnes incendiées, dans les MINES et dans tous les lieux où l'atmosphère a pu devenir méphitique et irrespirable. Il nous reste à entrer dans quelques détails sur les procédés de sauvetage destiné aux submergés ou aux naufragés.

Un grand nombre d'instruments ont été imaginés en Angleterre et en Allemagne pour rechercher les corps sous l'eau, et parmi eux il convient de citer l'explorateur et la pince de Braasch, et la drague de Miller. Mais ces instruments, pour la plupart lourds, compliqués, difficilement maniables, n'ont pas réalisé dans la pratique les avantages qu'on leur avait théoriquement attribués. Les crocs ordinaires, les simples gaffes de bateliers, que l'on trouve partout, sont encore les instruments les plus convenables, lorsqu'ils sont maniés avec précaution et par des mains habiles. On pourrait les perfectionner seulement par l'addition des crochets mousses ou boutonnés adoptés par la Société de Hambourg.

D'autres, appareils, plus répandus et plus usités, sont les *scaphandres* (bateaux-hommes), qui sont des espèces de flotteurs de liége, de tissu imperméable, ou des cylindres métalliques creux et remplis d'air, ou même simplement composés de gourdes assemblées, que l'on applique en ceinture aux secouristes, afin de les soutenir à la surface de l'eau. Ces moyens ont une utilité incontestable, et quelles que soient leurs formes diverses, ils peuvent rendre, dans une foule d'occasions, les plus grands services, en ménageant les forces et en assurant l'action de ceux qui se dévouent à la recherche des noyés ou des naufragés.

Il convient de mentionner le *bateau à glace* ou *bateau-traîneau* de

Ritzler, qui rend possible le sauvetage toujours si difficile et si périlleux des malheureux qui ont disparu sous la glace. Nous ne décrirons pas cet appareil dont l'application ne peut être généralisée que dans les pays du Nord, et qui ne se trouverait certainement pas à la disposition de ceux qui dans notre climat auraient de rares occasions de s'en servir. On peut en dire autant des traîneaux de Larsen et de Brizé-Fradin.

Les accidents de mer exigent des moyens de sauvetage spéciaux; et le génie de l'homme a essayé de lutter quelquefois avec succès contre la fureur des éléments. Dans presque tous les ports des nations civilisées, des sociétés se sont organisées pour diriger, régulariser et perfectionner le sauvetage maritime. Les désastres des naufrages sur la côte peuvent donc être, jusqu'à un certain point et dans quelques cas, atténués. En pleine mer, les ressources, on le comprend, sont bien moindres; le courage et la présence d'esprit des chefs sont là les plus sûrs sauveteurs.

Les bouées de sauvetage rendues lumineuses la nuit, les cordages lancés, à l'aide d'appareils divers, tels que le mortier de Manby, la flèche de John Murray, ou l'arbalète de sauvetage du capitaine Lemétayer (du Havre), enfin le cerf-volant de Spierlin, peuvent être d'un grand secours pour établir des communications entre le navire et la terre, ou pour offrir un moyen de salut aux hommes tombés à la mer.

Enfin, le moyen le plus efficace, et le plus répandu aujourd'hui, consiste dans l'emploi des *bateaux de sauvetage* insubmersibles. Ces embarcations, dont le mode de construction peut varier à l'infini, ont toutes pour principe de présenter un poids spécifique extrêmement faible, condition qui est obtenue au moyen de caisses à air disposées dans les différentes parties du bateau.

Voy. Asphyxie, Incendie, Mines.

Bibliographie. — *Traité de la construction théorique et pratique du scaphandre*, par de la Chapelle. Paris, 1775. — *Rapport sur un appareil proposé pour respirer dans les lieux remplis de gaz délétères*, par Parent-Duchâtelet (*Ann. d'hyg. et de méd. lég.*, 1re série, t. I, p. 450). — *Des moyens de prévenir le danger d'être asphyxié et de retirer promptement du milieu asphyxiant les personnes qui s'y trouvent plongées*, par Marc (*Ibid.*, t. XIII, p. 353). — *Plan d'une association philanthropique pour diminuer les pertes d'hommes causées par les naufrages*, par Castéra (*Annales maritimes*, 1859, 1re part., t. I, p. 242). — *Des moyens de salut à préparer aux marins naufragés sur les côtes de France*, par Castéra (*Ibid.*, 1834, 2e part., t. I, p. 544). — *Collection des annales maritimes*, passim. — *Description et renseignements sur l'appareil Paulin*, par M. Chevallier (*Ann. d'hygiène*, t. XV, p. 68). — *Sur les secours à porter aux naufragés* (*Annales d'hyg. et de méd. lég.*, t. XXIV, p. 294). — *Du scaphandre et de son emploi*, par L. du Temple. Paris, 1862, in-8 avec 2 planches.

SAVON (Fabriques de). — La fabrication du savon n'est pas par elle-même très insalubre. Si elle est rangée parmi les établissements classés, elle l'est seulement dans la troisième classe, en raison des buées et de la fumée désagréables qu'elle exhale. Cependant il est un point beaucoup plus important au point de vue de la salubrité des savonneries, c'est la nature des résidus solides et liquides qui en proviennent, et qui, très facilement décomposables, peuvent donner lieu à un dégagement considérable de vapeur infecte et de gaz sulfhydrique. Ces différentes circonstances donnent, on le voit, un certain intérêt à l'étude hygiénique des savonneries, et justifient les détails dans lesquels nous allons entrer. Les Conseils d'hygiène des départements des Bouches-du-Rhône et du Nord, dans lesquels cette industrie est très répandue, ont recueilli en plusieurs occasions des éléments précieux pour cette étude.

Une fabrique de savon comprend trois parties distinctes : la première consiste en fossés ou bassins désignés, dans le Midi, sous le nom de *barquieux*, où l'on place le carbonate de soude, la chaux et l'eau destinée à former la dissolution. La deuxième comprend les chaudières de 5 à 6 mètres de profondeur, construites en pierres de taille, au fond desquelles se trouve le foyer. La troisième consiste en des chambres appelées *mises*, destinées au refroidissement de la pâte.

Voici, maintenant, quelles sont les fonctions de ces trois parties. La soude, mêlée avec de l'eau et de la chaux dans les barquieux, donne lieu à une dissolution qui, au moyen d'une conduite, est menée dans les chaudières placées vis-à-vis. Dans les chaudières, se trouve l'huile qui, par son mélange avec la soude, doit donner le savon au moyen d'une cuisson convenable. Lorsque la matière est arrivée au degré voulu, on la retire de la chaudière, et on la place dans les chambres ou mises où elle se refroidit. Les mises sont formées par des compartiments séparés, au moyen de cloisons de 0,75 au-dessus du sol des chambres. C'est l'épaisseur de la masse de savon que l'on débite ensuite sous la forme des pains de savon connus dans le commerce, en la coupant avec des fils de cuivre. Pour les savons blancs, les compartiments n'ont que $0^{m},10$ de hauteur. Enfin, il existe une annexe aux trois divisions précédentes, qui, au point de vue de la salubrité publique, est celle sur laquelle l'attention doit plus particulièrement se fixer. Lorsque la matière placée dans la chaudière a subi une première cuisson, on retire de la surface la portion qui est déjà au point convenable pour fournir le savon, et on la porte dans les mises où elle doit se refroidir. Le résidu de cette matière dans lequel se trouvent les éléments du savon non encore isolés est soumis à une nouvelle cuisson, au moyen de laquelle ces éléments sont extraits. Cette seconde opération donne lieu à un dernier résidu qui porte le nom de *lessive recuite*, et n'est plus d'aucune utilité. Cette lessive a une odeur désagréable, sinon nuisible ; à Marseille, on la conduit dans la mer par des canaux souterrains, et ce n'est pas, sans aucun doute, une des moindres causes de l'infection du port. Ailleurs, cette lessive est renfermée dans des fosses de pierre de taille, placées à la profondeur de 5 à 6 mètres au-dessous du sol. Ces bassins doivent être recouverts hermétiquement, et la maçonnerie formant les parois ne doit permettre aucune infiltration de nature à vicier les sources ou les eaux du voisinage.

Dans tous les cas, les résidus solides provenant de la saponification doivent toujours être provisoirement placés sous des hangars, afin que les eaux pluviales ne puissent les délayer et les répandre sur la voie publique, et les résidus liquides doivent être recueillis avec soin dans une fosse ou dans un récipient parfaitement étanche, pour être avec les résidus solides enlevés ultérieurement.

Quant à la fumée et aux buées épaisses et nauséabondes qui se dégagent pendant la saponification et la cuisson de la pâte, il importe d'éviter leur dissémination aux environs des usines, soit par la combustion des vapeurs, soit par leur expulsion au moyen de cheminées d'appel très élevées.

Il est une dernière particularité qui ne doit pas être passée sous silence, puisqu'elle intéresse la vie des ouvriers employés à agiter la pâte dans les chaudières. On a pu, dans quelques fabriques, avoir à craindre que les ouvriers fussent précipités dans les chaudières de lessive bouillante où s'opère la cuisson. D'Arcet a proposé l'emploi d'une sangle et d'une corde de suspension fixées à une barre de fer solide, qui retiendraient l'ouvrier. C'est là une précaution qui, à l'occasion, ne devra pas être négligée.

Bibliographie. — *Traité sur les savons solides, ou Manuel du savonnier et du parfumeur*, par C.-G. Decroos. Paris, 1821, in-8. — *Description de l'appareil à employer dans les grandes savonneries*, par M. d'Arcet (*Annales d'hygiène*, 1839, t. XXI, p. 123).

SAVONNEUSES (EAUX). — *Voy.* EAU, GRAISSES.

SCAPHANDRES. — *Voy.* SAUVETAGE.

SCHISTES. — *Voy.* BITUME, HOUILLE, NOIR.

SCORBUT. — *Voy.* NAVALE (HYGIÈNE).

SÉCHAGE. — *Voy.* BAINS, ÉPONGES, LAVOIRS.

SÉCHERIES DE MORUES. — Nous avons à parler ici d'une industrie nouvelle et circonscrite à certaines localités de notre pays, sur le littoral de la Méditerrannée et de l'Océan, industrie qui, toujours incommode, peut, suivant les conditions dans lesquelles elle s'exerce, acquérir une véritable insalubrité. Favorisée par le Conseil de salubrité de Marseille, elle soulève à Bordeaux, où elle s'est introduite seulement en 1832, de justes résistances, dont il importe de rechercher et de faire apprécier les motifs. A tous ces titres, elle se recommande à l'attention des hygiénistes.

La morue dont les pêcheurs français rapportent annuellement 44 millions de kilogrammes, sur lesquels 27 sont consommés dans notre pays même, se présente sous trois formes distinctes : 1° La morue desséchée, durcie et roulée en bâton, désignée sous le nom de *Stockfisch*, qui se consomme dans le Nord, en Norvége. 2° La *morue sèche*, préparée à terre dans des baraques provisoires, au printemps et dans l'été. Elle est mise en contact avec le sel pendant huit à dix jours, puis lavée et étendue sur le sable à l'air libre, où elle sèche et prend de la couleur. Cette opération demande une dose de sel et une chaleur modérée. La morue, ainsi préparée, est emmagasinée dans le bâtiment et recouverte de feuilles sèches. Elle trouve peu de débouchés en France, si ce n'est dans quelques départements méridionaux, et est expédiée, sous bénéfice de primes, dans nos colonies et sur les marchés étrangers. 3° La *morue verte*, qui, transportée sur le bâtiment au moment même où elle vient d'être pêchée, y subit une préparation rapide qui consiste à enlever la tête et l'arête, et à saler. En deux mois, de février en avril, on prépare ainsi de 30 à 35 000 morues. C'est cette espèce qui défraye la consommation de presque toute la France ; mais comme elle courrait risque de se gâter assez vite, elle est soumise à des manipulations diverses qui s'opèrent dans les établissements dont nous voulons parler, dans les sécheries de morues.

Mais auparavant on lira avec intérêt le récit des opérations préliminaires que subit la morue dans les pêcheries mêmes, et qu'a décrites d'une manière saisissante M. le comte de Gobineau dans la relation animée de la mission diplomatique qu'il remplit à Terre-Neuve en 1860.

« Un *chauffaut*, expression normande qui répond au mot *échafaud*, est une grande cabane sur pilotis établie moitié dans l'eau, moitié à terre ; construite en planches et en rondins, on a cherché à ce que l'air pût y circuler aisément. Quelques grandes toiles de navire la recouvrent.

» Une partie du plancher, celle qui est au-dessus de l'eau notamment, est à claire-voie ; et dans cette partie sont rangés des espèces d'établis où l'on décolle la morue. Rien ne peut donner une idée de l'odeur infecte du chauffaut. C'est le charnier le plus horrible à voir. Une atmosphère chargée de vapeurs ammoniacales y règne constamment. Les débris de poissons à moitié pourris ou en décomposition complète, accumulés dans l'eau, finissent par gagner l'intérieur du lieu, et comme les *graviers* (manœuvres chargés du travail des morues) ne sont pas gens délicats, ils ne songent guère à se débarrasser de ces horribles immondices.

» Ils sont là, le couteau à la main, dépeçant leurs cadavres, tranchant les chairs, arrachant les intestins, déchirant les vertèbres, et prenant soin de ne pas se piquer eux-mêmes ; car c'est le plus réel danger qu'ils aient à courir. La moindre lésion de leur épiderme suffit pour donner entrée dans le sang au virus dans lequel ils se plongent toute la journée et pour empoisonner leurs veines. Les maux d'aventure sont fréquents parmi eux, et entraînent de graves conséquences qui aboutissent quelquefois à la nécessité de l'amputation. Mais ceci mis à part et l'habitude contractée, le gravier vit sans le moindre dommage pour sa santé, ni même pour son bien-être, au milieu d'une odeur propre à asphyxier les gens qui n'y sont pas faits de longue main.

» Puisque j'en suis sur ce genre de description, je ferai aussi bien de l'épuiser tout d'un coup en parlant des cageots.

» Un *cageot* est une installation en planches qui peut avoir 2 à 3 mètres de côté et la forme d'un cône renversé. Le fond est à claire-voie et domine une large cuve enfoncée dans la terre. On monte au cageot par un sentier tournant. C'est là qu'on verse les foies de morue afin de les faire fermenter. L'huile découle par la claire-voie dans la cuve où on la recueille ensuite afin de l'enfermer dans des barils. Pour un esprit observateur il y a lieu de se demander ce qui est le plus repoussant de l'aspect du chauffaut ou de celui du cageot. Je laisse la solution de ce point à de plus habiles, et me sens heureux de pouvoir désormais éloigner précipitamment jusqu'à ma pensée de l'un aussi bien que de l'autre.

» Jusqu'à ces dernières années, la manière dont nos gens s'y prenaient pour saler la morue donnait lieu à des critiques universelles ; bien que dans plusieurs pays on la préférât pour certains motifs et surtout à cause de son bon marché à la morue anglaise, il est certain toutefois qu'elle était préparée avec moins de soins, qu'on y prodiguait trop le sel et qu'elle se conservait moins bien. Ce qu'on ne sait pas en général, c'est qu'au XVIIe siècle et un peu plus tard, la façon appelée aujourd'hui *anglaise* était la nôtre. Nos concurrents usaient de celle que nous avons depuis adoptée pour aller plus vite.

» Mais parmi nos capitaines, il se trouve des gens actifs et de bon sens qui commencent, non pas à imiter les Anglais, mais à revenir à nos anciens us. Au lieu de couvrir au hasard le poisson de pelletées de sel, ils exigent de leurs hommes que ce préservatif soit appliqué en plus petite quantité et avec plus de soin, principalement le long de l'épine dorsale. Ils soumettent le poisson à une dessiccation plus longue; ils l'emballent dans des caisses plus petites, où, à l'aide de presses, ils en font entrer davantage, et ils obtiennent ainsi des résultats que l'expérience des dernières années a fait reconnaître très supérieurs à ceux que l'on avait atteints jusqu'ici.

» Il est très désirable, dans l'intérêt français, que ce retour aux bonnes méthodes continue, et que de pareilles habitudes s'étendent.

» Tout établissement de pêche, à l'île Rouge comme ailleurs, a surtout besoin, outre les chauffauts et les cageots, de ce qu'on appelle les *graves*, puisque c'est là qu'on sèche le poisson. Sans les *graves*, il n'y aurait point d'exploitation possible, et c'est pour ce motif que nous jouissons du droit d'occuper la côte pendant la saison de la pêche.

» Les *graves* n'étaient dans l'origine que les grèves mêmes, dont le nom est ici prononcé à la normande. Les pêcheurs étendaient leurs captures sur les galets et n'en savaient pas plus long. Avec le temps, on a perfectionné et l'opération et les moyens de l'accomplir, de sorte que, ne se contentant plus de ce que pouvait offrir la nature, on construit maintenant en pierres et dans tous les lieux bien découverts, particulièrement exposés à l'action du soleil et surtout du vent, des *graves* artificielles. Le soleil, dit-on, ne sèche pas, il brûle; le vent, au contraire, remplit merveilleusement l'office, et afin d'éviter l'un et de favoriser l'autre, on a aussi inventé ce qui s'appelle des *vigneaux*. Ce sont de longues tables de branchages mobiles que l'on peut incliner dans tous les sens, suivant que l'on veut soumettre directement la morue à l'influence du vent ou la soustraire à celle des rayons solaires, ce qui, du reste, est rarement redoutable. »

Lorsque la morue ainsi préparée arrive dans les ports de notre littoral déjà altérée à la surface et menaçant de se pourrir, pour la dessécher on enlève d'abord par plusieurs lavages le sel et la couche extérieure putréfiée. On la fait égoutter et on la suspend à l'air libre. Au bout de peu de jours, la morue, ainsi séchée, a repris sa fermeté et sa blancheur. Après trois lavages successifs, on frotte la surface avec un balai. On étend par couches, et l'on soumet la morue à l'action d'une presse pendant plusieurs jours. On la suspend ensuite à des échalas, la queue en haut, à l'ombre, quand il fait trop chaud; au soleil, quand la chaleur est modérée. En quatre ou huit jours, la morue est sèche. On la met en tas, en couches encore sous la presse. Un industriel de Bordeaux a établi un système ventilateur mû par une machine à vapeur, à l'aide duquel il est parvenu à sécher 300 quintaux de morue à la fois. L'eau de lavage et d'égouttage est très chargée, et pour peu qu'elle stagne, elle se corrompt. Les ouvriers ne paraissent pas se plus mal porter. Les voisins se plaignent de l'odeur de la morue qui sèche. Cette odeur n'a rien d'insalubre, elle n'est que désagréable; mais ce sont les eaux de lavage qui présentent les plus graves inconvénients, et auxquelles il importe de procurer une voie d'écoulement facile ou d'une prompte absorption. Le voisinage de la mer ou des cours d'eaux acquiert à ce point de vue une importance capitale. En effet, là où les eaux sont reçues simplement dans des citernes où elles séjournent pendant un temps plus ou moins long, il se forme de véritables foyers d'infection, qui viennent aggraver singulièrement les inconvénients inhérents au simple lavage.

Il n'est pas sans intérêt de jeter un coup d'œil rétrospectif sur les conditions dans lesquelles s'est établie et exercée jusqu'ici cette industrie. Nous empruntons quelques détails très curieux sur ce sujet à un excellent rapport fait par M. Faure au Conseil d'hygiène et de salubrité de Bordeaux.

« Lorsque les sécheries de morues furent établies à Bordeaux, cette industrie n'était pas classée : l'autorité municipale, désireuse de voir créer des établissements qui assureraient du travail à une nombreuse population et qui approvisionneraient la ville d'un aliment sain et peu coûteux, facilita, autant qu'il dépendit d'elle, l'installation de ces ateliers. Elle était loin de supposer alors les inconvénients qui y étaient attachés et l'extension qu'ils devaient prendre; mais bientôt des plaintes nombreuses et incessantes vinrent lui faire sentir le besoin de réglementer une industrie qui avait envahi plusieurs communes limitrophes, et qui menaçait de s'étendre encore, semant partout l'odeur infecte qui lui est propre, et dépréciant de plus de moitié la valeur locative des nombreuses propriétés d'agrément qui avaient le malheur de se trouver dans leur rayon.

» Une ordonnance royale, rendue sur l'avis du Comité consultatif des arts et manufactures en date du 8 juillet 1834, vint placer les sécheries de morues dans la deuxième classe des établissements insalubres ou incommodes, et les soumit aux exigences des règlements qui les régissent.

» Les Conseils de salubrité qui vous ont précédés, ont bien cherché à diminuer autant que possible les inconvénients inhérents à cette industrie, en leur imposant quelques obligations sanitaires; mais il y avait des droits acquis qu'il fallait respecter, et tout en réglementant les sécheries existantes, il fallait les tolérer là où elles étaient, quelle que fût d'ailleurs l'incommodité permanente qu'en éprouvaient les voisins.

» Dans les nombreuses réunions que vous avez eues pour obvier aux plaintes constantes et justes qui arrivaient de toutes parts, et pour arrêter aussi les altérations qu'éprouvaient les eaux des puits situés dans un rayon même éloigné de ces sécheries, vous dûtes prescrire des mesures préservatrices, afin d'éviter que des masses considérables d'eau salée ne fussent absorbées par le sol, si perméable sur les lieux où ces ateliers étaient établis, et vous proposâtes alors comme mesure d'hygiène générale, de ramener, à l'aide des extinctions, tous ces établissements sur le bord des fleuves, en n'en autorisant plus dans l'intérieur des terres, à moins de circonstances tout à fait favorables. »

Par ces motifs, et malgré les oppositions que ses décisions ont soulevées, le Conseil d'hygiène de Bordeaux a adopté une jurisprudence que nous ne pouvons qu'approuver sans restriction, en demandant : que les sécheries de morues situées sur le bord des fleuves ou des rivières, et y versant leurs eaux de lavage, fussent maintenues dans la deuxième classe, comme n'étant qu'incommodes; mais que celles qui sont éloignées des grands cours d'eau, et qui recueillent leurs eaux de lavage dans des citernes, fussent regardées comme insalubres au premier chef, en raison de la prompte putréfaction de ces eaux saumâtres animalisées, et qu'elles fussent déclassées et rangées désormais dans les établissements de la première catégorie.

Dans le département des Bouches-du-Rhône, à Cassis notamment, où les conditions d'établissement et d'exploitation de ces ateliers sont toutes différentes, le lavage des morues se faisant sur le bord de la mer, à l'entrée du port, sur une rive escarpée formée de calcaire compacte, dépourvue de toute terre végétale, et les résidus étant jetés et entraînés au loin dans la mer, il n'y a pas à craindre la formation de foyers d'infection, et l'on peut se borner à prescrire une facile aération des séchoirs, et la propreté soigneusement entretenue des auges où se fait le lavage et des canaux d'écoulement des eaux. Il ne paraît pas non plus que les eaux du port aient été corrompues par le mélange des résidus liquides de la sécherie.

SECOURS PUBLICS. — *Voy.* ASPHYXIE, ASSISTANCE, BUREAU DE BIENFAISANCE, CHOLÉRA, EPIDÉMIES, HÔPITAUX, MAISONS D'ACCOUCHEMENT, SOCIÉTÉS DE SECOURS.

SÉCRÉTAGE DES POILS DE LIÈVRE ET DE LAPIN. — *Voy.* CHAPELLERIE.

SEIGLE. — *Voy.* Blé, Épiphyties, Rurale (Hygiène), Subsistances.

SEL. — Le sel, chlorure de sodium, existe en quantité considérable dans les eaux de la mer, et c'est de celles-ci qu'on extrait la plus grande partie de celui que l'on consomme dans la vie domestique et dans les arts. Le chlorure de sodium forme aussi des masses considérables dans le sein de la terre : on lui donne alors le nom de *sel gemme*.

Le chlorure de sodium est celui de tous les sels solubles qui se trouve le plus abondamment répandu dans la nature minérale et organique ; il fait partie des substances dissoutes dans les liquides des plantes et des animaux. La plupart des eaux naturelles en renferment plus ou moins ; aussi comprend-on aisément que dans le plus immense de leurs réservoirs, les eaux de la mer en offrent d'inépuisables quantités à l'industrie humaine.

L'exploitation du sel occupe, en France, un grand nombre de bras, et cette industrie intéresse environ 27 départements, qui sont ainsi répartis : 76 marais salants, 12 sources salées et 1 mine de sel gemme. Il y a, en outre, 21 laveries de sables salés qui en fournissent de petites quantités.

Fabrication du sel. — La fabrication du sel intéresse l'hygiène publique, principalement en ce qui concerne les marais salants ; aussi ne ferons-nous que mentionner seulement l'*extraction du sel gemme*, qui s'opère, soit en faisant une exploitation à ciel ouvert, si le sel se trouve très près de la surface, soit en exploitant par puits et galeries comme pour les mines de houille ; et l'*exploitation des sources salines*, dont les eaux, comme celles qui proviennent du traitement du sel gemme, sont concentrées par leur chute à travers des fascines et par l'évaporation à feu nu.

L'*extraction du sel marin* des eaux de la mer a lieu par deux procédés différents : 1° par l'évaporation spontanée de l'eau dans des bassins peu profonds et très étendus ; 2° en soumettant l'eau de la mer à une très basse température, une partie se sépare alors à l'état de glace qu'on enlève, et la liqueur restante renferme la totalité du sel, dissous dans une quantité d'eau plus petite. Ce dernier procédé n'est employé que dans les contrées septentrionales, sur les bords de la mer Blanche : il donne des eaux assez concentrées, pour qu'on puisse les évaporer avec avantage par le feu. Le premier moyen est usité dans les pays chauds, et même dans les pays tempérés. En France, on évapore ainsi l'eau de la mer sur les côtes de l'Océan et sur celles de la Méditerranée.

Cette exploitation, par les effets qu'elle produit sur la santé des populations, constitue un des sujets les plus intéressants pour l'hygiène publique. Mais, grâce à la belle étude qui en a été faite par M. Mélier, et plus récemment par M. le professeur Würtz, il n'est pas de question qui soit mieux connue dans tous ses détails, et qui ait plus vivement excité la sollicitude de l'administration. Notre rôle doit se borner à analyser les importantes recherches que nous venons de rappeler.

Des marais salants. — Un marais salant, appelé aussi quelquefois un *salin*, consiste essentiellement en une vaste surface destinée à l'évaporation spontanée de l'eau de mer. Cette surface d'évaporation est divisée en une série de compartiments que l'eau parcourt successivement avec une très petite vitesse, qu'on peut d'ailleurs régler à volonté. Lorsque l'eau est arrivée au terme de sa course, et qu'elle a séjourné pendant quelque temps dans les derniers compartiments, elle a abandonné la plus grande partie du sel qu'elle renfermait en dissolution. Le salin est établi près de la mer, ou auprès d'un lac salé : on le place au niveau le plus bas possible, inférieur même à celui de la mer, si cela est possible. Lorsque cette condition est réalisée, l'eau arrive naturellement de la mer dans le salin, par l'effet des pentes ou des marées ; et, à l'aide d'une écluse établie sur le canal de communication, on peut en régler la quantité à volonté. Le plus souvent, cependant, les marais salants se trouvent au-dessus du niveau de la mer et l'on est obligé d'élever l'eau avec des machines hydrauliques. On comprend facilement que ces masses d'eau salée, plus ou moins étendues, qui sont soumises sans cesse à une évaporation active, joignant à cela des alternatives fréquemment répétées d'accumulation et de dessèchement pour recueillir le sel déposé, doivent apporter des éléments nuisibles pour les populations environnantes. Il est facile de voir l'importance de la question des salines au point de vue de l'hygiène publique, surtout en songeant qu'une partie des habitants du littoral de nos départements de l'Ouest et du Midi vit de l'exploitation des marais, et que cette exploitation, qui est une nécessité de son existence, devient trop souvent, pour elle, la cause indirecte de maladies graves, d'une caducité précoce. On a pu voir, en parcourant les côtes de l'Océan, des plages autrefois couvertes d'une population nombreuse et en possession de fournir du sel pour l'approvisionnement de la France et de l'étranger, converties en marais infects, près desquels on rencontrait à peine quelques rares habitants dévorés par les fièvres intermittentes : les yeux étaient frappés du contraste que présentaient ces marais lorsqu'ils étaient abandonnés, ou lorsqu'ils étaient cultivés avec intelligence.

M. Mélier a parfaitement démontré que l'industrie des marais salants n'a rien en soi d'essentiellement insalubre, et qu'un salin bien établi, bien exploité, bien entretenu, peut même être considéré, dans beaucoup de cas, comme un moyen d'assainissement; mais il est loin d'en être ainsi, quand on ne prend pas toutes les dispositions que commande l'intérêt de la santé publique, et l'abandon des marais salants, sans précautions préalables, constitue une cause puissante d'insalubrité. En fait, il n'y a peut-être pas un seul marais salant qui réunisse toutes les conditions désirables : création première, exploitation, entretien, présentent souvent de grandes imperfections, et les contrées où sont établis ces marais sont presque toutes plus ou moins désolées par les fièvres.

Si l'on se reporte à l'état de la législation avant 1848, on voit que les conditions auxquelles est soumise la création d'un nouveau marais salant ont pour objet de garantir les intérêts du domaine et du fisc, mais qu'elles sont loin de satisfaire à tout ce que réclamerait l'hygiène. Nulle mesure n'est prescrite pour que le marais soit établi de façon à atteindre, sans inconvénients, le but qu'on se propose. On ne s'informe pas si l'eau y arrivera en suffisante quantité, et si elle pourra s'écouler facilement; si les eaux mères, dont le séjour paraît avoir surtout de si graves inconvénients, pourront en être évacuées; si les niveaux ont été bien pris, et si l'on s'est suffisamment prémuni contre le mélange toujours si fâcheux des eaux douces et des eaux salées, etc. Il y a plus : l'administration des douanes exige que toute saline de quelque importance soit entourée d'un fossé d'enceinte, qui offre, il est vrai, une garantie réelle contre la fraude, mais qui ne paraît pas être sans danger pour la santé publique. Ce fossé plein d'eau, tantôt douce, tantôt salée, et plus souvent saumâtre, est généralement très mal tenu : M. Mêlier le considère comme une des principales causes de l'insalubrité de certains salins du Midi.

S'il faut en croire un ancien sous-préfet de Marennes, M. Leterme, dont l'opinion fait autorité en cette matière, il n'y a peut-être pas, dans cet arrondissement, un seul maître de marais au fait du nivellement et du cubage des terres, et les marais salants sont construits aujourd'hui comme on les construisait dans les temps d'ignorance et d'essais des VIIIe et IXe siècles.

L'exploitation journalière et l'entretien des marais salants laissent aussi beaucoup à désirer au point de vue de l'hygiène, et, dans le rapport où il a consigné le résultat de ses recherches, M. l'inspecteur général Mêlier déclare que l'intervention de l'administration serait nécessaire pour écarter une foule de causes d'insalubrité, et prescrire des moyens d'assainissement et de conservation que l'ignorance néglige, parce qu'elle n'en comprend pas l'utilité.

L'abandon des marais salants paraît surtout avoir besoin d'être réglementé d'une manière toute spéciale. Aujourd'hui, aucune conition n'est imposée au propriétaire qui veut abandonner un marais; est aussi libre que s'il s'agissait d'un champ ou d'un jardin; on uitte un marais salant comme on met un terrain en jachère. « Ce qui arrive alors, dit M. Mêlier, est aisé à deviner : les canaux qui amenaient l'eau et ceux qui devaient servir à la faire écouler, les pièces où on la conserve, et celles où elle s'évapore, les rigoles destinées à la distribution et les tables de cristallisation, tout cela, fossés, jas, conches, aiguilles, voies de circulation et d'écoulement, laissé à l'abandon, se dégrade, s'envase, s'encombre; les eaux douces et les eaux salées, n'étant plus séparées, se mêlent, et réagissent les unes sur les autres et sur les corps organisés qu'elles contiennent. La fermentation s'établit partout; tout ce qui avait vie meurt et se décompose, l'infection devient générale.

» Ce n'est pas tout; comme en certains endroits, dans l'Ouest, du moins, plusieurs marais salants sont ordinairement dans la dépendance les uns des autres, et en quelque façon solidaires, en ce sens qu'ils sont alimentés par une prise d'eau commune, il arrive nécessairement que l'abandon de l'un amène bientôt la ruine et l'abandon de l'autre, et c'est ainsi que se détruisent et se perdent des établissements importants, quelquefois même tous ceux d'une contrée. »

Il faut lire, dans le rapport de M. Mêlier, le récit de la ruine et de a dépopulation de l'ancienne ville de Brouage (Charente-Inférieure), our se faire une idée de l'effrayante mortalité que peut occasionner abandon des marais salants.

Dans certaines communes qui avoisinent les anciens marais de rouage, dont les sels étaient autrefois si renommés, la mortalité 'est élevée à la proportion de 1 habitant sur 13, et la moyenne du anton auquel appartient Brouage, calculée pour une période de seize ns, de 1817 à 1832, a donné 1 décès sur 21 habitants, tandis que a mortalité de la France, prise en masse, était de 1 sur 40 environ.

Les salines de l'Est et les salins du Midi font déjà une redoutable oncurrence à nos sels de l'Ouest; mais cette concurrence ne semble as avoir atteint sa dernière limite. La belle découverte de M. Balard, ur l'emploi des eaux mères, a commencé dans l'industrie salifère ne révolution d'autant plus favorable aux salins du Midi, que le cliat ne paraît pas permettre de l'utiliser sur les marais salants de Ouest. Avec le procédé de M. Balard, la production du sel pourrait 'être plus qu'un accessoire, et la fabrication du sulfate de soude istallisé devenir l'objet principal. En créant un salin pour faire du ulfate de soude, on obtiendrait, pour ainsi dire, le sel par-dessus e marché. Dans cette industrie nouvelle, le sel ne serait plus qu'un ésidu presque sans valeur vénale, et déjà même, dit M. Mêlier, il n'est pas rare que les bâtiments s'en chargent comme lest, tant il es parfois à bon marché. A mesure donc que l'emploi du procédé Ba lard se généralisera, à mesure que le vaste système de chemins d fer qui doit sillonner la France étendra son réseau, et que les voie de communication deviendront plus faciles, et surtout moins coû teuses, les sels du Midi pourront prendre une plus large place sur l marché national, et il peut arriver un moment où une partie de marais de l'Ouest, ne pouvant plus produire le sel à des prix asse bas, cessera d'être exploitée.

Si l'on ne prenait aucune disposition pour sauvegarder les intérêt de la salubrité, on verrait peut-être alors se reproduire sur un plus grande échelle l'effrayante mortalité qui a dépeuplé l'ancienn ville de Brouage et la contrée dont elle était autrefois le centre, tandis que, au contraire, en prenant des précautions convenables, les marais pourraient être abandonnés sans inconvénient pour la santé publique et se transformer peu à peu en bons pâturages.

L'expérience, à cet égard, est complète. Ces anciens marais de Brouage, qui offrent un exemple si frappant de tous les désastres que peut entraîner l'oubli des règles de l'hygiène, sont une preuve non moins éclatante de la puissance de l'homme pour combattre avec succès les causes d'insalubrité que son incurie a laissées naître. On a cité plus haut quelques paroles de l'ancien sous-préfet de Marennes, M. Leterme. Lorsque en 1818, il fut chargé d'administrer cet arrondissement, le mal était à son comble. Après une étude approfondie des causes de l'effrayante mortalité qui désolait le pays, il eut, dit M. Mêlier, l'excellente idée de réunir en un syndicat général tous les propriétaires de marais *gasts* (c'est ainsi qu'on nomme les marais abandonnés qui sont devenus des foyers d'infection). Par un bon système de travaux, et moyennant un fonds commun dépensé avec intelligence, on arriva, sans beaucoup de frais, à des résultats inespérés. La proportion des décès, qui était avant les travaux de 1 sur 12 ou 13, arriva, par une réduction successive, à n'être plus que de 1 sur 24 ou 25. Les naissances, longtemps dépassées par les morts, l'emportèrent à leur tour, et la population commença à se relever. Beaucoup de marais gasts sont devenus d'assez bonnes prairies, et l'on peut maintenant élever des bestiaux dans cette même contrée où autrefois ils n'auraient trouvé que des maladies ou la mort. Une plus-value considérable dans le prix des terres a été le résultat de ces améliorations. Un demi-hectare de marais gasts, qui se donnait autrefois pour un boisseau de grain, c'est-à-dire pour moins de 20 fr., valait 900 francs en 1846, et, à la même époque, on montrait à M. Mêlier une ferme qui avait été achetée 6000 francs en 1815, et qu'on n'estimait pas moins de 50 000 francs. Mais que d'efforts, de persévérance, n'a-t-il pas fallu pour mener à bonne fin une pareille entreprise en l'absence de tout moyen de contrainte légale ?

De tels résultats, et dans le bien et dans le mal, n'ont pas besoin de commentaires. L'administration s'en est justement émue, et presque aussitôt elle a témoigné, par ses actes, l'intérêt qu'elle prenait à la question.

C'est vers la fin de 1847 que l'Académie de médecine approuvait le remarquable rapport de M. Mélier; et, dès le mois de janvier 1848, on insérait dans un projet de loi sur les sels une disposition portant que, à l'avenir, tout établissement de marais salant serait soumis à une autorisation préalable donnée dans la forme des règlements d'administration publique.

La révolution de février a mis ce projet à néant, et, dans les premiers temps qui l'ont suivie, la gravité des événements politiques ne laissa pas au gouvernement le loisir de s'occuper de la question avec toute la maturité nécessaire.

Lorsqu'elle fut reprise, on eut d'abord la pensée de ranger les marais salants dans la première classe des ateliers dont l'exploitation donne lieu à des exhalaisons insalubres, et qui, aux termes du décret du 15 octobre 1810, ne peuvent être créés sans une permission de l'autorité administrative. L'autorisation des établissements de première classe étant donnée dans la forme des règlements d'administration publique, on aurait atteint de la sorte le but que se proposait le projet de loi de 1848. Mais avant d'adopter ce parti, il parut convenable de soumettre la question au Comité consultatif d'hygiène publique.

Le Comité n'a pas pensé que l'assimilation des marais salants aux établissements insalubres de première classe fût une mesure suffisante. Il lui a semblé de la plus haute importance que les dispositions à intervenir atteignissent les marais maintenant en exploitation, et dont l'abandon pourrait créer un si grand danger pour la santé publique; une loi nouvelle lui a donc paru nécessaire, parce que le décret du 15 octobre 1810 ne pouvait s'appliquer qu'aux salins qui seraient créés à l'avenir.

Selon le vœu du Comité, la loi projetée a été communiquée aux conseils généraux des départements où il existe des salins, et qui sont au nombre de douze. Deux seulement, ceux de la Vendée et de la Loire-Inférieure, repoussent le projet de loi comme inutile et comme attentatoire au droit de propriété; mais les préfets de ces deux départements sont d'une opinion tout opposée, et ont établi, dans des rapports bien motivés, l'utilité de réglementer l'industrie des marais salants. Quatre conseils généraux, ceux du Var, du Gard, de l'Aude et des Pyrénées-Orientales, donnent une approbation complète à toutes les dispositions du projet de loi. Trois conseils généraux, en admettant le principe, se sont abstenus de tout examen; savoir : celui de la Gironde, faute de temps; ceux de l'Hérault et de l'Ille-et-Vilaine, en laissant à des personnes plus compétentes le soin de s'y livrer; le dernier fait observer, d'ailleurs, qu'il n'existe qu'un seul marais salant dans le département d'Ille-et-Vilaine. Enfin, trois départements, ceux des Bouches-du-Rhône, de la Charente-Inférieure et du Morbihan, reconnaissent l'opportunité d'une loi sur les marais salants, mais proposent quelques modifications au projet du Comité d'hygiène. Les changements proposés ont été examinés avec une scrupuleuse attention par le Comité, qui, après avoir pris connaissance des avis des conseils, a introduit quelques amendements dans son projet, mais qui n'a pas cru pouvoir admettre toutes les modifications demandées, les unes, parce qu'elles rendraient la loi à peu près illusoire, et les autres parce qu'elles sont plutôt du domaine du règlement d'administration publique à intervenir que du domaine de la loi.

Altérations et falsifications. — L'énorme quantité de sel qui entre dans l'alimentation des hommes, puisque la France en consomme 225 millions de kilogrammes, et Paris à lui seul plus de 6 millions, c'est-à-dire 15 grammes par personne et par jour, rend très nécessaire l'étude des nombreuses falsifications du sel. Elle a été faite de la manière la plus complète par M. Chevallier, à qui nous empruntons les détails suivants. Mais avant d'entrer dans l'étude des falsifications, nous mentionnerons brièvement les altérations que peut subir le sel marin. Ainsi, on l'a vu contenir du *cuivre*, du *plomb*, du *fer*, de l'*arsenic*. Cette altération accidentelle est très importante à constater, de déplorables événements en ont été quelquefois la suite. On sait qu'en 1827 une prétendue épidémie atteignit, dans le département de la Marne, plus de 400 personnes. La cause de ce mal existait dans la vente d'un sel de cuisine que l'on reconnut contenir des iodures et de l'*arsenic*. Pour s'assurer de la présence de ce poison dans le sel, on doit convertir le chlorure de sodium en sulfate de soude, et on l'introduit dans un appareil de Marsh, fonctionnant à blanc ; ou bien on traite par l'hydrogène sulfuré et l'on soumet aux réactions ordinaires le sulfure obtenu. Quant au cuivre, au plomb et au fer, ils proviennent des ustensiles, chaudières et appareils servant à l'extraction ou au raffinage du sel. Sa solution aqueuse prendra une coloration bleue par l'ammoniaque, s'il y a du cuivre, et donnera, en outre, un précipité floconneux rougeâtre, s'il y a du fer. Le plomb sera décelé par l'hydrogène sulfuré, le chromate de potasse, l'iodure de potassium.

Le sel marin est l'objet de fraudes nombreuses qui, malgré toutes les mesures prises par l'autorité municipale, sont à peine réprimées. On le falsifie avec le sulfate de chaux, le plâtre cru en poudre; les sels de varech, qui renferment des iodures et des bromures; la terre, l'argile, le grès en poudre ou le sablon, l'alun, le sulfate de soude, le chlorure de potassium, les sels blancs résultant de l'extraction du salpêtre; les sels provenant des salaisons, dits sels de morue; enfin, il y a des sels qui sont par trop riches en eau. La falsification du sel par le plâtre cru, ou par le sulfate de chaux, est de beaucoup la plus fréquente, ainsi que le démontrent les condamnations auxquelles ce mélange a donné lieu.

L'administration a été au-devant de la plupart des fraudes que nous venons de signaler :

L'emploi des sels de morue, de varech et de salpêtriers est interdit aux charcutiers par l'ordonnance de police du 19 décembre 1835. Cette salutaire prohibition a été étendue aux traiteurs, marchands de vin et de bouillon, pâtissiers, gargotiers, etc., et en général à tous les marchands d'aliments cuits et préparés.

L'instruction du Conseil d'hygiène et de salubrité de la Seine, jointe à la grande ordonnance de police du 28 février 1853, a donné les moyens de constater la fraude :

« Le sel marin livré au commerce est souvent falsifié : 1° avec de la *poudre de plâtre cru;* 2° à l'aide du *sablon;* 3° avec des *sels de varech;* 4° avec des *sels de salpêtre.*

» On peut s'assurer que le sel est falsifié à l'aide du plâtre cru, en traitant le sel par 4 parties d'eau qui dissolvent le sel et qui laissent pour résidu le plâtre cru; on le lave, on le fait sécher et on le pèse : 100 grammes de sel non falsifié laissent un résidu qui pèse à peine 1 gramme; les sels mêlés de plâtre laissent des résidus qui pèsent ordinairement de 6 à 11 grammes. Dans ce dernier cas, les résidus, chauffés et mêlés à une petite quantité d'eau, donnent du plâtre gâché.

» Le sel mêlé de plâtre cru peut encore être séparé des matières insolubles, en agissant de la manière suivante :

» On prend 200 grammes de sel, on les introduit dans un petit tamis de crin à mailles serrées, on mouille ce sel; on y fait tomber de l'eau jusqu'à ce que cette eau, qui traverse le sel posé sur le tamis, en sorte claire; on laisse alors déposer l'eau, on décante la partie qui s'est éclaircie, on recueille le résidu, on le lave, puis on le fait sécher et on le pèse.

» On peut séparer de la même manière le sablon qui a été mêlé au sel.

» Si l'on veut reconnaître si des sels ont été mêlés de sels de varech, on prépare une solution d'amidon en prenant 1 gramme d'amidon et 50 grammes d'eau ; on fait bouillir, lorsque la solution est préparée ; on la laisse refroidir, puis on l'additionne de 20 gouttes de chlore liquide ; on agite alors pour que le mélange soit bien exact.

» Si l'on verse de cette solution amidonnée-chlorée sur un sel qui contient des sels de varech iodurés, on obtient une coloration qui varie du violet au bleu, selon que la quantité de sel de varech ajoutée au sel est plus ou moins considérable.

» Les sels qui sont mêlés de sel de salpêtre présentent ce caractère que le grain d'une partie de ce sel est plus fin.

» Ce sel, traité par l'eau amidonnée-chlorée, se colore ; si l'on en prend une portion, et qu'on la mêle dans un verre à expérience avec de la limaille de cuivre, et qu'on traite par l'acide sulfurique, on obtient assez souvent des vapeurs nitreuses rutilantes ; ces vapeurs, reçues sur un papier qui a été enduit de teinture de gaïac, prennent une teinte bleue. »

Bibliographie. — *Mémoire sur les marais salants des provinces d'Aunis et de Saintonge*, par Beaupieds-Duménil. La Rochelle, 1765. — *Description des salines du gouvernement d'Aigle*, par F.-A. Delcuze. Yverdun, 1776, in-8. — *Règlement général et notice sur les marais de l'arrondissement de Marennes*, par M. Leterme. Rochefort, 1826, in-8. — *Sur les causes de l'insalubrité de l'air dans le voisinage des marais en communication avec la mer*, par G. Giorgini (*Annales de chimie et de physique*, t. XXIX). — *Mémoire sur la salubrité des garnisons de la Charente*, par M. Godelier (*Recueil de mém. de méd. milit.*, Paris, 1841, t. L). — *Rapport sur les marais salants*, par F. Mêlier (*Mémoires de l'Académie de médecine*, Paris, 1848, t. XIII, p. 611 à 722). — *Des engrais inorganiques en général, et du sel marin en particulier*, par M. Becquerel. Paris, 1848, in-12. — *Dictionnaire des falsifications*, par Chevallier. 3e édit., Paris, 1857.

SÉPARATEURS (APPAREILS). — *Voy.* FOSSES D'AISANCES, VIDANGE.

SÉPULTURES. — *Voy.* CIMETIÈRE, INHUMATION.

SEVRAGE. — *Voy.* NOURRICES (BUREAUX DE), MAISONS D'ACCOUCHEMENT.

SILEX. — *Voy.* CAILLOUTEURS.

SILOS. — *Voy.* BLÉ.

SIROPS. — *Voy.* GLYCOSE, SUCRE.

SOCIÉTÉS DE CHARITÉ MATERNELLE. — *Voy.* MAISONS D'ACCOUCHEMENT.

SOCIÉTÉS DE SECOURS MUTUELS. — Au nombre des institutions qui doivent le plus contribuer au bien-être des classes pauvres et à l'amélioration de la santé publique, on doit compter les Sociétés de prévoyance ou de secours mutuels.

Quoique d'origine ancienne, ces sociétés n'ont pris véritablement leur essor que dans ces derniers temps et sous l'impulsion généreuse de l'Empereur. Elles intéressent trop directement l'hygiène des populations pour que nous n'en fassions pas connaître sommairement l'organisation actuelle, qui comprend presque tous les points de la France. Mais, auparavant, nous indiquerons d'une manière succincte ce qui existe à cet égard en Angleterre.

Le nombre des individus, hommes, femmes et enfants faisant maintenant partie des sociétés d'amis (*friendly societies*), est de près de deux millions, et le capital déposé par elles dans les caisses de l'État s'élève au chiffre de 80 millions de francs. Leurs autres placements peuvent être évalués à 40 millions. La société connue sous le nom d'*Union de Manchester* se compose d'à peu près 400000 membres, et elle reçoit tous les ans la somme de 250 000 livres sterling (6 250 000 francs).

Une autre association, celle des *foresters*, comprenait à elle seule, en 1849, plus de 250 000 membres. Le 5 avril de cette même année, le procureur général de la reine annonçait au parlement qu'il existait 34 200 sociétés de secours mutuels dans la Grande-Bretagne. Le nombre total des membres était évalué à 4 millions, et leurs cotisations pouvaient approximativement former un capital de 150 millions.

Il y a en Angleterre une infinité d'autres associations qui, sous le nom de clubs, ont pour but de garantir leurs membres contre diverses éventualités. « Il n'y a peut-être pas d'ouvrier, dit M. Legoyt, qui n'appartienne au moins à l'un de ces clubs ; le plus nécessiteux est quelquefois membre de plusieurs d'entre eux, comme le *Medical club*, le *Burial club* (club qui garantit une somme pour les enterrements), le *Clothing club*, qui garantit la propriété d'un cottage à chaque assuré.

» Dans les villes du Nord principalement, tous les ouvriers souscrivent au moins à un *Building club* et à une *freehold society* qui garantit à ses membres la propriété d'un morceau de terre donnant au moins un revenu de 45 shillings, et par conséquent conférant la franchise électorale à ses possesseurs. Ces sociétés achètent de vastes propriétés qu'elles morcellent et répartissent par lots entre leurs associés. »

Dans notre pays, une Commission supérieure d'encouragement et de surveillance des sociétés de secours mutuels instituées par le gouvernement a récemment adressé à l'Empereur, par l'organe de l'honorable M. de Melun, un rapport que l'on ne peut manquer de lire avec un vif intérêt, et auquel nous joindrons l'exposé de quelques faits particuliers propres à jeter du jour sur cette question importante et neuve. Deux points surtout méritent une attention toute spéciale, et ont été justement signalés dans ce remarquable rapport. Ce sont ceux qui ont trait à la statistique proportionnelle des maladies et des décès, non-seulement dans la généralité de la classe ouvrière, mais surtout dans chacune des diverses professions. Or, les tables de maladie et de mortalité n'ont point encore été établies de manière à guider les sociétés qui se fondent ; c'est ce qui a fait dire avec beaucoup de raison à M. Hubbard : « Le point de vue de la profession a été jusqu'ici assez négligé ; c'est en vain qu'avec les travaux effectués on chercherait à dresser une liste des professions d'après leur degré d'insalubrité, les éléments feraient totalement défaut pour la préparation d'une telle liste. Nous croyons que ce sujet devrait attirer aujourd'hui l'attention des statisticiens, car il serait fort utile aux sociétés composées d'ouvriers appartenant à des professions spéciales de savoir si les chances de mortalité ou de maladie résultant de l'exercice de leur profession dépassent ou non les chances moyennes assignées à la classe ouvrière. » M. Hubbard a, du reste, tenté lui-même de combler cette lacune, et a publié deux tables que nous regrettons de ne pouvoir reproduire ici.

D'un autre côté, en ce qui touche la mortalité générale, M. Pierre Vinçard a fait quelques remarques que nous croyons utile de citer : « Afin de prémunir les sociétés mutuelles contre les illusions qu'elles ont encore à l'égard des pensions, nous croyons qu'il faudrait procéder en France comme on l'a fait en Angleterre ; aucune société ne devrait se fonder qu'étant établie sur des bases scientifiques. Mais, nous sommes forcé de le répéter, rien encore de précis n'existe en France, soit comme tables de maladies, soit comme tables de mortalité. Les principaux travaux tentés jusqu'à présent sont :

» 1° La table de mortalité de Deparcieux, extraite des registres des tontines françaises établies en 1689, 1706, 1709 et 1734 ;

» 2° Les tables de Dupré de Saint-Maur et Buffon, revues en 1779, par Saint-Cyran ;

» 3° *Analyse de l'influence de la petite vérole sur la mortalité*, publiée en 1806 par Devillard, qui y ajouta de nombreux faits relatifs à la mortalité en France pendant quelques années antérieures à la révolution. Mais, comme le dit M. Mathieu : « Il est survenu depuis cette époque des changements notables dans les divers éléments de la population, et la table de Duvillard donne une mortalité trop rapide pour l'état actuel de la population en France. »

» Les deux tables de Deparcieux et de Duvillard, qui, aujourd'hui encore, font autorité, ne s'accordent point entre elles.

» D'après Duvillard, sur 1000 individus âgés de vingt-cinq ans, il n'en survivrait que 353 à l'âge de soixante-cinq ans; tandis que d'après Deparcieux, sur le même nombre et dans la même période, il en survivrait 510.

» 4° Les tables de M. de Montferrant, qui, bien qu'elles aient été rarement utilisées, servent à vérifier celle de Deparcieux;

» 5° Les travaux statistiques publiés par MM. Benoiston de Châteauneuf, Villermé et A. Trébuchet;

» 6° Les tables de cotisations proportionnelles aux différents âges, par M. Debouteville.

» Malgré ces tentatives, on manque encore de données certaines permettant d'établir des tables de mortalité et de maladies à l'usage des sociétés mutuelles. Tant qu'on ne saura point combien, dans telle ou telle profession, il meurt d'ouvriers chaque année, nous ne croyons pas qu'on puisse assigner une longue existence à ces associations. »

Nous croyons devoir consigner ici quelques renseignements utiles sur les Sociétés de prévoyance établies en France et en Angleterre, et sur la marche à suivre pour la création et l'organisation des sociétés nouvelles, dus à M. Hubbard, secrétaire d'un comité charitable, qui s'est mis spontanément à la tête de ces établissements philanthropiques :

La grande masse des sociétés existantes se divise en deux catégories bien distinctes, dont l'une comprend les sociétés entre individus de toutes professions, que nous appellerons dorénavant sociétés professionnelles. A Paris, on compte à peu près quatre sociétés de cette dernière catégorie contre trois de la première.

Dans les sociétés entre individus de toutes professions, le principe de la charité domine celui de la mutualité; au contraire, dans les sociétés professionnelles, la charité ne se montre qu'exceptionnellement.

La charité des sociétés entre individus de toutes professions s'exerce, soit en vertu de principes religieux, soit en vertu de principes purement philanthropiques.

Parmi les trois religions dont les cultes sont reconnus par la loi, et dont les ministres reçoivent un traitement de l'État, la religion juive est peut-être celle dont les membres ont le plus l'habitude d'exercer la bienfaisance à l'aide d'institutions mutuelles.

A Bordeaux, à Strasbourg, à Paris, il existe un assez grand nombre de sociétés israélites, qui sont, il est vrai, composées de peu de membres, mais qui contribuent beaucoup à resserrer les liens de ces coreligionnaires. A Paris, seulement, on compte dix-sept sociétés reliées au Consistoire central ; leur propagation s'explique facilement par la possibilité qu'elle fournit aux juifs de mettre en pratique quelques-uns des commandements de leur religion.

Ainsi, les usages religieux prescrivent à tout fidèle en grand deuil de s'abstenir de tout travail pendant sept jours ; les sociétés accordent une indemnité quotidienne aux sociétaires qui observent la semaine de réclusion. Après l'inhumation d'un membre, les sociétaires accompagnent les personnes en deuil jusqu'à la maison mortuaire, afin d'y faire les prières habituelles. Chaque société a un local où se tiennent des réunions pour les prières religieuses, et impose à ses membres de veiller les malades, suivant un précepte obligatoire de la religion juive.

Après les juifs, il faudrait placer les protestants. Dans les sociétés que ces derniers ont fondées, la mutualité prend une grande importance, comme elle s'accorde mieux avec le caractère général de leur religion et l'austérité de leurs temples. Sous le titre de Sociétés protestantes de prévoyance et de secours mutuels, ils ont créé, à Paris et à Lyon, deux grandes et belles associations qui, entretenues par la bienfaisance la plus active et la plus généreuse, rendent d'éminents services à une fraction malheureuse de la société. Ici, quoique appuyée sur l'organisation sacerdotale, l'institution n'intervient jamais, comme chez les juifs, dans les pratiques mêmes du culte.

On trouve encore un assez grand nombre de sociétés protestantes à Strasbourg, à Bordeaux et dans le Midi, là surtout où les haines religieuses ne sont pas éteintes après tant d'années d'entière tolérance. Quelques-unes de ces sociétés se font remarquer par des prescriptions dont les unes montrent un sublime esprit de dévouement, et les autres un rigorisme excessif.

La Société protestante de secours mutuels de Mazamet (département du Tarn) repousse honteusement celui qui refuse de veiller un sociétaire atteint d'une maladie contagieuse, mais elle exige de ses candidats qu'ils promettent de fuir à toujours le café et le cabaret.

La religion catholique, proportionnellement au nombre de ses fidèles, a créé beaucoup moins de sociétés que les deux autres religions juive et protestante.

C'est en vain qu'on chercherait dans le nord de la France quelques associations dont elle puisse revendiquer la fondation directe ; beaucoup de celles qui existent portent des noms de saints, mais seulement par suite de l'usage consacré par les siècles qui met chaque profession sous le patronage d'un des saints du calendrier ; aucune n'a le caractère religieux. Il n'en est pas de même dans le Midi : il existe à Nîmes, à Muret, à Toulouse, à Toulon, et même à

Lyon, des sociétés dont les membres ne se seraient jamais réunis, si, sous l'influence du lien religieux qui leur est commun, ils n'avaient été poussés à s'entr'aider mutuellement. Toutes ces sociétés ne reçoivent que des membres professant la religion catholique, et présentant des garanties de religion ; à Nîmes, où elles sont organisées par paroisses, il faut, pour être admis, en même temps qu'un certificat du médecin, un certificat du curé. Toutes, à la fête du saint sous l'invocation duquel elles sont placées, s'imposent extraordinairement pour les frais d'une messe. Souvent l'administration est entièrement mise entre les mains des curés, protecteurs-nés, présidents-nés des sociétés. Un règlement exige un directeur toujours ecclésiastique. Pour le reste, leur organisation diffère peu de celle des autres sociétés ; aucune n'a pris un très grand développement, sauf peut-être celle des Lazaristes, anciennement connue sous le nom de *Saint-François-Xavier*, qui avait des ramifications dans les principales villes du Midi, Marseille, Arles, Nîmes. Dissoute à la révolution de février, cette société s'est depuis reconstituée sous le patronage de saint Joseph ; mais son importance a beaucoup diminué : elle ne comprend pas aujourd'hui 300 membres, et ses recettes sont inférieures à 7000 francs.

Quant aux autres sociétés entre individus de toute profession, où intervient encore la bienfaisance, mais seulement en vertu de principes purement philanthropiques, les unes doivent leur existence au patronage des sociétés libres, instituées pour la propagation des arts, des lettres ou des sciences; d'autres à l'action intelligente des conseils municipaux ; le reste, au zèle d'honorables citoyens.

C'est ainsi que la Société industrielle de Nantes et la Société académique de Saint-Quentin ont organisé, l'une depuis 1832, l'autre seulement depuis 1847, deux vastes sociétés dont les effets ont déjà été utilement sentis par les ouvriers de ces deux villes. Les sociétés de Douai, de Valenciennes, de Boulogne, de Cambrai, sont l'œuvre des conseils municipaux de ces villes, qui participent toujours à leur administration.

Dans ces derniers temps, plusieurs compagnies de la garde nationale, profitant du lien créé par le voisinage entre leurs différents membres, ont cherché à resserrer ce lien en s'associant en sociétés mutuelles. La franc-maçonnerie n'a pas tout à fait disparu : certaines loges accordent, en cas de maladie, des traitements fixes qui les assimilent absolument aux autres associations.

Lorsqu'une grande ville, comme Paris par exemple, renferme dans son sein un grand nombre d'individus du même pays, soit des étrangers, comme des Suisses, des Belges ou des Allemands, soit des nationaux du même département, comme les habitants du Puy-de-

Dôme, de la Creuse, ces individus se groupent souvent en un seul centre, pour se prêter aide et assistance. Dans ces dernières années, on a vu se généraliser beaucoup de ces associations entre des hommes ayant appartenu au même établissement d'instruction publique.

De généreux citoyens de Metz et de Nancy ont doté ces deux cités d'institutions de prévoyance, dont elles se montrent justement fières; ce que la générosité a fait dans ces villes, l'intérêt éclairé est également parvenu à le réaliser à Bordeaux et à Paris; des hommes intelligents, entreprenant comme une affaire industrielle la création de ces sociétés de bienfaisance et de mutualité, sont parvenus par leurs efforts à réaliser, dans les classes aisées, des subventions suffisantes pour assurer contre la maladie un grand nombre d'ouvriers à qui ils ne réclamaient qu'une très faible cotisation.

Il n'y a pas, dans toutes les sociétés entre individus de toutes professions, deux classes de sociétaires : les uns cotisant et ne recevant point de secours; les autres cotisant et recevant des secours.

Dans la capitale et les plus grandes villes de France, on trouve un très grand nombre de sociétés de cette nature, exclusivement mutuelles. A Paris, par exemple, où il y a près de cent sociétés entre individus de toutes professions, il en est à peine quinze qui admettent ce qu'on nomme des membres honoraires; les autres veulent que tous leurs membres soient soumis aux mêmes conditions. Celles-ci s'administrent elles-mêmes, observent assez rigoureusement les règles primitives qu'elles se sont imposées, se recrutent par les soins des principaux fondateurs qui mettent leur amour-propre dans les succès de leur œuvre, et exigent enfin de leurs membres des habitudes d'économie et de sage moralité que les autres ne peuvent aussi fructueusement imposer.

Depuis quelques années, un très grand nombre de communes se sont organisées en sociétés mutuelles : c'est un point très important, car tant que cette organisation ne se sera pas généralisée, il sera bien difficile, pour ne pas dire impossible, d'établir dans les campagnes une bonne distribution du service médical.

Nous avons dit que, sauf quelques exceptions, les sociétés professionnelles étaient exclusivement basées sur le principe de la mutualité. Voici quelques-unes de ces exceptions. Il a été créé en 1850, sous le patronage de la chambre de commerce de Lyon, une caisse de secours et de retraites pour les ouvriers et employés de la fabrique de soie, laquelle caisse a été gratifiée d'une partie du produit d'une perception de 6 centimes par kilogramme de soie soumis à l'opération du conditionnement calculé sur le nombre des sociétaires.

Dans quelques grandes mines, usines, fabriques et chemins de er, les propriétaires et administrateurs subventionnent les caisses le secours établies entre leurs ouvriers d'une somme proportionnelle à la masse des salaires qu'ils leur payent. Les maîtres tailleurs le Paris ont formé entre eux une société philanthropique pour secourir, en cas de maladie, vieillesse ou infirmités, les ouvriers et ouvrières qu'ils emploient. Lorsqu'un ouvrier employé par un membre de la société tombe malade, il s'adresse à son patron, sur une ettre duquel on lui accorde des secours en argent et en nature, et es soins médicaux dont il a besoin.

Les sociétés professionnelles exclusivement mutuelles sont la lasse la plus importante des sociétés de secours mutuels, tant pour eur nombre que pour leur caractère. Ce sont celles-là surtout dont es progrès nous intéressent, et dont nous désirons le développement; c'est surtout leur prospérité que nous avons en vue dans nos avaux; car c'est là, et là seulement, que le travailleur intelligent e suffit à lui-même et se garantit des tristes éventualités auxquelles est exposé, sans recourir à l'assistance publique ou privée.

Toutes les sociétés sont assez généralement construites sur les nêmes bases: elles ne diffèrent entre elles que par le nombre des uts qu'elles se proposent. Les unes sont composées exclusivement e patrons ou d'ouvriers; les autres reçoivent également ouvriers et atrons. Parfois elles se restreignent à un seul atelier, d'autres fois lles s'étendent à plusieurs; il en est qui embrassent toutes les ranches d'une même industrie, mais ce dernier cas est malheureuement rare : la crainte de voir revivre les anciennes corporations a oujours été un fâcheux obstacle à leur propagation.

On peut citer, comme modèles de ces sociétés, celle des gantiers e Grenoble, celle des tourneurs, monteurs et ciseleurs en bronze e Paris, dite du *Bon accord;* celle des ouvriers porcelainiers de aris; enfin celle des mégissiers, tanneurs et corroyeurs d'Annonay.

Nous n'avons point parlé jusqu'ici de sociétés de femmes; il en xiste cependant, bien qu'elles ne soient pas en assez grand nombre.

Paris, les femmes sont admises dans quelques-unes de ces assoiations bienfaisantes et mutuelles que nous avons indiquées plus aut; mais nous ne connaissons pas dans cette ville de sociétés ormées et administrées par elles seules. Il en existe, au contraire, de très bien organisées, à Grenoble, Limoges, Lodève, Romans Drôme) et Mazamet (Tarn).

On en compte sept à Grenoble : la fondation de la plus ancienne emonte à 1822; leur administration n'a jamais suscité aucune de es difficultés que pourraient redouter des esprits prévenus. Loin de étourner les sociétaires de l'esprit de famille, elles les font persévérer dans leurs devoirs. Voici à ce sujet ce qu'en dit M. Rivier : « Les » sociétés de femmes, comme les sociétés d'hommes, ne veulent » compter dans leur sein que des personnes honnêtes, et veillent » avec sollicitude sur la moralité de leurs membres. »

La jeune fille qui a commis une faute, l'épouse qui a oublié ses devoirs, ne peuvent faire partie d'une société; elles en sont repoussées lorsqu'elles se présentent, ou renvoyées si déjà elles en faisaient partie.

Les mesures à prendre, lorsqu'il y a lieu d'exclure un sociétaire pour de semblables motifs, sont souvent fort délicates ; il faut ménager une réputation qui n'est pas encore publiquement compromise, éviter d'avertir par un éclat un mari outragé.

Dans ces circonstances difficiles, les présidentes savent allier, avec beaucoup de prudence, le tact et l'habileté de leur sexe, et obtenir des démissions volontaires de celles qui ne sont plus dignes de figurer dans l'association.

Enfin, à toutes ces institutions si dignes d'être connues et de servir de modèles, nous devons ajouter celle qui a commencé ses opérations depuis 1852 dans la ville de Verdun (Meuse). Autant que nous en pouvons juger par les documents que nous avons sous les yeux, l'Association de Verdun pour l'extinction de la mendicité est une des mieux conçues, des mieux dirigées, et une de celles qui ont le mieux résolu le problème qu'elles se sont posé. C'est ce qui nous engage à donner quelques détails sur le plan et l'organisation de cette œuvre excellente.

Parmi les associations que nous avons déjà passées en revue, il en est, comme celle de Voiron, qui ont une existence et une administration indépendante; il en est d'autres, comme celle de Saint-Lô, qui se sont fondues avec le bureau de bienfaisance. L'Association de Verdun a son administration et sa caisse particulières; mais elle peut s'entendre et se concerter avec les établissements charitables de la ville.

Sa principale ressource consiste dans le produit des souscriptions qui sont recueillies tous les ans à domicile. Les habitants sont expressément invités à ne plus faire d'aumônes directes aux mendiants, et à réserver toutes leurs offrandes pour l'Association, qui se charge de les centraliser, de les convertir en aliments, en vêtements, et d'en assurer la distribution la plus équitable, la plus éclairée, la plus propre à soulager efficacement l'indigence.

Tous les souscripteurs sont membres de l'Association; mais, pour avoir droit de voter dans les assemblées générales, il faut avoir souscrit pour une somme de 20 francs au moins.

L'Association est régie par un comité permanent composé du

maire de la ville, président; des présidents des tribunaux civils et de commerce, du procureur impérial, des curés des différentes paroisses, de cinq membres nommés en assemblée générale, des cinq membres du bureau de bienfaisance, du trésorier et du secrétaire, s'ils remplissent leurs fonctions gratuitement.

Le trésorier et le secrétaire sont désignés par le comité, soit dans son sein, soit en dehors. Ils peuvent être rétribués, et dans ce cas le comité fixe leurs appointements.

Le trésorier fait les recettes et les dépenses, et il en tient le registre. Il paye sur des mandats signés par le président, et appuyés de pièces justificatives.

Le secrétaire est chargé de tenir un registre contenant les noms et demeures des indigents susceptibles d'être secourus, les causes de leur admission, et tous les renseignements utiles à consulter; il tient également un second registre sommaire des recettes et des dépenses déjà inscrites en détail sur le registre du trésorier, enfin un registre des délibérations.

L'assemblée générale des souscripteurs est convoquée tous les ans par le maire pour entendre le compte que le comité permanent doit lui rendre de sa gestion, et pour procéder à l'élection des cinq membres qui doivent faire partie de ce comité, et de trois membres adjoints qui doivent les remplacer en cas de besoin.

Un point par lequel cette Association se distingue de celles que nous connaissons déjà, c'est le concours important que lui prêtent les dames de la ville. Ainsi le comité désigne quarante dames de charité pour visiter les indigents et l'éclairer sur leurs besoins. Il divise les divers quartiers de la ville de manière que chacune de ces quarante dames ait dans son ressort un nombre à peu près égal de familles indigentes auxquelles elles sont chargées de porter des secours, des consolations et des conseils.

Le comité désigne également quatorze commissaires qui, chacun dans sa section, viennent en aide aux dames de charité pour visiter les familles indigentes le plus souvent possible, de manière à tenir le comité au courant des changements survenus dans la position de ces familles. Ces commissaires doivent employer leur ascendant sur les chefs de famille pour les décider à envoyer leurs enfants aux écoles, pour leur inspirer le goût du travail et de la propreté, et pour les détourner de l'ivrognerie.

Les renseignements fournis par les dames de charité et par les commissaires servent de base au comité pour dresser la liste des indigents, et pour déterminer la nature et la quotité des secours qui doivent être accordés à chacun d'eux. Aucun nom n'est inscrit sur cette liste qu'après l'enquête la plus minutieuse et la plus sévère. On en exclut tout indigent qui ne serait pas domicilié depuis trois ans au moins dans la commune, et tout habitant valide ayant, soit des ressources personnelles, soit une profession qui le met en état de soutenir sa famille.

Le comité doit priver temporairement de secours, et il peut même rayer de la liste, après avertissement, tous les chefs de famille qui ne tiendront pas la main à ce que les enfants fréquentent assidûment les écoles, remplissent et exécutent leurs devoirs religieux.

Tout indigent porté sur la liste qui mendiera ou laissera mendier ses enfants est privé de secours pendant un délai de cinq à quinze jours, et, en cas de récidive, pendant un ou deux mois. A la troisième infraction, il sera rayé définitivement.

La privation temporaire de secours et la radiation définitive peuvent également être appliquées à ceux qui seront signalés comme fréquentant les cabarets ou qui seront rencontrés en état d'ivresse.

Ceux qui auront été condamnés à la peine de l'emprisonnement, prononcée par jugement correctionnel, seront rayés immédiatement de la liste; mais ils pourront y être réintégrés lorsqu'ils auront mérité cette faveur par une conduite irréprochable pendant trois mois au moins, après l'expiration de la peine.

Les pauvres sont divisés en deux classes, dont la première comprend les aveugles, les paralytiques, les infirmes, les vieillards, les chefs de famille surchargés d'enfants en bas âge, et tous ceux qui sont incapables de travailler.

Les pauvres de cette classe reçoivent des secours permanents, et sont considérés comme pensionnaires de l'Association jusqu'au moment où ils pourront être admis à l'hospice.

Les enfants patronnés et mis en apprentissage sont aussi rangés dans cette catégorie.

La seconde classe de pauvres ne reçoit que des secours temporaires; elle se compose des malades, blessés, femmes en couches ou nourrices, des enfants abandonnés ou orphelins non encore admis à l'hospice, enfin de tous ceux qui se trouvent dans le besoin par une circonstance extraordinaire. On doit y ranger aussi les enfants que leurs parents ne pourraient habiller convenablement pour la première communion.

Tous les secours sont donnés en nature, appropriés et proportionnés, autant que possible, aux besoins réels.

Ils consistent en pain, viande, soupes, bouillons, légumes, vêtements, linge, médicaments, bois de chauffage et autres objets de première nécessité.

Ils peuvent aussi être appliqués au payement des loyers d'habitation et de terrains destinés à la culture de pommes de terre et autres légumes.

On ne doit accorder des secours en argent que dans des cas d'exception très rares.

La direction du vestiaire et de la lingerie est confiée à une dame-économe que les dames de charité choisissent entre elles.

Les couvertures et le linge autre que celui de corps ne sont que prêtés aux indigents; ceux qui les rendront en mauvais état perdront pour l'avenir leur droit à ce genre de secours.

Le point difficile, dans toutes les entreprises de cette nature, c'est de fournir du travail aux indigents valides. La question n'admet guère de solution absolue et générale : on la résout comme on peut, selon les lieux et les circonstances. A Verdun, l'Association achète des matières premières, lin, chanvre, étoupes, qui sont distribuées pendant la mauvaise saison aux femmes sans travail. Ces matières sont exclusivement employées à la confection des effets d'habillement et de literie destinés aux indigents. Quant aux hommes valides sans travail, le comité sollicite leur admission dans les ateliers, soit publics, soit particuliers. Le travail est certainement le genre de secours le plus utile et le plus moral que l'on puisse fournir aux indigents, mais il est le plus difficile.

Nous voyons aussi que l'administration des hospices de la ville de Verdun offre à l'Association d'accueillir gratuitement le plus grand nombre possible des mendiants. De leur côté, les médecins de la ville s'engagent à prêter indistinctement les secours de leur art aux indigents qui le réclameront, et les pharmaciens à fournir aux prix de revient tous les remèdes nécessaires.

Telles sont les principales dispositions du statut qui régit l'Association de Verdun.

Voici maintenant les résultats auxquels elle est arrivée dans la première année de son existence. Nous empruntons ces détails au rapport qui a été présenté par le comité permanent à l'assemblée générale. Les recettes se sont élevées pendant ce premier exercice au chiffre de 18 336 fr. 25 cent. : elles comprennent le produit des souscriptions montant à 16 951 fr. 25 cent.; les dons faits à l'Association, 385 francs; le subside accordé par le gouvernement, 1000 francs. Les dépenses forment un total d'environ 15 000 francs; l'excédant des recettes sur les dépenses est, par conséquent, d'environ 2300 francs. Les principaux articles de dépenses comprennent les pensions de seize mendiants, placés chez des logeurs; les loyers de seize autres mendiants, les légumes et autres aliments qui leur ont été distribués; le pain des indigents, les étoffes pour le vestiaire, les matières premières pour le travail des femmes, le prix de confection ; les effets de première communion, le bois de chauffage, les frais de mise en apprentissage, les subsides accordés à des œuvres de charité, les frais de bureau, etc. Faible et incertaine à son origine, l'Association a fait dès cette première année des progrès importants vers le but qu'elle se propose, et elle est arrivée aujourd'hui à un état de choses qui lui garantit le succès définitif de l'œuvre. Le personnel des familles indigentes est maintenant bien connu dans sa composition, ses mœurs, ses habitudes, ses tendances, ses besoins moraux et matériels; l'erreur n'est plus guère possible dans les appréciations. La répartition et la distribution des secours sont organisées et assurées de manière à satisfaire les besoins dans les limites des ressources. La question du travail à fournir aux indigents est résolue autant qu'elle peut l'être. Les habitations ont été assainies; on y remarque plus d'ordre et de propreté. Les maladies et les affections particulières à la classe pauvre ont déjà perdu de leur fréquence et de leur gravité; les moyens propres à les prévenir et à les combattre sont mieux compris. La mise en apprentissage des enfants est provoquée dans les familles, et encouragée par des secours alimentaires et autres. Les enfants sont mieux soignés dans leur personne et leurs vêtements, plus surveillés dans leur conduite, leurs fréquentations et leurs jeux ; enfin plus régulièrement envoyés, soit aux salles d'asile, soit aux écoles, soit aux exercices religieux. Les mœurs s'amendent, les habitudes s'améliorent. Les idées d'ordre, de travail et d'économie prennent racine, la paresse n'ose plus s'avouer ni s'afficher elle-même; le vice de l'ivrognerie est moins commun, moins éhonté. Grâce à cette heureuse impulsion donnée par la charité bien entendue et bien dirigée, la confiance et le courage sont entrés et se maintiennent au cœur du pauvre. Il croit maintenant aux bonnes intentions de ceux qui vont au-devant de sa misère, y compatissent de cœur, la consolent et la soulagent, et qui, tout en lui tendant la main, s'étudient à ne le blesser dans aucune de ses susceptibilités légitimes.

Tels sont les résultats auxquels est arrivée l'Association de Verdun en une année d'existence. On voit qu'ils sont de nature à donner toute confiance et toute garantie sur son avenir.

Le principe moral et fécond de la mutualité n'a pas été accueilli seulement par les classes inférieures. Les professions libérales s'y sont ralliées, et l'on a vu à la tête de ce mouvement se placer le corps médical. Nous tenons à honneur de citer ici les statuts de l'Association générale de prévoyance et de secours mutuels des médecins de France, instituée sous la présidence de M. Rayer, par décret impérial du 31 août 1858, et dont le rapide développement atteste l'utilité et les bienfaits.

STATUTS DE L'ASSOCIATION GÉNÉRALE DE PRÉVOYANCE ET DE SECOURS MUTUELS DES MÉDECINS DE FRANCE.

TITRE Ier. — *Composition de l'association. — Son nom. — Son objet.*

Art. 1er. Il est établi une Association de prévoyance, de protection et de secours mutuels pour tous les médecins de France.

Art. 2. Sa durée est illimitée.

Art. 3. Son siége est à Paris.

Art. 4. Elle prend le nom d'*Association générale de prévoyance et de secours mutuels des médecins de France.*

Art. 5. L'Association générale se compose de toutes les *Sociétés locales* formées sous son influence et de toutes celles qui se rattachent à elle pour concourir à l'œuvre commune.

Art. 6. Le but de l'Association générale, comme celui des Sociétés locales qui la composent, est :

De venir au secours des sociétaires que l'âge, les infirmités, la maladie, des malheurs immérités réduisent à un état de détresse ;

De secourir les veuves, les enfants et les ascendants laissés sans ressources par des sociétaires décédés ;

De donner aide et protection à ses membres ;

De maintenir, par son influence moralisatrice, l'exercice de l'art dans les voies utiles au bien public et conformes à la dignité de la profession :

De fonder dans l'avenir une caisse de retraite ;

De préparer et fonder les institutions propres à compléter et perfectionner son œuvre d'assistance.

Art. 7. L'Association générale procède à son œuvre par deux opérations. Premièrement, elle prépare l'organisation des *Sociétés locales;* elle forme une *Société centrale* destinée à réunir les médecins de l'armée et de la flotte ; les médecins qui, par la nature de leur service, n'ont pas de résidence fixe ou résident hors de France ; les docteurs en médecine ou en chirurgie disséminés dans les arrondissements et départements où il n'existerait pas de Société locale agrégée à l'Association générale.

Deuxièmement, elle relie entre elles les sociétés ainsi formées ; elle agrége les sociétés déjà existantes ; elle prépare, fonde et administre les établissements d'assistance de toute nature qui rentrent dans le but de l'institution.

Art. 8. L'Association générale est représentée par des assemblées générales.

Elle est dirigée et administrée par un conseil général.

SECTION Ire. — **Association générale. — Conseil général. — Composition. — Attributions. — Conseil judiciaire.**

Art. 9. Le conseil général est composé : 1° du président de l'Association nommé par l'empereur ; 2° de quatre vice-présidents ; 3° d'un secrétaire général archiviste ; 4° de deux vice-secrétaires ; 5° de vingt-cinq conseillers.

Les membres du bureau et les membres du conseil général sont élus pour cinq ans à la majorité absolue des suffrages par l'assemblée générale : ils sont rééligibles.

Les deux tiers au moins des membres du conseil général doivent résider à Paris.

Art. 10. Le conseil général est assisté par un conseil judiciaire, dont la composition et les attributions seront déterminées par un règlement spécial soumis à l'approbation du ministre de l'intérieur.

Art. 11. Le conseil général dirige l'Association générale dans son ensemble; il agit en son nom.

Il provoque la formation des Sociétés locales et de la Société centrale; il agrége les sociétés formées en dehors de l'Association générale.

Il statue sur les demandes de secours faites par les sociétés dont les fonds se trouvent insuffisants.

Il nomme le comité administratif.

Il prépare et propose à la sanction de l'assemblée générale les projets relatifs aux fondations et institutions qui intéressent la généralité de l'œuvre.

Art. 12. Le conseil général publie tous les ans un compte rendu des actes de l'association.

Il convoque les assemblées générales.

Art. 13. Le président du conseil général préside toutes les fois qu'il le juge convenable, le comité administratif, la commission administrative, et généralement toutes les commissions, réunions et assemblées de l'Association.

Art. 14. Le secrétaire général a le dépôt des archives; il rédige les procès-verbaux du conseil général et des assemblées générales, et est chargé en outre de la correspondance.

Il fait les comptes rendus annuels.

Art. 15. Le conseil général nomme un agent comptable.

Les fonctions de l'agent, ses obligations, sa responsabilité, son cautionnement, ses rapports avec le comité et avec le conseil seront déterminés par le règlement.

SECTION II. — **Ressources et charges de l'Association générale.**

Art. 16. Les ressources de l'Association générale se composent : 1° des droits d'admission dus par les sociétaires à leur entrée dans les Sociétés locales ou dans la Société centrale; 2° des dons, legs et affectations faits à l'Association générale; 3° du montant des cotisations annuelles que doivent verser à la Caisse générale toutes les sociétés unies.

Ces cotisations sont d'un dixième des revenus annuels desdites sociétés.

Art. 17. Les charges de l'Association générale consistent : 1° en frais d'administration; 2° en subventions à répartir entre les Sociétés locales qui les réclament et qui justifient en avoir besoin; 3° en dépenses de premier établissement des caisses et institutions prévues dans l'article 7; 4° en dépenses de service et d'entretien desdites institutions.

Art. 18. Lorsqu'une Société locale a épuisé ses fonds de secours, elle s'adresse au conseil général qui en délibère et qui statue sur la demande. Toutes les demandes doivent être adressées avant le 1er novembre. Le conseil général ne statue qu'après cette époque, lorsqu'il a pu apprécier le nombre, l'importance, la légitimité des demandes et les ressources dont il dispose pour y faire droit.

SECTION III. — **Assemblées générales de l'Association générale.**

Art. 19. Tous les ans, dans le mois d'octobre, l'Association tient, à Paris, une assemblée générale.

L'assemblée est présidée par le président de l'Association, assisté du bureau du conseil général.

L'assemblée générale se compose des membres du conseil général et des présidents des Sociétés locales, ou, à défaut du président, d'un membre désigné par lui.

Art. 20. Dans la réunion annuelle, le secrétaire général expose la situation morale et financière de l'Association.

Tous les cinq ans, l'assemblée générale procède à l'élection des membres du conseil général.

Art. 21. Aucune question étrangère au but spécial de l'Association ne peut être soumise à l'assemblée générale.

Art. 22. Les délibérations de l'assemblée générale sont prises à la simple majorité des votes exprimés.

Art. 23. Dans le cas où l'assemblée générale serait appelée à statuer sur la dissolution de l'Association générale, la délibération n'est valable pour prononcer la dissolution que si elle est prise par une majorité représentant les trois quarts au moins des sociétés qui composent l'Association générale.

Cette délibération ne peut être prise que dans une assemblée extraordinaire, convoquée spécialement pour prononcer sur la dissolution. Elle n'est valable qu'après l'approbation du ministre de l'intérieur.

En cas de dissolution, les fonds restant en caisse seront répartis entre les Sociétés locales proportionnellement au nombre de leurs membres.

TITRE II. — *Sociétés locales. — Société centrale.*

SECTION Ire. — **Sociétés locales.**

Art. 24. Une Société locale peut se former dans un département ou dans un arrondissement aussitôt que vingt-cinq médecins au moins, habitant ce département ou cet arrondissement, en auront exprimé la volonté.

Dès que des adhésions en nombre suffisant sont parvenues au conseil général, il provoque l'organisation de la Société locale, si l'initiative de cette organisation n'a pas été spontanément prise par les médecins du département ou de l'arrondissement.

Art. 25. Les statuts et règlements de chaque Société locale sont délibérés par les médecins formant la société ; ces statuts doivent être mis en harmonie avec les conditions de mutualité générale réglées par les présents statuts, et répondre aux exigences de la législation existante résumées dans le décret du 26 avril 1852.

Ces statuts et règlements devront être soumis à l'approbation du préfet.

Art. 26. Chaque Société locale est administrée par une commission composée : 1° D'un président ; 2° d'un vice-président ; 3° de deux membres par arrondissement ; 4° d'un secrétaire ; 5° d'un trésorier. Le président est nommé par l'empereur ; les autres membres sont élus par la société.

Art. 27. La Commission administrative est renouvelée tous les cinq ans, à la majorité relative des suffrages. Ses membres sont rééligibles.

Art. 28. Les commissions des Sociétés locales administrent et distribuent les fonds de secours qui leur appartiennent ; elles adressent au conseil général les sommes destinées à former le fonds de l'Association générale.

Art. 29. Le président signe avec le trésorier les ordonnances de payement de toute nature.

Art. 30. Le secrétaire reçoit les demandes d'admission et de secours, il rédige les procès-verbaux ; il est chargé de la correspondance.

Art. 31. Les membres de chaque Société locale se réunissent tous les ans en assemblée générale ; l'assemblée entend le rapport des opérations de l'année, reçoit les comptes et les approuve.

Art. 32. S'il se forme une ou plusieurs sociétés entre les médecins habitant l'Algérie et les autres possessions coloniales de la France, ces sociétés pourront se relier à l'Association générale en remplissant les conditions prescrites par le titre III.

Art. 33. Les sociétés médicales approuvées déjà existantes, et celles qui se fonderaient ultérieurement en dehors de l'Association générale peuvent se réunir à elle.

Le fonds de réserve réalisé par ces sociétés, les dons et legs qu'elles possèdent ou qui pourraient leur être faits, restent leur propriété exclusive.

Les sociétaires composant les sociétés qui s'agrégeront à l'Association générale ne payent pas le droit d'admission.

SECTION II. — **Société centrale.**

Art. 34. Il est établi à Paris une société destinée à compléter le système des Sociétés locales.

Cette société prend le nom de *Société centrale.*

Elle est composée de tous les médecins qui se trouvent dans les conditions exprimées dans l'article 7.

Elle est administrée par une commission spéciale, nommée à cet effet par le conseil général, et présidée par le président de l'Association générale.

Art. 35. La Société centrale est organisée sur les mêmes bases que les Sociétés locales.

Ses règlements sont préparés par la commission spéciale, arrêtés par le conseil général, et soumis à l'approbation du ministre de l'intérieur.

TITRE III. — *Règles communes à toutes les sociétés faisant partie de l'Association générale.*

SECTION Ire. — **Admission. — Démission. — Exclusion. — Cotisations annuelles. — Secours. — Dissolution. — Jugement des contestations.**

Art. 36. Est apte à faire partie d'une des sociétés unies dans l'Association générale :

Tout médecin pouvant exercer en France, en vertu des lois, décrets et ordonnances qui régissent l'exercice de la médecine, et habitant le continent de l'empire, le département de la Corse, l'Algérie et les colonies; tout médecin de l'armée et de la flotte; tout médecin remplissant une mission hors de France.

Art. 37. Le médecin qui veut s'associer à l'Association générale doit faire acte d'adhésion aux statuts de la Société locale de sa résidence, ou aux statuts de la Société centrale.

Art. 38. Chaque sociétaire est tenu de payer, au moment de son admission, une somme de douze francs destinée au fonds de l'Association générale.

Art. 39. Le sociétaire admis est tenu de payer, avant le 1er mars de chaque année, pour le service de la société dont il fait partie, une cotisation annuelle de douze francs au moins.

Le taux de la cotisation pourra être augmenté pour les Sociétés locales dont les ressources auraient été reconnues insuffisantes, après examen des états de situation fournis, chaque année, au préfet, en vertu de l'article 20 du décret organique sur les Sociétés de secours mutuels.

Art. 40. Les membres qui n'ont pas rempli les obligations prescrites par les articles 38 et 39, sont considérés comme démissionnaires, s'ils ne présentent à leur commission administrative des explications qui soient acceptées par elle; ils n'ont aucun recours à exercer pour les fonds qu'ils auront versés précédemment.

Art. 41. Ne peut être admis dans l'Association ou continuer à en faire partie le médecin convaincu de faits qui entachent l'honneur de l'homme ou qui compromettent la dignité de la profession.

Les Sociétés locales déterminent dans leur règlement intérieur les conditions et les formes d'admission et d'exclusion.

Art. 42. Peuvent obtenir des secours :

Les sociétaires, leurs veuves et leurs enfants, leurs ascendants.

Art. 43. Le sociétaire n'a droit à des secours qu'après avoir fait partie de la Société pendant trois années consécutives. Cependant si, avant l'expiration de ce délai, il est fait une demande suffisamment motivée, un secours exceptionnel peut être accordé.

Art. 44. Toute demande de secours doit être adressée au secrétaire de la Société locale à laquelle le demandeur appartient.

La commission locale examine la demande, prend les informations, et statue sur le droit au secours et sur son importance.

Art. 45. Les secours distribués ne sont que temporaires. Ils peuvent être renouvelés, mais sans engager l'exercice suivant.

Art. 46. Lorsque les ressources le permettront, l'Association générale pourra créer des pensions viagères d'assistance dont elle réglera l'importance et les conditions d'attribution.

SECTION II. — **Ressources et charges des Sociétés locales.**

Art. 47. Les ressources des Sociétés locales se composent :

1° Des dons et legs faits à la Société; 2° du produit des cotisations; 3° du revenu des fonds placés.

Art. 48. Les charges annuelles de chaque Société se composent :

1° De la cotisation due par chaque Société à l'association générale; 2° des frais d'administration; 3° des secours; 4° d'un prélèvement, fixé par l'assemblée générale, sur les revenus annuels pour constituer le fonds de réserve de la Société.

SECTION III. — **Dissolution des Sociétés locales et de la Société centrale.**

Art. 49. La dissolution ne peut être prononcée qu'en assemblée générale de la Société spécialement convoquée à cet effet, et par un nombre de voix égal aux trois quarts des membres inscrits.

La liquidation s'opérera suivant les conditions prescrites par l'article 15 du décret organique du 26 mars 1858.

L'Association générale recueille les fonds qui forment le reliquat de liquidation de la Société dissoute.

SECTION IV. — **Jugement des contestations.**

Art. 50. La commission administrative de chaque Société locale, en premier ressort, et le conseil judiciaire de l'Association générale, d'une manière souveraine, sont constitués juges de toutes les contestations qui pourraient être soulevées relativement à l'interprétation et à l'exécution des statuts et règlements.

Les membres de l'Association s'interdisent tout recours devant les tribunaux, sous peine d'exclusion.

TITRE IV. — *Dispositions transitoires.*

Art. 51. Jusqu'à ce que les Sociétés locales soient fondées, les adhésions à l'Association doivent être adressées au secrétaire du conseil général à Paris.

Art. 52. La commission ci-après indiquée ayant reçu délégation pour rédiger les présents statuts, pour obtenir les autorisations nécessaires, remplit les fonctions attribuées au conseil général, jusqu'à la première assemblée générale de l'Association, qui aura lieu dans le mois d'octobre 1859.

L'Association générale de prévoyance et de secours mutuels des médecins de France vient de publier un *Annuaire* (1862) où l'on trouvera tous les renseignements relatifs à la constitution et au fonctionnement des Sociétés locales, tant au point de vue moral qu'au point de vue de la prospérité matérielle de l'œuvre. Cet annuaire sera consulté avec beaucoup de fruit.

SOCIÉTÉS DE TEMPÉRANCE. — *Voy.* ALCOOL.

SOIE. — Les opérations diverses qu'exige la fabrication de la soie n'intéressent pas toutes au même titre l'hygiène publique et la santé des ouvriers. Mais il en est quelques-unes dont l'influence à cet égard ne pourrait être méconnue. L'industrie de la soie est en grande partie concentrée dans le midi de la France, dans les départements du Gard, de l'Hérault, des Bouches-du-Rhône, de Vaucluse, de l'Ardèche, de la Lozère, et ne remonte guère au delà de celui du Rhône. Elle y a pris, d'ailleurs, une extension considérable, et des populations entières s'y livrent dans certaines localités des pays que nous venons de mentionner. Ce n'est, d'ailleurs, ni l'emploi ni le tissage de la soie, mais les opérations préliminaires destinées à préparer la matière première qui offrent quelques particularités intéressantes au point de vue de l'hygiène. C'est à elles seulement que nous nous arrêterons.

Nous nous bornerons à noter que l'*élève des vers à soie* et l'*entretien des magnaneries* exigent les conditions de salubrité et d'aération les plus parfaites. Les besoins de l'industrie et la nécessité de ne pas interrompre le travail ont exigé la conservation et l'emmagasinement des cocons récoltés d'une année à l'autre, et importés quelquefois de très loin. Les altérations que subissent les chrysalides dans ces cocons anciens ne sont pas indifférentes, et contribuent à produire certains inconvénients que nous aurons à signaler.

Le premier travail auquel sont soumis les cocons préalablement étouffés consiste dans le *dévidage* ou *tirage*, et s'opère, soit dans des ateliers particuliers, soit dans des manufactures spéciales que l'on désigne sous le nom de *filatures de cocons*. Les cocons sont ainsi dévidés jusqu'à ce qu'on arrive à la partie intérieure, qui n'est plus constituée que par une sorte de *bourre* dite *filoselle*. Ces résidus sont alors broyés et réunis en une sorte de masse que l'on soumet au cardage : c'est là ce qu'on appelle le *cardage des frisons*, industrie en grande partie concentrée dans les maisons de détention du Midi, et notamment dans les prisons de Nîmes et de Montpellier.

Le dévidage des cocons, livré à des femmes dont la constitution, si énergiquement décrite par Villermé, est des plus misérables, s'opère à la main. Les cocons plongent dans une bassine remplie d'eau bouillante placée près de chaque ouvrière, et les fils, qui s'y détrempent et s'y désagrégent, sont tirés et réunis par la fileuse. Ce contact prolongé avec l'eau chaude détermine dans les premiers temps un gonflement et un ramollissement, et parfois même des crevasses et des abcès de l'extrémité des doigts. Mais, pour peu que l'ouvrière ait à manipuler, comme cela a lieu dans les grandes filatures, des cocons anciens, conservés, venus même du Levant et de l'Asie, et surtout des cocons doubles, qui exigent des manœuvres plus prolongées, le contact de ces cocons, d'où s'échappent des principes irritants provenant sans doute de la matière organique centrale, en partie décomposée, détermine une affection locale toute particulière des mains, affection récemment observée dans une fabrique des environs de Lyon, et parfaitement décrite par M. le docteur Potton, sous le nom de *mal de vers* ou *mal de bassine*. Ce mal consiste en une éruption vésiculo-pustuleuse qui se développe à la naissance et dans l'intervalle des doigts, ou sur le dos et dans les plis de la main; parfois limitée et ne durant que cinq ou six jours; plus souvent accompagnée de vives douleurs, d'une inflammation très aiguë, et se prolongeant pendant une quinzaine de jours; se compliquant enfin dans quelques cas de phlegmons très graves. Le plus ordinairement, les ouvrières qui en ont été une fois atteintes acquièrent une véritable immunité; aussi le considèrent-elles comme un mal nécessaire, que l'on peut modérer seulement à l'aide de lotions astringentes. A part cette affection locale, on ne voit pas, malgré les assertions de quelques auteurs, que les fileuses de cocons soient exposées à plus de maux que les autres ouvrières également misérables, exerçant une profession sédentaire. L'emploi de la vapeur récemment appliquée au dévidage des cocons par MM. Alcan et Linet doit apporter une grande amélioration dans les conditions sanitaires de cette industrie.

Les filatures de cocons présentent une cause d'insalubrité générale, contre laquelle il importe de se prémunir, dans la masse d'eau qui a servi à ébouillanter les cocons, et qui est chargée de matières organiques essentiellement putrescibles. Il faut donc exiger que ces eaux trouvent un écoulement facile. En effet, il n'est pas rare qu'il se répande autour des filatures de cocons d'une certaine importance une odeur fétide et très désagréable, due à la prompte décomposition des chrysalides qui restent au fond des bassines. C'est pour ce motif que ces filatures ont été rangées dans la deuxième classe des établissements insalubres, lorsqu'elles occupent au moins six tours à dévider.

Le cardage des frisons de la soie, pour lequel on croit nécessaire d'opérer dans une atmosphère chaude et humide, est moins insalubre par lui-même que par la température élevée et le défaut d'aération suffisante des ateliers où il se pratique. La poussière que soulèvent le battage de la bourre et l'action des baguettes sur la claie n'est sans doute pas sans inconvénients, et peut avoir un effet fâcheux sur les poitrines prédisposées à la maladie; mais les conséquences ont été sans doute beaucoup exagérées. D'ailleurs, les conditions de cette industrie se sont notablement améliorées, ainsi que toutes celles qui sont relatives au traitement des matières premières destinées au tissage.

Nous terminerons en citant textuellement un rapport très intéressant que M. le docteur H. Perial (de Tournon) nous a fait l'honneur de nous communiquer.

RAPPORT FAIT EN 1858 AU CONSEIL D'HYGIÈNE PUBLIQUE ET DE SALUBRITÉ DE L'ARRONDISSEMENT DE TOURNON (ARDÈCHE), SUR L'ÉTABLISSEMENT D'UNE CHAUDIÈRE DESTINÉE A FAIRE BOUILLIR DES COCONS REBUTÉS PAR LES FILATEURS, PAR M. LE DOCTEUR PERIAT.

Depuis un an environ, le sieur C.... exerce à Tournon, dans l'intérieur de la ville, une industrie qui consiste à faire bouillir dans une chaudière des cocons rebutés par les filateurs.

Incommodés par la mauvaise odeur que répand cet établissement, des voisins ont adressé une plainte à M. le maire de Tournon, qui l'a transmise à M. le sous-préfet.

Mais comme l'industrie de C.... n'est pas mentionnée dans la nomenclature des établissements insalubres, incommodes ou dangereux, il importe de vous faire connaître d'une manière sommaire les opérations diverses que l'on fait subir aux cocons pour bien fixer votre jugement et pour pouvoir apprécier à quelle classe de la nomenclature cette industrie pourrait être assimilée avec le plus de raison et de justice.

Lorsque le filateur a acheté des cocons aux éducateurs de vers à soie, il les passe au four pour tuer les chrysalides; c'est à cette opération qu'on a donné le nom de *fournayage*. Il les tient ensuite dans un local appelé *coconnière*, jusqu'à ce qu'il les fasse filer. Dans cet entrepôt le filateur fait procéder au triage des cocons, et ceux qui sont doubles sont mis de côté pour être filés à part : ils produisent une soie de qualité inférieure qui sert à faire la fantaisie (franges, foulards, soies à coudre). Les cocons fins sont mis dans les *bassines*, pour être filés. Dans cette opération l'ouvrière retire des *frisons* et des *bassinés*, autant de déchet pour le filateur : le *frison* provient de la première enveloppe que la fileuse enlève au cocon pour arriver à trouver le bout clair de ce même cocon ; le *bassiné* est un cocon qui se perce soit naturellement, soit en le battant dans la bassine ; les cocons fins sont filés jusqu'à la chrysalide.

Certains filateurs écrasent cette chrysalide et la mettent dans l'eau où on file les cocons, d'autres la vendent à des industriels qui la portent dans le Midi comme engrais d'orangers et d'oliviers, et même pour servir à la fabrication d'huiles et de savons ; d'autres enfin l'emploient à la nourriture des porcs ou de la volaille.

Quelles sont les opérations que l'on fait subir aux mauvais cocons que nous avons vus tout à l'heure être mis de côté ? On les vend à des industriels qui ont pour mission de leur faire subir certaines modifications avant de les livrer à d'autres mains.

Les *frisons* et les *bassinés* sont jetés dans une chaudière remplie d'eau bouillante. On y ajoute une certaine quantité de savon et on les maintient pendant trois heures à la même température. Après ce temps on les retire de la chaudière, on les lave à grande eau et on les fait sécher.

On appelle *bourretaires* ceux qui se livrent à cette opération qui a pour but de faciliter l'enlèvement de la chrysalide et d'attendrir le cocon, afin d'en rendre plus facile la préparation qui consiste à lui faire subir une élongation considérable par suite de laquelle il est plus facile de le faire passer sur une quenouille pour être filé. C'est cette industrie des *bourretaires* que nous avons à classer.

De l'étude attentive des opérations qui viennent d'être décrites est ressortie pour vos commissaires l'évidence de ce fait, que l'industrie en question doit être assimilée à celle qui est rangée dans la première classe sous le nom d'*échaudoirs* et qui a l'inconvénient d'exhaler une très mauvaise odeur.

En effet, les chrysalides et les cocons peuvent être rationnellement comparés aux débris et abatis d'animaux dont la cuisson et la préparation s'opèrent dans ces mêmes échaudoirs, et l'odeur qu'exhalent ces derniers est analogue à celle qui s'échappe de la chaudière des *bourretaires*.

Votre commission a l'honneur de vous proposer d'émettre le vœu que l'autorisation demandée par C.... ne lui soit accordée qu'en lui imposant la condition de transporter son industrie dans un local éloigné des habitations.

Voy. BATTAGE DE TAPIS, CARDEURS, ETC.

Bibliographie. — *Sur l'état physique et moral des ouvriers*, par Villermé. — *Traité des maladies des artisans*, d'après Ramazzini, par Patissier. Paris, 1822. — *La topographie de la ville de Nîmes et de sa banlieue*, par Vincens et Baumès. Nîmes, 1802. — *De l'influence du cardage des frisons de la soie sur la santé des détenus de la maison centrale de Nîmes*, par le docteur Boileau de Castelnau (*Ann. d'hyg. et de méd. lég.*, t. XXIII, p. 241). — *Recherches et observations sur le mal de vers ou mal de bassine, qui attaque exclusivement les fileuses de cocons de vers à soie*, par le docteur Potton (de Lyon), et *Rapport fait à l'Académie de médecine*, par M. Patissier (*Bulletin de l'Académie de médecine*, 1852, t. XVII, p. 803). — *De l'influence que l'industrie exerce sur la santé des populations dans les grands centres manufacturiers*, par M. le docteur Thouvenin (de Lille) (*Ann. d'hyg. et de méd. lég.*, t. XXXVI, p. 16). — *Enrobage de la soie par l'acétate de plomb*, par A. Chevallier (*Ann.*, t. IV, 2e série, p. 317). — *Rapport sur la condition morale, intellectuelle et matérielle des ouvriers qui vivent du travail de la soie*, par L. Reybaud (*Comptes rendus des séances de l'Académie des sciences morales et politiques*, 2e série, 1858, et *Annales d'hygiène publique*, 1858).

SOUDE (FABRIQUES DE). Personne n'ignore l'immense consommation de soude que fait l'industrie. L'importance de cette fabrication, ses procédés et l'extension qu'elle a prise depuis un demi-siècle, par suite d'une des plus belles conquêtes de la chimie moderne, ne pouvaient manquer d'intéresser vivement la salubrité.

La soude du commerce, qui n'est autre chose que du carbonate neutre de soude, a été longtemps obtenue exclusivement par le lessivage des cendres provenant de la combustion des plantes marines, et notamment du *Salsola soda*. C'est là ce qu'on appelle la *soude naturelle*. Et lorsqu'elle s'opère dans les établissements permanents, la fabrication en grand des soudes de varech, qui donne lieu à des exhalaisons désagréables, nuisibles à la végétation, et portées à de grandes distances, est rangée dans la première classe des établissements insalubres.

Mais cette fabrication a en grande partie cédé la place à celle de la *soude factice* ou *artificielle*, dont le mode d'extraction a été découvert par Leblanc. Ce procédé consiste à transformer d'abord le sel ou chlorure de sodium en sulfate de soude par l'acide sulfurique, puis à décomposer le sulfate obtenu par la chaleur et par la réaction d'un mélange de carbonate calcaire et de charbon.

Les fabriques de soude sont annexées en général aux salines. On en trouve en grande quantité sur les bords de la Méditerranée, dans le département des Bouches-du-Rhône, dont elles alimentent les nombreuses savonneries, et autour des mines de sel de l'Est, à Dieuze, par exemple. Elles comprennent aussi pour la plupart des fabriques d'acide sulfurique, d'acide chlorhydrique et d'autres produits chimiques, tels que chlorure de calcium, etc.

La principale cause d'insalubrité de ces usines est le dégagement de vapeur d'acide chlorhydrique, et l'on voit que partout les efforts des industriels ont tendu à obtenir la condensation ou l'absorption des vapeurs. La description succincte des opérations dont se compose la fabrication de la soude fera mieux comprendre encore quels sont les points qui peuvent présenter quelque chose d'insalubre.

A Dieuze, que nous prendrons d'abord pour exemple, on décompose le chlorure de sodium dans des fours à réverbère, à l'aide de l'acide sulfurique, pour en obtenir d'un côté de l'acide chlorhydrique, et de l'autre du sulfate de soude. Le gaz acide chlorhydrique se rend dans des bombonnes, où il vient se dissoudre dans l'eau; ces appareils sont lutés avec soin et leur situation en plein air diminue considérablement le danger des fuites à travers les luts. Lors de la décomposition, il se dégage une grande quantité de gaz acides dont quelques portions se répandent dans l'atmosphère; mais la ventilation est si puissante, qu'ils ne peuvent agir d'une manière bien fâcheuse sur la santé des hommes. Il y a quelques années, l'opération n'étant pas bien conduite, le sulfate de soude, résidu de cette opération, contenait encore une grande quantité de gaz acide, et lors de sa réduction en petits fragments lorsqu'il était encore brûlant, les émanations acides étaient épouvantables : le gaz à l'état sec, rencontrant de la vapeur d'eau dans les voies respiratoires, se dissolvait, irritait la poitrine et détruisait même les dents. On voit encore quelques anciens ouvriers dont les incisives sont rongées jusqu'aux alvéoles, tandis que les molaires, moins exposées, sont entières, de sorte qu'ils ne peuvent couper les aliments, mais seulement les mâcher. On a paré à ces inconvénients : depuis plusieurs années, le sulfate de soude sort des appareils entièrement dépouillé d'acide chlorhydrique et parfaitement desséché. Ce travail est exécuté par six hommes qui se renouvellent toutes les huit heures.

Ce sel est reporté dans les grands fours, mêlé avec une certaine proportion de charbon de terre et de carbonate calcaire pulvérisés; là il subit, à une température élevée, une nouvelle décomposition dont le résultat est de la soude brute mélangée à des scories, à des sulfures insolubles. Ces fours à réverbère sont situés dans un vaste atelier bien ventilé; le travail des ouvriers y est pénible, mais les hommes qui y travaillent ne sont pas exposés à des vapeurs malfaisantes. Cette soude brute est extraite à l'état de lave brûlante et portée au cassoir; là des hommes âgés, des jeunes gens, brisent cette masse en morceaux de la grosseur d'un œuf de poule : il s'en dégage une poussière caustique qui irrite les bronches et force bien des casseurs à abandonner ce genre d'ouvrage. La soude brute, réduite en fragments, est ensuite portée au lessivoir, où elle reçoit l'action de l'eau chauffée par la vapeur. Cet atelier est vaste, bien aéré et à l'abri de tout miasme délétère. La solution qui en résulte est conduite dans des poêles à évaporation, semblables à celles employées pour l'eau salée; l'action y est la même. La soude déposée en est retirée pour égoutter, puis pour être desséchée sur des plaques de fonte échauffées, et être ensuite placée dans des tonneaux. Une autre partie est redissoute dans l'eau, concentrée dans des chaudières de fonte, puis abandonnée à la cristallisation dans des vases de tôle, desséchée et empaquetée. Tous ces ateliers sont salubres, et les ouvriers sont soumis à un travail modéré, peu pénible et nullement dangereux.

Les fours à soude de Marseille et du Midi se composent, pour la plupart, aujourd'hui, de deux compartiments dits *fours jumeaux*, l'un destiné à la sulfatisation, l'autre à la formation de la soude. Mais ce qu'ils offrent de particulier, ce sont les condensateurs, qui consistent en longs canaux de 500 à 600 mètres au moins, creusés dans la masse calcaire des collines où sont établies les fabriques, et bâtis de pierres calcaires, et aboutissant à une tour ou cheminée d'appel ouverte à l'extérieur, et ayant au moins 5 mètres de diamètre et 4 mètres de hauteur. L'intérieur des condensateurs est recouvert dans toute leur étendue d'une couche de 25 à 30 centimètres au moins de résidu provenant du lessivage de la soude, couche qui doit être augmentée au fur et à mesure de l'usure des condensateurs. Les vapeurs chlorhydriques, traversant ces conduits, attaquent le carbonate de chaux qui en constitue toute la surface interne, et forment, à l'aide de l'eau, ces vapeurs qui proviennent du combustible et des diverses matières employées à la confection du sulfate de soude, du chlorure de calcium, qui est recueilli dans des récipients. L'absorption est complète, et il ne se dégage par la tour que de l'acide carbonique, des gaz sulfureux et de la fumée empyreumatique. Ces condensateurs, dus au génie inventif de M. Rougier, qui n'existent que depuis 1824, et qui fonctionnent encore avec avantage, ont fait cesser les plaintes que suscitaient les premières fabriques de soude factice, en raison du dégagement énorme de vapeurs acides qu'elles produisaient. Quel que soit d'ailleurs le moyen que l'on emploie, l'essentiel est que l'on arrive à neutraliser et à absorber les vapeurs d'acide chlorhydrique.

Il est une dernière cause d'insalubrité des fabriques de soude que nous devons signaler. Il reste, après la lixiviation, des sulfures de calcium, de sodium et de divers métaux insolubles, dont on ne tire aucun parti, et que l'on dépose en masses considérables dans une partie de l'usine. Cette bouillie se dessèche au contact de l'air; mais lorsque les pluies viennent les humecter, ces résidus sulfurés donnent lieu à un dégagement abondant de gaz sulfhydrique, ou mêlent aux eaux pluviales qui s'écoulent une certaine quantité d'acide sulfurique. Il importe donc de prendre des précautions convenables pour soustraire ces produits abandonnés au contact de l'air.

Les fabriques de soude factice peuvent être, suivant leur disposition, rangées dans la première ou dans la troisième classe des établissements insalubres.

Bibliographie. — *Rapport général sur les travaux des Conseils d'hygiène publique et de salubrité du département de la Meurthe*, par le docteur Simonin. Nancy, 1852. — *Rapports du Conseil d'hygiène et de salubrité des Bouches-du-Rhône*. Marseille, 1828, 1840 et 1851. — *Traité de chimie industrielle*, par Payen.

SOUFRE, SOUFROIRS. — Le soufre, obtenu d'abord brut, mélangé avec les matières terreuses au milieu desquelles il se trouve naturellement, exige, pour être livré au commerce, diverses préparations, telles que la fusion et la distillation. Ces opérations donnent nécessairement lieu à un abondant dégagement d'acide sulfureux. Les *raffineries de soufre* sont, pour cette raison, rangées dans la première ou dans la deuxième classe des établissements insalubres, suivant qu'on y procède à la distillation complète ou seulement au coulage en canons et à l'épuration du soufre par simple fusion ou décantation. On peut d'ailleurs remédier à la dispersion des vapeurs sulfureuses dans l'atmosphère ambiante en les dirigeant à travers un tuyau qui irait plonger dans des réservoirs où l'acide se dissoudrait.

L'emploi du soufre dans certaines industries n'est pas exempt de semblables inconvénients. Le blanchiment, par exemple, qui s'opère par l'exposition des tissus à la vapeur du soufre en combustion expose plus qu'aucune autre opération à l'action très irritante de l'acide sulfureux, pour peu que les soufroirs soient mal disposés et que la vapeur y séjournant même après l'opération terminée, les ouvriers ne puissent y pénétrer pour en retirer les objets blanchis qu'en se trouvant enveloppés dans une atmosphère sulfureuse. Le remède à cet inconvénient consiste dans une ventilation puissante, ainsi que l'a montré d'Arcet, et dans la disposition de cheminée d'appel et d'ouvertures pratiquées dans les portes des soufroirs de manière que l'on puisse les aérer avant d'y entrer.

Nous avons constaté encore un autre inconvénient auquel sont exposés les ouvriers employés au blanchiment des tissus par le soufre. Le contact continuel des pièces imprégnées d'acide sulfureux qu'il faut étendre à mesure qu'elles se déroulent entre les cylindres altère les mains d'une manière toute particulière. La peau est ramollie; l'épiderme, complétement blanchi, est ridé, soulevé et détruit par places, surtout au pouce et à l'index.

SOURDS-MUETS. — Le dénombrement des sourds-muets a été fait pour la première fois en 1851, sans distinction d'âge. D'après ce dénombrement, le chiffre des sourds-muets, en France, était de 29 433. En examinant avec soin les documents recueillis à cette époque, M. de Watteville n'a pas tardé à reconnaître de nombreuses erreurs, et il résulte de ses investigations que dans plusieurs départements on avait fait le recensement non pas des sourds-muets, mais des sourds et des muets, ce qui est très différent.

D'après les nouveaux relevés, on trouve qu'il y a aujourd'hui, en France, 21576 sourds-muets, savoir :

Hommes	12 325
Femmes	9 251
	21 576

Les départements de l'Ain, d'Eure-et-Loir et de la Meuse font exception à cette règle. Le nombre des sourds-muets femmes l'emporte sur celui des hommes. Dans l'Ain, il y a 136 hommes et 161 femmes. Dans Eure-et-Loir, 55 hommes et 67 femmes. Dans la Meuse, 58 hommes et 60 femmes; tandis que dans le Gers, sur 187 sourds-muets on compte seulement 6 femmes.

La moyenne de la proportion des sourds-muets en France est de 1 sourd-muet sur 1669 habitants; soit pour les hommes 1 sur 730, et pour les femmes 1 sur 939.

Les départements montagneux, dans lesquels la population est généralement pauvre, sont les départements où l'on compte le plus grand nombre de sourds-muets, tandis qu'on en trouve beaucoup moins dans les départements de culture, où règne une plus grande aisance. Dans les premiers, la proportion des sourds-muets est de

1 sur 158 habitants; elle n'est que de 1 sur 2285 dans les seconds, c'est-à-dire qu'elle est moitié moins considérable.

Dans les départements situés au sud de la France, on compte 1 sourd-muet sur 1271 habitants, et dans l'ouest 1 sur 1925. On constate également que le nombre des sourds-muets est plus considérable dans les départements frontières que dans ceux du centre de l'empire.

Si enfin on examine le nombre des sourds-muets suivant les anciennes races, on remarquera que les départements où la race germanique domine sont ceux où il y a le plus de sourds-muets, tandis que ceux où domine la race normande sont, au contraire, ceux où il y en a le moins.

Le premier recensement des aveugles avait donné un chiffre trop élevé, 37 662. De nouvelles investigations ont fait baisser ce chiffre; il n'est plus actuellement que de 30 214, savoir :

Hommes.	16 469
Femmes.	13 745
	30 214

Ce chiffre, qui dépasse de 8638 celui des sourds-muets, s'explique, dit M. de Watteville, en ce que, la surdi-mutité ne pouvant se déclarer que dans les premières années de la vie, le nombre des sourds-muets ne peut s'accroître; tandis que mille causes diverses amènent la cécité dans la vieillesse, et font augmenter sans cesse le chiffre des aveugles.

Le chiffre des femmes aveugles est inférieur à celui des hommes dans la proportion de 15 pour 100. Cependant le nombre des femmes aveugles est supérieur à celui des hommes dans quinze départements.

Dans le département du Loiret, le nombre des aveugles hommes et femmes est exactement le même: 191 de l'un et l'autre sexe.

La moyenne de la proportion des aveugles est, à la population totale de l'empire, de 1 sur 1201 habitants, soit 1 sur 587 pour les hommes et 1 sur 714 pour les femmes.

On remarque que les aveugles sont plus nombreux dans les départements du sud que dans les autres départements. Les pays de montagnes n'ont que le n° 6 pour les aveugles, tandis qu'ils occupent le premier rang pour les sourds-muets. Les départements de plaines ou de culture sont les départements qui comptent le moins grand nombre de sourds-muets ; ils occupent à peu près le même rang à l'égard des aveugles.

Les départements du sud ont 1 aveugle sur 1080 habitants, tandis que les départements des pays de plaines ou de culture n'en ont que 1 sur 1427, et les départements du sud-ouest 1 sur 1531. Les départements où domine la race gallo-latine sont ceux qui renferment le plus d'aveugles; ceux de race gauloise en contiennent le moins.

Tels sont, en résumé, les curieux résultats obtenus par la statistique de M. de Watteville. Mais que l'auteur qui s'occupe si sérieusement de ces importantes questions nous permette de lui demander s'il ne serait pas possible de rechercher, en dehors des départements, des climats et des races, les autres causes de ces affreuses infirmités. La statistique est sans doute un puissant moyen d'investigation, mais il nous a souvent été donné d'en constater l'insuffisance. Pourquoi des sourds-muets dans tel département, des aveugles dans tel autre? Pourquoi un plus grand nombre de ces infirmes chez les hommes que chez les femmes, chez les pauvres que chez les riches, chez les habitants de la montagne que chez ceux de la ville?

Dans ses recherches sur l'origine de la surdi-mutité, M. Ménière, a prouvé que les mauvaises conditions hygiéniques ont une grande influence sur le développement de cette maladie. Ainsi, en Suisse, dans le canton de Berne, il y a 1 sourd-muet sur 200 habitants. Pourquoi, dans ce pays, plus de sourds-muets que partout ailleurs: c'est que les chalets des pauvres sont obscurs, écrasés, noircis, moisis par le temps et l'humidité; c'est que dans ces sombres demeures, privées d'air, de nombreuses familles ne vivent que de laitage, de légumes, de pain grossier, mal cuit. Rapprochons ce fait du résultat de M. de Watteville, qui indique que dans les pays de plaine et de culture, il y a moins de sourds-muets, et nous pourrons tout de suite conclure qu'un air pur, une bonne alimentation, est une condition favorable à la disparition de la surdi-mutité.

Parmi les autres causes de cette infirmité, aucune n'est plus importante peut-être que les mariages entre parents, entre conjoints de même âge, ou encore et surtout quand le mari est plus jeune que la femme. Ajoutez aussi les phénomènes difficiles de l'évolution des premières dents, l'apparition régulière ou la suppression brusque des divers exanthèmes du premier âge, les convulsions, les fièvres dites cérébrales, les vices de conformation de l'oreille, résultat d'un arrêt de développement, d'une aberration organique dont il faut chercher l'explication dans les lois indiquées par Isidore Geoffroy-Saint-Hilaire, et l'on aura, en général, l'étiologie de la surdi-mutité et la base d'examen de cette maladie, qui, nous en sommes certain, sera celle adoptée dans les travaux subséquents où l'auteur nous promet ses observations personnelles sur la surdi-mutité, et son enseignement, dont on ne saurait trop se préoccuper; car s'il est une classe d'êtres, dit M. de Watteville, à laquelle il soit indispensable d'accorder les bienfaits de l'instruction primaire, c'est sans contredit celle des sourds-muets.

Isolé par son malheur même de la grande famille humaine, le sourd-muet, sans instruction, livré aux seuls instincts physiques, est farouche, indisciplinable, dangereux, et il n'en peut être autrement. Mais donnez-lui l'instruction, apprenez-lui à exercer ses forces, à développer son intelligence, enseignez-lui l'éternelle beauté des lois de la morale ; qu'on lui révèle l'existence d'un Dieu plein de bonté, et cet être sauvage, nuisible aux autres, devient un membre actif et utile de la société.

Mais pour arriver à ce résultat si désirable, il faut, ajoute M. de Watteville, qu'on multiplie les établissements destinés à les recevoir, afin que le sourd-muet ne soit pas abandonné à lui-même ou laissé aux soins trop insuffisants d'une indigente famille ; il faut qu'il soit admis de droit dans des écoles et que l'instruction primaire lui soit donnée gratuitement.

STATISTIQUE. — L'hygiène publique, si intimement liée à l'économie politique et sociale, n'a pas de fondement plus essentiel et plus solide que la statistique. Les problèmes les plus élevés dont elle ait à s'occuper, les questions de population, de subsistances, de climatologie, de météorologie, de topographie et de géographie médicales, d'étiologie des maladies endémiques, épidémiques et épizootiques, de système pénitentiaire, d'assistance publique, etc., ne peuvent être complétement résolus sans les données précises que peut seule fournir la statistique. On a pu voir dans un grand nombre de pages de ce livre la place immense qui lui appartient dans les études hygiéniques. Nous ne pouvons ici que le rappeler en citant les noms des Villermé, des Quételet, des Parent-Duchâtelet, Benoiston de Châteauneuf, Moreau de Jonnès, Husson, Trébuchet, Legoyt, Villot, Lombard, Marc d'Espine, Boudin et Guerry, qui ont consacré à ces utiles travaux tant d'activité, de science et de talent, et dont nous avons si souvent mis les recherches à profit.

Nous avons trop longuement exposé l'organisation des Conseils d'hygiène publique et de salubrité pour revenir ici sur cette partie capitale de leur mission, qui consiste à recueillir les éléments d'une statistique médicale de la France. Les instructions qui leur sont adressées, et que nous avons reproduites, leur ont tracé sur ce point un cadre vaste et précis, qui complète ce que nous pourrions dire à cet égard.

Mais grâce à la libérale institution du gouvernement de l'Empereur, dès 1852, notre pays a été doté d'un ensemble de travaux et d'une suite de recherches statistiques, qui, comprenant toutes les branches de la vie d'une grande nation, formeront avant peu un faisceau de faits dans lequel l'hygiène publique ne peut manquer de trouver d'immenses matériaux à utiliser. Nous voulons parler de la création de commissions de statistique au chef-lieu de chaque canton.

Loin que les attributions des conseils d'hygiène doivent être amoindries par cette institution nouvelle, nous tenons à faire remarquer qu'elles s'y relient étroitement, et que les conseils d'hygiène sont les auxiliaires naturels, et d'ailleurs nominativement désignés, des commissions de statistique.

Nous donnons ici le décret qui les organise, le rapport très remarquable qui en montre le but, et la circulaire qui en indique le fonctionnement.

RAPPORT SUR L'INSTITUTION DES COMMISSIONS DE STATISTIQUE.

L'empereur Napoléon disait : « La statistique, c'est le budget des choses. » On ne pouvait mieux reconnaître la haute utilité, la nécessité même d'une statistique exacte, comme base d'un bon système de gouvernement, comme guide d'une administration éclairée. Onze siècles avant l'empereur Napoléon, Charlemagne, également à la fois administrateur, législateur et guerrier, avait chargé, par des instructions qui nous sont restées, ses *missi dominici* de recueillir sur la population de son vaste royaume, sur la nature des terres, sur les produits agricoles, sur les revenus des propriétaires tant laïques qu'ecclésiastiques, des documents plus complets, plus étendus, je dirai même plus intimes, qu'il ne serait possible de les obtenir aujourd'hui. Les résultats de ces divers recensements ont été consignés dans ces livres rares et précieux, nommés *Polyptiques* qui jettent sur la situation économique de la société française à son berceau de si vives lumières.

A l'exception d'un dénombrement de la population sous Charles IX, vaguement mentionné par nos historiens, et dont il ne reste aucune trace dans nos archives, on ne sait rien de la statistique officielle en France jusqu'au règne de Louis XIV. Par les ordres de ce prince, les intendants des généralités dressèrent une statistique des provinces du royaume. Cette statistique, dont il existe quelques exemplaires manuscrits, et qui n'est guère connue que par l'analyse sommaire que Boulainvilliers en a donnée dans son *État de la France*, contient sur la population, sur l'agriculture, sur les voies de communication, l'industrie, le commerce, sur l'état politique et moral de la France, vers la fin du XVIIe siècle, des renseignements très curieux et trop peu consultés.

Dans le cours du dernier siècle, aucune tentative ne paraît avoir été faite pour renouveler l'œuvre de Louis XIV ; et, cependant, dans la seconde moitié de ce siècle, l'autorité, plus forte, plus unitaire, plus centralisée, était ou pouvait être mieux obéie.

L'empereur Napoléon, frappé des grands avantages qu'une administration intelligente peut tirer d'une bonne statistique, créa au ministère de l'intérieur une division tout entière chargée de diriger la formation par les préfets et la publication par leurs soins, d'une statistique complète pour chaque département.

Les graves préoccupations d'une guerre soutenue contre toute l'Europe ne permirent pas de donner à cette création tout son développement.

Le régime de publicité et de discussion, qui est la conséquence du gouvernement parlementaire, devait donner, sous la Restauration, une vive impulsion aux recherches statistiques. Il devenait nécessaire, en effet, pour le gouvernement, obligé de soumettre ses projets de loi à la sanction de deux assemblées législatives, de les motiver fortement par une étude consciencieuse des faits.

L'exécution des lois de finances, de la loi sur le recrutement, de nos lois répressives, donna lieu, à cette époque, à des publications statistiques annuelles qui se continuent aujourd'hui et sont une source de renseignements utiles pour le gouvernement, dont ils éclairent la marche, pour le savant, dont ils vérifient ou infirment les théories.

L'élan imprimé aux études économiques, dont le succès repose sur l'emploi de la méthode d'observation et d'analyse, la sollicitude croissante accordée aux intérêts matériels du pays, favorisèrent au plus haut degré, sous le gouvernement de Juillet, les investigations statistiques. Cédant à un mouvement prononcé de l'opinion, ce gouvernement créa un service administratif spécial, chargé, comme l'ancienne division de statistique sous l'empire, d'ouvrir une enquête permanente sur les diverses branches de la richesse publique en France. Cette enquête s'est poursuivie sans relâche depuis 1834, et les résultats en ont été consignés dans une série de publications qui comprennent la population, le territoire, l'administration, la production agricole et la production industrielle.

Avec quelque soin que les éléments de ces publications aient été recueillis, quelque pénétrés qu'aient été les fonctionnaires chargés de les réunir, de la nécessité de les soumettre à une critique sévère, enfin quelque consciencieux qu'ait été le contrôle dont ils ont été l'objet de la part du service chargé de les centraliser, ils n'ont pu échapper à des attaques vives et souvent passionnées. On a élevé des doutes sur leur exactitude ; quelques légères omissions dans les nomenclatures, quelques erreurs matérielles, inévitables dans des travaux de si longue haleine, ont été relevées avec une sorte d'amertume. Mais c'est surtout en cherchant à démontrer que dans l'état actuel de l'organisation administrative de la statistique, il est très difficile d'obtenir des documents dignes de foi, qu'on s'est efforcé de discréditer les chiffres officiels. On a soutenu notamment que le plus grand nombre des maires de nos 37 000 communes, intermédiaires obligés et uniques de l'autorité supérieure, n'ont ni les loisirs, ni les connaissances spéciales, ni le degré d'instruction générale nécessaire pour recueillir avec un soin suffisant les renseignements qui leur sont demandés. On a fait valoir en outre, et ici peut-être avec quelque raison, les obstacles qu'apportent à la formation d'une bonne statistique, en France, les défiances instinctives des populations, toujours prêtes à soupçonner une arrière-pensée fiscale dans toutes les enquêtes du gouvernement.

Toutefois ceux-là mêmes qui ont critiqué avec plus de vivacité le résultat des ces enquêtes sont tombés d'accord sur ces deux points : 1° qu'une statistique exacte des faits relatifs à la situation économique et morale de la France est indispensable ; 2° qu'elle ne peut être faite avec succès que par les soins du gouvernement, qui seul dispose des ressources et des moyens d'information nécessaires. J'ajouterai que, depuis le décret de décentralisation qui a enlevé à l'autorité supérieure toute action directe dans la gestion des intérêts locaux, il lui importe plus que jamais d'avoir la connaissance exacte de tous les faits se rattachant à cette gestion. Mais, tout en admettant la haute intervention du gouvernement dans la formation de la statistique de la France, les auteurs des attaques dirigées contre les publications officielles ont pensé que le mode actuel de cette intervention devait être profondément modifié. Des projets assez nombreux se sont produits à ce sujet. Tous, à des exceptions de détail près, se résument dans la pensée d'associer les efforts des particuliers à ceux de l'administration.

Cette pensée, monseigneur, pouvait être féconde, et le gouvernement ne devait point la dédaigner. Je l'ai donc fait étudier avec soin, et je m'empresse de le dire, le résultat de l'examen que j'ai prescrit lui a été favorable. Mais, tout d'abord, la sphère de cette association a dû être nettement déterminée. La statistique officielle se compose, en effet, de deux natures de renseignements. Les uns font connaître ce que j'ai déjà appelé la situation morale de la France : tels sont les documents sur l'état de l'instruction publique, sur la justice civile et criminelle, sur l'assistance publique, sur les enfants trouvés, sur la population, etc. Ces documents, qui résultent des services faits par les agents de l'autorité, ne peuvent être recueillis que par ses agents. Il est d'ailleurs facile de les réunir avec une assez grande exactitude relative, puisqu'ils n'exigent aucune recherche, aucune enquête; puisque, par le simple mouvement, par la simple expédition des affaires, ils viennent se placer en quelque sorte d'eux-mêmes sous la main de l'administration. Il n'en est pas ainsi de ceux qui sont destinés à mettre en lumière l'état des forces productives du pays. Le gouvernement, n'exerçant sur le développement de ces forces aucun contrôle direct, ignore les conditions dans lesquelles il s'effectue. Tout au plus possède-t-il sur les progrès de l'industrie, par exemple, quelques renseignements généraux fondés sur les mouvements de la douane et sur les expositions. Quant à des données sur la valeur des matières premières, sur celle des produits, sur le nombre et la nature des moteurs, sur le rapport de la consommation intérieure aux exportations, etc., il ne les a pas officiellement, et, pour se les procurer, il est obligé de les demander aux intéressés. C'est là que naissent les difficultés, difficultés graves, ayant leur source dans les préoccupations diverses qui exercent quelquefois une influence défavorable sur la sincérité des déclarations et dans la négligence des agents chargés de les recueillir.

Ces difficultés sont encore plus grandes en matière d'enquête agricole. Dans l'industrie manufacturière, on peut encore trouver auprès de ses chefs assez de lumières pour que les intentions du gouvernement ne soient pas méconnues et calomniées. Dans l'industrie agricole, il n'en est pas ainsi, et, pour obtenir des évaluations rapprochées de la vérité, l'administration est obligée de lutter contre les préjugés invétérés des populations rurales. Sans doute, elle sort victorieuse de cette lutte à force de bonne volonté et de persévérance, mais elle ne peut renouveler l'épreuve aussi souvent que les intérêts généraux du pays l'exigeraient.

C'est donc surtout pour la statistique industrielle et agricole que le concours des particuliers aurait une incontestable utilité.

Ce point admis, la question se présente de savoir sous quelle forme ce concours doit être donné.

La formation de sociétés de statistique permanentes dans chaque commune, sous la présidence du maire, compte des partisans convaincus, et je ne saurais contester que ce projet séduit, au premier aspect, par la grandeur et la simplicité de l'organisation qu'il suppose, par la masse apparente des forces qu'il met à la disposition du gouvernement. Mais quand on songe que sur 36 819 communes 34 158 n'ont pas 2000 habitants, et que, dans la plus grande partie de ces 34 000 communes, il serait impossible de réunir pour les commissions de statistique un personnel suffisant à la fois par le nombre et l'aptitude, on est bien obligé de chercher une autre combinaison qui offre une garantie sérieuse de la valeur de leurs travaux.

La difficulté m'a paru être résolue, si l'on franchit le premier degré de l'échelle des circonscriptions administratives pour placer les commissions de statistique au chef-lieu de canton. Là, en effet, se trouvent tous les éléments qui doivent concourir à leur formation. Les maires du canton, le juge de paix, son suppléant, le curé, le membre du conseil d'arrondissement et de département nommé par le canton, le commissaire de police, le directeur du bureau de poste, le percepteur, l'agent voyer, l'agent de l'enregistrement et des domaines, l'instituteur primaire, les officiers ministériels, les membres des comices agricoles, des Comités d'hygiène et des sociétés savantes, un certain nombre de propriétaires aisés, à choisir au sein ou en dehors des conseils municipaux, etc., voilà le personnel naturellement désigné des commissions de statistique, voilà le faisceau de lumières, de bonnes volontés et d'expérience dont nous avons besoin.

Ainsi formées de personnes qui, par la variété ou la spécialité de leurs connaissances, par les relations nombreuses qu'elles entretiennent dans le canton, sont en mesure de se procurer avec facilité et de recueillir avec discernement les documents qui leur sont demandés, les commissions cantonales me paraissent appelées à rendre des services signalés à l'administration.

Leurs avantages de toute nature peuvent se résumer ainsi qu'il suit :

En favorisant l'esprit de recherche et d'observation, elles exerceront sur les esprits une influence dont profiteront les études sérieuses.

Ainsi associées à l'action administrative, elles s'intéresseront indirectement au maintien, à la stabilité du gouvernement, dont elles auront en quelque sorte partagé les travaux.

En se substituant à ses agents dans l'enquête si délicate qu'exige la recherche des faits industriels et agricoles, elles feront cesser par degrés les défiances injustes, les préventions fâcheuses qui ont suscité jusqu'à présent de si sérieux obstacles à ses investigations.

Elles exonéreront les maires de la plus grande partie de la tâche et de la responsabilité que leur impose aujourd'hui la réunion des éléments de la statistique officielle.

Elles pourront les aider à recueillir ceux de ces éléments que fournissent les registres de l'état civil, recueils précieux, livres sibyllins dont on a dit avec raison qu'ils contiennent les lois mystérieuses de la vie et de la mort. Elles seront encore pour eux d'utiles auxiliaires dans ces opérations vastes et compliquées que l'on nomme dénombrements, et qui tous les cinq ans viennent mettre leur zèle à une si sévère épreuve.

Par le grand nombre de renseignements qu'elles pourront réunir sur un sujet donné, elles devront arriver à des évaluations aussi rapprochées que possible de la vérité, surtout si l'on songe que les faits seront recueillis sans bruit, sans éclat, sans la solennité au moins inutile qui s'attache à une enquête officielle, et le plus souvent au moment même de leur accomplissement.

Les facilités d'informations particulières que leur donnera leur caractère officieux permettront au gouvernement de demander un grand nombre de documents qu'il n'a pu songer à recueillir jusqu'à ce jour. Les mêmes facilités l'autoriseront à demander ces documents à l'instant même où les besoins se manifesteront, sans aucun inconvénient pour l'exactitude des résultats et avec la certitude de les obtenir dans des délais rapprochés.

Enfin, les commissions étant permanentes, leurs travaux auront cet avantage signalé de tenir à jour la statistique de la France, et de suivre ainsi les faits dans leurs diverses évolutions.

Je terminerai, monseigneur, par cette considération que la formation des commissions de statistique n'est point un fait sans précédent, et qu'il ne s'agit pas ici de tenter une expérience douteuse. Une institution analogue fonctionne en Belgique depuis 1841; en Prusse, depuis plusieurs années, mais pour la statistique agricole seulement; en Wurtemberg, où elle a été instituée par une ordonnance de 1810; en Saxe, en Bavière et dans la Hesse-Darmstadt. En Angleterre, presque toutes les grandes villes ont des sociétés de statistique libres, qui correspondent avec la Société centrale de Londres. Les travaux de ces sociétés offrent un grand intérêt, l'honneur d'en être membre est vivement recherché, et le gouvernement n'hésite pas à les consulter dans tous les cas où elles peuvent le renseigner utilement.

Enfin, dans notre propre pays, il existe un assez grand nombre de sociétés de statistique ou de sociétés savantes qui, presque toutes, ont une section de statistique. Ces sociétés ont langui jusqu'à ce jour par suite de leur isolement, de l'obscurité de leurs travaux, par suite surtout de l'absence d'un programme, d'une direction, d'une impulsion venue d'en haut. Elles concourront avec empressement, j'ose l'espérer, à la formation de commissions cantonales dont elles seront l'un des plus utiles auxiliaires.

Je n'hésite donc pas, monseigneur, à vous proposer de décréter la création de ces commissions. Je les crois appelées à prendre rang bientôt parmi nos institutions administratives les plus populaires, les plus fécondes, si leur organisation est sagement conçue, et surtout si le gouvernement leur prouve, par un système d'encouragement bien entendu et qui ne saurait être onéreux pour l'État, qu'elles sont l'objet constant de sa sollicitude.

C'est l'objet du décret que j'ai l'honneur de soumettre ci-joint à votre signature, et dont les dispositions simples, claires, d'une application facile, ne me paraissent exiger aucune explication.

Daignez agréer, monseigneur, l'hommage du plus profond dévouement de votre très humble et très dévoué serviteur,

Le Ministre de l'intérieur, de l'agriculture et du commerce,

F. DE PERSIGNY.

DÉCRET DU 1er JUILLET 1852 PORTANT CRÉATION DES COMMISSIONS DE STATISTIQUE.

TITRE Ier. — *Formation et composition des commissions de statistique.*

Art. 1er. Il sera formé une commission de statistique permanente au chef-lieu de chaque canton.

Art. 2. Les membres de cette commission seront nommés par le préfet.

Art. 3. Dans les villes, chefs-lieux de département ou d'arrondissement, qui ne comprennent qu'un seul canton, la commission de statistique sera présidée, selon les cas, par le préfet ou par le sous-préfet.

Art. 4. Dans les villes, chefs-lieux de département ou d'arrondissement, comprenant plusieurs cantons, il n'y aura qu'une seule commission de statistique pour les divers cantons, sous la présidence du préfet ou du sous-préfet.

Art. 5. A Paris et à Lyon, il sera formé une société de statistique pour chaque arrondissement communal, sous la présidence du maire de l'arrondissement.

Art. 6. Dans les villes où, soit le préfet, soit le sous-préfet, sont présidents de droit des commissions de statistique, ces fonctionnaires pourront déléguer la présidence : le préfet, au secrétaire général de la préfecture ou au maire de la ville, au juge de paix du canton ou à un membre du conseil général ; le sous-préfet, au maire, au juge de paix ou à un membre du conseil d'arrondissement.

Art. 7. Chaque commission nommera, à la simple majorité, un ou plusieurs secrétaires archivistes.

Art. 8. Immédiatement après sa formation, chaque commission déterminera, sur la proposition de son bureau, l'ordre de ses travaux.

TITRE II. — *Travaux des commissions de statistique.*

Art. 9. Chaque commission sera chargée de remplir et de tenir à jour, pour les communes de la circonscription cantonale, deux tableaux dressés par notre ministre de l'intérieur, de l'agriculture et du commerce. Ces deux tableaux contiendront une série de questions : le premier, sur les faits statistiques dont il importe que le gouvernement ait la connaissance annuelle ; le second, sur ceux qui, par leur nature, ne peuvent être utilement recueillis que tous les cinq ans.

Art. 10. A la fin de chaque année, pour le tableau statistique et annuel, et à l'expiration de la cinquième année, pour le tableau quinquennal, ces deux tableaux, provisoirement arrêtés par le président de la commission, seront déposés pendant un mois dans une salle de la mairie, où chacun pourra venir en prendre connaissance et consigner ses observations sur un registre spécial.

Art. 11. A l'expiration du délai ci-dessus, la commission se réunira pour examiner les observations dont les deux tableaux auront été l'objet, et les arrêtera définitivement.

Un double de ces tableaux ainsi clos, arrêtés et signés des membres du bureau, sera immédiatement transmis, par les soins du président, au sous-préfet de l'arrondissement, avec une copie des procès-verbaux des délibérations de la commission.

TITRE III. — *Contrôle des travaux des commissions cantonales.*

Art. 12. Dans les villes qui ne comprennent qu'un canton et sont en même temps chefs-lieux d'arrondissement, la commission cantonale sera chargée de reviser les travaux transmis par les autres commissions de l'arrondissement.

Dans les villes qui sont chefs-lieux d'arrondissement et comprennent plusieurs cantons, la commission de statistique centrale, instituée par l'article 3, revisera les travaux des commissions cantonales de l'arrondissement.

Art. 13. Dans les villes chefs-lieux d'arrondissement, les tableaux statistiques des commissions cantonales de l'arrondissement seront en outre soumis, pour la statistique agricole, à l'examen des chambres consultatives d'agriculture, instituées par le décret du 25 mars 1852.

Art. 14. Cette vérification terminée, et les rectifications qu'elle aura pu amener une fois opérées, les tableaux statistiques cantonaux seront transmis par les sous-préfets, avec un état récapitulatif pour l'arrondissement, aux préfets, chargés de les soumettre à un dernier examen.

Art. 15. Au fur et à mesure que les tableaux cantonaux auront été approuvés par les préfets, avis en sera donné aux présidents des commissions cantonales, qui en feront déposer la copie aux archives de la mairie du chef-lieu du canton.

Art. 16. Il pourra être donné communication aux particuliers, par les soins du maire et sous les conditions qu'il déterminera, des tableaux ainsi approuvés.

Les maires des communes de la circonscription communale pourront s'en faire délivrer un extrait pour ce qui concerne leur commune.

TITRE IV. — *Centralisation des statistiques cantonales.*

Art. 17. Dans les premiers mois de chaque année, les préfets transmettront au ministre de l'intérieur, de l'agriculture et du commerce, le tableau récapitulatif, par canton et par arrondissement, des statistiques cantonales annuelles.

Ils transmettront également, à l'expiration de chaque période de cinq ans, le tableau récapitulatif des statistiques cantonales quinquennales.

Art. 18. A chacun de ces envois sera joint un rapport sur les travaux des commissions de statistique du département. Les préfets feront connaître celles qui auront prêté à l'exécution du présent décret le concours le plus actif, ainsi que les noms de leurs membres.

Art. 19. Il sera tenu au ministère de l'intérieur, de l'agriculture et du commerce, une liste nominative, par département, des membres des commissions de statistique.

Art. 20. Le ministre de l'intérieur, de l'agriculture et du commerce, nous adressera, tous les ans, un rapport d'ensemble sur les travaux de ces commissions. Ce rapport sera inséré au *Moniteur*.

TITRE V. — *Dispositions générales.*

Art. 21. Les préfets dans l'arrondissement chef-lieu, les sous-préfets dans les autres arrondissements, pourront dissoudre les sociétés de statistique nationale qui s'occuperaient de questions étrangères au but de leur institution.

Art. 22. Les dépenses de matériel auxquelles pourront donner lieu leurs travaux seront à la charge de la commune chef-lieu du canton.

TITRE VI. — *Dispositions générales.*

Art. 23. Les sociétés de statistique cantonale devront être formées et en mesure de commencer leurs travaux à partir du 1er janvier 1853.

Fait aux Tuileries, le 1er juillet 1852. LOUIS-NAPOLÉON.

CIRCULAIRE MINISTÉRIELLE DU 18 SEPTEMBRE 1856 SUR L'EXÉCUTION DU PRÉCÉDENT DÉCRET.

Monsieur le préfet, j'ai l'honneur de vous adresser ci-joint, avec quelques instructions destinées à en faciliter l'exécution, le décret du 1er juillet 1852, qui a institué des commissions de statistique au chef-lieu de chaque canton.

L'article 2 de ce décret appelle toute votre attention. L'avenir de la nouvelle institution dépend, en effet, tout entier, des choix que vous êtes chargé de faire. Elle doit produire tous les résultats que le gouvernement en attend, si les membres des commissions cantonales sont tous pénétrés des services que peut rendre à l'administration et au pays une statistique exacte de la France, et s'ils sont en mesure, par leur zèle, par leurs lumières, par leurs relations dans le canton, de contribuer utilement à l'élaboration de cette statistique.

Le personnel de ces commissions vous est, d'ailleurs, naturellement désigné par le choix du canton, comme centre de leur organisation. Ce sont d'abord les fonctionnaires publics salariés et non salariés, que je diviserai en trois classes:

1° *Fonctionnaires salariés par l'État*, comprenant, *dans les cantons ruraux*, le juge de paix et son greffier, les percepteurs; l'agent, lorsqu'il en existe, des contributions indirectes ou de l'enregistrement et des domaines; le directeur du bureau de poste, le brigadier de gendarmerie ; et dans les *cantons chefs-lieux d'arrondissement ou de département*, les membres du conseil de préfecture, les membres des tribunaux, les agents financiers de toute nature, les ingénieurs des ponts et chaussées, des mines et du génie maritime, les membres de l'enseignement à tous les degrés, les employés de la préfecture ou de la sous-préfecture, les directeurs et comptables des prisons centrales, l'officier commandant la gendarmerie, les agents des poids et mesures, etc., etc.

2° *Fonctionnaires salariés, en tout ou en partie, par le département*, comprenant l'archiviste de la préfecture, l'architecte du département, et, là où il existe, l'architecte de l'arrondissement, les directeurs et comptables des maisons d'arrêt et de justice, les inspecteurs du service des enfants trouvés, l'agent voyer en chef, les agents voyers ordinaires, les conducteurs et piqueurs du service des routes départementales, etc., etc.

3° *Fonctionnaires ou agents salariés, en tout ou partie, par les communes*, comprenant, *dans les cantons ruraux*, les secrétaires des mairies, les instituteurs communaux, les gardes champêtres; *dans les cantons urbains*, le receveur municipal, l'administrateur de l'octroi, l'archiviste-bibliothécaire de la ville, les professeurs du collége communal, le commissaire de police, les inspecteurs des marchés, les architectes voyers, les employés de la mairie, etc., etc.

4° *Fonctionnaires non salariés*, comprenant les maires et adjoints, les membres des conseils municipaux, le membre du conseil d'arrondissement et du conseil général représentant le canton, le suppléant du juge de paix, les prud'hommes; les inspecteurs, à titre gratuit, des services payés par l'État, le département ou les communes; les membres des chambres de commerce, des chambres consultatives des arts et manufactures et des chambres consultatives d'agriculture ; les membres des comités d'hygiène, des jurys médicaux, etc., etc.

Les ministres des cultes se recommandent également, monsieur le préfet, à votre choix.

Outre les fonctionnaires publics, salariés ou non, et les ministres des cultes, vous devez porter, de préférence, vos voix sur les membres des sociétés savantes, des comices agricoles ; sur les membres de l'enseignement libre ; sur les membres du corps médical ; sur les officiers ministériels, les négociants, les manufacturiers, les chefs d'ateliers et contre-maîtres ; sur les propriétaires ruraux et les fermiers dont l'expérience et la bonne volonté vous auront été spécialement signalées.

Il sera nécessaire, au surplus, qu'en ce qui concerne la nomination des membres non fonctionnaires publics, vous invitiez les maires à dresser et à vous transmettre des listes de présentation.

Le nombre des membres de chaque commission ne saurait être déterminé ; il ne faut pas perdre de vue, en effet, que toutes les communes du canton doivent avoir, au sein de la commission, une représentation en rapport avec leur importance, et que le nombre de ces communes, ainsi que le chiffre de leur population, varie dans chaque canton.

Vos choix, monsieur le préfet, ne sauraient donc être limités que par la double convenance de ne pas prodiguer un titre qui doit toujours être recherché, et d'assurer, autant que possible, aux commissions, le concours de tous les hommes éclairés du canton.

Les membres des commissions ne seront pas nommés pour un temps déterminé. Ils ne devront cesser d'en faire partie que par suite de démission, de décès ou de révocation. Il n'y aura lieu de recourir à la mesure de la révocation que dans le cas où un membre continuerait, malgré les avertissements du président, à ne prendre aucune part aux travaux communs, ou à faire entendre un langage de nature à porter le trouble et la désunion dans le sein de la commission.

Le même article (art. 2), en vous attribuant la nomination des membres des commissions cantonales, vous a également donné implicitement le droit de nommer leurs présidents. Les fonctions de président pourront être utilement conférées, soit au maire de la commune chef-lieu, soit au juge de paix, soit au membre du conseil d'arrondissement ou du conseil du département.

Aux termes de l'article 4, dans les villes chefs-lieux d'arrondissement ou de département dont le territoire forme plusieurs circonscriptions cantonales, il ne doit y avoir qu'une seule commission de statistique pour les divers cantons. Cette disposition s'applique, par une analogie évidente, aux villes qui, sans être chefs-lieux d'arrondissement ou de département, formeraient plusieurs cantons. Vous aurez à nommer les présidents de ces commissions centrales, comme de toutes les autres.

L'article 7 remet à chaque commission le soin de nommer un ou plusieurs secrétaires-archivistes. Les principales fonctions de ces secrétaires consisteront à convoquer la commission aux jours fixés par le président, à dresser les procès-verbaux des séances, à inscrire sur le questionnaire, dont il sera ci-après parlé, les renseignements fournis par la commission ; enfin, à préparer la correspondance pour la signature du président.

L'article 8 prescrit aux commissions d'organiser leurs travaux dès leur première séance. Elles jugeront sans doute nécessaire de se diviser en sous-commissions. Ici se présente la question de savoir si ces sous-commissions devront être établies par spécialité de matières ou par communes. Dans les cantons ruraux la division par communes, et dans les cantons urbains la division par quartiers paraît être à la fois la plus logique et la plus favorable aux travaux. Chaque sous-commission pourra, en outre, se subdiviser en sections, chaque section étant chargée d'une spécialité de recherches statistiques.

Les renseignements recueillis par chaque sous-commission seront discutés en assemblée générale, et leur approbation aura lieu à la simple majorité.

Les présidents comprendront la convenance de ne réunir la commission qu'aux jours fériés et à des intervalles calculés, de telle manière que leurs collègues ne soient pas obligés à des déplacements trop fréquents, et, par conséquent, onéreux. Ils tiendront également compte du temps que pourront exiger les travaux des sous-commissions. Quant à ces dernières, elles devront se réunir aussi souvent que possible, sous la présidence de l'un de leurs membres, pour se communiquer leurs travaux, les contrôler en commun et s'éclairer mutuellement. Si elles rencontraient, dans l'intervalle des réunions générales, des difficultés de nature à arrêter ou à retarder leurs travaux, elles en référeraient au président, qui, de son côté, prendrait, en cas de besoin, l'avis de la commission ou celui de l'autorité supérieure.

Dans les villes populeuses, les membres des commissions seront quelquefois dans l'obligation de recueillir des renseignements à domicile, auprès de personnes qui leur sont inconnues. Ils devront avoir soin, dans ce cas, de se munir de l'arrêté préfectoral qui les aura nommés.

J'ai l'honneur, monsieur le préfet, de vous adresser ci-joint un certain nombre d'exemplaires des deux tableaux questionnaires que les commissions auront à remplir, en 1853, conformément aux prescriptions de l'article 9. L'un de ces tableaux, et le plus important des deux, est celui qui doit être rempli tous les cinq ans. Il devra m'être adressé, pour la première fois, dans le courant de l'année prochaine. Ce tableau est destiné à faire connaître la situation de l'agriculture en 1852, et quelques industriels pour la même année. Les renseignements fournis en réponse aux demandes qu'il contient sur l'agriculture formeront l'étude statistique la plus complète qui aura encore été faite en France sur cette branche de la richesse nationale.

Le second tableau, ou tableau annuel, beaucoup moins étendu que le premier, contient un certain nombre de questions sur les principaux faits agricoles et industriels qui s'accompliront en 1853.

Vous trouverez également ci-joints un certain nombre de tableaux récapitulatifs synoptiques, sur lesquels MM. les sous-préfets auront à consigner les résultats du dépouillement de chacun des deux questionnaires, quand ces documents auront subi le contrôle déterminé par les articles 12 et 13 du décret, et dont il sera parlé ci-après. Quelques-uns des renseignements demandés par les questionnaires ne pourront être exprimés en chiffres, et, par conséquent, ne sauraient trouver place dans les tableaux récapitulatifs. Les commissions devront les adresser à MM. les sous-préfets sur des feuilles détachées, dans la forme qu'elles jugeront la plus convenable, et en ayant soin d'indiquer sur chaque feuille le canton, l'arrondissement et le département. Une note insérée dans le questionnaire leur signalera les renseignements qui devront ainsi être l'objet d'un résumé spécial et distinct.

Je ne puis vous adresser que trois exemplaires par commission des deux tableaux questionnaires. Ce nombre est évidemment insuffisant, chaque sous-commission devant en posséder au moins un. Mais j'ai pensé que les sous-commissions pourraient faire copier les exemplaires dont elles auraient besoin. Si les sous-commissions se subdivisent en sections, il sera nécessaire que les membres de ces sections copient, pour leur usage, dans les questionnaires, les demandes de renseignements auxquelles ils se seront chargés de répondre.

L'article 10 exige que chaque tableau questionnaire soit, à la fin de l'année, déposé pendant un mois à la mairie du chef-lieu de canton, pour être communiqué au public. Cette disposition ne s'appliquera qu'au tableau annuel. Quant au tableau quinquennal, il devra, par exception, être rempli au plus tard à la fin de mars, et être exposé pendant le mois d'avril, pour m'être adressé vers la fin du mois de mai 1853. Les maires des communes chefs-lieux de canton voudront bien, sur votre invitation, monsieur le préfet, prendre les mesures nécessaires pour assurer l'exécution de l'article 10. Les convenances locales ne permettront peut-être pas toujours, au moins dans les cantons ruraux, de donner au dépôt du questionnaire, pendant le délai voulu, le caractère de permanence indiqué par le décret ; mais il sera nécessaire que la communication de ce document puisse avoir lieu au moins deux fois par semaine.

Pour que le tableau questionnaire annuel puisse être, de la part du public, l'objet d'un contrôle réel, la commission ne devra pas attendre, pour en effectuer le dépôt, jusqu'au dernier mois de l'année, c'est-à-dire jusqu'au moment où les mauvais temps rendent les communications difficiles. Il sera donc à désirer que son travail puisse être terminé à la fin de septembre, et exposé en octobre.

Le décret contient, sur le contrôle auquel les tableaux cantonaux doivent être soumis, une série de dispositions dont l'exécution ne paraît pas devoir rencontrer de difficultés. Dès que MM. les sous-préfets auront reçu des diverses commissions de leur arrondissement les questionnaires remplis, ils les soumettront d'abord à l'examen de la commission du chef-lieu de l'arrondissement, puis, et pour la statistique agricole seulement, à celui de la chambre consultative d'agriculture.

Cette vérification devra être terminée, autant que possible, dans le mois qui suivra l'exposition du questionnaire à la mairie.

Si elle faisait reconnaître des omissions ou des erreurs graves dans un des tableaux cantonaux, ou si la commission de révision éprouvait, sur l'exactitude probable d'un document statistique, un doute fondé, ce tableau devrait être renvoyé par les soins du sous-préfet au président de la commission d'où le document est émané, et celui-ci opérerait, s'il y avait lieu, ou d'initiative, en se reportant aux procès-verbaux, ou, selon les cas, de l'avis de la commission, spécialement convoquée à cet effet, les rectifications jugées nécessaires.

Les tableaux questionnaires, une fois vérifiés, vous seront adressés par MM. les sous-préfets, avec un tableau récapitulatif par canton pour l'arrondissement. Vous devrez alors faire soumettre, dans vos bureaux, les tableaux cantonaux à un dernier examen, et vous assurer ensuite si les renseignements qu'ils contiennent ont été exactement reproduits sur le tableau récapitulatif.

Vous avez remarqué sans doute, monsieur le préfet, que, dans ce système de vérification et de contrôle, une exception est faite en ce qui concerne les travaux des commissions des cantons chefs-lieux d'arrondissement ou de département, qui ne sont l'objet d'aucune révision, sauf en ce qui concerne la statistique agricole. Ils devront donc être soumis, dans vos bureaux, à l'examen le plus attentif.

L'article 14, combiné avec l'article 17, vous prescrit de m'adresser un tableau récapitulatif, pour le département, des documents consignés dans l'ensemble des questionnaires. Ce travail, après une mûre réflexion, ne m'a pas paru indispensable. Vous pourrez donc vous borner à m'adresser les états récapitulatifs par arrondissement qui vous auront été transmis par MM. les sous-préfets, ainsi que celui que vous devez dresser pour l'arrondissement préfectoral. Le dépouillement de ces états pour chaque département sera opéré dans mes bureaux.

Je vous serai obligé de prendre les mesures nécessaires pour que ces envois me soient faits, au plus tard, dans les quatre premiers mois de l'année qui suivra celle dans le cours de laquelle les tableaux auront été remplis.

Vous voudrez bien y joindre les travaux particuliers de statistique (recherches, mémoires, monographies, etc.), que les membres des commissions auraient pu vous adresser en dehors de leur coopération à la rédaction des tableaux questionnaires. Ces travaux seront examinés avec intérêt.

Vous n'oublierez pas de m'adresser, en même temps, un rapport sur tous les faits de quelque intérêt se rattachant à l'organisation et au fonctionnement des commissions de votre département. Vous me ferez connaître notamment les difficultés qu'aura pu rencontrer leur formation, quant au choix du personnel, l'esprit qui aura présidé à leurs travaux, le ton général des discussions dans les réunions, etc. Je tiens à connaître exactement celles qui se seront fait remarquer par leur empressement à fournir au gouvernement les renseignements demandés, ou qui, au contraire, ne prêtant qu'un faible concours à l'exécution du décret, n'auront rempli le questionnaire qu'à la suite de nombreuses et pressantes sollicitations de l'autorité.

En exécution de l'article 18, je vous prie de me transmettre, dans la première quinzaine du mois de décembre prochain, la liste exacte des membres de chaque commission de votre département, avec la désignation de leurs noms, professions ou fonctions, et de la commune de leur domicile. Chaque année, vous m'indiquerez les modifications que ces listes auront subies par suite de décès, démissions, révocations et nominations nouvelles.

Si vous jugiez nécessaire d'user du pouvoir que vous confère l'article 21, de dissoudre les commissions qui s'écarteraient du but de leur institution, vous prendriez, à cet effet, un arrêté motivé dont vous m'adresseriez une ampliation. La commission dissoute devrait être réorganisée dans le plus bref délai. Je n'ai pas besoin de vous dire que vous ne devez recourir à la mesure extrême de la dissolution qu'après des avertissements réitérés dont il n'aurait été tenu aucun compte.

L'article 22 met à la charge de la commune, chef-lieu du canton, les dépenses du matériel auxquelles donneront lieu les travaux des commissions. Il est évident qu'il ne s'agit ici que des fournitures de bureau, et des frais, nécessairement très minimes, de chauffage et d'éclairage que pourront nécessiter leurs réunions. Quant aux frais d'impression des questionnaires et des tableaux récapitulatifs, ils seront à la charge de mon département.

Il doit être entendu, d'ailleurs, que votre correspondance, ainsi que celle de MM. les sous-préfets avec les présidents des commissions cantonales, et réciproquement, aura toujours lieu sous le couvert du maire de la commune chef-lieu du canton.

En terminant, monsieur le préfet, je dois vous faire connaître que j'attache le plus vif intérêt à ce que vous ne négligiez aucun effort pour assurer l'exécution du décret du 1er juillet. L'institution des commissions cantonales de statistique ne peut, en effet, rendre au pays les services signalés que le gouvernement en attend, que si elle est l'objet de votre constante sollicitude.

C'est ainsi que je vous verrai avec plaisir présider en personne la première séance de la commission du chef-lieu de votre département, et saisir cette occasion de faire connaître toute l'importance que le gouvernement attache au succès de la nouvelle institution administrative.

Vous voudrez bien inviter MM. les sous-préfets à ouvrir également en personne la première session des commissions du chef-lieu de l'arrondissement.

Enfin, je vous prie de donner, dans votre département, la plus grande publicité possible au décret d'organisation des commissions cantonales, et de recommander à vos administrés, par l'intermédiaire des maires, de favoriser, par tous les moyens en leur pouvoir, les recherches statistiques dont elles sont chargées.

Veuillez, je vous prie, monsieur le préfet, m'accuser réception de cette circulaire, ainsi que des imprimés qui l'accompagnent.

Recevez, monsieur le préfet, l'assurance de ma considération très distinguée.

Le Ministre de l'intérieur, de l'agriculture et du commerce,

F. DE PERSIGNY.

Il n'est pas sans intérêt, après avoir indiqué le point de départ, de montrer le résultat obtenu. Dix ans plus tard, en 1861, M. le ministre de l'agriculture, du commerce et des travaux publics, dans un rapport à l'Empereur sur la statistique agricole, signalait les services que rendent à l'administration les 2800 commissions qui se dévouent à l'œuvre si intéressante de la constatation annuelle de la production agricole en France.

Mais avant d'examiner rapidement, et au point de vue spécial de l'hygiène publique, les idées utiles et les progrès déjà réalisés en ce qui touche la statistique, nous profiterons d'une publication récente pour donner ici le tableau de la population de la France d'après le dernier recensement de 1861, qui n'a pu trouver place dans notre article POPULATION déjà imprimé.

RAPPORT A L'EMPEREUR SUR LE DÉNOMBREMENT DE LA POPULATION DE LA FRANCE EN 1861.

Sire, j'ai l'honneur de mettre sous les yeux de Votre Majesté les tableaux du dénombrement de la population de l'empire, exécuté en vertu de votre décret du 2 mars 1861.

Le dernier dénombrement, celui de 1856, donnait, pour la population des 86 départements, le chiffre de 36 039 364.

Au 1er janvier 1862, la population des 89 départements s'élève à 37 382 225 habitants (1), d'où ressort, pour la période quinquennale de 1857 à 1861, une augmentation de 1 342 861, ou 372 pour 100.

En faisant la part des nouveaux territoires réunis à l'empire, qui comprennent 669 059 habitants, l'augmentation effective est de 673 802, ou 186 pour 100.

Ce résultat est satisfaisant, comparé à ceux qu'ont offerts les deux périodes quinquennales précédentes.

Ainsi, de 1846 à 1851, l'augmentation avait été de 382 684, ou 108 pour 100.

De 1851 à 1856, elle était restée un peu au-dessous de ce chiffre (2).

Le recensement de 1861 accuse une augmentation presque double.

Cette amélioration s'explique facilement, si l'on considère que la période précédente avait été marquée par des circonstances défavorables, telles que des récoltes insuffisantes et des épidémies; sous l'influence de la prospérité générale et du bien-être, la population tend à reprendre une progression normale.

Tandis que, de 1851 à 1856, 32 départements seulement étaient en progrès, en 1861 l'augmentation est constatée dans 57 départements : 29 sont en diminution contre 54 en 1856.

Les plus fortes augmentations se rencontrent dans les départements ci-après :

Seine	226 241	correspondant à	13 pour 100.
Nord	91 027	—	7
Rhône.	36 502	—	5
Bouches-du-Rhône. . .	33 747	—	7
Seine-et-Oise.	28 894	—	5
Gironde	26 436	—	4
Loire-Inférieure	24 211	—	4
Finistère.	20 752	—	3
Seine-Inférieure. . . .	20 538	—	2
Haut-Rhin.	16 360	—	3
Marne.	13 448	—	3
Corse	12 706	—	5

(1) Ne sont pas comprises dans ce chiffre les troupes qui, au 15 mai 1861, date du recensement de la population militaire, étaient employées en Algérie, à Rome et en Syrie. Leurs effectifs réunis s'élevaient à 90 507 hommes.

(2) Le dénombrement de 1856 donnait une augmentation de 256 194 habitants seulement, mais l'effectif des troupes de l'armée d'Orient, dont le retour en France commençait à s'effectuer, n'y avait pas été compris. Il s'élevait à 100 000 hommes environ au 15 mai 1856, jour du recensement de l'armée dans les départements, ce qui portait l'augmentation réelle à 356 194 au moins.

Les départements ci-après offrent les plus fortes diminutions :

Puy-de-Dôme	13653	correspondant à	2 pour 100.
Creuse	8834	—	3
Lot-et-Garonne.	7976	—	2
Cantal	7142	—	2
Orne	6777	—	1
Eure	6004	—	1
Hautes-Pyrénées	5677	—	2
Gers	5566	—	1
Corrèze	4864	—	1
Hautes-Alpes	4456	—	3
Basses-Alpes	3302	—	2

Au point de vue des circonscriptions administratives, on trouve, en 1861, une diminution de 37 dans le nombre des communes, résultant de suppressions opérées pendant la période quinquennale. Il y a, au contraire, 8 cantons en plus. Le contingent des nouveaux territoires réunis à l'empire est de 10 arrondissements, 75 cantons et 721 communes.

Les 89 départements donnent, dans leur ensemble : 373 arrondissements; 2938 cantons et 37 510 communes.

Les résultats sommaires que je viens d'indiquer se trouvent consignés avec tous les développements dans les trois états qui accompagnent le présent rapport.

Je prie Votre Majesté de vouloir bien donner son approbation au décret qui les déclare authentiques, à partir du 1er janvier 1862, afin qu'ils puissent servir à l'exécution des lois dont les dispositions sont basées sur les chiffres de population.

Le Ministre de l'intérieur, F. DE PERSIGNY.

Napoléon, par la grâce de Dieu et la volonté nationale, empereur des Français,

A tous présents et à venir, salut :

Sur le rapport de notre ministre de l'intérieur,

Vu les nouveaux états de population dressés officiellement par les préfets, en exécution de notre décret du 2 mars 1861 ;

Avons décrété et décrétons ce qui suit :

Art. 1er. Les tableaux de population ci-annexés,

Les tableaux des départements de l'empire,

Les tableaux des arrondissements et des cantons,

Les tableaux des communes de 2000 âmes et au-dessus, ainsi que des chefs-lieux d'arrondissement et de canton dont la population est inférieure,

Seront considérés comme seuls authentiques pendant cinq ans, à partir du 1er janvier 1862.

Art. 2. Nos ministres sont chargés, chacun en ce qui le concerne, de l'exécution du présent décret.

Fait au palais des Tuileries, le 11 janvier 1862. NAPOLÉON.

TABLEAU de la population de l'empire par départements.

DÉPARTEMENTS.	NOMBRE des arrondissements.	NOMBRE des cantons.	NOMBRE des communes.	POPULATION.
Ain	5	35	450	369767
Aisne	5	37	836	564597
Allier	4	28	317	356432
Alpes (Basses-)	5	30	254	146368
Alpes (Hautes-)	3	24	189	125100
Alpes-Maritimes	3	25	146	194578
Ardèche	3	31	339	388529
Ardennes	5	31	478	329111
Ariége	3	20	336	251850
Aube	5	26	446	262785
Aude	4	31	434	283606
Aveyron	5	42	282	396025
Bouches-du-Rhône	3	27	106	507112
Calvados	6	37	767	480992
Cantal	4	23	259	240523
Charente	5	29	428	379081
Charente-Inférieure	6	40	479	481060
Cher	3	29	290	323393
Corrèze	3	29	286	310118
Corse	5	62	353	252889
Côte-d'Or	4	36	717	384140
Côtes-du-Nord	5	48	382	628676
Creuse	4	25	261	270055
Dordogne	5	47	582	501687
Doubs	4	27	639	296280
Drôme	4	29	366	326684
Eure	5	36	700	398661
Eure-et-Loir	4	24	426	290455
Finistère	5	43	284	627304
Gard	4	39	348	422107
Garonne (Haute-)	4	39	578	484081
Gers	5	29	466	298931
Gironde	6	48	547	667193
Hérault	4	36	331	409391
Ille-et-Vilaine	6	43	350	584930
Indre	4	23	245	270054
Indre-et-Loire	3	24	281	323572
Isère	4	45	550	577748
Jura	4	32	583	298053
Landes	3	28	331	300839
Loir-et-Cher	3	24	298	269029
Loire	3	30	320	517603
Loire (Haute-)	3	28	260	305521
Loire-Inférieure	5	45	208	580207
Loiret	4	31	349	352757
Lot	3	29	315	295542
Lot-et-Garonne	4	35	316	332065
Lozère	3	24	193	137367
Maine-et-Loire	5	34	376	526012
Manche	6	48	644	591421
Marne	5	32	667	385498
Marne (Haute-)	3	28	550	254413
Mayenne	3	27	274	375163
Meurthe	5	29	714	428643
Meuse	4	28	587	305340
Morbihan	4	37	237	486504
Moselle	4	27	629	446457
Nièvre	4	25	314	332814
Nord	7	60	660	1303380
Oise	4	35	700	401417
Orne	4	36	511	423350

DÉPARTEMENTS.	NOMBRE des arrondissements.	NOMBRE des cantons.	NOMBRE des communes.	POPULATION.
Pas-de-Calais	6	43	903	724338
Puy-de-Dôme	6	50	443	576409
Pyrénées (Basses-)	5	40	559	436628
Pyrénées (Hautes-)	3	26	479	240179
Pyrénées-Orientales	3	17	230	181763
Rhin (Bas-)	4	33	542	577574
Rhin (Haut-)	3	30	490	515802
Rhône	2	27	258	642493
Saône (Haute-)	3	28	583	317183
Saône-et-Loire	5	48	583	582137
Sarthe	4	33	389	466155
Savoie	4	29	325	275039
Savoie (Haute-)	4	27	309	267496
Seine	3	28	70	1953660
Seine-Inférieure	5	50	759	789988
Seine-et-Marne	5	29	527	352312
Seine-et-Oise	6	36	684	513073
Sèvres (Deux-)	4	31	355	328817
Somme	5	41	832	572646
Tarn	4	35	316	353633
Tarn-et-Garonne	3	24	193	232551
Var	3	27	143	315526
Vaucluse	4	22	149	268255
Vendée	3	30	298	395695
Vienne	5	31	296	322028
Vienne (Haute-)	4	27	200	319595
Vosges	5	30	518	415485
Yonne	5	37	383	370305
	373	2938	37510	37382225

Classement de la population par sexe et par état civil.

DÉPARTEMENTS.	SEXE MASCULIN. Garçons.	Hommes mariés.	Veufs.	SEXE FÉMININ. Filles.	Femmes mariées.	Veuves.	TOTAL.
Ain	107176	73219	8841	89879	73061	17624	369767
Aisne	134972	131981	13626	125544	130295	28179	564597
Allier	98354	73077	8787	86690	72834	16690	356432
Alpes (Basses-)	41279	29956	5038	33901	29802	6392	146368
Alpes (Hautes-)	39013	21298	4170	34203	21092	5324	125100
Alpes-Maritimes	55382	38046	4655	49546	38098	8851	194578
Ardèche	116541	68888	10588	108647	68864	15001	388529
Ardennes	85767	72083	8136	76143	71700	15282	329111
Ariége	71[illegible]07	46074	7329	68745	46069	11716	251850
Aube	59459	65307	7375	53187	64655	12802	262785
Aude	71662	63227	8408	63744	63013	13552	283606
Aveyron	118096	68920	10532	112564	68588	17325	396025
Bouches-du-Rhône	149936	100101	12028	124217	97750	23050	507112
Calvados	114316	102904	12191	118387	102115	31079	480992
Cantal	65538	40852	6300	74612	41021	12200	240523
Charente	92138	89326	10981	80266	88324	18046	379081
Charente-Inférieure	118498	113240	12992	101674	112044	22615	481060
Cher	92667	63994	7737	81589	63649	13757	323393
Corrèze	89074	57269	8663	83605	57328	14179	310118
Corse	80925	39414	6261	74000	39297	12992	252889
Côte-d'Or	96101	85776	9821	86724	85680	20038	384140
Côtes-du-Nord	185894	98722	14399	200860	99004	29797	628676
Creuse	70296	51828	7519	73632	51909	14871	270055
Dordogne	129784	108612	13059	118265	108088	23879	501687

DÉPARTEMENTS.	SEXE MASCULIN.			SEXE FÉMININ.			TOTAL.
	Garçons.	Hommes mariés.	Veufs.	Filles.	Femmes mariées.	Veuves.	
Doubs	92057	50282	6895	84378	50183	12485	296280
Drôme	89184	67681	9219	78634	67616	14350	326684
Eure	86265	100250	11202	78630	98412	23902	398661
Eure-et-Loir	68851	67426	7032	64501	66945	15700	290455
Finistère	194261	103171	15354	185103	100388	29027	627304
Gard	111718	89907	12444	98818	88845	20375	422107
Garonne (Haute-)	125620	100935	12574	120472	100989	23471	484081
Gers	74616	67954	8109	64708	67295	16249	298931
Gironde	161079	156253	16690	143336	153770	36065	667193
Hérault	105216	89415	10857	94675	88357	20871	409391
Ille-et-Vilaine	172295	97746	12577	176998	98549	26965	584930
Indre	73978	55448	7123	66108	55162	12235	270054
Indre-et-Loire	74912	77377	7150	69589	77413	17151	323572
Isère	161151	110895	14771	154119	110816	25996	577748
Jura	85924	55597	7938	78244	55551	14799	298053
Landes	85384	57416	7372	78988	57275	14407	300839
Loir-et-Cher	69987	58213	6059	64049	58076	12645	269029
Loire	155216	95203	11350	145170	92382	20282	517603
Loire (Haute-)	90007	50606	8122	93668	50671	12447	305521
Loire-Inférieure	171251	102096	13501	166078	101062	26219	580207
Loiret	93045	74713	8128	86764	74088	16019	352757
Lot	75153	63768	8019	70319	63225	15058	295542
Lot-et-Garonne	70970	85928	9202	62082	84594	19289	332065
Lozère	42496	22327	4227	39918	22331	6068	137367
Maine-et-Loire	139638	108243	12983	132261	107522	25365	526012
Manche	167942	107955	13570	161944	104435	35575	591421
Marne	94270	88900	9313	85668	88408	18939	385498
Marne (Haute-)	61965	56777	7030	59400	56774	12467	254413
Mayenne	111927	66198	8318	104784	65877	18059	375163
Meurthe	113018	85248	9590	115408	85424	19955	428643
Meuse	75573	67326	8151	71147	67600	15743	305540
Morbihan	146585	77872	12941	149159	77132	22815	486504
Moselle	134728	78398	9906	125481	78787	19157	446457
Nièvre	93317	68552	7552	80563	67970	14860	332814
Nord	401388	231773	29924	360727	228153	51415	1303380
Oise	90272	98607	10866	81519	98412	21741	401417
Orne	101830	91864	10359	103745	91479	24073	423350
Pas-de-Calais	209072	134052	18597	195870	133344	33403	724338
Puy-de-Dôme	147999	118181	18007	145686	117817	28719	576409
Pyrénées (Basses-)	125574	72175	12056	131698	72719	22406	436628
Pyrénées (Hautes-)	67542	41879	6501	70971	42046	11240	240179
Pyrénées-Orientales	52696	34950	4202	47169	34922	7824	181763
Rhin (Bas-)	171694	94005	14059	178962	94388	24466	577574
Rhin (Haut-)	163376	81866	11237	159663	84672	20988	515802
Rhône	187176	129743	13407	175910	128271	27986	662493
Saône (Haute-)	85348	61691	8548	84909	61902	14785	317183
Saône-et-Loire	154386	122528	12469	142791	122122	27841	582137
Sarthe	110074	105374	10792	110637	105317	23961	466155
Savoie	86598	42740	6966	83816	42857	12062	275039
Savoie (Haute-)	85827	40712	6785	82457	40813	10902	267496
Seine	556654	411163	36644	439487	410527	99185	1953660
Seine-Inférieure	208578	159727	19272	204144	157486	40781	789988
Seine-et-Marne	89538	82036	8540	73121	80946	18131	352312
Seine-et-Oise	129097	119124	12599	104711	117758	29784	513073
Sèvres (Deux-)	87268	69674	8949	79393	69318	14215	328817
Somme	142210	123915	15683	137760	123515	29623	572646
Tarn	94041	73635	10001	86026	73354	16576	353633
Tarn-et-Garonne	49991	57870	6746	47098	57472	13374	232551
Var	103488	64532	8341	61709	62717	14739	315526
Vaucluse	73862	55861	7358	64463	55726	11485	268255
Vendée	113735	74086	9795	107035	73993	17051	395695
Vienne	83527	69426	7891	77930	68963	14291	322028
Vienne (Haute-)	88920	63535	8195	79785	63347	15483	319595
Vosges	108414	81702	9821	115397	81750	18101	415485
Yonne	89710	86388	9439	81194	86038	17536	370305
	10210736	7503024	928724	9487541	7457115	1795065	37382225
	18642504			18739721			

En tête des études spéciales de statistique qui intéressent particulièrement l'hygiène publique, nous citerons les efforts de l'administration pour obtenir une *statistique médicale* exacte. La circulaire suivante les mettra suffisamment en lumière :

CIRCULAIRE MINISTÉRIELLE DU 20 JUILLET 1856, SUR LA STATISTIQUE MÉDICALE.

Monsieur le préfet, en exécution de ma circulaire du 17 mars 1853, MM. les préfets ont recueilli, avec le concours des conseils d'hygiène publique et de salubrité, les éléments d'une statistique médicale. Le comité consultatif d'hygiène publique, chargé de me rendre compte des résultats de cette opération, a pu tirer des renseignements fournis des aperçus qui jettent déjà quelque lumière sur les graves questions que soulève l'organisation de la médecine en France. Mais si l'on veut qu'elle puisse servir de base à des déductions exactes et utiles, une statistique médicale doit plus que toute autre s'appuyer sur des constatations plusieurs fois renouvelées, se complétant et se vérifiant les unes par les autres. Il est toujours utile, d'ailleurs, que l'administration ait sous les yeux l'état aussi exact que possible du personnel médical sur lequel peuvent compter les populations.

J'ai décidé, par ces motifs, qu'il serait procédé tous les cinq ans à une révision de la statistique médicale. Afin de faciliter cette opération, on la fera coïncider avec le recensement quinquennal de la population ; la première révision aura lieu cette année, bien qu'il se soit écoulé seulement une période de trois ans depuis le premier travail général dont les préfectures m'ont fait l'envoi.

Les opérations à faire cette année, comme à l'avenir, reposeront sur les mêmes bases qu'en 1853. Les cadres que je vous envoie à cet effet sont, à peu de choses près, les mêmes que ceux qui accompagnaient ma circulaire précitée du 17 mars ; je n'ai donc pas à revenir ici sur le mode d'exécution.

J'ai ajouté aux tableaux une colonne pour les herboristes, dont il n'est pas sans intérêt de connaître exactement le nombre et la répartition ; mais vous n'aurez plus à vous occuper du rayon d'exercice ou de clientèle des docteurs en médecine, officiers de santé et pharmaciens. Il ne m'est parvenu, en effet, sur ce point que des indications extrêmement vagues, et, malgré son importance, j'ai dû renoncer à me procurer ce renseignement.

Le même motif m'a engagé à restreindre les questions adressées aux Conseils d'hygiène. Ces questions sont réduites à quatre ; mais je ne saurais trop recommander de bien se pénétrer de leur esprit, afin que, si elles expriment quelquefois des opinions opposées, les réponses présentent au moins une précision et une homogénéité d'idées qui permettent de les classer, de les comparer et de les résumer en chiffres. Ces quatre questions sont les suivantes :

1° La statistique médicale de l'arrondissement de . . . . est-elle considérée par le Conseil comme exacte ? — Si elle lui paraît susceptible de rectifications, les indiquer.

2° Les changements qui ont eu lieu, les faits observés depuis le recensement de 1853, ont-ils modifié l'opinion exprimée par le Conseil d'hygiène sur la question de savoir si le personnel médical est ou n'est pas suffisant pour les besoins de la population; ou si une autre répartition de ce personnel serait possible et désirable ?

3° Le nombre des officiers de santé tend-il à diminuer dans l'arrondissement ? — Les officiers de santé vont-ils s'établir, de préférence, dans les cantons où il n'y a pas de docteur en médecine, et à portée des habitants des campagnes, selon le but de leur institution ?

4° Le Conseil persiste-t-il dans l'opinion qu'il a émise, en 1853, sur la question des médecins cantonaux ? — Une étude plus approfondie de cette question l'a-t-elle conduit à reconnaître l'utilité qu'il pourrait y avoir à introduire une pareille institution dans l'arrondissement de. . . . . , si elle n'existe pas encore ?

Si, au contraire, des médecins cantonaux ou quelque autre institution analogue fonctionne dans cet arrondissement, quels ont été, au jugement du Conseil, les avantages ou les inconvénients de cette institution, aux différents points de vue du traitement des malades indigents des campagnes, de la propagation de la vaccine, de la prévention des épidémies et de la position du corps médical ?

La première et la deuxième question n'ont pas besoin d'explications.

La troisième est nouvelle ; elle a pour but de faire connaître jusqu'à quel point les officiers de santé remplissent l'objet de leur institution, qui est d'assurer les secours de la médecine aux habitants des campagnes.

En 1853, l'institution des médecins cantonaux était récente et peu connue : aussi ai-je remarqué un défaut d'accord dans les idées que les Conseils d'hygiène se faisaient alors du rôle qui pourrait être assigné à cette institution dans l'organisation médicale et dans le système général de l'assistance publique. Depuis cette époque, des médecins cantonaux ou des services analogues ont été créés dans quelques nouveaux départements ; l'institution a pu être mieux étudiée et mieux comprise : aussi la quatrième question a-t-elle pour but de faire connaître quels ont été les résultats de cette expérience, en quoi ils ont pu confirmer ou modifier les opinions énoncées par les Conseils d'hygiène en 1853.

Afin de compléter les renseignements sur ce point important, je vous prie, monsieur le préfet, de joindre à votre envoi les arrêtés qui ont pu être pris pour instituer dans votre département, soit des médecins cantonaux, soit des médecins des pauvres ou tout autre service du même genre. Vous voudrez bien, en même temps, me faire connaître quel est le traitement assuré aux médecins chargés de ces services, et me communiquer vos observations personnelles sur les résultats, satisfaisants ou non, qu'on a pu en obtenir jusqu'à ce jour pour l'amélioration de la santé publique dans les communes rurales, ou sur les obstacles qui s'opposeraient à ce que cette institution fût introduite dans votre département.

La première condition d'une statistique exacte est que tous les éléments en aient été recueillis à la même époque. En conséquence, je tiens essentiellement à ce que l'envoi des documents qui sont demandés aux préfectures par cette circulaire parvienne à mon ministère pour la fin du mois de décembre, au plus tard, et je compte sur vos soins à cet effet.

Je vous prie de m'accuser réception de ces instructions.

Signé E. ROUHER.

On sait qu'un congrès général de statistique s'est réuni à Paris en 1855. De nombreuses questions intéressant la médecine et l'hygiène publique ont été débattues. Elles sont résumées d'une manière très saisissante dans le modèle de *Statistique des grandes villes* qu'a donné le baron Charles Dupin :

« Une division de la plus haute importance est celle qui spécifie les notions relatives à l'hygiène publique dans l'enceinte des cités. Rien ne sera plus intéressant que de connaître la diversité des conditions hygiéniques dans les villes principales, lorsque cette diversité sera constatée par une statistique intelligente et scrupuleuse, pour des cités placées dans des circonstances bien déterminées de climat, de situation topographique et d'alimentation.

» Pour compléter les documents utiles à l'hygiène publique :

» 1° Nous demanderons qu'on fasse connaître les moyens de constatation des décès ordinaires, volontaires, accidentels; constatation pour laquelle il faut recourir aux lumières des hommes de l'art.

» 2° Nous demandons qu'on fasse connaître le nombre et le placement des nourrices.

» 3° Nous demandons qu'on spécifie la position, l'orientation par rapport à la ville, des lieux consacrés à la sépulture, parce qu'elles peuvent exercer une influence rendue plus considérable par les vents qui prédominent et qui porteraient sur la cité des miasmes délétères. »

La question de la *statistique des causes de décès*, indiquée dans la précédente énumération, a été l'objet de recherches spéciales de la part de l'administration supérieure, ainsi qu'on en pourra juger par la circulaire suivante :

CIRCULAIRE MINISTÉRIELLE DU 15 SEPTEMBRE 1856 SUR LA STATISTIQUE DES CAUSES DE DÉCÈS.

Monsieur le préfet, dans la dernière session qui a eu lieu sous ma présidence, le congrès international de statistique a exprimé les vœux suivants : Que chaque État demande aux médecins praticiens des renseignements sur les causes de mort des malades qu'ils ont soignés ; que chaque État prenne les mesures nécessaires pour que tous les décès soient vérifiés par des médecins ; que, dans chaque État, il soit préparé des feuilles de décès rédigées de manière à guider les médecins appelés à fournir des renseignements sur les causes de ces décès ; qu'un ou plusieurs médecins soient appelés à concourir au dépouillement des bulletins mortuaires, ou feuilles de décès.

Vous savez quelles sont les dispositions du Code Napoléon relativement à la vérification des décès et à la constatation de leurs causes dans certains cas ; mais le Code ne s'est occupé de cette matière qu'au double point de vue de l'état civil et de la répression des crimes ; il y aurait beaucoup plus à faire pour remplir le vœu émis par le congrès international de statistique dans l'intérêt de l'hygiène publique et du progrès de la science médicale.

Dans quelques États, on a essayé de régulariser, d'une manière plus ou moins complète, les mesures dont le congrès de statistique a demandé l'adoption. En France même, quelques tentatives partielles ont été faites dans cette voie. A Paris depuis longtemps, et dans quelques grandes villes, on a institué un service spécial pour la vérification des décès ; cette vérification implique la constatation de la maladie ou de la cause accidentelle qui a amené la mort. Les bulletins signés par le médecin vérificateur sont classés sous des catégories distinctes, d'après un cadre nécrologique arrêté par le Conseil d'hygiène et de salubrité, et l'on obtient ainsi les éléments d'une statistique des causes de décès qui peut être l'objet de publications plus ou moins fréquentes, dont il est facile d'apprécier l'utilité.

Des vues m'ont été soumises, depuis la réunion du congrès, sur les moyens d'étendre et de généraliser dans notre pays ce service de vérification et de constatation, qui, convenablement organisé, pourrait fournir des motifs de sécurité aux citoyens, des lumières à la justice, des avertissements et des renseignements à l'administration, en même temps que des matériaux précieux pour la science.

Mais, avant d'examiner jusqu'à quel point ces propositions sont susceptibles d'être adoptées, il m'a paru nécessaire d'avoir d'abord des informations parfaitement exactes sur ce qui a déjà été fait en ce genre dans quelques-unes des principales villes de l'empire ; de connaître l'opinion des corps compétents sur les ressources qu'on pourrait trouver dans le personnel médical actuellement existant, pour organiser un service tel que celui dont le congrès international de statistique a demandé la création.

Je crois devoir, en conséquence, sur l'avis du Comité consultatif d'hygiène établi près de mon ministère, vous prier de répondre aux questions suivantes :

Existe-t-il pour tout votre département, ou pour quelques villes seulement, un service de vérification des décès ?

En cas d'affirmative, comment ce service est-il organisé ? quel est le montant des frais qu'il nécessite ; comment est-il pourvu à cette dépense ?

La déclaration des causes des décès a-t-elle lieu d'après une nomenclature uniforme, et quelle est cette nomenclature ? quelle est la forme des bulletins indiquant les causes de décès ? quelles sont les personnes chargées du classement et du dépouillement de ces bulletins ? Les tableaux dressés avec les éléments fournis par ce dépouillement sont-ils publiés d'une manière régulière ? (Envoyer quelques-uns de ces tableaux, s'il en existe.)

Si dans votre département il a été institué des médecins cantonaux, pensez-vous que le service de vérification des décès pût être réuni sans difficulté à leurs attributions officielles ?

Quel que soit l'état actuel des choses à cet égard, il importe de savoir jusqu'à quel point la répartition du corps médical dans chaque arrondissement, la configuration du sol, les usages locaux, le degré d'aisance ou de pauvreté de la population, pourraient contrarier ou faciliter la généralisation d'un système de vérification qui paraît n'avoir été appliqué jusqu'à présent en France que dans un nombre très restreint de localités. Les Conseils de salubrité et d'hygiène publique d'arrondissement sont naturellement appelés à donner des renseignements qui puissent jeter quelque lumière sur ces différents points, et voici, monsieur le préfet, les questions qu'il me paraît utile de leur soumettre :

1° Le Conseil croit-il que tous les médecins se prêtent facilement à déclarer, sur un bulletin dont la forme serait arrêtée d'avance, et qui leur serait remis par le maire, la cause de la mort de chaque individu auquel ils auraient donné leurs soins ou auprès duquel ils auraient été appelés ? Il est bien entendu qu'on devrait se conformer, pour la désignation de la maladie à laquelle le malade aurait succombé, à une nomenclature uniforme, qui serait suivie dans toute la France.

2° Quelle est, d'après les informations que le Conseil est à portée de prendre, la proportion du nombre des personnes qui meurent, dans l'arrondissement sans avoir reçu les secours de la médecine, relativement au nombre total des décès ?

3° Si un médecin était chargé, à un titre quelconque, de vérifier tous les décès dans une circonscription déterminée, quelle devrait être l'étendue de cette circonscription, particulièrement dans les campagnes, pour que le service fût complétement assuré ?

Je désire qu'en m'adressant la réponse des Conseils d'hygiène à ces diverses questions, vous me fassiez connaître aussi votre opinion particulière sur la possibilité d'établir pour tout votre département un service de vérification des décès analogue à celui qui existe à Paris, et sur les moyens auxquels on pourrait recourir pour subvenir aux dépenses qui en résulteraient.

Je vous recommande de faire en sorte que les réponses demandées par cette circulaire parviennent à mon ministère avant la fin de l'année.

Signé E. Rouher.

Enfin, nous terminerons ce long exposé des questions qui se rattachent à la statistique hygiénique et médicale, en faisant connaître une mesure très importante, inaugurée en 1861 dans l'administration générale de l'assistance publique, par le savant directeur qui est actuellement placé à sa tête, M. Armand Husson : nous voulons parler de la *statistique médicale des hôpitaux de Paris*. La haute portée de cette innovation, à laquelle nous tenons à grand honneur d'avoir été associé par la confiance de M. le directeur général, nous fait un devoir d'en exposer ici le principe et l'organisation. Les documents qui suivent seront partout consultés avec fruit.

RAPPORT A M. LE DIRECTEUR DE L'ADMINISTRATION GÉNÉRALE DE L'ASSISTANCE PUBLIQUE A PARIS, FAIT AU NOM DE LA COMMISSION DE LA STATISTIQUE MÉDICALE DES HÔPITAUX, PAR M. LE DOCTEUR AMBROISE TARDIEU (16 NOVEMBRE 1860).

Monsieur le directeur, vous avez arrêté qu'à partir du 1er janvier prochain il serait dressé une statistique médicale des hôpitaux de Paris, destinée à faire ressortir l'efficacité des « soins donnés aux malades dans les établissements d'assis-» tance publique, aussi bien qu'à fournir aux hommes laborieux des moyens de » comparaison et d'étude ; » et vous avez confié à une Commission de médecins et de chirurgiens des hôpitaux (1) l'étude des éléments nécessaires à cette grande entreprise, et le soin de poser des bases solides qui permettent à l'administration de la poursuivre et d'en assurer la durée.

Cette commission, présidée par M. le docteur Grisolle, membre du conseil de surveillance, et qui m'a fait l'honneur de me choisir pour secrétaire et pour rapporteur, a accepté la difficile mission dont vous l'avez chargée, avec le sincère désir et la formelle intention de chercher loyalement les moyens de réaliser une mesure dont la grandeur et l'utilité ne pouvaient échapper à personne, mais en même temps avec un sentiment très vif et un légitime souci de ce que vous nous permettrez d'appeler les franchises du corps médical des hôpitaux, dont il était de son devoir de ménager le temps, les intérêts et les habitudes. Cette double pensée l'a soutenue et inspirée durant les longues séances qu'elle a consacrées à l'élaboration d'un projet qu'elle vous soumet aujourd'hui, avec la ferme confiance d'avoir, autant que cela était possible, concilié une innovation utile avec les nécessités de la pratique nosocomiale, et réalisé, dans les limites d'une exécution simple et facile, un progrès qui doit rester comme un titre d'honneur pour votre administration.

Il vous appartenait, monsieur le directeur, à vous dont le nom est attaché à des recherches statistiques si ingénieuses et si neuves, d'appliquer à la médecine hospitalière des principes dont vous connaissiez mieux que personne la fécondité.

Déjà, à diverses époques, et sur quelques points particuliers, l'administration de l'assistance publique à Paris avait compris qu'elle se devait à elle-même de faire connaître les résultats obtenus à l'aide des moyens immenses dont elle dispose, sur ce vaste théâtre où passent annuellement près de cent mille individus. Les beaux travaux de M. l'inspecteur principal Blondel sur les deux dernières épidémies cholériques, les comptes moraux administratifs publiés annuellement, montrent quelle riche moisson de faits possède l'administration de l'assistance publique, et ce qu'elle peut donner à la science médicale, à l'hygiène et à l'économie sociale.

Vous avez pensé qu'il convenait de généraliser ces tentatives, et de dresser pour l'avenir une statistique médicale complète de tous les services hospitaliers que comprend votre administration. Avant même que cette mesure reçût un commencement d'application, disons mieux, avant qu'elle eût été mise à l'étude, elle était l'objet d'une haute et unanime approbation; l'autorité supérieure en attendait avec impatience les premiers résultats, prête à l'étendre à tous les hôpitaux de la France; et, de l'étranger, qui nous a devancés dans cette voie, vous arrivaient des témoignages de sympathie et des renseignements précieux que la commission s'est appliquée à mettre à profit. Si nous avons tenu à rappeler ce premier effet de votre initiative, c'est moins pour la louer que pour montrer aux médecins et

(1) La commission est composée ainsi qu'il suit : MM. Grisolle, médecin de l'Hôtel-Dieu, président; Cullerier, chirurgien de l'hôpital du Midi, vice-président; Guérard, médecin de l'Hôtel-Dieu ; Natalis Guillot, médecin de l'hôpital Necker ; Beau, médecin de l'hôpital de la Charité ; Chassaignac, chirurgien de l'hôpital Lariboisière ; Hardy, médecin de l'hôpital Saint-Louis ; Guéneau de Mussy, médecin de l'hôpital de la Pitié ; Béhier, médecin de l'hôpital Beaujon ; Tardieu, médecin de l'hôpital Lariboisière ; Marjolin, chirurgien de l'hôpital Sainte-Eugénie ; Bouchut, médecin du même hôpital ; Depaul et Broca, chirurgiens du Bureau central.

chirurgiens des hôpitaux, comme à tous ceux qui sont appelés à devenir vos collaborateurs dans cette œuvre considérable, quel intérêt, quel avenir, quelle estime attendent une mesure pour laquelle leur concours est indispensable.

C'est cette nécessité même de l'intervention personnelle active de tous les chefs de service des hôpitaux qui a marqué, dès ses premiers pas, la voie que devait suivre la commission. Il fallait avant tout, et sous peine d'échouer complétement, demander peu pour obtenir quelque chose, et restreindre même l'utile pour s'en tenir au possible. De plus, il ne fallait pas perdre de vue qu'il s'agissait d'une statistique générale dont les éléments devaient être simples et se prêter facilement aux déductions numériques, pour laquelle enfin l'exactitude des données acquises était plus à désirer que la multiplicité de résultats incertains.

Cependant un autre écueil était à éviter, c'était celui de ne rien faire, et d'arriver, après un grand effort, à un ridicule avortement. La commission, nous l'avons dit déjà, bien convaincue de l'utilité de la tentative, la voulait sérieuse. La statistique ne devait pas rester bornée à des indications purement administratives en quelque sorte ; elle devait être médicale, c'est-à-dire porter la marque de la science, et rendre un jour à la science elle-même ce qu'elle en aurait reçu, en l'aidant à résoudre quelques-uns des problèmes contenus dans ces chiffres scientifiquement recueillis et laborieusement amassés.

La commission ne s'en est pas tenue à la discussion et à l'adoption de ces principes généraux, elle n'a voulu négliger aucun détail, et s'est préoccupée des moindres difficultés d'exécution que pourrait rencontrer la mise en pratique d'une statistique médicale. Il serait superflu de reproduire ici ses hésitations, ses scrupules dans la recherche du meilleur mode à vous proposer pour recueillir les éléments de la statistique ; qu'il suffise de dire qu'elle s'est arrêtée à un bulletin individuel, formant comme le double de la pancarte actuellement usitée pour chaque malade, et qui comprendrait à la fois les indications administratives et les renseignements médicaux. Il a paru à la commission, qui s'est attachée à simplifier la forme aussi bien que le fond, que ce bulletin serait à la fois plus clair et plus facile à remplir et à dépouiller, si un modèle distinct et spécial était approprié à chacune des principales divisions des services hospitaliers. Elle a adopté à cet effet quatre espèces particulières de bulletins : l'une pour les services de médecine, l'autre pour les services de chirurgie, la troisième pour les services d'accouchement, la dernière pour les maladies vénériennes.

Avant d'indiquer la composition de ces différents bulletins, dont les spécimens sont joints à ce rapport, nous devons faire remarquer qu'ils devront tous contenir certaines indications communes, soit administratives, soit médicales ; de plus, soit au verso du bulletin, soit sur une feuille spéciale, soit par tout autre moyen que vous prescrirez, une série de renseignements généraux sera recueillie par les agents spéciaux de l'administration, par les visiteurs, dont l'utile concours complétera très efficacement la statistique hospitalière. On verra en effet sortir, du rapprochement des renseignements provenant de cette source avec les données médicales, tout un ordre d'indications très précieuses qui nous permettront de restreindre le cercle des questions posées aux chefs de service, et qui offriront en réalité plus de valeur au point de vue de la statistique. C'est à vous, monsieur le directeur, qu'il appartient d'assurer cette partie du travail. Nous revenons à celle qui est plus spécialement la nôtre, en vous exposant comment la commission a compris la rédaction de chaque espèce de bulletin.

Une première partie, commune aux quatre divisions, reproduira à peu près textuellement la pancarte actuelle et devra être remplie au bureau d'admission, au moment de l'entrée de chaque malade et avant d'être remise au chef ou à l'interne du service. Elle comprendra le millésime de l'année, le nom de l'établissement, de la salle, le numéro du lit et le nom du chef de service, les nom et prénoms, l'âge, le sexe et l'état civil du malade, le lieu de naissance, le domicile, la profession, la date de l'entrée, et, pour être ultérieurement indiquées, la date de la sortie ou du décès et la durée du séjour.

Tous les bulletins contiendront également une mention relative à un point particulier, et, à quelques égards, distinct de la statistique médicale : nous voulons parler de la vaccine. C'est là une question qui, à quelque point de vue qu'on l'examine, est essentiellement du domaine de la statistique, et qui, ne pouvant être résolue que par elle, trouvera dans le chiffre énorme de la population qui traverse chaque année les établissements de l'assistance publique une garantie et une chance de solution plus exacte et plus facile. Tous les bulletins présenteront donc une case où un simple trait indiquera si le malade a été vacciné, revacciné avec ou sans succès, non vacciné ou variolé. Cette mention si utile sera recueillie sans peine et par un rapide examen ; elle est dans beaucoup d'hôpitaux déjà entrée dans les habitudes de la plupart des chefs de service, qui font vacciner tous les malades sur lesquels ils ne constatent pas les traces d'une vaccine régulière.

A. — Le bulletin destiné aux *services de médecine* énoncera ensuite les renseignements médicaux réduits à quatre points principaux concernant : 1° le diagnostic de la maladie ; 2° le début et l'état au moment de l'entrée ; 3° les complications intercurrentes ; 4° le résultat ou l'état à la sortie. Ce cadre sera complété par quelques sous-divisions qui, loin d'aggraver la tâche, la rendront au contraire plus légère, en permettant de répondre par un simple chiffre 1 placé en regard de la mention inscrite sur le bulletin, de telle sorte que deux minutes suffiront à écrire tout ce que celui-ci devra contenir.

Nous indiquerons plus loin quelles données fécondes, et plus étendues qu'il ne semblerait d'abord, peuvent fournir ces bulletins, si leur cadre, rétréci à dessein, est exactement rempli.

B. — Le bulletin destiné aux *services de chirurgie*, dans ce qu'il a de spécial, ajoutera seulement aux indications précédemment énumérées des bulletins de médecine les renseignements relatifs aux opérations, leur date, leur nature, leur siége précis, la méthode et le procédé opératoires, l'emploi des anesthésiques, les accidents consécutifs à l'opération et les opérations antérieures. Il n'est pas nécessaire sans doute de justifier cette addition capitale, si intéressante pour l'histoire de la chirurgie, et qui est si particulièrement du ressort de la statistique.

C. — Le bulletin des *services d'accouchement*, pour la rédaction duquel la commission a été heureuse de s'éclairer des lumières spéciales d'un de ses membres, M. Depaul, devait de toute nécessité s'étendre en détails plus nombreux et plus spéciaux. Mais, hâtons-nous de dire que, de ce côté du moins, le travail de la commission avait reçu par avance la sanction d'une longue expérience. L'hôpital des Cliniques et la Maternité font dès longtemps usage de fiches d'observations plus détaillées et plus compréhensives que le bulletin dont nous proposons l'adoption. Celui-ci comprendrait : 1° les antécédents relatifs à la conformation du bassin, aux accouchements précédents, à l'état habituel de la menstruation; 2° les renseignements sur la grossesse : dernière apparition des règles, accidents compliquant la grossesse; 3° ceux qui se rapportent au travail : rupture des membranes, présentation et position, terminaison naturelle ou artificielle, durée totale du travail, délivrance simple ou compliquée, accidents pendant le travail; 4° les suites de couches régulières ou compliquées; 5° enfin, des renseignements très succincts concernant le nouveau-né, et dont la plupart seraient consignés par les employés de l'administration. Ce bulletin, en raison de l'organisation de la pratique obstétricale dans les hôpitaux, devra s'appliquer, non-seulement aux établissements spéciaux, mais encore aux services d'accouchement des hôpitaux généraux. Si, dans ces derniers, toutes les indications du bulletin ne pourront pas être toujours complétement remplies, il y a néanmoins lieu d'espérer qu'un grand nombre de renseignements utiles y seront recueillis comme dans les Maternités, et s'ajouteront aux détails que l'on est en droit d'attendre des établissements spéciaux. L'exemple de ce qui se passe à cet égard à l'étranger ne sera pas perdu pour nous.

D. — La commission n'a pas hésité à préparer un bulletin particulier pour les hôpitaux spécialement consacrés au traitement des *maladies vénériennes*, et dans ce nombre elle a compris une partie de certains services de l'hôpital Saint-Louis. Les questions scientifiques si graves que la statistique médicale est ici en possession de résoudre lui faisaient un devoir de cette distinction, pour laquelle elle s'est appuyée avec confiance sur la haute autorité de son vice-président, M. le docteur Cullerier, l'honorable représentant des chirurgiens des hôpitaux dans le conseil de surveillance. Les différences que présenterait ce bulletin spécial seraient les suivantes : 1° diagnostic comprenant la nature, la forme, le siége de l'affection vénérienne; 2° date de l'invasion et période de la maladie; 3° maladies vénériennes antérieures, blennorrhagies, chancres ou autres accidents; 4° traitements antérieurs; 5° opérations. Le reste du bulletin serait en tout semblable à celui qui est destiné aux services de médecine.

Tel est en résumé, monsieur le directeur, le cadre de la statistique médicale que la commission a l'honneur de vous proposer. Elle croirait laisser sa tâche incomplète, si elle ne faisait ressortir le sens des divisions qu'elle a tracées et si elle ne justifiait les limites qu'elle a cru imposer à l'œuvre qu'il s'agit d'inaugurer. Une comparaison très utile lui était offerte à cet égard par la communication très intéressante que vous lui avez faite des documents adressés à votre administration, avec un si louable empressement, par l'honorable surintendant du Guy's Hospital de Londres, M. J. O. Steele. Avec un bulletin, une simple carte clinique qui contient le nom du malade, la date de l'entrée et celle de la sortie, la nature de la maladie et le résultat, l'institution privée de ce grand établissement hospitalier publie chaque année une statistique qui fournit des renseignements très dignes d'intérêt pour la médecine, la chirurgie et l'art des accouchements. Si, sur un total annuel de 4000 à 5000 malades, on peut dresser une statistique intéressante pour la science, que sera celle qui portera sur 100 000 individus de tout âge, et qui, à la fois médicale et administrative, sans coûter au médecin un notable surcroît d'occupation, et pour une perte de temps insignifiante, réunira chaque année une masse énorme de matériaux que la science ne peut manquer d'utiliser.

En effet, c'est ici le lieu de faire remarquer que le simple rapprochement des données certaines et fixes, telles que celles du sexe, de l'âge, de la saison, des renseignements recueillis par les visiteurs sur les conditions hygiéniques, professionnelles et sociales, et des maladies considérées dans leur nature, leurs complications, leur durée, leur terminaison, le rapprochement de ces seuls éléments statistiques est de nature à éclairer l'histoire des causes et de la marche de bien des maladies, la valeur comparative d'un grand nombre d'opérations chirurgicales et les circonstances générales de la grossesse, de l'accouchement et de l'état puerpéral. Les grandes influences étiologiques du sexe, de l'âge, des saisons, l'hygiène professionnelle, la pathologie médicale et chirurgicale, la médecine opératoire, l'obstétrique, recevront donc, à n'en pas douter, de la statistique médicale des lumières inattendues. Un tel résultat, si on le multiplie par le chiffre des malades, et par la suite des années, est bien fait pour exciter l'ardeur de tous ceux qui peuvent concourir à l'obtenir, et, avant tous, des médecins et chirurgiens des hôpitaux, dont le zèle pour l'humanité, l'amour de la science et l'infatigable dévouement ont placé si haut la renommée et la gloire de l'école médicale des hôpitaux de Paris.

La commission ne craint pas de s'engager pour les savants et honorables collègues qu'elle représente, en promettant en leur nom un concours loyal et actif à l'œuvre que vous voulez entreprendre, monsieur le directeur, et que pas un seul d'entre eux ne voudrait paralyser ou entraver avant que l'expérience ait été sérieusement tentée. Elle sait que vous trouverez, que nous trouvons tous, parmi les élèves distingués qui perpétuent dans l'internat des hôpitaux les traditions que leurs maîtres leur ont léguées, un studieux empressement à nous seconder et à se charger du léger travail qu'exigera la rédaction des bulletins. Nos collègues apprécieront, vous apprécierez vous-même, l'entière et absolue liberté que nous proposons de laisser à chaque médecin et chirurgien dans la nomenclature qu'il voudra choisir pour les énonciations nosologiques qui devront être consignées sur les bulletins. La commission a pensé qu'il suffirait de guider plus tard les employés chargés du dépouillement et du récolement général, à l'aide d'une synonymie qui pourra être ultérieurement préparée suivant les besoins que l'expérience fera connaître et qui serait aujourd'hui prématurée. La commission n'a pas voulu créer à la statistique médicale cette première difficulté.

Elle terminera ce long rapport par l'expression d'un vœu que vous accueillerez, monsieur le directeur. Le principal attrait, la principale récompense que vous puissiez offrir au corps médical, en retour de la collaboration que vous attendez de lui, c'est la certitude que la statistique médicale des hôpitaux de Paris servira utilement la science. Rien ne serait plus propre à porter cette conviction dans tous les esprits que d'accorder à tous les chefs de service qui en exprimeraient le désir un duplicata des bulletins, ou du moins un nombre double de feuilles, qui leur permettraient de se rendre compte eux-mêmes, et par un travail personnel, des résultats scientifiques fournis par la statistique de leur propre service. La commission ne doute pas que ces facilités nouvelles offertes aux hommes d'étude ne soient la meilleure garantie, la preuve immédiate de l'esprit libéral qui vous a inspiré l'utile réforme que vous méditez, et à laquelle la commission dont j'ai l'honneur d'être l'interprète vous remercie de l'avoir associée.

ARRÊTÉ DU DIRECTEUR DE L'ADMINISTRATION GÉNÉRALE DE L'ASSISTANCE PUBLIQUE, RELATIF A L'ORGANISATION D'UNE STATISTIQUE MÉDICALE DES HOPITAUX DE PARIS (10 DÉCEMBRE 1860).

Le directeur de l'administration générale de l'assistance publique, vu son arrêté du 2 octobre dernier, portant que, pour faire ressortir l'efficacité des soins donnés aux malades dans les établissements de l'administration, aussi bien que pour fournir aux hommes laborieux des moyens de comparaison et d'études, il sera créé, à partir du 1er janvier prochain, une statistique médicale des hôpitaux de Paris, mais que préalablement une commission spéciale, composée de médecins et de chirurgiens, sera chargée du soin de déterminer les éléments devant servir de base à ce travail ;

Vu le rapport fait par M. le docteur Tardieu, au nom de cette commission, et dans lequel sont exposées et développées ses propositions pour l'organisation médicale de la statistique ;

Considérant que les propositions dont il s'agit sont conçues dans un esprit à la fois libéral et pratique qui répond complétement aux vues de l'administration et et qui doit assurer le succès de l'œuvre importante qu'elle entreprend, arrête :

Article 1er. A partir du 1er janvier 1861, les éléments nécessaires à la formation d'une statistique médicale des hôpitaux de Paris seront recueillis dans ces établissements.

Art. 2. Les observations faites sur chaque malade seront inscrites sur un bulletin individuel, dont la formule est annexée. Il y a quatre espèces de bulletins, savoir : 1° pour les services de médecine (couleur blanche) ; 2° pour les services de chirurgie (vert clair); 3° pour les services d'accouchement (rose clair); 4° pour les maladies vénériennes (châtain).—(Voy. les modèles ci-joints.)

Art. 3. Chaque bulletin sera en outre accompagné d'une note de renseignements recueillis auprès des malades ou à leur domicile, auprès de leurs parents, patrons ou amis, et ayant pour objet :

La durée du séjour à Paris ; le genre de vie habituel ; l'habitation ; la profession, les ressources pécuniaires ; les charges de famille.

Ces renseignements seront pris par les visiteurs de l'administration, et joints au bulletin médical.

Art. 4. Les directeurs des hôpitaux auront à leur disposition un approvisionnement suffisant de formules de bulletin individuel.

Lors de l'admission d'un malade, ils feront remplir la tête du bulletin le concernant, au moyen des renseignements consignés au registre d'entrée.

Chaque jour, les bulletins qui se rapporteront aux malades nouvellement admis seront remis, ainsi préparés, à la sœur ou à la surveillante chargée de la salle, pour être mis à la disposition du médecin ou chirurgien en chef du service médical.

Celui-ci inscrira ou fera inscrire par l'interne attaché à son service, sur chacun des bulletins individuels, les énonciations qui doivent y être portées, d'après les indications de la formule.

Il y ajoutera, lorsqu'il y aura lieu, ses observations particulières et certifiera le tout par sa signature.

Ce travail, dont seront chargés les internes pour la tenue des bulletins individuels, lorsque les chefs de service ne préféreront pas l'accomplir eux-mêmes, fera partie des soins et devoirs imposés aux élèves et sera obligatoire pour chacun d'eux.

Art. 5. Les bulletins applicables aux malades sortis ou morts seront remis à la sœur ou à la surveillante du service, pour être déposés entre les mains du directeur de l'établissement.

Celui-ci vérifiera immédiatement s'ils contiennent toutes les énonciations nécessaires, et il s'entendra au besoin avec les chefs de service, pour faire compléter les bulletins où il croirait remarquer des omissions.

Les bulletins seront réunis, après avoir été classés par service, par salle et par numéro de lit, et envoyés chaque jour à l'administration centrale.

Art. 6. Toutes les dispositions ci-dessus concernant les hôpitaux, à l'exception de celles qui font l'objet de l'article 3, seront appliquées également à la maison de santé et aux infirmeries des hospices, des maisons de retraite et de l'institution de Sainte-Périne.

Art. 7. Le mode de dépouillement et de classement des bulletins statistiques sera déterminé ultérieurement.

Les bulletins, après avoir été dépouillés et classés, seront tenus, à toutes époques, à la disposition des médecins et chirurgiens titulaires ou honoraires des hôpitaux et hospices, et des médecins et chirurgiens du Bureau central, qui pourront les consulter et même en garder des copies.

Les internes des hôpitaux, les médecins et chirurgiens étrangers au service hospitalier, qui, dans une vue scientifique, désireraient consulter les bulletins statistiques, pourront être autorisés par le directeur de l'administration à en prendre connaissance.

ANNÉE 186 — N°

BULLETIN STATISTIQUE.

MÉDECINE.

Salle

Service de M. le docteur

N° DU LIT : *Ho*

Nom et prénoms du malade :

Sexe : Age : État civil : Profession :

Lieu de naissance : Domicile :

Date de l'entrée : *Date de la sortie :* *Date du décès :*

VACCINÉ.	REVACCINÉ — AVEC SUCCÈS.	REVACCINÉ — SANS SUCCÈS.	NON VACCINÉ.	VARIOLÉ.
—	—	—	—	—

DIAGNOSTIC. { Nom de la maladie. . . . Aiguë . . . . Chronique . . . . Siége. . . . . Variétés.	
Date du début de la maladie. . . . . Période ou degré au moment de l'entrée. . .	
Maladies intercurrentes. . . . . Complications	
ÉTAT A LA SORTIE. { Guérison . . . . Amélioration . . . . État stationnaire . . . . . . Aggravation. . . . . MORT.	
Autopsie cadavérique faite ou non faite. . . .	

Observations particulières.		LE CHEF DE SERVICE,

ANNÉE 186 — N° **BULLETIN STATISTIQUE.** CHIRURGIE.

Salle *Service de M. le docteur*

N° du Lit : *Ho*

Nom et prénoms du malade :

Sexe : Age : État civil : Profession :

Lieu de naissance : Domicile :

Date de l'entrée : *Date de la sortie :* *Date du décès :*

VACCINÉ.	REVACCINÉ		NON VACCINÉ.	VARIOLÉ.
	AVEC SUCCÈS.	SANS SUCCÈS.		

DIAGNOSTIC. Nom de la maladie.....	
Siége...............	
Variétés............	
Date du début de la maladie............	
Accidents et complications	
Maladies intercurrentes................	
OPÉRATIONS. Date de l'opération..............	
Nature de l'opération..............	
Siége précis de l'opération..........	
Sans anesthésie..................	
Anesthésie par le chloroforme.......	
Anesthésie par l'éther.............	
Anesthésie par d'autres moyens......	
Accidents consécutifs à l'opération. ..	
Opérations antérieures...........	
ÉTAT A LA SORTIE. Guérison	
Amélioration.........	
État stationnaire......	
Aggravation..........	
MORT..............................	
Autopsie cadavérique faite ou non faite.....	

Observations particulières.		LE CHEF DE SERVICE,

ANNÉE 186 — N°

BULLETIN STATISTIQUE.

ACCOUCHEMENTS.

Salle *Service de M. le docteur*

N° DU LIT : *Ho*

Nom et prénoms de la mère :

Age : État civil : Profession :

Lieu de naissance : Domicile :

Date de l'entrée : Date de la sortie : Date du décès :

JOUR ET HEURE DE L'ACCOUCHEMENT :

Nom et prénoms de l'enfant :

Nombre : Sexe :

État au moment de la naissance : Poids : Allaité :

État à la sortie : Destination :

VACCINÉ.	REVACCINÉ		NON VACCINÉ.	VARIOLÉ.
—	AVEC SUCCÈS. —	SANS SUCCÈS. —	—	—

ANTÉCÉDENTS.
- Conformation du bassin { normale ... / vicieuse....
- Nombre des accouchements précédents { à terme.... / avant terme.
- État habituel de la menstruation { régulière... / irrégulière..

GROSSESSE. { Date de la dernière apparition des règles ....
Accidents compliq. la grossesse.

TRAVAIL.
- Époque de la rupture des membranes.
- Présentation et position de l'enfant...
- Accouchement { naturel............ / artificiel..........
- Opérations obstétricales............
- Durée totale du travail ....
- Délivrance { simple............... / compliquée..........
- Accidents pendant le travail.........

SUITE DE COUCHES. { Régulières .... / Compliquées......... / Nature des accidents... / Date de leur début.....

État de la femme à la sortie. { Guérie...... / Non guérie...

MORT.................. ....

Autopsie cadavérique faite ou non faite.....

Observations particulières. LE CHEF DE SERVICE,

ANNÉE 186 — N°

BULLETIN STATISTIQUE.

MALADIES VÉNÉRIENNES.

Salle

Service de M. le docteur,

N° DU LIT :

Ho

Nom et prénoms du malade.

Sexe : Age : État civil : Profession :

Lieu de naissance : Domicile :

Date de l'entrée : Date de la sortie : Date du décès :

VACCINÉ.	REVACCINÉ		NON VACCINÉ.	VARIOLÉ.
—	AVEC SUCCÈS. —	SANS SUCCÈS. —	—	—

DIAGNOSTIC. Nature de l'affection vénérienne....	
Forme.................	
Siége.................	
Date de l'invasion	
Période de la maladie.................	
MALADIES VÉNÉRIENNES ANTÉRIEURES. Écoulement blennorrhagiq.	
Chancres.............	
Autres accidents........	
Traitements antérieurs................	
Accidents et complications	
Maladies intercurrentes.................	
Traitement...	
Opérations...	
ÉTAT A LA SORTIE. Guérison	
Amélioration	
État stationnaire	
Aggravation............	
MORT..............................	
Autopsie cadavérique faite ou non faite....	
Observations particulières.	LE CHEF DE SERVICE,

ANNÉE 186 — N°

BULLETIN STATISTIQUE.

SERVICE de

Salle

Service de M. le docteur

N° DU LIT : Ho

Nom et prénoms du malade :

Domicile : Profession :

RENSEIGNEMENTS A PRENDRE AUPRÈS DES MALADES OU A LEUR DOMICILE, ET AUPRÈS DE LEURS PARENTS, PATRONS OU AMIS.

Durée du séjour à Paris : an mois jours

GENRE DE VIE HABITUEL.		Alimentation bonne.......	
		— mauvaise.....	
		Habitudes régulières......	
		Pas de profession.........	
		Excès, débauche.........	
HABITATION.		Étage.........................	
		Exposition.....................	
		Salubre.........................	
	Insalubre	par humidité.............	
		par défaut d'air ou de lumière.	
		par encombrement.........	
		par malpropreté...........	
		par la nature du travail.....	
		Séjour à la crèche..............	
		Séjour à la salle d'asile........	
PROFESSION.		Nature du travail...............	
	Lieu où il s'exerce.	En plein air............	
		En chambre............	
		En atelier.............	
		Sous terre............	
	Manière dont il s'exerce.	Assis................	
		Debout..............	
		Avec grande fatigue.......	
	Influences auxquelles il expose.	Froid................	
		Haute température.......	
		Humidité.............	
		Poussières (leur nature)....	
		Émanations (leur nature)...	
		Sa durée quotidienne..........	
Ressources pécuniaires.		Gain par jour..............	
		Aisance apparente...........	
		Misère....................	
		Inscription au bureau de bienfaisance..	
CHARGES.		Nulles....................	
		Femme....................	
	Enfants.	Nombre...............	
		Sexe.................	
		Age..................	
		Ascendants................	

Observations particulières.		LE VISITEUR,

CIRCULAIRE DE M. LE DIRECTEUR A MM. LES MÉDECINS ET CHIRURGIENS DES HÔPITAUX ET DES HOSPICES, SUR L'ORGANISATION D'UNE STATISTIQUE MÉDICALE DES HÔPITAUX DE PARIS. (15 DÉCEMBRE 1860.)

Monsieur le docteur, cent mille malades des deux sexes et de tout âge, atteints d'affections les plus variées, viennent, chaque année, dans les hôpitaux de Paris, réclamer les secours de l'art et les soulagements non moins précieux qu'une administration humaine et une charité éclairée savent prodiguer à ceux qui souffrent (1).

Nos hôpitaux, indépendamment de l'utile mission qu'ils remplissent avec succès au sein d'une immense population, grâce aux lumières et au dévouement du corps médical, offrent donc aux investigations de la science l'une des plus riches collections de faits qui existent au monde.

Ces faits cependant ne sont pas recueillis, car on ne saurait tenir compte des renseignements abrégés et souvent peu sûrs consignés aujourd'hui, pour chaque individu, tant au registre d'entrée de l'hôpital que sur la pancarte attachée au lit du malade.

En prenant la direction des services hospitaliers, j'ai été vivement frappé de l'existence de cette lacune, et il m'a semblé que l'intérêt de l'humanité, aussi bien que celui de la science, exigeait qu'elle fût comblée au plus tôt.

N'est-il pas regrettable, en effet, que l'administration, avec tous les moyens dont elle dispose, que les hommes les plus instruits du corps médical, ne sachent pas, d'une manière exacte et synoptiquement pour l'ensemble des services, le nombre et la nature des maladies qui sévissent plus particulièrement chaque

(1) Il existe aujourd'hui, tant dans les hôpitaux que les infirmeries des hospices, 7877 lits affectés au traitement des malades, savoir :

Dans les hôpitaux. .	Médecine. . .	5031	7178
	Chirurgie. . .	2147	
Dans les hospices. . .	Médecine. . .	546	699
	Chirurgie. . .	153	
	Total égal.		7877

Les lits des hôpitaux se subdivisent comme il suit :

Médecine proprement dite.	3250
Chirurgie proprement dite.	1706
Accouchements.	677
Maladies de la peau.	933
Maladies vénériennes.	612
	7178

En 1859, on a traité, dans les hôpitaux et dans les hospices, 96 082 malades, savoir :

Dans les hôpitaux.	90996
Dans les hospices.	5086
Total égal.	96082

année dans la population considérable qui alimente les hôpitaux, l'influence qu'exercent sur le développement des affections morbides les conditions d'habitation et de nourriture, le mode et la nature du travail, la conduite, la propreté, et, en général, les habitudes qui constituent l'hygiène physique et morale des individus ?

Sauf les indications sommaires que nous fournissent quelques relevés faits autrefois sous les yeux de Dupuytren, et depuis par des praticiens qui se sont occupés de certains points spéciaux, nous n'avons pas une connaissance plus complète de tout ce qui concerne les maladies chirurgicales ; le nombre, la nature, le siége des opérations, les cas où l'on a recours à l'anesthésie, les accidents et les complications, les résultats du traitement, etc., nous sont également inconnus.

Quelle que soit l'importance qu'individuellement on attache aux données numériques, il est certain pour tous les hommes éclairés qu'elles peuvent acquérir une grande valeur, si elles sont bien recueillies, soumises à des classifications rationnelles, ingénieusement comparées et ramenées au double but que nous devons nous proposer, l'amélioration du sort des hommes et l'avancement de la science médicale.

Ceux d'entre vous qui tiennent habilement la plume et qui nous ont donné ces ouvrages généraux ou ces monographies qui sont l'honneur de l'école des hôpitaux de Paris, n'ont-ils pas regretté souvent de n'avoir à leur disposition que des observations péniblement rassemblées sur un théâtre nécessairement restreint ? Quel parti n'auraient-ils pas su tirer de résultats nombreux et coordonnés que leur offrirait une statistique bien faite, embrassant l'ensemble de nos établissements hospitaliers ! Il faut bien le reconnaître : c'est à l'ordre positif que les esprits chercheurs et sérieux vont en général demander des lumières, à la faveur desquelles ils réalisent des progrès nouveaux dans les diverses branches des connaissances humaines. Le génie peut, sans nul doute, par la seule puissance de l'intuition, enrichir la science de découvertes inattendues que l'expérience vient plus tard vérifier ; mais l'observation attentive et rigoureuse des faits sera toujours la voie la plus sûre pour conduire aux théories et aux méthodes qui forment les matériaux usuels de l'édifice scientifique.

Constater ces faits et les réunir pour les mettre à la disposition de tous est à coup sûr une œuvre essentiellement utile à la science et à l'économie sociale.

Tout conviait donc l'administration à tenter de jeter les fondements d'une véritable statistique médicale. Mais avant d'aborder cette entreprise, j'ai tenu à m'assurer du concours des hommes éminents qui composent le corps médical, et je dois dire que les communications individuelles que je leur ai faites à ce sujet ont rencontré près d'eux le meilleur accueil.

Il ne me suffisait point pourtant d'obtenir tout d'abord une sympathie qui, en présence d'une expérimentation incomplète et d'intentions peut-être mal comprises, eût pu être stérile ; bien que j'eusse en ma possession des données qui me permissent de diriger de premiers essais, j'ai voulu entrer sans aucun retard en communication avec MM. les médecins et chirurgiens des hôpitaux pour leur demander, non-seulement d'examiner et de reconnaître eux-mêmes l'utilité de la mesure que je méditais, mais encore de rechercher avec moi les moyens de la réaliser au plus grand profit de la science et sans aucun dommage pour personne.

Une commission composée de douze médecins et chirurgiens, pris dans les divers établissements de l'administration, indépendamment des deux praticiens éminents qui représentent le corps au sein du conseil de surveillance, a été chargée de l'importante mission d'étudier les questions qui se rattachent à la statistique médicale, et de fixer les bases sur lesquelles il conviendrait de l'établir.

Cette commission s'est mise aussitôt à l'œuvre ; elle s'est réunie fréquemment, et, après des discussions lumineuses et approfondies, elle n'a pas hésité à s'associer aux vues de l'administration, et à proclamer la haute utilité de l'œuvre qu'il s'agit de fonder.

Le rapport qu'elle a bien voulu m'adresser, et dont elle avait confié la rédaction au talent distingué de M. le docteur Tardieu, constate l'accord unanime de ses membres sur le fond même de la question et sur les moyens proposés par elle.

Vous lirez ce remarquable rapport, empreint tout à la fois du vif désir de seconder loyalement l'administration dans la tentative qu'elle aborde et d'une grande réserve sur le choix des moyens les plus pratiques d'atteindre le but proposé, sans imposer au corps médical un travail qui pût le détourner de ses autres devoirs. Je ne reproduirai pas ici les considérations importantes et les intéressants détails qui ont été développés dans le rapport de la commission, et qui attestent tout le soin et toutes les lumières qu'elle a apportés dans l'accomplissement de la tâche qui lui était confiée ; je me bornerai à énoncer ici le résultat de ses propositions.

Après s'être arrêtée tout d'abord à l'idée d'un bulletin individuel pour chaque malade, elle a pensé que, pour faciliter le travail des chefs de service et pour donner aux renseignements recueillis toute la précision possible, il était nécessaire de prescrire quatre espèces de bulletins, savoir :

Un pour les services de médecine, un pour les services de chirurgie, un pour les services d'accouchement, un autre enfin qui serait spécial aux maladies vénériennes.

Ces bulletins, pour être plus facilement distingués, seraient imprimés sur papier de couleurs différentes.

L'inspection de ces formules qui sont annexées à mon arrêté d'organisation vous convaincra, monsieur le docteur, que la commission s'est attachée à ne demander pour les matériaux de la statistique que les renseignements nécessaires à l'œuvre ; mais elle les a voulus assez complets pour qu'elle fût sérieuse, assez spéciaux pour qu'elle fût scientifique, assez simples enfin pour n'exiger que peu de temps et de travail.

Pouvais-je mieux faire que d'adopter, sans aucune modification, des propositions aussi sages et aussi bien conçues ?

La commission n'a pas cru devoir réserver, dans la formule du bulletin individuel, une place pour des indications, même sommaires, sur la thérapeutique ; elle s'est arrêtée sûrement devant la pensée de demander aux chefs de service un travail qui eût été peut-être à lui seul une difficulté, et dont l'utilité d'ailleurs n'eût pas été bien démontrée à tous. J'apprécie ce sentiment de réserve, mais j'incline à croire que, quand la statistique aura fourni de premiers résultats et révélé elle-même tout le profit qu'on en peut tirer, on reconnaîtra la nécessité d'ajouter à la formule quelques renseignements brefs et simples à ce sujet. On ne saurait sans doute attribuer à de telles indications la portée d'une sorte d'enseignement; mais en constatant la diversité même des méthodes de traitement, elles seraient comme un indice des procédés dominants et provoqueraient les praticiens instruits à la recherche, à l'étude des meilleures méthodes. Le temps dira s'il peut être utile d'ajouter à notre statistique des renseignements sur cette branche de la science médicale, et dans quelle mesure il conviendrait de le faire.

Je ne saurais trop appeler votre attention sur l'importance que l'administration doit attacher à ce que, personnellement, vous vouliez bien donner les soins les plus attentifs à la tâche qui va vous incomber. Si j'en crois les impressions que je reçois de toutes parts, les chefs de service voudront, j'en suis sûr, l'accomplir eux-mêmes. Un de vos anciens collègues, qui porte un nom illustre et vénéré, en m'exprimant toute sa sympathie pour l'œuvre que nous entreprenons, m'assurait que, s'il eût été encore en service actif dans les hôpitaux, il n'aurait pas manqué d'y coopérer avec un intérêt réel et soutenu, et de rédiger avec exactitude les bulletins statistiques. Ce sentiment sera partagé certainement par la plupart d'entre vous. J'espère du moins que, lorsque les bulletins ne seront pas remplis par les chefs de service eux-mêmes, ils le seront par les élèves internes, sous leur dictée ou sous leur étroite direction. Les lumières et le dévouement de ces jeunes gens me sont bien connus, et j'ai compté aussi sur leur concours pour mener à bien une œuvre qui peut être pour eux la source d'une utile instruction. L'administration leur saura gré de leur zèle et de leurs efforts, dans une collaboration qui les rattachera mieux encore à elle.

Ai-je besoin d'ajouter que, selon le vœu de la commission, vous obtiendrez les plus grandes facilités pour tirer personnellement de votre travail toute l'utilité possible : des formules vous seront remises, si vous le désirez, pour que vous puissiez, non-seulement garder le double des bulletins qui auraient à vos yeux un intérêt particulier, mais encore y ajouter, sous forme d'observation développée, telles indications que vous jugerez convenables. Vous aurez encore la faculté de consulter, dans les archives de l'administration, tous les bulletins qui s'y trouveront méthodiquement réunis. Le mode de leur dépouillement, celui de leur classement, seront ultérieurement déterminés; j'ai l'intention de consulter, à cet égard, ceux de MM. les membres du corps médical qui viennent de me donner un concours si éclairé et si efficace.

Enfin, j'ai le dessein d'annexer, chaque année, au compte moral que je dois rendre, une série de tableaux qui reproduiront, sous les formes les plus propres à les rendre clairs et précis, les résultats obtenus. Ces tableaux, qui viendront s'ajouter aux documents pleins d'intérêt que nous publions déjà, seront tirés à part et distribués à tous les membres titulaires ou honoraires du corps médical des hôpitaux et hospices, ainsi qu'aux internes qui auront coopéré aux travaux de la statistique.

Nous allons commencer ensemble une entreprise qui a sans doute ses difficultés, mais qui, à raison de son importance, doit exciter la sollicitude de tous ceux qui sont appelés à y prendre part. Vos confrères de la commission, dans un esprit de solidarité si vivace parmi vous, ont bien voulu me promettre le concours loyal et actif du corps médical tout entier; j'y compte, et je serai satisfait de partager avec lui l'honneur qui doit revenir aux créateurs d'une œuvre qui portera dans l'avenir de si utiles fruits.

Notre exemple sera suivi, soyez-en certain. Déjà M. le ministre de l'agriculture, du commerce et des travaux publics, a spontanément félicité mon administration de l'initiative qu'elle vient de prendre, et, appréciant toute la portée des mesures qu'elle prépare, il m'a prié de lui en faire connaître l'économie, afin de les étendre bientôt à tous les hôpitaux de l'empire. Je puis ajouter que des témoignages sympathiques nous sont venus de l'étranger, où dans peu nous trouverons des imitateurs. Si nous avons été, comme j'en ai l'espoir, assez heureux pour trouver le meilleur mode de constatation de tant de faits intéressants ; si nous pouvons bientôt présenter au monde savant des résultats instructifs, nul doute que nous ne soyons suivis dans la voie que nous aurons ouverte, et qu'à Londres, à Bruxelles, à Berlin, à Vienne et dans toutes les grandes villes, on ne sente, comme à Paris, la nécessité de tirer parti d'une richesse abandonnée ou incomplétement exploitée, en y faisant participer les praticiens de tous les pays.

Les nombres sur lesquels nous allons opérer sont grands ; mais quelle ne serait pas leur puissance, s'ils venaient s'ajouter à des nombres bien plus considérables, recueillis à de longues distances, sous des climats divers, et cependant réunis comme les feuillets d'un même ouvrage, pour procurer aux hommes laborieux un vaste champ d'observations fécondes. Si mes prévisions se réalisent, le corps médical de Paris possédera, dans peu d'années, au chef-lieu de l'administration, la statistique des principaux hôpitaux de l'Europe, et les savants praticiens de l'étranger pourront, à leur tour, par un échange confraternel, consulter avec fruit les faits recueillis par nos soins et par les hommes qui nous suivront dans la voie où nous nous engageons avec confiance.

La perspective de pareils résultats est bien propre à faire cesser les hésitations de ceux qui doutent encore ; elle doit encourager nos efforts, stimuler notre zèle.

Aussi je pense que, quelle que soit la chaleur des convictions individuelles sur la portée scientifique des dépouillements statistiques qui vont être opérés, il n'y aura parmi les médecins et chirurgiens des hôpitaux qu'une seule opinion, lorsqu'il s'agira de coopérer à une œuvre dont les hommes les plus instruits et les plus consciencieux proclament la haute utilité. Il est de l'honneur du corps médical, comme de l'administration, d'en assurer l'exécution la plus parfaite, et de prouver encore une fois que notre pays sait concevoir fortement et poursuivre avec persévérance les entreprises qui ont pour but l'avancement de la science et le bien de l'humanité.

Voy. ADMINISTRATION, CONSEILS D'HYGIÈNE, POPULATION, SUBSISTANCES.

Bibliographie. — Nous ne pouvons citer ici tous les ouvrages ou recueils statistiques qui peuvent fournir quelques renseignements à l'hygiène. Nous nous bornerons à indiquer quelques documents officiels et ouvrages récents français et étrangers : Les *Recherches statistiques sur la ville de Paris et le département de la Seine ;* les *Rapports sur les hôpitaux et les hospices de la ville de Paris ;* les *Comptes généraux de la justice criminelle en France ;* les *Comptes rendus sur le recrutement de l'armée de* 1823 *à* 1859. — *Essai de statistique morale de la France*, par A.-M. Guerry. Paris, 1833. — *Notices historiques et statistiques sur les colonies françaises*, publiées par ordre du gouvernement, 1837-1839, 4 vol. in-8. — *Tableaux des établissements français en Algérie.* —

Statistique du mouvement de la population en France, dans les *Annuaires du Bureau des longitudes*. — D'Angeville, *Essai sur la statistique de la population de la France*. Paris, 1836, in-4. — Legoyt, *La France statistique, d'après les documents les plus récents*. Paris, 1843, in-8. — *Patria, ou la France ancienne et moderne, morale et matérielle, etc.* Paris, 1846, 2 gros vol. in-18. — *Traité de géographie et de statistique médicale*, par le docteur Boudin, 2 vol. in-8. Paris, 1856. — *Annual Report of the registrar general of births, deaths and marriages in England*, Reports I-XVI. London, 1830-1861, in-8. — *Report of the commissioners for inquiry into the state of large towns and populous districts*. London, 1844, 3 vol. in-fol. — *Statistical Report on the sickness and mortality among the troops*. London, 1841-1848. — *Report from the poor law commissioners on an inquiry into the sanitary condition of the labouring population of Great-Britain*. London, 1842. — *Informazioni statistiche raccolte della real commissione superiori de gli stati di S. M. in terra firma*. Torino, 1839-1852. — Les nombreux mémoires de MM. Villermé, Quetelet, Benoiston de Châteauneuf, Moreau de Jonnès et Boudin ; les *Recherches statistiques sur la mortalité dans la ville de Paris*, par M. Ad. Trébuchet, dans les *Annales d'hygiène publique*.

STÉARIQUE (Acide). — *Voy.* Bougies, Suif.

SUBSISTANCES. — Sous le nom de *subsistances*, et dans la plus grande généralité du mot, on comprend toutes les substances nécessaires à l'alimentation des hommes. Cette simple définition suffit pour montrer à quels objets variés elle s'applique suivant les différences des climats, les habitudes et les ressources diverses des peuples, et les degrés de civilisation auxquels ils sont parvenus ; elle peut en même temps faire prévoir l'importance capitale qu'offre un tel sujet parmi les plus graves questions de l'économie politique, et nous n'aurons pas besoin d'insister longuement pour prouver par quels liens étroits il se rattache à l'hygiène publique. Le développement, la santé, la vie des hommes, considérés dans leur principe, dépendent, avant tout, d'une alimentation suffisante, convenable et assurée. Les économistes de tous les temps, les statisticiens, les philosophes, les médecins hygiénistes, ont unanimement reconnu l'influence constante, fatale, dominante, qu'exercent sur le mouvement des populations, sur la mortalité, l'équilibre des subsistances, la cherté des vivres, l'abondance ou la disette. Notre tâche se bornera à résumer ici à ce point de vue les documents les plus exacts et les plus récents sur la production et la consommation de la France, et plus spécialement sur les effets, tant de la surabondance et de l'avilissement que de l'insuffisance et du prix excessif des denrées alimentaires.

Nous n'avons pas à énumérer ici toutes les substances qui entrent dans l'alimentation de l'homme ; et ce que nous avons à dire doit s'entendre uniquement des produits de la nature, qui, dans nos régions tempérées et dans les habitudes de notre civilisation moderne, forment la base de la consommation des peuples. A cet égard, il est une distinction principale à faire entre les subsistances tirées du règne végétal et celles qui sont fournies par les animaux ; et un premier fait à signaler, l'inégalité extrême de la proportion pour laquelle chacune d'elles concourt à la consommation générale, ainsi que la prédominance dans le régime alimentaire de notre pays des produits végétaux compris sous le nom de céréales, prédominance telle, qu'elles constituent presque à elles seules les subsistances proprement dites, et forment le plus considérable des problèmes qui s'y rattachent.

Subsistances végétales. — En laissant de côté les fruits et les légumes verts, et en ne comprenant parmi les subsistances végétales que les céréales et les légumes secs, nous dirons que l'on désigne le plus ordinairement sous ce nom, pour les premières, le froment, le méteil, le seigle, l'orge, le sarrasin, le riz, le maïs, le millet et l'avoine, et pour les secondes, les graines des légumineuses et autres menus grains, auxquels il convient d'ajouter la pomme de terre : ce sont là les principaux fruits de la production agricole, dont le plus grand nombre sert à composer l'aliment par excellence, l'aliment trop exclusif de notre pays, le pain.

Rappelons d'abord quelques principes d'un haut intérêt, qui paraîtront, nous n'en doutons pas, bien propres à donner une idée de la grandeur d'un tel sujet.

M. le baron Charles Dupin a établi dans une circonstance solennelle, qu'il faut que le territoire présente deux fois ou seulement une fois et demie autant d'hectares qu'il y a d'habitants, pour que les nations agricoles subsistent sans éprouver de difficultés pour leur alimentation. Lorsque la population est près d'offrir un habitant par hectare, il en résulte une perturbation qui amène forcément l'émigration. En 1831, l'Angleterre (royaumes unis) donnait par habitant 1 hectare et 29 centièmes pour une population de 24 350 000 habitants. En 1841, 1 hectare et 13 centièmes ; en 1846, 1 hectare et 8 centièmes ; en 1850, 1 hectare. Aujourd'hui, les trois royaumes unis achètent à l'étranger, année moyenne, pour 5 000 000 de produits alimentaires ; en 1848, 17 147 000 hectolitres de grains ; en 1849, 31 039 000 ; en 1848, 750 000 quintaux métriques de farine ; en 1849, 2 058 000. Et malgré cela, la misère expulse du territoire, à partir de 1847, près de 300 000 habitants par année. En France, en 1850, la population est de 36 000 000 d'habitants ; il y a par habitant 1 hectare 26 centièmes. En y ajoutant l'Algérie, on a par habitant 1 hectare 92 centièmes, etc. Tous les six ans, il faut nourrir un nouveau million d'habitants.

Ces chiffres sont de nature à frapper vivement les esprits et appellent la méditation.

Du reste, la disette est un fait aussi naturel que l'abondance ; c'est-à-dire qu'il y a, dans le cours régulier des choses, une succession de circonstances climatériques qui sont, dans une mesure périodique et constante, favorables et nuisibles à la production des récoltes. La terre a donc tour à tour ses époques d'abondance et ses époques de stérilité. Comme les disettes ont toutes exigé du gouvernement des mesures de nature à régler le commerce des grains ou à soulager les populations, il y a, dans les lois relatives à cette matière, une histoire des disettes toute faite. Un publiciste a relevé quatre-vingt-quatre disettes en quatre cent quarante et un ans ; ce qui fait, en moyenne, *dix-huit* par siècle, plus d'*une* tous les six ans.

Voilà des faits irrécusables, dont il serait aussi puéril qu'inutile de décliner la signification. Ils prouvent jusqu'à l'évidence que la production d'un siècle se compose de quatre-vingt-deux récoltes abondantes et de dix-huit récoltes médiocres ou mauvaises, car il n'arrive heureusement presque jamais qu'une récolte soit complétement nulle. La disette est donc, comme nous disions, un fléau normal, ou plutôt elle est un des caractères réguliers de la production générale.

D'un autre côté, dès qu'il est reconnu que les disettes sont une intermittence naturelle et régulière dans la production générale, il doit l'être aussi qu'un tel fléau veut être suivi avec sollicitude et combattu avec énergie, à l'aide de tous les moyens que la prudence peut suggérer.

La meilleure solution du problème de la disette sera toujours celle qui combattra le fléau avec le plus grand nombre de moyens possible. Abaissement des tarifs des chemins de fer sur les denrées alimentaires, amélioration de la culture, drainage, mouture et panification mieux entendues, production plus étendue de la viande, qui diminue la consommation du pain, introduction des tubercules des tropiques qui peuvent être acclimatés en France, usage plus général du vin naturel qui maintient les forces, rien ne doit être négligé. Comme couronnement de tous ces moyens, le système de la compensation entre les prix d'abondance et les prix de disette, pratiqué à Paris depuis 1853, est évidemment destiné à rendre d'immenses services aux villes populeuses, en prévenant les mouvements brusques dans le prix du pain.

Du rapport des subsistances avec le mouvement de la population. — Il est très intéressant de montrer le rapport qui existe entre les variations d'équilibre de la production et de la consommation et les mouvements de la population ; c'est là, pour l'hygiène publique, le côté le plus élevé de cette grande question. Il n'a pas échappé aux grands esprits qui l'ont abordé et a été mis dans tout son jour par l'un des premiers et des plus beaux travaux de notre éminent collègue M. Mêlier. Les graves conséquences du rapport que nous signalons seront plus frappantes si nous en indiquons avant tout la portée, en empruntant au mémoire que nous venons de rappeler ses importantes conclusions. « On peut considérer comme démontré que la mortalité dans les populations de l'Europe moderne est soumise à l'influence du prix du blé et du pain. Cette influence, très marquée autrefois, l'est moins aujourd'hui et a diminué progressivement par suite de plusieurs causes, en tête desquelles il convient de citer l'introduction de la pomme de terre dans l'alimentation. »

Quelques exemples choisis dans l'histoire des époques qui nous ont précédés et des peuples nos voisins serviront de preuve à ces propositions capitales.

D'après des recherches statistiques extrêmement intéressantes dues à l'un des administrateurs les plus éclairés de l'assistance publique, M. de Cambray, on compte en général une année de disette sur dix pour les régions centrales de l'Europe. Mais depuis un siècle, les disettes sont devenues beaucoup moins désastreuses, elles dégénèrent plus rarement en famines.

Quant aux effets des disettes et à leur influence sur la mortalité, on peut en juger par les faits suivants qui concordent si bien avec les tables dressées par M. Mêlier.

Pendant la dernière moitié du siècle précédent, au témoignage du savant Bernouilli, l'année 1771 fut signalée par une récolte généralement mauvaise (surtout dans le nord de l'Europe). Or les tables de mortalité dressées par Baumann prouvent que la mortalité, en 1772, dans la plupart des pays où se fit sentir la disette, dépassa d'un quart et souvent d'un tiers la moyenne des années qui précédèrent et suivirent, comme on en jugera par le tableau suivant :

Nombre des décès avant, pendant et après les années de disette.

LIEUX.	AV. ET APR. 1771 ET 1772.	EN 1771.	EN 1772.	EN 1773.
Berlin	4 à 5000	6000	8500	»
Leipzig.	11 à 1200	1180	1840	»
Prusse occidentale.	8 à 9000	9200	11300	10500
Basse Lusace. . . .	2500	»	4240	2030
Baireuth.	4 à 5000	7000	9200	»
Amsterdam	7 à 8000	»	10000	»
Augsbourg.	1400	1740	2600	»
Erfurth	500	700	1110	»
Londres.	21 000	»	26000	»

En Suède, les années 1757 et 1758 furent signalées par une extrême disette, tandis que les récoltes des deux années qui suivirent fur en très abondantes. Or, d'après Wargentin, il y eut :

	Mariages.	Décès.
Dans les deux premières années.	38 383	142 424
Dans les deux dernières années.	46 593	122 645

En Angleterre, les années 1795 et 1800, particulièrement remarquables par la cherté des grains, donnèrent, pour le chiffre des décès, la première, 210 300 ; la seconde, 208 000, tandis que la moyenne ordinaire n'était que de 193 300.

Mais c'est surtout de la comparaison des années 1816 et 1817, avec celles qui précédèrent et qui suivirent qu'on tire des résultats instructifs.

Dans le royaume des Pays-Bas, il y eut, pendant l'année 1817, 177 600 naissances, 152 500 décès, 33 880 mariages. Or, la moyenne a été de 199 200 naissances pour les quatre années 1815, 1816, 1819 et 1820 ; celle des décès, de 137 000, pour les trois années 1815, 1816 et 1818 ; celle des mariages, de 42 700 pour les quatre années 1815, 1816, 1818 et 1819. Le prix du blé, qui a été, en moyenne, de 3 à 4 florins, pendant la période de 1819 à 1826, s'était élevé, en 1816, à 10 florins.

Les chiffres relatifs au royaume de Wurtemberg ne sont pas moins significatifs :

Moyenne des années.	Naissances.	Décès.	Mariages.
De 1815 à 1829.	57 750	43 409	10 078
Année 1817.	47 816	50 680	8 200

En France et en Prusse, au contraire, la disette, quoiqu'elle y régnât comme ailleurs, n'influa presque pas sur le nombre des mariages, des naissances et des décès. Dans la monarchie prussienne, l'année 1817 ne se distingua pas sous ces divers rapports de celles qui la suivirent. En France, on remarque seulement, pour cette même année, une diminution assez considérable du nombre des mariages, qui ne fut que de 205 000, tandis que la moyenne des douze années suivantes a été de 233 000 ; et pour l'année 1818, une diminution assez forte du nombre des naissances. Cette anomalie s'explique par la position exceptionnellement favorable où se trouvaient ces deux États, sous un régime de paix profonde succédant à de longues et désastreuses guerres.

Ce qui est encore plus remarquable, c'est que souvent l'influence de la disette se fait sentir à des degrés très différents dans des lieux tout voisins les uns des autres et où le prix des grains a été constamment uniforme. Ainsi, en 1817, les chiffres de la mortalité furent :

Pour le canton	d'Appenzell	0,091
—	de Saint-Gall	0,059
—	de Turgovie	0,045
—	d'Argovie	0,028
—	de Neufchâtel	0,024

On pourrait conclure de ces données et de celles du même genre que la statistique fournirait, quels sont, entre plusieurs districts voisins, ceux où la population s'est le plus approchée de la limite des subsistances.

Au reste, la cherté des grains devant se faire sentir particulièrement, et même exclusivement, aux classes les plus pauvres et aux êtres les plus faibles de la société, les résultats que nous étudions seraient bien plus saillants si l'on pouvait connaître la mortalité relative des enfants, des vieillards et des pauvres, dans les années de disette. On peut s'en faire une idée par l'accroissement du nombre des admissions dans les hospices et les hôpitaux.

Ainsi, dans les hospices d'enfants trouvés de la Belgique, où ce nombre n'était, en moyenne, que de 3000 par année, il s'éleva, en 1817, à 4000. Dans la maison des Enfants trouvés de Milan, le chiffre des admissions s'éleva, pendant cette même année, à 3082, tandis que la moyenne des huit années suivantes ne fut que de 1750.

A ces renseignements, puisés dans un ouvrage qui est regardé avec raison comme classique pour la branche spéciale de statistique à laquelle il est consacré, nous ajouterons quelques données relatives aux années 1846 et 1847.

M. Moreau de Jonnès, dans une note communiquée par lui à l'Académie des sciences morales et politiques, a constaté que les mouvements de la population de la France, pendant l'année 1847, ont été soumis à une longue et violente perturbation, dont il n'hésite point à chercher la cause dans la disette causée par le déficit des récoltes en 1846. Pendant les six premiers mois de 1846, dit-il, le blé a valu constamment 22 francs l'hectolitre. Il augmenta ensuite de prix chaque mois jusqu'au onzième, et à la fin de mai 1847 il valait 38 francs, par un terme moyen général, et fort au delà de 50 dans son maximum local. L'influence de la disette sur les mouvements de la population est restée inappréciable pendant les derniers mois de 1846, lors même que le prix du blé s'était élevé à 28 francs.

Il est probable que les ressources des familles indigentes n'étaient pas encore tout à fait épuisées et pourvoyaient à leur subsistance, du moins partiellement; mais, quand la valeur de l'hectolitre de froment dépassa 30 francs, en janvier 1847, et continua de s'accroître jusqu'en mai et juin, il se produisit dans la population des villes et des campagnes des effets désastreux analogues à ceux qu'enfantent les maladies épidémiques ou contagieuses les plus redoutables. La mortalité s'augmenta, les mariages furent suspendus, et 65 000 enfants manquèrent à naître. La population totale, au lieu de s'accroître, comme l'année précédente, de 152 000 habitants, ou comme en 1845, de 237 000, ne gagna par l'excédant des naissances sur les décès que le chétif nombre de 64 800 personnes, accroissement inférieur de 73 pour 100 à celui qui avait eu lieu deux ans auparavant.

Les mouvements de 1847, comparés à ceux de l'année précédente, présentent les termes généraux ci-après :

	1846.	1847.		
Naissances.	983 473	918 581	Déficit. . . .	64 892
Décès.	831 498	856 026	Excédant. . .	24 528
Mariages	270 633	249 777	Déficit. . . .	20 636
Accroissement annuel.	151 975	62 555	Déficit. . . .	89 420

M. Charles Dupin, dans un travail, présenté aussi à l'Académie, sur les rapports du *prix des grains* avec les mouvements de la population, n'a point contesté ces résultats, ni la vérité qui en ressort si évidemment, quoiqu'il ait émis, sur l'année 1847, une opinion moins défavorable que celle de M. Jonnès, qui la regarde comme une des plus désastreuses au point de vue de la mortalité.

Ajoutons un exemple récent et non moins frappant emprunté à M. Villermé. La maladie des pommes de terre et la mauvaise récolte des céréales, surtout du seigle, survenues, la première en 1845, la seconde en 1846, ayant occasionné l'insuffisance des aliments dans le royaume belge, une partie de la population fut en proie aux rigueurs de la disette, je pourrais dire de la famine. Ce malheur fit considérablement accroître le nombre des morts, et diminuer celui des naissances ainsi que des mariages. Les chiffres suivants, tous extraits des mouvements annuels et officiels de l'état civil en Belgique, en sont des preuves :

Années.	Enfants nés vivants.	Mariages.	Décès de la 1re année de la vie.	Décès. — Totaux.
1841.	138 135	29 876	20 989	97 103
1842.	135 027	29 023	21 591	103 068
1843.	132 911	28 220	19 749	97 055

Années.	Enfants nés vivants.	Mariages.	Décès de la 1re année de la vie.	Décès. — Totaux.
1844.	133 976	29 326	18 537	94 911
1845.	137 012	29 210	19 824	97 783
1846.	119 610	25 670	20 959	107 835
1847.	118 106	24 145	18 496	120 168
1848.	120 383	28 656	17 022	108 287
1849.	133 105	31 788	19 609	121 462
1850.	131 416	33 762	18 514	92 820
	1 299 081	289 676	195 290	1 040 492

Il semble résulter de ce tableau que l'influence de la disette a porté, savoir :

Pour les naissances, sur 1846, seconde année de la crise alimentaire, puis sur 1847 et 1848 ;

Pour les mariages, sur 1846 et 1847 ;

Pour les décès totaux, sur la période quadriennale de 1846 à 1849 inclusivement.

Mais le chiffre de 1849 comprend 23 027 victimes du choléra épidémique. Par conséquent, l'effet de la disette n'a pas été, cette année-là, tel qu'il paraît être d'abord, si même elle est entrée pour quelque chose dans la mortalité générale.

Quant aux enfants de zéro d'âge à un an, ils ne laissent apercevoir ni l'action du choléra ni celle de la disette. Ceci rend vraisemblable, du moins en apparence, que la tendre sollicitude des mères n'a fait défaut à aucun d'eux, malgré la profonde misère et les angoisses extrêmes où les deux fléaux ont plongé un si grand nombre de familles.

Les moyens de prévenir les disettes ne sont pas du ressort de l'hygiène et appartiennent plus spécialement à l'économie politique. Cependant nous ne résistons pas au désir de citer un travail d'un des membres les plus distingués de l'intendance militaire, M. Haussmann, travail doublement intéressant par l'importance actuelle du sujet et par l'esprit pratique et les connaissances spéciales de l'auteur. A l'aide de calculs qui ne diffèrent pas sensiblement des documents statistiques que nous avons produits, il est arrivé à évaluer le total des besoins annuels pour la partie de la population qui fait usage du pain et pour l'ensemencement de la terre à 80 millions d'hectolitres de grains, tandis que la production moyenne n'est, en réalité, que de 79 250 000 hectolitres. L'importation de blés étrangers fournit le reste. Il y a donc nécessité de prévoir les cas où les mauvaises récoltes ne peuvent être couvertes par celles qui, dans les années d'abondance, dépassent la moyenne, et où la disette est imminente. Les moyens proposés par M. Haussmann, qui semblent pratiques et d'une application assez facile, mais qui auraient besoin d'être consacrés par l'expérience, consistent spécialement dans l'extension des achats de blés à l'étranger et des importations pour les grands approvisionnements publics, pour les subsistances de l'armée, par exemple, des hôpitaux, etc.; dans la formation des réserves municipales obligatoires pour chaque ville, à laquelle la boulangerie serait appelée à concourir; enfin dans la culture plus répandue des substances alimentaires d'un produit abondant et facile les plus propres à la panification. Comme exemple de ce dernier moyen, et par suite de cette idée fort juste que l'usage du pain est, par malheur, singulièrement exagéré en France, M. Haussmann propose l'emploi d'un pain où la farine de maïs serait mélangée pour moitié ou pour un tiers à la farine de froment; ce qui, pour les habitants des campagnes, aurait l'avantage d'économiser à la fois l'argent du consommateur et une quantité de 20 à 25 millions d'hectolitres de blé sur la consommation totale du pays; et d'être, en outre, de bien meilleure qualité que celui qu'on mange dans la plupart de nos campagnes.

Subsistances animales. — Nous avons terminé l'exposé des faits qui se rattachent aux subsistances fournies par le règne végétal et dues au travail agricole; quelque incomplet que soit cet exposé, il peut cependant montrer la nécessité absolue de suppléer à l'irrégularité et à l'insuffisance de la production, et de faire entrer pour une plus large part dans l'alimentation les produits des animaux; puisque indépendamment de l'importance physiologique de l'usage de la viande, il y aurait là un moyen assuré et supérieur à tout autre d'améliorer l'alimentation des peuples et de prévenir les disettes. A cet égard, tous les économistes, tous les médecins, sont unanimes pour réclamer l'accroissement de la consommation de la viande; et le gouvernement se montre empressé à seconder de tous ses efforts ce mouvement salutaire.

Le décret qui abaisse dans une forte proportion les droits à l'importation des bestiaux et des viandes fraîches et salées est un premier, un très grand pas fait vers la transformation que nous appelons de tous nos vœux. Mais, ainsi que le fait justement remarquer M. Cador, pour que cette mesure trouve aux yeux des éleveurs une juste compensation, il ne faut pas que le gouvernement s'arrête à ce premier décret. Les douanes intérieures, les octrois, doivent aussi être modifiés ou supprimés. C'est en portant résolûment la main sur les taxes exorbitantes perçues par les villes sur la viande de boucherie, et en remplaçant ces taxes par des centimes additionnels, que l'important décret du 14 septembre aura toute son efficacité. A quoi bon, en effet, briser les barrières extérieures, si l'on doit laisser subsister à l'intérieur les mille obstacles créés par les octrois?

Le savant M. Payen, dans une publication récente très digne d'être connue, est venu appuyer ces considérations par l'exposé statistique suivant que nous lui empruntons.

La production de la viande fait encore défaut en France, ainsi que la production des diverses substances animales qui pourraient y suppléer jusqu'à un certain point, le lait, les œufs, le fromage, etc. En effet, on obtient annuellement :

De l'espèce bovine.	302 000 000 kilogr.
Des espèces ovine et caprine.	83 000 000
De l'espèce porcine.	315 000 000
Équivalent en volailles, gibier, poissons, œufs, fromages	280 000 000
Total.	980 000 000

La population de la France étant évaluée à 35 millions d'individus, on voit que la quantité moyenne de viande ou d'aliments équivalents ne dépasse pas 28 kilogrammes par an ou 70 grammes 71 centigrammes par jour et par individu, tandis qu'en Angleterre elle est de 82 kilogrammes par an ou 224 grammes par jour. Cette quantité serait insuffisante pour satisfaire à une bonne alimentation; mais d'ailleurs il s'en faut bien que chaque individu, dans les campagnes, puisse disposer de cette quantité; la part est d'autant moindre que l'affluence de ces denrées alimentaires vers les centres de populations agglomérées en met à la disposition de chaque habitant des villes une plus forte quantité.

On donnera une idée des différences considérables qui existent à cet égard, en indiquant la consommation actuelle dans la ville de Paris. Le chiffre qui s'y était abaissé depuis soixante ans tend à se relever rapidement sous l'influence des modifications apportées récemment dans le commerce de la boucherie, et notamment de la vente à la criée qui a été instituée et qui s'étend chaque jour dans les marchés de la capitale. Nous nous bornerons à indiquer le total de la consommation de la ville de Paris en denrées animales pour 1852 :

Viande de boucherie et de charcuterie.	72 815 302 kilogr.
Fromages (*équivalent en viande*).	1 996 118
Marée et poissons d'eau douce (*id.*).	3 520 900
Volaille et gibier (*id.*).	995 000
OEufs (*id.*).	2 412 500
Lait (*id.*).	12 500 000
Écrevisses, homards, sardines, anchois, pâtés, etc. .	150 000
Huîtres.	241 890
Total.	94 414 710

En admettant que la population de Paris soit égale à un million d'individus, on voit que chaque habitant consomme en moyenne par an 94 kilogrammes 414 grammes de viande, y compris l'équivalent de la viande en autres produits animaux, ou 258 grammes par jour.

Il est intéressant de rapprocher de ces faits un document que nous devons à deux observateurs aussi éclairés que consciencieux, MM. Loiset et Bergasse, et qui peut donner une idée du mouvement qu'a suivi la consommation de la viande dans ces dernières années au milieu de deux des principaux centres de population de notre pays, Lille et Rouen, et la relation qui existe entre ce fait et le mouvement de la population. Notons auparavant qu'en 1840, la consommation était évaluée à 20 kilogrammes 50 centigrammes par individu pour la France orientale prise en masse, c'est-à-dire villes et campagnes réunies; et à 50 kilogrammes par habitant dans les chefs-lieux de départements et d'arrondissements étudiés séparément; quantité qui n'aurait pas sensiblement varié de 1816 à 1832.

En récapitulant et en mettant en regard les résultats généraux recueillis dans les anciennes capitales de la Flandre française et de la Normandie, relativement à la consommation de la viande de boucherie, on constate qu'une liaison très étroite unit le régime animal des populations de ces deux grandes cités.

L'abatage moyen porte, en effet, par an et par 1000 habitants :

A Lille, sur 423 animaux de diverses espèces et catégories;
A Rouen, sur 511.

Ces animaux se répartissent de la manière suivante :

	Bœufs, vaches, taureaux, génisses.	Veaux.	Moutons.	Porcs.
A Lille.	80	126	153	64
A Rouen.	86	109	291	58

Calculé sur ces données, et en y ajoutant la viande foraine introduite dépecée, l'abatage de chacune de ces deux villes donne, par habitant et par an, une quote part moyenne, savoir :

A Lille, de. 42kil,252
A Rouen, de. 45kil,670

Se décomposant de la manière suivante :

	VIANDE DE :				
	Bœuf, taureau, vache et génisse.	Veau.	Mouton.	Porc.	Dépecée.
	kil.	kil.	kil.	kil.	kil.
A Lille.	22,63	7,85	4,73	5,92	1,22
A Rouen. . . .	00,00	0,00	0,00	0,00	0,00

De l'ensemble de ces chiffres il ressort que le chef-lieu du Nord est moins bien doté que celui de la Seine-Inférieure, quant à la principale alimentation populaire, puisque la ration annuelle de viande, par individu surpasse, dans ce dernier, 3 kil. 418 gram., ou de plus de 1/12e la ration du premier. Cette supériorité porte sur la consommation de toute espèce de viandes, à l'exception de celle du veau, qui est plus considérable à Lille qu'à Rouen.

Les termes indicatifs de la quantité de denrées de boucherie, hypothétiquement dévolue à chaque membre de ces deux grandes agglomérations communales, n'ont rien de fixe ; ils éprouvent, suivant les années, des fluctuations considérables qui les élèvent ou les abaissent. Ainsi, la limite maximum s'est montrée :

A Lille, en 1852, elle a été de. 51kil,091
A Rouen, en 1825, elle a été de. 55kil,650

Le minimum observé :

A Lille, en 1819, elle a été de. 34kil,810
A Rouen, en 1818, elle a été de. 37kil,670

Les causes qui modifient l'alimentation animale des populations sont les mêmes à Rouen et à Lille ; elles ont été étudiées avec tous les soins qu'elles méritent par M. Bergasse. Ce sont, indépendamment des crises industrielles, commerciales, politiques ou agricoles, les impôts de la consommation qui surélèvent le prix de détail des denrées de boucherie : l'auteur insiste et nous insistons avec lui, par des considérations pleines de sens et de vérité, que la commission d'enquête législative concernant la boucherie a fait valoir, pour qu'on dégrève ces substances alimentaires des taxes qui les renchérissent au détriment des besoins des populations et de la santé publique.

Le dernier recensement exécuté en 1851 donne, pour la population du chef-lieu du Nord, 75 795 ; l'excédant des naissances sur les décès ayant été dans le cours de la même année de 296, le total, pour 1852, doit être porté à 76 091 habitants.

La quote part de chacun d'eux, dans les 5 377 510 kilogrammes de denrées animales consommées, équivaut donc à 70 kilogrammes 672 grammes, qui se décomposent de la manière suivante :

Viande nette de boucherie.	Abats et issues des animaux abattus.	Gibier, volailles, conserves et salaisons.	Poissons, mollusques et crustacés.
51kil,091	11kil,166	3kil,166	5kil,249

Pour mieux faire saisir l'importance de l'augmentation qui a favorisé l'année 1852, figurant ici, en viande nette de boucherie, pour 51 kilogrammes 091 grammes, par ndividu, nous rappellerons que la moyenne de la consommation lilloise ne donne, pour les dernières quarante années écoulées, que 42 kilogrammes 252 grammes; et que l'année la mieux partagée, sous ce rapport, 1851, n'élève ce chiffre qu'à 49 kilogrammes 405 grammes.

M. Loiset s'est attaché à démontrer, dans la statistique alimentaire de Lille, que les variations dans la consommation de la viande se lient intimement avec les mouvements de la population; qu'un affaiblissement du régime animal se traduit toujours par un accroissement dans la mortalité, tandis qu'inversement la richesse du même régime entraîne constamment à sa suite l'augmentation des nouveau-nés et la diminution des décès. L'année 1852 devait offrir une excellente occasion de recueillir des preuves nouvelles de la vérité de ce principe.

Dans le cours de 1852, il y a eu à Lille :

Naissances, 2444 enfants. Décès, 2244 individus.
Excédant des naissances sur la mortalité, 200.

Conséquemment, sur 100 habitants, il y a eu :

Naissances, 42,12. Décès, 29,49.

En rapprochant ces résultats de ceux obtenus en 1851 et de ceux fournis par la période quarantenaire antérieure, la puissance d'un régime substantiel fortement animalisé ressortira d'une manière plus frappante. L'oscillation qui signale une augmentation dans la viande consommée correspond à une oscillation d'accroissement de la population; la déviation inverse de la diminution dans le régime animal est au contraire suivie du signe de décroissance de la même population.

Quoique recueillis sur une échelle trop restreinte, ces résultats n'en paraîtront pas moins très dignes d'intérêt, et serviront à confirmer encore l'influence des subsistances sur la santé publique et la mortalité.

Nous n'avons pas cru devoir parler ici des liquides qui entrent dans l'alimentation, et dont nous traitons en d'autres parties de ce livre.

Voy. ABATTOIR, ALCOOL, BLÉ, BOISSONS, BOUCHERIE, BOULANGERIE, FARINE, LAIT, ŒUFS, PAIN, POPULATION, VIN.

Bibliographie. — A la bibliographie des articles précédemment cités et auxquels nous renvoyons, nous ajouterons les ouvrages suivants : *Des substances alimentaires et des moyens de les améliorer, de les conserver et d'en reconnaître l'altération*, par A. Payen. Paris, 1854. — *Des subsistances envisagées dans leurs rapports avec les maladies et la mortalité*, par le docteur Mêlier (*Ann. d'hyg. et de méd. lég.*, t. XXIX, p. 305).

— *Des subsistances de la France*, par M. Haussmann (*Ibid.*, t. XXXIX, p. 5). — *Encyclopédie méthodique*, art. GRAINS, par Guenau. Paris, 1757. — *Recherches sur la population des généralités d'Auvergne, de Lyon, de Rouen et de quelques provinces et villes du royaume, avec des réflexions sur la valeur du blé, tant en France qu'en Angleterre, depuis 1674 jusqu'en 1764*, par Messance, 1766. — *Ouvrage économique sur les pommes de terre, le froment, le pain et le riz*, par A. Parmentier, 1774. — *Recherches sur la hausse des prix du blé en Europe dans les vingt-cinq dernières années, comparée à celle qui a eu lieu en Angleterre*, par Arth. Young. Londres, 1815 (en anglais). — *Rapport fait au nom de la commission chargée par la chambre des députés d'examiner le projet de loi sur les céréales*, par le baron Ch. Dupin. Paris, 1831. — *Rapport fait à l'Assemblée législative sur les subsistances*, par le baron Ch. Dupin. Paris, 1850. — *Circulaire statistique du ministère de l'agriculture, du commerce et des travaux publics*. Paris, 1837. — *Recherches statistiques sur la ville de Paris*, par J.-B. Say. — *De la fabrication du pain chez la classe agricole, et dans ses rapports avec l'économie politique*, par Faulier. Paris, 1845. — *Histoire du tarif des céréales*, par G. de Molinière. Paris, 1847. — *Statistique de l'agriculture de la France, contenant la statistique des céréales*, par M. A. Jumiès. Paris, 1848. — *Dictionnaire de l'économie politique*, art. CÉRÉALES, par M. G. de Molinari; DISETTE, par M. Cherbuliez. — *Handbuch der Populationistik*, par le docteur C. Bernouilli. Ulm, 1841. — *Production agricole de la France*, par M. Moreau (*Annuaire de l'économie politique*, Paris, 1850). — *Mémoire sur les rapports du prix des grains avec le mouvement de la population*, par le baron Ch. Dupin. — *Patria*, VIIe part. AGRICULTURE, par Young. Paris, 1847. — *De la consommation de la viande de boucherie à Lille en 1852*, par Loiset. Lille, 1851 et 1853. — *De la consommation de la viande et du poisson à Rouen, de 1800 à 1852*, par M. Alph. Bergasse. Rouen, 1853. — *Considérations sur les tables de mortalité*, par Villermé (*Ann. d'hyg. et de méd. lég.*, 2e série, 1854, t. I, p. 1). — *Tableau de l'état physique et moral des ouvriers*, par Villermé. Paris, 1840. — *Annuaire du Bureau des longitudes*. Paris. — *Mémoire sur la fixité du prix du blé en France, malgré l'accroissement de la population*, par H. Passy (*Annuaire de l'économie politique*, Paris, 1845). — *Charges de l'agriculture*, par Block. Paris. — *Des moyens d'augmenter la masse des substances alimentaires destinées à la consommation de l'homme*, par M. A. Monnier. Nancy, 1845. — *Rapport sur le concours ouvert par la Société d'économie charitable sur la question des subsistances*, par A. de Ramonet. Paris, 1849. — *Les consommations de Paris*, par A. Husson. Paris, 1856, in-8. — *Des halles et marchés et du commerce des objets de consommation à Londres et à Paris*, par M. J. Robert (de Massy). Paris, 1861. — *Consommation de Londres* (*Food of London*), par M. Dodd. London, 1860.

SUCRE. — La quantité totale de sucre de toute provenance et de toute nature qui est fabriquée dans le monde est de 2 millions 342 722 tonnes, savoir :

Sucre de canne.	2 057 653 tonnes.
Sucre de palmier.	100 000
Sucre de betterave.	164 822
Sucre d'érable.	20 247
Total.	2 342 722

La quantité de sucre qui est mise à la disposition de notre civilisation occidentale, dans laquelle je comprends ici l'Europe avec le bassin de la Méditerranée, les États-Unis et une partie des autres États du nouveau continent, ne s'élève qu'à la moitié environ de ce total. Elle est de 1 143 000 tonnes, dont 958 000 en sucre de canne, 165 000 en sucre de betterave, et 200 000 en sucre d'érable. A raison de 3 millions d'âmes environ, c'est une moyenne d'un peu moins de 4 kilogrammes par tête. Or, en Angleterre, la moyenne est aujourd'hui de 13 kilogrammes; aux États-Unis, elle est de 10; à Cuba, elle était, à l'époque où M. de Humboldt y passa, et plus tard, en 1826, de 24. La France est à peu près à la ration de la moyenne de 4 kilogrammes. L'Italie, l'Autriche, l'Espagne, la Turquie, ne sont guère qu'à 1 kilogramme. La Russie n'atteint pas tout à fait cette consommation modeste. Elle atteint 7 kilogr. et demi à Paris, suivant M. Husson.

L'usage du sucre tend fortement à s'accroître. Le progrès de l'aisance universelle y pousse la société; le bon marché qui résulte des perfectionnements de la fabrication n'y provoque pas moins. En Angleterre, depuis douze ans, la consommation moyenne a augmenté des cinq huitièmes; pendant l'année 1853, d'après les relevés officiels, elle s'est accrue de deux tiers de kilogramme; pour une seule année, c'est considérable. En France, depuis 1826, elle a doublé; dans le Zollverein elle a quadruplé.

Il y a fort peu de chose à dire sur le sucre et sa fabrication sous le rapport de la salubrité. Cependant il est bon de signaler l'inconvénient qui peut résulter de l'emploi du sang de bœuf pour opérer la clarification.

En effet, pour cette opération, on emploie le noir animal réduit en poudre fine et une matière albumineuse coagulable par la chaleur, telle que le sang de bœuf. Ce sang est battu avec des verges, au moment de la saignée de l'animal, pour en séparer la fibrine; on le conserve dans des tonneaux préalablement soufrés, et contenant, pour 100 litres, un décilitre d'acide sulfureux ou de sulfate de chaux.

La putréfaction de ce sang répand une odeur infecte aux alentours des raffineries. MM. Rabière et Dureau ont récemment proposé de mêler d'avance le sang avec deux fois son poids de noir. Ce mélange séché se conserve et clarifie bien. Toutefois on sait depuis longtemps que 1 ou 2 millièmes d'acide sulfureux suffisent pour ralentir considérablement la putréfaction redoutée; mais ce retard n'apporte pas une grande diminution dans les inconvénients réels que la putréfaction des matières animales entraîne avec elle. Nous ne croyons pas devoir nous étendre sur les opérations si nombreuses et si variées qu'exige la fabrication du sucre, attendu que presque toutes ces manœuvres n'offrent que des inconvénients secondaires au point de vue de la salubrité, et qu'ils peuvent, en général, être singulièrement atténués par l'attention et la sollicitude des directeurs d'usines ou des ouvriers eux-mêmes.

Le sucre peut être accidentellement altéré par la présence du *fer*, de la *chaux*, du *zinc*, du *plomb*. Cette dernière substance, notamment employée sous forme d'acétate de plomb comme moyen de clarification, a été signalée récemment en Angleterre et à Marseille. On incinère une certaine quantité de sucre, et l'on traite les cendres par l'acide nitrique étendu; la liqueur est évaporée à siccité, et le résidu, repris par l'eau distillée, donnera une liqueur dans laquelle on recherchera, au moyen de réactifs connus, les substances étrangères soupçonnées. Il est encore d'autres falsifications, mais qui sont moins dangereuses peut-être; la plus commune consistait à introduire dans le sucre, en plus ou moins grande quantité, de la *glycose* ou *sucre de fécule*. Puis on y a incorporé, mais plus rarement, du *sucre de lait*, de la *craie*, du *plâtre*, du *sable*, *différentes farines*. On doit dire que ces dernières falsifications ont été surtout constatées dans le sucre blanc râpé et dans les cassonades.

SUETTE MILIAIRE. — La *suette* (*peste anglaise*, *suette picarde*) est une maladie épidémique et contagieuse, caractérisée par des sueurs continues et une éruption vésiculeuse non constante.

La suette débute rarement sans prodromes; elle est en général précédée d'anorexie, de céphalalgie sus-orbitaire, de lassitudes, de douleurs articulaires, surtout dans les genoux et dans les poignets. Le pouls est souvent naturel; le mouvement fébrile n'est jamais très marqué; dans les cas graves, des vertiges, des nausées, des vomituritions s'ajoutent à ces symptômes. Une chaleur brûlante fixe ou parcourant tous les membres, une constriction douloureuse à l'épigastre précèdent plus ou moins l'apparition des sueurs. Celles-ci commencent, sans frissons, par une vapeur chaude qui enveloppe le corps et qui ruisselle bientôt avec une grande abondance. Elles sont presque continues, mais elles redoublent par moments et constituent de véritables paroxysmes; leur odeur est aigre et fétide; la bouche est pâteuse; la langue est chargée d'un enduit blanchâtre; la constipation opiniâtre, les urines normales. Les sueurs sont souvent accompagnées de crampes, d'étouffement et d'une anxiété très pénible. Du troisième au quatrième jour, après de légers picotements, paraît une éruption de vésicules miliaires perlées et diaphanes, se montrant d'abord sur les côtés du cou, à la nuque, vers les oreilles, sur le tronc et sur les membres, qu'elle envahit surtout dans le sens de la flexion. L'éruption, qui n'est d'ailleurs pas constante, se fait en général d'une manière successive et toujours avec une recrudescence marquée dans tous les symptômes et principalement dans le mouvement fébrile; elle peut se développer rapidement sur toute la surface du corps, ou rester circonscrite à quelque partie; elle est discrète ou confluente. Des palpitations, des battements à l'épigastre, et ce resserrement qui se propage au cou et aux épaules, et détermine souvent des accès de dyspnée très douloureuse, de l'agitation, de l'insomnie, dans quelques cas, du délire, se montrent à cette période de la maladie; des aphthes et des fausses membranes se développent quelquefois sur les gencives. On observe aussi rarement un engourdissement et même une paralysie de certains muscles, et des hémorrhagies par différentes membranes muqueuses. Lorsque la suette est bénigne, la durée totale de l'éruption est de six à huit jours; les vésicules qui contiennent un liquide se dessèchent, et une desquamation s'opère; la langue se dépouille lorsqu'il y a eu une éruption sur la muqueuse buccale. Les accidents diminuent progressivement et disparaissent complétement du huitième au dixième jour. La suette grave se termine quelquefois par la mort le premier ou le deuxième jour, au milieu d'accidents nerveux variés, le délire, le coma, les convulsions. D'autres fois la mort paraît résulter de la constriction épigastrique et de l'angoisse, et est précédée de syncope. Généralement elle arrive le troisième ou le quatrième jour, précédée de douleurs à l'hypogastre et de dysurie. La terminaison peut être beaucoup plus tardive dans le cas de complication; ou voit alors des inflammations gastro-intestinales plus ou moins intenses, des pneumonies, des désordres du côté de la vessie, qui entraînent la mort, mais seulement à la fin du premier ou du second septénaire.

La suette existe souvent sans interruption; il est beaucoup plus douteux qu'il existe une fièvre miliaire sans sueur. Quant aux variétés que présente l'éruption, on peut distinguer une miliaire rouge, formée surtout par des papules surmontées de très petites vésicules transparentes, et une miliaire bulleuse, dans laquelle les vésicules prennent un accroissement plus ou moins grand et ont la forme de bulles.

La suette laisse souvent après elle, dans la convalescence, des palpitations, des inflammations gastro-intestinales plus ou moins intenses, quelquefois des éruptions de furoncles ou de pustules, d'ecthyma, et dans quelques cas seulement un affaiblissement notable. Les écarts de régime amènent des rechutes qui sont le plus souvent sans gravité.

La suette miliaire, le plus souvent épidémique, paraît propre à l'Europe septentrionale et centrale; elle s'est montrée un grand nombre de fois en France sur divers points, et principalement en Picardie et en Normandie: elle reste sporadique et endémique dans quelques-uns des lieux où elle a sévi épidémiquement. Contagieuse, mais non inoculable, elle attaque tous les âges et n'est pas exempte de récidive.

Nous donnons ici le texte d'une instruction populaire émanée du Comité consultatif d'hygiène publique, et répandue par les soins de l'administration dans le cours des graves épidémies de 1848 et 1849.

INSTRUCTION POPULAIRE SUR LA SUETTE.

La suette règne en ce moment sur différents points de la France. Bien que cette maladie soit loin d'inspirer aujourd'hui les craintes qu'elle excitait autrefois, certaines populations s'en alarment. La coexistence, dans quelques localités, de la suette et du choléra ajoute encore à l'inquiétude.

Dans cette situation et en présence de préjugés dangereux qu'il importe de détruire, le ministre de l'agriculture et du commerce, qui met au premier rang de ses devoirs de veiller à la santé publique, a chargé le Comité d'hygiène rédiger une instruction sur la suette et la conduite à tenir dans cette maladie.

Certaines contrées y sont plus particulièrement sujettes, l'ancienne Picardie, par exemple ; mais aucune partie de la France n'en est complétement exempte ; elle s'est montrée à différentes époques dans le Midi, et il n'y a pas longtemps que des départements du centre en étaient affectés.

Elle sévit dans les campagnes beaucoup plus que dans les villes, et l'on remarque que les localités humides, marécageuses et ombragées y sont les plus exposées.

Elle apparaît ordinairement sous forme épidémique, comme la grippe, la rougeole, etc.

Le voisinage des eaux corrompues et croupissantes, la malpropreté des maisons et l'altération de l'air en favorisent le développement et en augmentent la gravité, d'où il résulte que la première chose à recommander, dans une épidémie de suette, c'est l'assainissement des lieux, la propreté des maisons et le renouvellement de l'air.

La suette est caractérisée par une sueur continue, plus ou moins abondante, souvent excessive, d'une odeur particulière, et par une éruption.

Tantôt elle se déclare tout à coup ; plus fréquemment elle est annoncée par du malaise, des lassitudes, un certain mal de tête, de l'oppression et de la fièvre.

Dans bien des cas, la sueur est toute la maladie, et l'on en est quitte en quelques jours.

A ce premier degré de la suette, il suffirait souvent de quelques jours de repos et des soins les plus simples pour en arrêter le développement.

Le plus ordinairement il survient, vers le troisième ou quatrième jour, une éruption, soit partielle, soit générale, tantôt blanche, transparente et perlée comme des grains de millet, d'autres fois rouge, boutonneuse ou vésiculeuse et accompagnée d'une vive irritation à la peau.

Ainsi que dans les maladies éruptives en général, l'éruption est presque toujours suivie de soulagement.

Cette éruption dure trois ou quatre jours, puis elle s'éteint ; la convalescence se prononce, et la guérison est bientôt complète. La maladie, en tout, a duré de six à huit jours.

Telle est, dans l'immense majorité des cas, la marche simple de la suette et sa terminaison heureuse.

Les accidents que l'on observe, les morts que l'on a à déplorer, sont en général, ou le résultat de complications, ou la conséquence de la manière dont se gouvernent les malades.

On se persuade, dans les campagnes surtout, qu'il est absolument nécessaire de tenir les malades très chaudement et de les faire suer. En conséquence, on les couvre avec excès, on les surcharge, on les étouffe pour ainsi dire : on leur donne en même temps des boissons chaudes et excitantes, du vin chaud ; on va même jusqu'à les empêcher de dormir.

Rien de plus dangereux : c'est presque toujours de là que viennent les accidents observés, le délire, l'oppression, une fièvre violente, et l'on peut assurer, sans exagération, que ces mauvaises pratiques font souvent plus de victimes que la maladie elle-même.

Dans des épidémies de suette regardées comme très graves et où il mourait, en effet, beaucoup de monde, on a remarqué, et cela encore tout récemment, qu'il suffisait de renoncer à l'emploi de pareils moyens pour voir diminuer aussitôt et même cesser la mortalité.

On ne saurait donc trop le dire, la suette en elle-même, et sous sa forme la plus ordinaire, n'est pas, en général, une maladie grave ; la gravité est l'exception et résulte, dans la majorité des cas, du préjugé qui porte à couvrir les malades outre mesure, à leur faire prendre des boissons chaudes et excitantes, et à provoquer des sueurs immodérées.

D'après l'expérience de tous les temps, et les conseils des médecins les plus éclairés et qui ont le mieux observé la suette, voici à quoi doit se réduire la conduite à tenir dans cette maladie.

1° Il faut d'abord éviter une erreur très commune en temps d'épidémie de suette, c'est de considérer comme ayant la maladie toute personne qui est prise d'une sueur un peu abondante : la sueur seule ne constitue pas la suette ; il s'y joint le mal de tête et une oppression particulière, avec serrement au bas de la poitrine et au creux de l'estomac.

2° Quand on éprouve, sans cause connue, ces trois choses, la sueur, le mal de tête et l'oppression, il faut rester au lit ; quelques médecins pensent que l'on pourrait s'en dispenser et conseillent de traiter les malades levés.

3° Il faut se couvrir modérément, comme on se couvre d'habitude, et même moins que d'habitude ; il suffit, dans les grandes chaleurs, saison ordinaire de la suette, d'un simple drap de lit ou de la couverture la plus légère.

4° A mesure que la sueur vient et que l'on en est imbibé, il faut changer de linge, avec la précaution, bien entendu, de ne mettre que du linge propre et bien sec.

Se persuader qu'il y a avantage à rester dans sa sueur est un préjugé aussi dangereux que contraire à la propreté.

5° Il faut bien se garder de donner des boissons chaudes, aromatiques ou stimulantes, ou du vin chaud. Il faut donner, au contraire, des boissons adoucissantes et à peine tièdes, ou à la température de la chambre.

Ces boissons seront, selon le goût du malade, une infusion de fleurs de mauve, une décoction d'orge ou de chiendent, de l'eau panée, quelquefois une infusion de fleurs de tilleul ou de feuilles d'oranger, sucrées ou miellées.

Elles doivent être prises en quantité modérée, c'est-à-dire par petites tasses ou demi-verres.

Beaucoup de médecins donnent la préférence à une limonade légère, d'autres au petit-lait.

L'abbé Tessier, cet ami des cultivateurs et qui leur a laissé, sur beaucoup de choses, de si excellents conseils, ayant eu occasion, anciennement, de traiter la suette à Hardivilliers, en Picardie, employait tout simplement de l'eau dans laquelle, faute de citron ou d'orange, il faisait infuser un peu d'oseille.

On pourrait conseiller également de l'eau de réglisse ou une tisane de pomme de reinette.

On ne doit pas craindre d'accorder aux malades, de temps en temps, quelques cuillerées d'eau fraîche.

6° Il faut en même temps supprimer toute espèce de nourriture solide, et donner tout au plus quelques petits bouillons ou du lait.

7° L'air de la chambre doit être renouvelé souvent. Il faut tenir les rideaux ouverts, et même éloigner le lit de la muraille, afin que l'air puisse circuler librement.

8° Bien loin d'empêcher les malades de dormir, il faut respecter leur sommeil et écarter soigneusement tout ce qui pourrait le troubler.

9° Si le mal de tête était un peu violent, on pourrait, en attendant le médecin, donner un bain de pieds auquel on ajouterait de la farine de moutarde ou une pelletée de cendres. On pourrait aussi mettre les mains dans un bain préparé de la même manière, et appliquer des sinapismes soit aux pieds, soit aux mains.

Par ces moyens, la sueur reste modérée, l'éruption se fait bien, et la maladie parcourt ses périodes naturellement et presque toujours sans danger.

On a remarqué que les malades qui se gouvernent ainsi se rétablissent, en général, promptement, tandis que ceux que l'on a chargés de couvertures et auxquels on a fait prendre des boissons excitantes restent très longtemps faibles et ont beaucoup de peine à se remettre.

Ainsi donc, peu ou pas de chaleur ni d'excitants ; des couvertures légères, et des boissons douces, simplement tièdes et même fraîches ; un air pur et souvent renouvelé ; la diète ou un peu de bouillon ; quelquefois un bain de pieds ou des sinapismes : tels sont les moyens à opposer à la suette dans le plus grand nombre des cas.

Ces indications ne sauraient dispenser de recourir au médecin ; il faut, au contraire, l'appeler le plus promptement possible, car il est des cas qui réclament absolument sa présence. Une saignée est quelquefois nécessaire, particulièrement au début ; plus souvent un vomitif et quelques autres médicaments : le médecin seul doit en décider. Il ne s'agit ici que des soins généraux, de ces soins qui sont du domaine de tout le monde et que l'on peut toujours employer en attendant l'arrivée du médecin.

Bibliographie. — *Histoire de l'épidémie de suette miliaire qui a régné en 1821, dans le département de l'Oise*, par P. Rayer. Paris, 1822, in-8. — *Histoire de l'épi-*

démic de suette miliaire qui a régné dans le département de la Dordogne, par H. Parrot (*Mémoires de l'Académie de médecine*. Paris, 1848, t. X, p. 386). — *Considérations sur l'épidémie de suette miliaire qui a régné à Poitiers*, par M. Gaillard. In-8, 1845, — *Archives de médecine*, 1832, t. XXIX. — *Gazette médicale*, 1839. — *Rapport sur la suette miliaire*, par J. Guérin (*Mémoires de l'Académie de médecine*, 1853, t. XVII, p. 1 et suiv.).

SUIF (Fonte de). — Le commerce des suifs a beaucoup perdu de son ancienne prospérité; les progrès de l'industrie, et surtout la découverte du gaz hydrogène carboné, comme moyen d'éclairage, en ont singulièrement restreint la consommation et la production.

Les suifs extraits des animaux sont, ou fondus dans de vastes poêles, qui, placées en plein air, en contiennent jusqu'à 7000 kilogr., ou fondus, par des moyens chimiques, dans des vases clos. La première manière est fort simple : des garçons fondeurs remuent la matière avec des espèces de poutrelles de 2 mètres 50 centimètres de longueur, pendant l'ébullition, afin d'empêcher qu'aucune partie ne s'attache à la poêle. Une buée lourde et nauséabonde s'élève pesamment au-dessus de cette poêle; elle répand son odeur fétide jusqu'aux alentours des abattoirs, et provoque fréquemment des réclamations de la part des voisins, qui oublient qu'ils sont venus fixer leur résidence près des fonderies très postérieurement à l'établissement des abattoirs, car depuis longtemps des ordonnances de police ne permettent que dans les abattoirs, à Paris, la fonte des suifs en branches, nom sous lequel on désigne toutes les parties graisseuses des animaux.

Les suifs fondus naturellement laissent un résidu, que l'on fait passer sous une puissante presse qui en exprime tout le jus. Le marc de ce résidu forme ce que l'on appelle le *creton*, lequel se vend pour la nourriture des porcs et des chiens, et peut être employé avantageusement comme engrais. La seconde manière de fondre le suif est celle qui s'exécute par des procédés chimiques à vases clos. Ce mode exclut la production du *creton*, qui est composé des débris de chairs attachées aux suifs en branches. Or, on introduit, dans le vase destiné à la fonte, des acides qui identifient ces chairs avec les suifs, de sorte que la fonte ne produit plus que du suif sans aucun résidu. Le suif fondu à vases clos, par ce moyen, a moins d'odeur que celui fondu à vases découverts; l'acide modifie la nature de cette odeur, qui primitivement n'était pas insalubre, malgré son incommodité; mais ainsi modifiée, elle peut prendre, au dire de M. Bizet, un véritable caractère d'insalubrité, quoiqu'elle soit moins incommode à l'odorat. Aussi, d'après cet auteur, les ouvriers employés à ce dernier genre de travail ressentiraient-ils des douleurs dans la poitrine avec un malaise qu'ils n'éprouvent point en travaillant à la fonte du suif dans les poêles.

Beaucoup de moyens ont été proposés pour détruire ou écarter l'odeur des vapeurs de suif : tantôt on a employé du chlorure de chaux, tantôt une cheminée d'aérage, tantôt des conduits pour amener ces vapeurs dans le foyer, et y faire consumer les matières inflammables qu'elles renferment; enfin on a proposé l'emploi des chaudières autoclaves. De tous ces moyens, les uns sont insuffisants, les autres ne sont que de faibles palliatifs, d'autres présentent dans leur application des dangers qui doivent les faire repousser.

Le moyen le plus certain de ne pas présenter d'odeur incommode serait d'éviter la production même de ces vapeurs. C'est dans ce but que M. Delunel proposa le chauffage du suif en branches au bain-marie. Les avantages qu'il signale comme résultant de l'emploi de son procédé, sont de fournir une qualité de suif plus belle, d'éviter toute espèce de danger du feu, et de ne donner aucune odeur insalubre. Malheureusement son procédé n'a pu être mis à exécution avec profit; car quoique le suif fonde bien au-dessous de la température de l'eau bouillante, il faut une température plus élevée pour permettre à la matière grasse de rompre par sa dilatation le tissu cellulaire dont elle est enveloppée, et qui la retient emprisonnée. Nous devons à d'Arcet, dont le nom se rattache d'une manière si honorable à toutes les questions d'industrie, le procédé de fonte du suif à feu nu, qui présente le moins d'incommodité. Ce procédé consiste à introduire le suif en branches, coupé en petits morceaux, dans une chaudière de cuivre rouge, et à l'y chauffer avec une certaine quantité d'eau et d'acide sulfurique. Les proportions indiquées par d'Arcet sont les suivantes : 100 parties de suif, 50 parties d'eau, 1 partie d'acide sulfurique.

La quantité d'acide sulfurique peut varier suivant la nature des graisses que l'on fait fondre.

Ce procédé présente, selon l'auteur, de grands avantages sous différents rapports. Quoiqu'il y ait encore production de vapeurs sébaciques, elles sont moins fortes et modifiées par l'action de l'acide sulfurique. Le suif étant produit à une température moins élevée, conserve une grande blancheur et acquiert plus de fermeté par le refroidissement, que dans le procédé ordinaire. L'action de l'acide semble avoir surtout pour but de réagir chimiquement sur le tissu cellulaire, et de faciliter par conséquent la sortie de la matière grasse qu'il enveloppe. Le creton se dessèche mieux que par le procédé ancien; ce que constatent des expériences faites à Nantes. 100 parties de suif en branches n'ont donné que 8 parties de creton par le procédé à l'acide, tandis que le même suif, par la fonte ordinaire, en donnait jusqu'à 15.

La presse au creton qui est usitée généralement devient presque inutile par le secours de l'acide.

L'adoption du procédé de d'Arcet est donc un précieux perfectionnement dans la fonte du suif; néanmoins ce procédé n'est pas exempt d'odeur. Pour se débarrasser de ces vapeurs incommodes, deux moyens se présentent : l'un de les faire brûler dans le foyer, l'autre de les diriger dans des égouts, comme on l'a proposé à Nantes; mais outre l'inconvénient de gêner la manœuvre, de renchérir beaucoup l'appareil, puisque la chaudière devrait être close et munie de conduits, le premier moyen exposerait à des explosions, par l'obstruction des conduits, ou à des incendies, par la communication du feu à la chaudière à travers les conduits; l'autre moyen ne saurait être praticable dans toutes les localités.

La cause de l'odeur résulte évidemment de la longue ébullition à laquelle la matière doit être soumise, pour que le tissu cellulaire cède toute la graisse. Dans la recherche des moyens d'amélioration des procédés de fonte de suif, on n'a pas eu assez égard aux causes qui déterminent la production des vapeurs infectes. Si l'existence du tissu cellulaire nécessite de prolonger la fonte pour permettre l'écoulement de la graisse, le moyen de hâter cette fonte serait, ce nous semble, de briser ces cellules avant l'application de la chaleur, et à cet effet de hacher beaucoup plus fin le suif en branches. Ce moyen amenant une fonte plus facile, on éviterait une grande partie des vapeurs qui se dégagent, et même on pourrait, dans quelques cas, se dispenser de l'emploi de l'acide qui fait perdre la valeur du creton, et qui ne peut avoir lieu dans les chaudières de laiton qui servent aujourd'hui généralement. Si par les appareils convenables on parvenait à briser économiquement le tissu cellulaire, nul doute qu'il deviendrait inutile de prolonger la fonte pour extraire toute la graisse et la presse seule, après l'application d'une température de 100 degrés obtenue par l'intermédiaire de l'eau ou de la vapeur, suffirait sans doute pour extraire tout le suif, en ayant soin de faciliter l'écoulement des parties fondues.

M. l'ingénieur Henry de Lagrené, alors membre du Conseil d'hygiène d'Abbeville, a fort bien résumé les conditions d'exercice de cette industrie très répandue dans le département de la Somme. Nous extrayons de son rapport le passage suivant.

On nomme suif en branches toutes les parties graisseuses provenant des animaux nouvellement tués.

La fonte du suif en branches a pour but de séparer la matière grasse du tissu cellulaire qui l'enveloppe ; divers procédés sont en usage pour y parvenir, et il est nécessaire de les exposer ici succinctement.

Fonte naturelle à feu nu. — La méthode la plus naturelle et la plus ancienne consiste à mettre dans une chaudière le suif tel qu'on le reçoit de la boucherie, et à chauffer pendant un temps plus ou moins long, suivant que le suif est plus ou moins sec et coupé en morceaux plus ou moins gros ; le temps nécessaire à la fusion complète est moyennement de cinq heures, pendant lesquelles un homme placé près de la chaudière est obligé de remuer constamment la matière avec une spatule, sans quoi le suif se brûlerait contre les parois métalliques et prendrait une teinte rousse ; pendant cette fusion, il s'échappe de la chaudière une vapeur nauséabonde qui, si l'on ne prend certaines précautions, est un sérieux inconvénient pour les habitations du voisinage. On peut diminuer notablement la mauvaise odeur en plaçant au-dessus de la chaudière un cône d'un diamètre supérieur à l'orifice de la chaudière, et en faisant communiquer le sommet de ce cône avec la cheminée du foyer, on comprend qu'il s'établit alors au-dessus de la chaudière un courant d'air qui emporte les vapeurs dans la cheminée, et si celle-ci est assez élevée, leur dispersion dans l'atmosphère ne présente plus que peu d'inconvénients.

Fonte à feu nu à l'acide. — Afin d'avoir moins de difficulté à séparer la graisse du tissu cellulaire qui l'enveloppe, on a imaginé d'attaquer d'abord ce tissu par de l'acide sulfurique mélangé d'eau ; la fonte exige alors moins de chaleur, et elle dure moins longtemps, une heure et demie environ, de sorte que les vapeurs qui s'échappent de la chaudière sont moins abondantes et moins nauséabondes, cependant elles sont encore trop incommodes pour être tolérées. Or, ici, l'usage du cône pour conduire ces vapeurs dans la cheminée deviendrait dangereux pour l'homme chargé de manœuvrer à bras la spatule pendant la fonte, les vapeurs d'acide ayant une action délétère sur la santé ; on peut y remédier en mettant cette spatule en mouvement par le moyen d'un engrenage dont la manivelle est placée extérieurement à la chaudière. Le fondeur n'ayant plus besoin de se trouver sous le cône, celui-ci peut descendre beaucoup plus près de l'ouverture de la chaudière ; il peut même être remplacé par un couvercle parfaitement clos pourvu d'une soupape de sûreté timbrée à demi-atmosphère et d'un tube destiné à conduire l'excès de vapeur lâchée par la soupape, soit dans la cheminée si elle est assez haute, soit dans un simple baquet d'eau froide : de cette manière on évite toute espèce d'odeur.

Le système de spatule à engrenage peut également s'appliquer dans le cas de la fonte naturelle à feu nu, mais alors l'engrenage doit être plus puissant et les couteaux malaxeurs plus nombreux, les chances de brûlure et la résistance à vaincre étant plus grandes qu'avec l'acide ; la disposition intérieure des tonneaux à fabriquer le mortier nous paraîtrait convenable, et l'homme chargé de la surveillance n'aurait plus à respirer pendant cinq heures la vapeur de la chaudière, ainsi que cela arrive lorsqu'il reste sous le cône pour mouvoir la spatule.

Lorsqu'on veut employer l'acide pour la fonte du suif, il est nécessaire de confectionner avec du cuivre rouge la chaudière, les couteaux malaxeurs, l'engrenage, et en un mot tout ce qui est dans le bain de suif.

La proportion d'acide adoptée à Amiens est la suivante : pour 100 kilogrammes de suif on mélange 20 litres d'eau et 1 litre et demi d'acide sulfurique à 66 degrés, puis on verse ce mélange sur le suif préalablement mis dans la chaudière; cette proportion peut varier et n'est qu'une indication.

Le suif provenant de la fonte à l'acide est plus dur que l'autre et éclaire mieux, il présente seulement l'inconvénient de suer pendant l'été, et par conséquent de se conserver moins longtemps en magasin ; mais ce léger inconvénient n'a pas arrêté les fondeurs des grandes villes, qui tous fondent à l'acide.

Fonderies à la vapeur. — La fonte à la vapeur peut se pratiquer soit sur le suif naturel, soit sur le suif acidulé. On place dans une chaudière la matière destinée à être fondue, on la ferme au moyen d'un couvercle fermant hermétiquement et porteur de trois ouvertures : l'une communique avec un générateur de vapeur, une autre porte une soupape de sûreté timbrée à demi-atmosphère, la troisième est munie d'un robinet pour lâcher la vapeur à la fin de l'opération.

La vapeur introduite dans la chaudière y reste pendant une heure et demie, après quoi on la fait sortir soit à l'air libre, soit par un tube recourbé dans un baquet d'eau froide, et aucune odeur ne se manifeste. Ce procédé perfectionné est connu sous le nom de système de M. Fauché, mécanicien, quai Valmy, à Paris. Il est employé à la fonderie de M. Brandicourt, située à l'extrémité du faubourg de Beauvais, à Amiens, fonderie que nous avons visitée et qu'il serait utile d'indiquer comme modèle aux fondeurs d'Abbeville.

Puisque les fonderies de suif d'Abbeville ont toutes une existence illégale, puisque la plus ancienne date de 1847, et qu'ainsi toutes sont sous le coup du décret du 15 octobre 1810 et de la nomenclature de 1826, sans qu'il y ait un effet rétroactif quelconque, puisque enfin des plaintes nombreuses se produisent continuellement contre ces fonderies, le devoir du Conseil d'hygiène, comme celui de l'administration municipale, ne nous paraît pas douteux. Il y a lieu de réclamer purement et simplement l'application des lois et règlements sur la matière, sauf à étudier, lors de l'instruction de chaque demande, les systèmes et précautions qui paraîtront les plus convenables dans chaque cas particulier.

Dans ce but, nous proposons de demander à M. le préfet de vouloir bien prendre un arrêté renfermant les dispositions suivantes :

1° Dans le délai de quinze jours à partir de la publication du présent arrêté, chacun des fondeurs de suif demeurant à Abbeville devra adresser à M. le préfet de la Somme une demande tendant à être autorisé à continuer à fondre.

Cette obligation s'applique aussi bien aux corroyeurs, aux bouchers ou autres qui fondent accidentellement ou pour leurs besoins qu'aux fondeurs de profession.

2° La demande en autorisation indiquera l'emplacement de la fonderie, la nature du suif, le temps pendant lequel on désire faire sécher le suif avant la fonte ; elle fera connaître si la fonte se fait à feu nu, à la vapeur, sans acide ou avec addition d'acide. Elle fera connaître également les moyens que le pétitionnaire se propose d'employer pour éviter la mauvaise odeur à l'extérieur. Enfin elle fera connaître au moins approximativement le poids du suif moyennement fondu par semaine ou par mois, ainsi que le mode d'évacuation des boues et eaux provenant de la fonderie.

3° Tout fondeur qui ne se conformera pas aux dispositions des deux articles qui précèdent verra son établissement mis en chômage par les soins de M. le maire d'Abbeville, avec interdiction de fondre jusqu'à production de la demande définie à l'article 2 ci-dessus.

La fonte du suif est une des opérations manufacturières les plus désagréables, par l'odeur infecte et irritante qui en résulte habituellement, et qui se porte à de grandes distances. Notre législation sur les établissements insalubres et incommodes n'a pas omis ce genre de travail; le décret du 15 octobre 1810 a rangé la fonte du suif parmi les fabrications insalubres de deuxième classe, à cause de l'odeur incommode et des dangers d'incendie qui en résultent. Par suite de cette classification, l'éloignement des habitations n'est pas rigoureusement nécessaire, mais la création des fonderies de suif est soumise à un examen préalable de la part de l'autorité, pour s'assurer si l'opération, telle qu'elle doit être pratiquée, n'est pas de nature à incommoder les propriétaires du voisinage, ou à leur causer des dommages. Bientôt on reconnut que les désagréments du voisinage de ces usines étaient trop grands pour pouvoir en tolérer la création dans l'enceinte des villes; aussi voyons-nous, dans l'état général des établissements insalubres et incommodes ou dangereux, dressé en 1826, par ordre du ministre de l'intérieur, la fonte du suif à feu nu, telle qu'elle est pratiquée habituellement, rangée dans la première classe des fabrications insalubres, tandis que la fonte au bain-marie ou à la vapeur y est maintenue dans la deuxième classe. Or, les dispositions d'une loi ne sauraient avoir d'effet rétroactif; il en est résulté que dans les villes nous possédons aujourd'hui un grand nombre de fonderies de suif, autorisées en vertu du décret du 15 octobre 1810, ou dont l'existence est antérieure à ce décret. L'incommodité de ces établissements montés sur une grande échelle est telle, qu'elle a déjà été jugée suffisante pour motiver deux ordonnances, l'une du 20 février 1821, qui supprime une fonderie à Rouen, et l'autre du 17 octobre 1826, qui supprime une fonderie de suif au Mans; et dans ces deux cas seulement, depuis que notre législation sur les établissements insalubres existe, le conseil d'État a jugé l'inconvénient assez grave au point de vue de la salubrité publique et de l'intérêt général, pour provoquer la suppression des établissements autorisés.

Voy. Abattoir, Boucherie, Bougies, Chandelles.

Bibliographie. — *Du commerce de la boucherie et de la charcuterie de Paris*, par Ch. Bizet. Paris, 1847. — *Rapport du Conseil central de salubrité du département du Nord*. Lille, 1830. — *Rapport général sur les travaux du Conseil central de salubrité de Nantes*. Nantes, 1846. — *Rapport sur les travaux du Conseil de salubrité du département des Bouches-du-Rhône*. Marseille, 1840. — *Dictionnaire de l'industrie, etc.*, 1835, t. III, p. 183. — *Traité de la salubrité dans les grandes villes*, par Monfalcon et Polinière, 1846, p. 288.

SULFATES. — *Voy.* Produits chimiques.

SULFATE DE QUININE (Fabrication du). — La fabrication du sulfate de quinine a été l'objet d'observations de la part de M. Chevallier, qui a pensé avec raison que ce genre de travail, entrepris seulement depuis trente ans, pouvait être l'occasion de quelques accidents spéciaux. A l'aide de renseignements qu'il recueillit lui-même et de ceux qu'il put avoir de l'Angleterre et d'Allemagne près des fabriques les plus importantes de sulfate de quinine, il arriva aux conclusions suivantes que nous citons textuellement.

« Les ouvriers qui travaillent à la fabrication du sulfate de quinine sont exposés à être atteints d'une maladie cutanée, qui les force de suspendre leurs travaux pendant quinze jours, un mois, et plus. Il est de ces ouvriers qui ne peuvent continuer ce travail, et qui sont forcés de quitter les fabriques où ils étaient employés. M. Zimmer, fabricant de sulfate de quinine à Francfort, a reconnu que les ouvriers qui étaient occupés à la pulvérisation du quinquina dans sa fabrique, étaient atteints d'une fièvre particulière, qu'il désigne par le nom de *fièvre de quinquina.* Cette maladie est assez douloureuse, pour que des ouvriers qui en sont atteints aient renoncé à la pulvérisation du quinquina et aient préféré quitter la fabrique. Cette maladie n'a pas été observée en France. On ne connaît pas, jusqu'à présent, de moyens prophylactiques de la maladie cutanée déterminée par les travaux exécutés dans les fabriques de sulfate de quinine. Cette maladie cutanée sévit non-seulement sur les ouvriers qui sont employés à divers travaux, mais encore elle peut atteindre des personnes qui se trouvent en contact avec les émanations de la fabrique. Elle atteint les ouvriers sobres comme ceux qui se livrent aux excès. Il n'est pas bien démontré qu'il y ait des causes qui prédisposent les ouvriers à être atteints de cette maladie, quoique cependant plusieurs personnes admettent des causes prédisposantes. »

Le mémoire de M. Chevallier ne nous a pas convaincu complétement. On doit savoir gré à ce savant d'avoir appelé l'attention sur une question qui peut intéresser l'hygiène des ouvriers *sulfateurs*, mais la plupart des faits qui pourraient avoir quelque valeur émanent le plus souvent de gens qui ne sont pas médecins, comme les directeurs de fabriques ou les fabricants eux-mêmes. Ainsi M. Henry s'exprime de la manière suivante : « Je sais que les petites *échardes* des écorces de calisaya sont capables de déterminer des irritations dans le derme et de causer quelques inconvénients ; mais je ne crois pas qu'ils soient de la même nature que ceux remarqués dans la maladie dont vous vous occupez. Cette maladie, dont, pour ma part, je n'ai jamais eu la moindre atteinte, bien que j'aie vécu et travaillé longtemps dans des fabriques de sulfate de quinine, s'attaque surtout aux individus scrofuleux ou très lymphatiques; elle attaque les hommes qui font bouillir les écorces au moins autant et plus que ceux qui les réduisent en poudre; elle attaque les sulfateurs, ceux encore qui mettent en flacon le sulfate sec et préparé. Il n'y a donc plus là d'écorces à manier et d'échardes à redouter; aussi je pense que la maladie dérive d'autres causes bien évidemment liées aux quinquinas, et probablement à quelques-uns de leurs principes. »

Peut-être en est-il de même pour la fièvre *quinique*, observée par M. Zimmer, fabricant à Francfort. Quoi qu'il en soit, les principaux accidents qui pourraient être rapportés à la fabrication du sulfate de quinine, consistent en une fièvre plus ou moins vive et un exanthème. Or, cette fièvre dite quinique n'est rien moins que démontrée, et pour ce qui est de l'exanthème, nous ne pouvons voir sans quelque étonnement les faits cités dans le mémoire de M. Chevallier, et qui sont empruntés aux observations du docteur Bouchut. De ces faits, il semblerait ressortir que le sulfate de quinine étant donné à hautes doses chez des rhumatisants, l'emploi de ce sel aurait provoqué cinq fois l'apparition d'une roséole spéciale. Nous ne pouvons accepter cette interprétation, parce que de tout temps il a été décrit à juste titre une roséole, dite rhumatismale, qui est évidemment indépendante du traitement employé. Néanmoins hâtons-nous de dire que désormais l'attention est éveillée sur ce point, et qu'une observation ultérieure viendra démontrer ou infirmer les faits nouvellement étudiés par notre savant confrère.

Bibliographie. — *Essai sur la santé des ouvriers qui s'occupent de la préparation du sulfate de quinine*, par A. Chevallier (*Ann. d'hyg. et de méd. lég.*, t. XLVIII, p. 5). — *Comptes rendus de l'Académie des sciences*, octobre 1850.

SULFURE DE CARBONE. — *Voy.* Caoutchouc.

SULFURIQUE (ACIDE). — *Voy.* Produits chimiques.

SYPHILIS. — *Voy.* Circoncision, Prostitution.

TABAC. — On donne particulièrement le nom de *tabac* aux feuilles préparées par fermentation du *Nicotiana tabacum*, plante de la famille des Solanées, découverte en 1520, par les Espagnols, dans l'une des Antilles, et introduite en France par Jean Nicot, en 1560.

La nicotine est le principe actif du tabac, elle y paraît exister à l'état de combinaison. Le tabac fermenté en contient moins, quoiqu'il soit plus odorant; c'est qu'une partie de la nicotine a été détruite par la fermentation : l'ammoniaque qui s'est formée a mis en liberté une partie de la nicotine. La nicotianine, d'après les observations de MM. Henry et Boutron-Charlard, est une espèce d'essence solide, qui doit les propriétés qu'on lui a attribuées à son mélange avec de la nicotine. Dans la poudre de tabac préparé, l'ammoniaque est à l'état de sel, la nicotine est en partie libre, en partie à l'état de sel neutre ou basique ; c'est à ces deux sels que le tabac en poudre doit sa propriété de surexciter la membrane muqueuse du nez. Les feuilles de tabac donnent de 19 à 27 pour 100 de cendres, qui sont généralement très siliceuses; elles renferment, en outre, du carbonate de chaux, de la potasse, de la soude et différents sels.

En France, la culture du tabac est réglementée ; on en récolte annuellement environ 16 millions de kilogrammes dans les départements d'Ille-et-Vilaine, du Lot, de Lot-et-Garonne, du Nord, du Pas-de-Calais, du Haut et Bas-Rhin, des Bouches-du-Rhône, du Var et de la Gironde.

Dans nos possessions d'Afrique, de toutes les cultures industrielles, la plus généralement répandue parmi les colons algériens est celle du tabac. Au moment de la conquête, quelques tribus seulement possédaient des plantations de tabac, la consommation locale était presque entièrement alimentée par les importations étrangères. Mais à partir de 1849, l'administration, voulant propager dans les établissements européens cette riche culture, dont elle prévoyait les bons résulats, institua en Algérie une mission permanente, composée d'agents spéciaux du service des tabacs, lesquels reçurent le double mandat d'éclairer les colons de leurs conseils, et d'acheter leurs récoltes pour le compte de la régie à des prix convenablement rémunérateurs. Depuis lors la production a été tellement croissante, que la récolte s'est élevée, en 1852, à environ 2 millions de kilogrammes de tabac.

En France, le gouvernement, qui possède le monopole du tabac, dirige de Paris, par son directeur général des droits réunis, les diverses manufactures du royaume ; cette administration centrale a voulu, dans l'intérêt des consommateurs, comme pour faciliter ses travaux, qu'un mode uniforme de fabrication, celui qui donne les meilleurs tabacs préparés, fût adopté dans tous les établissements, et c'est sur ce pied qu'ils sont tous formés. Il existe quelques différences, mais qui n'ont de résultats sensibles que dans les produits : ces différences proviennent des idées particulières des chefs de ces établissements sur la fabrication, et surtout du besoin qu'ils ont de s'accommoder au goût des consommateurs des départements qu'ils doivent approvisionner; parmi ces différences, il en est qui peuvent avoir quelque influence sur la santé des ouvriers, et qu'il est important de connaître.

Pour répondre aux besoins toujours croissants des consommateurs, plus de dix grandes manufactures sont continuellement occupées de la fabrication du tabac; nous citerons seulement celles que l'on calcule pour toute la France à 511 grammes par habitant et par an, les villes suivantes : Paris, Lille, Strasbourg, Lyon, Marseille, Toulouse, Tonneins, Bordeaux, Morlaix. Dans les unes, on fabrique le tabac sous toutes les formes; dans les autres, on ne fait que des cigares, ou ce qu'on appelle des *carottes*. Notons encore cette différence, parce que, comme nous le verrons, elle a une importance relativement à la santé des ouvriers. Des médecins sont attachés à ces manufactures; leur institution remonte, à ce qu'il paraît, aux premiers temps du monopole, c'est-à-dire à 1811, peut-être même à l'ancienne ferme des tabacs. Pendant longtemps ils n'eurent qu'à visiter les ouvriers, soit à l'entrée, pour constater leur état de santé et écarter les valétudinaires et ceux qui auraient des maladies contagieuses, soit pendant le séjour, pour leur donner des conseils et des soins. Aujourd'hui, la mission de ces médecins est plus étendue. L'administration l'a agrandie en leur demandant de consigner chaque année, dans des rapports circonstanciés, les remarques qu'ils pourraient avoir faites sur la santé des ouvriers, sur les maladies observées dans les fabriques, et sur les particularités que ces maladies auraient présentées : excellente mesure, qui témoigne du zèle de l'administration pour les intérêts qui lui sont confiés, et que l'on aimerait à voir adoptée dans tous les établissements qui occupent beaucoup d'ouvriers. Ce serait le meilleur moyen de réunir, sur l'influence des professions, des renseignements précis, renseignements que l'hygiène saurait mettre à profit, et que pourrait consulter le législateur lui-même, heureux quelquefois de s'inspirer des conseils de la médecine et de l'hygiène. Il n'y a que peu de temps que l'on a ainsi demandé des observations aux médecins des manufactures de tabac, et déjà la collection de leurs rapports présente un véritable intérêt. M. le vicomte Siméon, directeur général de l'administration des tabacs, a rassemblé en un court travail les renseignements fournis par le médecin pendant le cours de l'année 1842. Abstraction faite de ce qui est étranger à l'hygiène publique, les questions qu'il résume sont les trois suivantes : Les ateliers et leur tenue; les maladies et les accidents observés dans l'année; les effets du tabac sur la santé des ouvriers.

Ne nous occupons ici que de ce qui concerne cette dernière question. Voici ce qu'on dit touchant les effets du tabac sur les ouvriers. D'après les observations faites par la totalité des médecins, le tabac ne produit que fort rarement des effets sensibles sur les ouvriers qui se livrent, même pour la première fois, à sa manipulation; les effets, d'ailleurs, sont passagers, et les travailleurs finissent toujours par s'y habituer. Il n'y a que deux ateliers, celui de la fermentation des masses destinées à la fabrication du tabac en poudre, et celui de la dessiccation du scaferlati, où les émanations du tabac ont paru exercer une impression réelle et durable sur quelques sujets d'une sensibilité nerveuse très prononcée. Mais les faits sont rares, et, en définitive, le travail de la fabrication du tabac n'est nullement nuisible à ceux qui s'y livrent; l'action qu'ont exercée chez quelques individus, et dans des cas très rares, les émanations provenant de ces ateliers, développe des phénomènes plus ou moins intenses, mais entièrement analogues à ceux que produit l'abus de cette matière; lorsqu'il a été poussé jusqu'à l'ivresse, l'effet de cette action cesse toujours avec l'action elle-même.

Obligé de s'en tenir aux faits soumis à son analyse, l'auteur est arrivé, comme il le devait, à cette conséquence, que la fabrication du tabac est sans danger pour ceux qui s'y livrent. Mais il ajoute que l'on pourrait plutôt regarder la fabrication du tabac comme un préservatif ou comme un remède dans certains cas et dans certaines maladies. Cette conclusion si favorable au tabac serait fondée sur ce que, dans certaines localités, les ouvriers des manufactures avaient été exempts des maladies qui régnaient dans ces localités, ou bien les maladies avaient été moins graves, moins intenses, et le nombre des malades proportionnellement moins considérable. On a été même encore plus loin, attendu que, selon quelques médecins attachés aux manufactures, la fabrication du tabac, loin d'être nuisible à la poitrine, comme on pourrait le croire et comme on l'en a accusé, serait, au contraire, tout à fait inoffensive, et, jusqu'à un certain point, favorable aux poitrines faibles; l'un d'eux va jusqu'à penser que le travail de cette fabrication est capable d'arrêter le développement de la phthisie chez les personnes qui y sont disposées, et qui, plus est, de la guérir quand elle existe. En résumé, il résulterait du travail que nous analysons en ce moment : 1° Que l'hygiène des ateliers où se fabrique le tabac ne laisserait rien à désirer. 2° Qu'il n'y aurait eu dans le cours de l'année 1842 aucune maladie particulière que l'on puisse attribuer au tabac lui-même; il aurait seulement aggravé, dans la manufacture de Paris, des bronchites et des céphalalgies, qui y ont régné pendant les chaleurs de l'été. 3° Que le tabac, loin d'être toujours nuisible, aurait peut-être agi, dans quelques cas, comme préservatif de certaines maladies régnantes dans le pays, telles que dysenteries, fièvres typhoïdes, suette. 4° Il en résulterait enfin ce fait tout particulier, que le séjour des manufactures de tabac serait peut-être salutaire aux individus menacés de phthisie, qu'il pourrait les préserver de cette maladie, et même guérir ceux qui en seraient affectés.

De telles propositions, les deux dernières surtout, ne pouvaient passer inaperçues, l'administration des tabacs ne pouvait manquer d'en saisir toute la portée ; aussi s'est-elle empressée d'en provoquer l'examen, et, par une lettre ministérielle, en date du 2 mai 1843, l'Académie de médecine fut invitée à s'en occuper.

En conséquence, M. le docteur Mêlier visita, au nom de l'Académie, un grand nombre de fois la manufacture de Paris, la plus importante de toutes, et celle où les opérations se font le plus en grand; il reprit ainsi dans toutes ses parties une question déjà étudiée longuement par Parent-Duchâtelet. Ce dernier auteur avait passé en revue, en 1829, toutes les opérations de la fabrication du tabac dans leurs plus petits détails; mais, depuis ce temps, de grands changements opérés dans cette fabrication, en simplifiant le travail, ont nécessairement amélioré la condition hygiénique des ouvriers. L'amélioration capitale résulte surtout de l'introduction de la vapeur dans la manufacture. Autrefois tout, ou presque tout, s'y faisait par la main des hommes; aujourd'hui c'est la vapeur qui accomplit rapidement la plupart des travaux où la force est nécessaire. On comprend combien d'inconvénients ont dû disparaître par ce seul fait; et si nous en retrouvons encore, c'est que probablement ils sont inhérents à la substance sur laquelle on opère.

Selon les lieux d'où elle provient, la plante arrive à la manufacture par grandes tonnes ou en grands ballots, dans lesquels elle se trouve comprimée en petits paquets ou faisceaux, que l'on appelle *manoques*. Pour première opération, elle est livrée aux *époulardeurs*. On nomme ainsi ceux qui sont chargés de séparer les feuilles, d'en faire un triage, et de mettre à part celles qui sont les plus belles. Ce travail, peu fatigant, est en général confié à des femmes, une poussière âcre et irritante l'accompagne; toutefois il n'a rien de bien pénible, parce que la plante n'a été soumise ni à la chaleur ni à la fermentation, deux conditions qui en développent singulièrement l'activité, comme nous le verrons par la suite. Les feuilles passent ensuite au *mouillage*, seconde opération qui consiste à les humecter avec de l'eau froide simple ou salée, dans le double but de les rendre souples et de les empêcher de moisir. Ce mouillage se fait dans une grande pièce dallée située au rez-de-chaussée, et où règne en tout temps beaucoup de fraîcheur et d'humidité. Les ouvriers ont pour ainsi dire constamment les pieds et les jambes dans l'eau.

Quand elles ont été suffisamment ramollies, les feuilles sont transportées dans l'atelier de l'*écôtage*, où, comme le mot l'indique, on enlève les côtes ou nervures, pour ne conserver que la partie mince ou membraneuse. Sans fatigue, comme l'époulardage, et, comme lui, fait par des femmes qui travaillent assises, l'écôtage est, de plus, exempt de poussière et presque d'odeur, mais il y a contact prolongé avec la plante, les ouvrières en sont pour ainsi dire enveloppées de toutes parts.

Après ces opérations préliminaires, les feuilles suivent dans la manufacture des directions différentes. Si elles sont choisies pour la confection des cigares, elles passent directement, entre eux et sans autre apprêt, dans l'atelier des cigarières, dont le travail consiste tout simplement à mettre plusieurs feuilles les unes sur les autres, à les rouler, en leur donnant la forme voulue, puis à les envelopper d'une feuille de choix ou *chemise*. Si elles sont destinées à faire ce que, dans le langage des manufactures, on appelle le *scaferlati*, c'est-à-dire le tabac à fumer, elles sont livrées au *hachage*. Ce hachage se faisait autrefois à force de bras, et c'était une des opérations les plus pénibles. Maintenant, c'est la vapeur qui l'exécute au moyen d'une machine très ingénieuse, espèce de couteau à coulisse, dont la précision égale la puissance, et qui épargne à la manufacture un grand nombre d'ouvriers et beaucoup de fatigue. Nul inconvénient propre au tabac n'accompagne ce travail ; les ouvriers ont seulement à se préserver du jeu des machines, qui les ont quelquefois blessés dangereusement. Au sortir du hachage, le tabac à fumer n'a plus, pour être achevé, qu'à subir une *dessiccation* ou *torréfaction*, qui lui enlève, dans une proportion déterminée, l'humidité qu'il avait reçue au mouillage. Cette dessiccation s'opérait par un système de conduits ou cylindres de fonte de l'invention de Gay-Lussac, disposés parallèlement et horizontalement, de manière à former, en se touchant presque, des espèces de grandes tables. De la vapeur d'eau, venue de la chaudière qui mettait en mouvement les machines, passait dans ces conduits, et élevait leur température jusqu'à 90 degrés et au delà. Cet atelier est un des plus importants à étudier au point de vue de l'hygiène : les émanations du tabac, développées par la chaleur, rendent difficile à supporter l'atmosphère qu'on y respire : c'est sans contredit un de ceux dont le séjour doit être le plus pénible.

Depuis plusieurs années les manufactures de Paris, de Strasbourg et de Lyon font usage, pour la dessiccation et la torréfaction des feuilles de tabac hachées, d'un torréfacteur mécanique de M. E. Rolland, très supérieur au procédé de Gay-Lussac. En effet, en même temps qu'il soustrait les ouvriers aux émanations insalubres du tabac soumis à l'opération, cet appareil fournit des produits beaucoup meilleurs et plus réguliers que les anciens procédés auxquels il a été substitué, n'exige qu'un local infiniment moins étendu, évite des déchets considérables, et procure enfin une économie énorme de main-d'œuvre et de combustible.

Pour le tabac à priser, on s'applique à provoquer la fermentation, car c'est sur elle en grande partie que repose toute sa préparation. Pour la faire naître, après le hachage, on entasse le tabac dans d'autres magasins, que l'on a soin de tenir fermés, et l'on en forme d'énormes masses qui n'ont pas moins de 6 à 700 mètres cubes et qui pèsent de 3 à 400 000 kilogrammes. Ainsi accumulé, le tabac ne tarde pas à s'échauffer et à éprouver, par la réaction de ses principes, un travail intérieur qui lui donne de nouvelles qualités. La température des masses s'élève rapidement; des thermomètres attachés à leur surface, et portés dans leur intérieur, au moyen de conduits que l'on y ménage, servent à la constater; elle va jusqu'à 80 degrés. La fermentation des masses donne lieu à un grand dégagement de gaz, dont la composition chimique intéresserait vivement l'hygiène, mais il n'existe là-dessus aucune donnée scientifique. On sait seulement qu'il se produit une grande quantité d'ammoniaque et de l'acide acétique. Il est probable aussi que la nicotine, le principe actif et essentiel du tabac, dégagée et mise à nu par la fermentation, s'y mêle en proportion plus ou moins grande. Quoi qu'il en soit, les gaz divers, les émanations, l'odeur qui les accompagne, donnent à l'atmosphère les qualités les plus irritantes, une âcreté difficile à supporter, notamment à un certain degré de l'opération.

Au bout de cinq ou six mois, la fermentation étant jugée suffisante, on procède à la *démolition des masses*. Une vapeur épaisse et fumante se dégage alors et rend l'opération des plus pénibles; aussi n'est-elle confiée qu'à des ouvriers forts et bien acclimatés.

Le *râpage* vient ensuite. Autrefois il se faisait à bras et réclamait les hommes les plus vigoureux. « De la main droite, dit Parent-Duchâtelet, ils font agir la noix de leur moulin par un mouvement de va-et-vient, et de la gauche, ils disposent le tabac sous cette noix. Pendant ce travail, ils sont constamment dépouillés, non-seulement de leurs vêtements, mais même de leur chemise. Cette précaution n'empêche pas la sueur de les couvrir et de couler de tout leur corps en telle grande abondance, que le carreau sur lequel ils passent en est arrosé. » Aujourd'hui les choses sont bien changées: le râpage a été remplacé par une véritable mouture exécutée au moyen d'une série de moulins que la vapeur met en mouvement, et d'où le tabac sort à des degrés de finesse successivement plus grands; le travail des hommes y est réduit maintenant à une simple surveillance.

Une fois moulu, le tabac en poudre, comme on le prépare à Paris, a une deuxième fermentation à subir. Celle-ci s'opère dans ce qu'on appelle les *cases*, espèces de chambres ou cellules construites en tout sens, avec de fortes planches bien exactement jointes, où le tabac, pressé et foulé, est, autant que possible, à l'abri du contact de l'air. Ces cases sont de différentes grandeurs : l'une d'elles, dite *des mélanges*, contient au delà de 300 000 kilogrammes. Par suite de la fermentation, la température du tabac ainsi enfermé s'élève jusqu'à 55 ou 60 degrés; elle irait beaucoup plus haut, et peut-être jusqu'à mettre le feu, ou du moins à produire une sorte de carbonisation de la poudre, si l'on n'avait pas le soin, au bout d'un certain temps, d'extraire le tabac d'une case, pour le transporter dans une autre. De tous les travaux que nécessite la préparation du tabac, ce transvasement des cases est incontestablement le plus pénible. Que l'on se figure les émanations qui se dégagent, quand on ouvre ces espèces de grandes boîtes, et ce que doit éprouver un homme obligé de s'y tenir, une pelle à la main, pour remuer la poudre encore brûlante et en remplir des hottes ou des sacs. On est là dans une atmosphère tout à la fois âcre et infecte, qui pique les yeux, irrite la pituitaire, prend à la gorge et vous suffoque. L'hygiène voudrait que l'on pût affranchir les ouvriers d'un si rude travail ; l'administration, qui a su trouver tant de perfectionnements, saura probablement trouver celui-là. Peut-être, comme l'a dit M. l'inspecteur général Mêlier, auquel nous empruntons ces détails, serait-il possible de superposer les cases, de manière que le tabac, pour en changer, n'eût qu'à descendre de l'une dans l'autre, au moyen d'une trémie. Au reste, il paraît que la fermentation n'est pas poussée au même degré dans toutes les manufactures; à Lyon, par exemple, on fait à peine fermenter le tabac, et cette différence dans une partie si importante de la fabrication doit en apporter dans la santé des ouvriers.

En sortant des cases, le tabac est fait, il ne reste plus qu'à le tamiser. On comprend tout ce que cette opération devait avoir de pénible quand elle se faisait à bras avec des tamis ordinaires. Aujourd'hui, c'est la vapeur qui l'exécute, et grâce à cette amélioration, l'atelier du *tamisage* est un des moins désagréables. Cependant le tabac y voltige en poussière fine, comme la farine dans les moulins, les ouvriers en sont couverts et la respirent en substance. Mais comme compensation, ils sont dans un air frais et renouvelé, et il n'y a plus là ni chaleur ni fermentation.

Voici quelles sont les principales opérations importantes à connaître dans la fabrication du tabac. Ces opérations sont-elles aussi dangereuses que le croyait Ramazzini? Sont-elles, au contraire, comme le soutient Parent-Duchâtelet, parfaitement innocentes? Enfin, seraient-elles salutaires dans quelques cas, et notamment dans la phthisie, ainsi que certains médecins ont cru l'entrevoir? Il est difficile de concevoir qu'il puisse être complétement indifférent de séjourner au milieu des émanations d'une plante de la famille des solanées, ayant des propriétés aussi actives que celles qui distinguent la *nicotiane*, surtout quand on songe à la composition chimique de cette plante et au principe qu'elle contient, la *nicotine*, ce poison si violent, d'une énergie singulière et jusqu'à un certain point comparable à celle de l'acide prussique, qui produit sur les animaux les phénomènes les plus remarquables et tue à la dose de quelques gouttes, ainsi que des travaux récents l'ont démontré. Mais il faut ajouter que, bien que la théorie puisse faire concevoir des alarmes sur l'hygiène des ouvriers employés dans les manufactures de tabac, on ne doit s'en rapporter qu'aux faits et à l'expérience. En pénétrant dans ces manufactures, on est frappé de l'odeur forte qui y règne et s'étend assez loin aux alentours. Cette odeur se fait sentir de plus en plus à mesure que l'on avance dans les ateliers ; elle ne tarde pas à devenir plus ou moins désagréable, et pour peu que la visite se prolonge, il est rare qu'on n'en sorte pas avec un mal de tête et une disposition aux nausées. On n'éprouve point et l'on ne rencontre point chez les ouvriers cette *continuelle sternutation* dont a parlé Ramazzini, qui, s'il fallait l'en croire, atteignait jusqu'aux chevaux employés à tourner la meule des moulins à tabac. La première impression a toujours quelque chose de plus ou moins pénible pour les ouvriers qui débutent dans la fabrique, et ils ont tous ou presque tous une certaine difficulté à s'y habituer ; beaucoup même ne peuvent s'y faire et sont obligés de quitter ce travail. Ils éprouvent, en général, une céphalalgie plus ou moins intense, accompagnée de mal de cœur et de nausées ; ils perdent l'appétit et le sommeil, souvent il s'y joint de la diarrhée. On a signalé ces effets plus constants et plus prononcés chez les femmes que chez les hommes. Il est vrai qu'il y a plus de femmes que d'hommes dans les manufactures de tabac ; la proportion, à Paris, est de 800 femmes pour 500 hommes environ.

Cette espèce d'acclimatement pour les nouveaux travailleurs est toujours plus difficile en été qu'en hiver, et plus la saison est chaude, plus il est pénible et long, la chaleur augmentant constamment les effets du tabac, ainsi que l'avait déjà remarqué Ramazzini. Une fois les premières difficultés surmontées, les ouvriers s'habituent au travail du tabac, et finissent par ne plus s'en plaindre : il semble même, à les voir, qu'ils ne s'aperçoivent plus des émanations qui les entourent. Ils sont insoucieux, comme beaucoup d'autres ouvriers dans des circonstances analogues, et ils ne prennent aucun soin de propreté pour se débarrasser de la poussière de tabac aux heures de repas, et au lieu d'aller à l'air dans ces moments, ils restent souvent dans leurs ateliers, et il n'est pas rare, comme l'a noté Parent-Duchâtelet, qu'ils se couchent et dorment sur le tabac en feuilles ou haché et même sur tabac en poudre. Loin d'en être incommodés, ils attribuent à ce coucher de nouvelle espèce des vertus curatives. Ainsi tous les ouvriers des manufactures de tabac sont dans la croyance que cette fabrication est favorable aux douleurs rhumatismales, et ils citent tant de faits à l'appui, qu'il est difficile qu'il n'y ait pas quelque chose de vrai. Ainsi les hommes occupés au mouillage sont-ils pris de douleurs par suite de l'humidité froide au milieu de laquelle ils séjournent, ils n'emploient pas de meilleur remède que le sommeil fait à l'heure du repas sur un tas de tabac.

Les effets ressentis par les ouvriers qui continuent à subir l'action du tabac sont, d'après les docteurs Mélier et Hurteaux, dans une sorte de rapport d'intensité avec les circonstances de la fabrication, et spécialement avec la chaleur, la fermentation et la poussière.

Certains ouvriers éprouvent un changement profond tout spécial et qui mérite d'être étudié attentivement. Il consiste dans une altération particulière du teint. Ce n'est pas une décoloration simple, une pâleur ordinaire, c'est un aspect gris, avec quelque chose de terne, une nuance mixte qui tient de la chlorose et de certaines cachexies. La physionomie en reçoit un caractère propre auquel un œil exercé pourrait, jusqu'à un certain point, reconnaître ceux qui ont travaillé longtemps le tabac; car il faut dire que ce *facies* ne s'observe que chez les anciens de la fabrique, chez ceux qui y ont beaucoup séjourné et ont passé par tous les travaux qui s'y font. M. le docteur Hurteaux estime qu'il ne faut pas moins de deux ans pour qu'il se produise. Les préparations ferrugineuses remédient à cet état, et rendent aux ouvriers leur coloration première. De pareils changements montrent assez qu'il se produit une sorte d'intoxication ; l'absorption de certains principes du tabac paraît démontrée par tout ce qui se passe chez les ouvriers dès qu'ils entrent dans la fabrique ; par les maux de tête qu'ils éprouvent, par les vertiges et l'insomnie, par les nausées, mais surtout par la diarrhée. Cette diarrhée, ordinairement séreuse, a cela de particulier qu'elle est à la fois symptôme et remède du mal : il semble qu'elle débarrasse les malades des principes absorbés, et cela est si vrai, que les ouvriers qui ne l'éprouvent pas sont toujours incommodés du tabac.

Il existe un fait observé par M. Stoltz, qui montre l'absorption d'une façon bien évidente : il s'agit d'une femme qui vint faire ses couches à la clinique de Strasbourg; les eaux de l'amnios, lentement évacuées, laissèrent exhaler une odeur particulière, forte et pénétrante, de tabac en fermentation. On ne savait à quoi l'attribuer; la femme, interrogée, déclara qu'elle était ouvrière dans un magasin de tabac. M. le docteur Hurteaux, médecin de la manufacture de Paris, a remarqué que quand on saignait des ouvriers de la manufacture, il était rare que le sang présentât une couenne, ou bien il n'en offrait qu'une faible avec le caillot ordinairement mou. Ce confrère serait porté à croire que sous l'influence de cette intoxication, le sang serait modifié à ce point qu'une partie de la fibrine aurait disparu, et comme une chose qui le confirmerait dans cette opinion, il dit que les ouvriers employés au tabac sont fréquemment atteints de congestions, mais que ces congestions ont toujours quelque chose de plus ou moins passif et réclament rarement la saignée. Les femmes y sont plus sujettes, et elles seraient révélées chez elles par des règles abondantes et plus rapprochées qu'à l'ordinaire, constituant souvent de véritables pertes. Tout en laissant une large part au tabac dans ces effets, il ne faut pas oublier de faire entrer en ligne de compte la vie sédentaire des ouvrières, leur position constamment assise, et leur réclusion prolongée dans des ateliers très échauffés où elles sont réunies en grand nombre. Ces circonstances doivent, en effet, s'ajouter au tabac et à ses émanations pour amener les résultats observés. A la prière du docteur Mêlier, M. Félix Boudet analysa le sang d'une saignée faite à un ouvrier de la manufacture, mais on n'a rien trouvé de particulier; il n'en a pas été tout à fait de même pour les urines : on sait que le tabac a une action spéciale sur la sécrétion urinaire, et dans certains ateliers des fabriques de tabac, cette sécrétion est tellement augmentée, que les ouvriers, tout en suant beaucoup, urinent presque sans cesse. M. Félix Boudet, d'après les expériences auxquelles il s'est livré, pense que la nicotine existe réellement dans les urines des ouvriers qui travaillent le tabac; c'est là le résultat d'une conviction personnelle, mais il n'a pu en isoler des traces suffisantes pour qu'elles soient soumises à des épreuves décisives. Quoi qu'il en soit, on peut répéter, avec le docteur Mêlier, que les effets notés sur les ouvriers suivent, en quelque sorte, dans leur intensité, la progression des travaux.

On peut s'en convaincre en les observant comparativement dans la série des travaux des manufactures de tabac. C'est ainsi que chez les époulardeurs, les écôteurs, les ouvriers du mouillage et du hachage, les cigarières même, on n'observe que peu d'accidents, tandis qu'ils sont fréquents chez les ouvriers qui défont les masses, et encore plus chez ceux qui travaillent aux cases.

C'est de ce dernier atelier surtout que viennent les diarrhées abondantes, l'insomnie et une agitation fatigante, la perte de l'appétit, les nausées, l'amaigrissement, et enfin le teint gris dont nous avons parlé. Le travail y est tellement pénible, qu'il ne saurait être longtemps continué : heureusement qu'il n'a lieu qu'à de certains intervalles. On a soin, en outre, de changer les ouvriers et d'alterner avec d'autres ateliers. On n'y emploie, du reste, que les hommes les plus forts et les mieux acclimatés.

On s'est demandé si les ouvriers employés à la fabrication du tabac vivaient moins longtemps que tous les autres ouvriers en général : les anciens auteurs affirmaient que leur vie était moins longue, et Parent-Duchâtelet a soutenu le contraire.

Il est fort difficile, en réalité, de savoir à quoi s'en tenir, à cause de la mobilité de la population manufacturière, incessamment renouvelée par les entrées et les sorties. Tout ce qu'on peut dire, c'est qu'à la manufacture de Paris, M. Mêlier a vu des vieillards qui avaient passé leur vie, depuis leur jeunesse, en travaillant au tabac. Mais s'il y a quelques vieillards, il n'y a que peu ou point de beaux vieillards : la plupart des ouvriers âgés sont asthmatiques, ou du moins ont l'haleine courte. Résulte-t-il des observations dans lesquelles nous venons d'entrer, que la fabrication du tabac soit aussi éminemment dangereuse qu'on le croyait autrefois? Évidemment non. Il est certain du moins qu'elle ne produit pas aujourd'hui les effets dont l'accusait Ramazzini, et le tableau qu'en présente cet auteur, vrai peut-être pour le temps auquel il se rapporte et où la fabrication du tabac, encore peu ancienne, était nécessairement imparfaite, ne saurait caractériser la fabrication actuelle avec tous les perfectionnements qu'elle a subis. Mais peut-on dire qu'elle soit complétement innocente? On ne saurait l'accorder : il faut maintenir, au contraire, que même encore actuellement, et malgré tous ces perfectionnements, elle exerce une action incontestable sur la santé des ouvriers; quiconque observera sans prévention sera forcé de le reconnaître. Cet avis, qui a été émis par le docteur Mêlier, est également celui d'un médecin fort éclairé, le docteur Pointe, attaché à la manufacture de Lyon.

Nous ne nous arrêterons pas à cette assertion qui a été émise déjà depuis assez longtemps touchant l'action préservatrice du tabac pour les fièvres intermittentes. Il en est de même pour la gale, qui, d'après certains auteurs, n'existerait pas chez les ouvriers de ces manufactures. Cette assertion est démentie par le docteur Pointe, qui, au contraire, a rencontré fréquemment la gale parmi eux. Il en est de même pour la question nouvellement soulevée de la phthisie, qui, par une coïncidence singulière, a été signalée à la fois par cinq médecins sur les dix des manufactures disséminées dans toute la France, comme pouvant être améliorée sous l'influence des émanations du tabac. Cette assertion mérite, à coup sûr, une grande attention, mais elle ne doit être reproduite et acceptée surtout qu'avec l'extrême réserve dont on doit difficilement se départir, quand il s'agit de moyens thérapeutiques concernant des maladies aussi généralement incurables. Les principaux moyens proposés par les auteurs pour mettre l'ouvrier employé dans les manufactures à l'abri des propriétés délétères des feuilles de nicotiane, consistent dans l'usage de voiles de gaze placés devant la bouche et les narines, la respiration fréquente d'un air frais, le lavage de la figure avec de l'eau froide, de la bouche avec du vinaigre, l'usage à l'intérieur de l'oxycrat et des boissons émollientes, douces, émulsives, et des vomitifs propres à faire rendre la poussière avalée. Mais de tous ces moyens, les uns sont d'un emploi difficile chez des ouvriers, les autres insuffisants, et le vomitif ne pourrait, dans la plupart des cas, qu'ajouter à la série des accidents qui se seraient développés.

Les meilleurs moyens pour remédier à l'action nuisible que peuvent déterminer, dans l'économie, les émanations qui se dégagent dans ces ateliers, paraissent être : 1° de mettre en usage un mode de fabrication qui s'accompagne d'un dégagement de poussière très peu considérable; 2° de favoriser, par des moyens physiques, la sortie de l'établissement de la quantité de cette poussière qui sera restée dans l'air; 3° enfin, d'éloigner de ce genre de travail tout individu qui serait valétudinaire ou d'une trop grande susceptibilité nerveuse.

On atteindrait le premier but en faisant travailler le tabac à l'état humide; plus il est sec, plus il se dégage de cette poudre fine: ainsi, durant le mois d'août 1827, on livra aux ouvriers de la manufacture de Lyon du tabac beaucoup moins humide que de coutume; plusieurs d'entre eux tombèrent malades, et déclarèrent qu'ils devaient leur indisposition à cette circonstance. Quant à la quantité de cette matière pulvérulente qui se répand autour des ouvriers, quelle que soit la perfection des moyens qu'on emploie dans la fabrication, on en débarrasserait leur atmosphère par les moyens suivants : Il faut d'abord que les ateliers soient grands relativement au nombre d'ouvriers qu'ils doivent contenir; qu'ils soient ouverts du nord au midi, afin que par de simples courants d'air, ils puissent être balayés de cette poussière qui s'établit partout, et qui y séjournerait indéfiniment si l'on n'avait pas le soin d'en favoriser la sortie. Cette ventilation doit être faite en l'absence des ouvriers, et renouvelée deux fois par jour : les fenêtres des ateliers doivent être vastes et s'étendre en hauteur depuis le sol jusqu'au plafond. Enfin, on favorisera la sortie permanente de la poussière du tabac des ateliers où elle est abondante, en y construisant des fourneaux dits d'*appel*.

Il faut dire que l'administration des tabacs n'épargne rien de ce qui peut concerner l'intérêt des ouvriers, et elle parvient ainsi à atténuer progressivement les inconvénients auxquels ils sont exposés.

Il en est de même pour la qualité et pour la pureté de ses produits. C'est ainsi que M. Chevallier ayant signalé, dans un mémoire intéressant, le danger du plomb pour envelopper le tabac, elle a tout aussitôt employé l'étain, bien que ce changement si peu important, en apparence, fût, sur la quantité, un surcroît de dépense considérable. Aussi la présence dans le tabac de la moindre substance étrangère est-elle, pour l'administration, un motif d'en suspecter l'origine et devient-elle un indice de fraude. Nous empruntons au livre si riche de faits et d'observations pratiques du savant chimiste les détails relatifs aux falsifications qui intéressent le plus directement la santé publique.

D'après un travail du docteur W. Lindes (de Berlin), le tabac à fumer est celui qui éprouve le moins de traitement chimique ; il est d'ailleurs difficile, depuis que les cigares sont très répandus, d'y mêler des substances nuisibles.

Il n'en est pas de même du tabac à chiquer, auquel on donne sa couleur sombre et son brillant par une ébullition dans une eau concentrée où l'on a fait macérer le tabac à fumer additionné d'un mélange de sulfate de cuivre et de sulfate de fer.

Le tabac à priser subit encore des mélanges plus nombreux et des préparations plus nuisibles à la santé ; on y ajoute les substances qui entrent dans la composition des sauces, comme le sel marin, le sel ammoniac, la potasse, le salpêtre, la crême de tartre, le suc de tamarin, le miel, la mélasse, le marc de raisin, le vinaigre, etc., et des substances très nuisibles, pour colorer diverses espèces.

M. Chevallier a eu à examiner des tabacs de contrebande qui étaient fabriqués avec des feuilles ramassées dans les jardins publics, et qui contenaient des immondices de toute nature. Pour les faire fermenter, on se servait des liquides les plus sales, qui devaient, au dire de certaines personnes, donner du montant à la préparation. Il a été également chargé, en 1843, d'examiner une poudre vendue comme tabac ; elle n'était composée que de poudres végétales très ténues, de noir d'os et de sable de grès. En 1844, à la suite d'une saisie opérée par les employés de la régie, le sieur C... et la veuve L... furent cités devant le tribunal de police correctionnelle pour avoir fabriqué et vendu un faux tabac composé de sciure de bois d'acajou, de noir d'ivoire, de sel ammoniac, de couperose, de potasse et d'alun. Ils furent condamnés à 1000 francs d'amende pour la vente de cette poudre, à 3000 francs pour la fabrication, et à deux ans de contrainte par corps.

Plusieurs débitants ont été suspendus pour avoir mêlé au tabac de régie de la râpure de tan. Récemment, un entreposeur de tabacs a échappé par le suicide à une poursuite dirigée contre lui pour avoir falsifié avec le tan et le noir animal le tabac qu'il était chargé de livrer aux débitants. Dans une perquisition faite à son domicile par les commissaires de l'administration, on trouva une quantité considérable de ces substances étrangères et les instruments qui servaient à la falsification. En 1846, le sieur L... fut cité devant le tribunal de police correctionnelle pour avoir fabriqué une poudre composée de sel ammoniac, de noir d'ivoire, de poudre de mottes à brûler, et destinée à être mêlée au tabac de la régie dans la proportion de 50 pour 100. Le tribunal condamna le sieur L... à 2000 francs d'amende, à un an de contrainte par corps et à la confiscation de tous les objets saisis. En 1851, le sieur H..., débitant de tabac, traduit en police correctionnelle pour avoir mêlé au tabac du poussier de mottes, fut condamné à trois mois de prison et à 50 francs d'amende.

Il n'est pas jusqu'aux insulaires des Maldives qui n'aient vendu des carottes de tabac bourrées de fiente très sèche et fort bien préparées.

M. le professeur Otto (de Copenhague) a signalé un tabac dit Macouba, fraudé avec 16 pour 100 de minium. Cette dangereuse falsification ne fut connue qu'après la mort d'un botaniste danois très distingué, qui, ayant usé d'un pareil tabac, succomba victime d'une intoxication saturnine. Une pareille fraude serait décelée en mettant à la surface de l'eau une certaine quantité du tabac suspect ; on verrait tout de suite l'oxyde de plomb se précipiter. Il serait préférable d'avoir recours à la calcination, de traiter les cendres par l'acide nitrique étendu ; la solution acide, évaporée à siccité et reprise par l'eau, serait essayée par les réactifs convenables. On a retrouvé aussi dans le tabac de l'orpiment, du cinabre, destinés, sans doute comme le minium, à colorer diverses espèces. On dit même avoir parfois constaté dans le tabac la présence du sulfure d'antimoine.

Bibliographie. — *Mémoire sur les véritables influences que le tabac peut avoir sur la santé des ouvriers occupés aux différentes préparations qu'on lui fait subir*, par Parent-Duchâtelet et d'Arcet (*Ann. d'hyg. et de méd. lég.*, t. I, p. 169). — *De la santé des ouvriers employés dans les manufactures de tabac*, rapport à l'Académie de médecine, par M. Mélier (*Bullet. de l'Acad.*, t. X, p. 569, et *Ann. d'hyg.*, t. XXXIV, p. 241). — *Note sur les ouvriers qui travaillent le tabac en Belgique et en Angleterre*, par Chevallier (*Ann. d'hyg. et de méd. lég.*, t. XXXIV, p. 300). — *Observations sur les maladies auxquelles sont sujets les ouvriers employés à la manufacture royale de tabac de Lyon*, par le docteur Pointe. Lyon, 1828. — *Sur les maladies résultant de l'abus du tabac, et sur l'action physiologique de cette substance*, par MM. Laycock et Wright (*London medical Gazette*, nouvelle série, t. III, p. 1846), traduit par M. Guérard (*Ann. d'hyg. et de méd. lég.*, t. XXXVIII, p. 337). — *Note sur le tabac et les principales substances enivrantes*, par le même (*Ibid.*, t. XLVIII, p. 321). — *De l'influence de la salubrité du tabac sur la santé des ouvriers*, par Maurice Ruef (*Gazette médicale de Strasbourg*, mars 1845). — *Note sur la présence de divers sels* *de plomb dans le tabac*, par M. Chevallier (*Ann. d'hyg. et de méd. lég.*, t. VI, p. 197). — *Dictionnaire des falsifications*, par le même. — *Note sur l'innocuité des fabriques de tabac*, extraite des travaux de la Société de médecine de Rio de Janeiro (*Ann. d'hyg. et de méd. lég.*, t. X, p. 191). — *Rapport à M. le ministre du commerce*, par M. Siméon, directeur général de l'administration des tabacs. Paris, 1843 (*Ibid.*, t. XXX, p. 243). — *Analyse du tabac*, par M. Barruel (*Comptes rendus de l'Académie des sciences*, décembre 1845). — *Ueber Bleigehalt der Schnupftabake, mit besonderer Beziehung zu Leipzig*, von Dr Sonnenkalb (*Zeitschrift für Staatszarzneikunde*. Heft, II, 1859). — *Monographie du tabac*, par Ch. Fermond. Paris, 1857. — *Mémoire sur cette question : L'arsenic ou d'autres poisons volatils introduits dans des cigares peuvent-ils donner lieu à un empoisonnement chez ceux qui les fument ?* par A. Abben (*Ann.*, 2e série, t. V, p. 225).

TAFFETAS CIRÉS ET VERNIS — Les fabriques de taffetas cirés et vernis appartiennent à la première classe des établissements insalubres, en raison des dangers d'incendie et de la mauvaise odeur.

TAILLEURS. — Il est peu de professions dans lesquelles, outre les accidents produits par le travail sédentaire, et notamment la chloro-anémie et la phthisie pulmonaire, on rencontre des déformations physiques aussi tranchées que dans celle du tailleur.

Par suite de l'attitude particulière dans laquelle ils travaillent constamment assis, les jambes croisées et le corps penché en avant, il survient des deux côtés : 1° une tumeur rouge plus ou moins volumineuse, quelquefois grosse comme une noix, et très molle sur les malléoles externes ; 2° une seconde tumeur semblable, mais moins considérable, sur le bord externe du pied, au niveau de l'extrémité tarsienne du cinquième métatarsien ; 3° enfin une callosité rougeâtre sur le cinquième orteil.

Chez les jeunes ouvriers, qui n'exercent pas leur état depuis longtemps, au lieu de tumeurs, on trouve simplement une rougeur vive bien circonscrite, accompagnée d'un léger gonflement.

Outre ces déformations caractéristiques des extrémités inférieures, les tailleurs présentent encore à la partie inférieure du thorax une dépression considérable, causée par la voussure de la poitrine.

Cette dépression, que l'on peut être tenté de comparer avec celle qui existe chez les cordonniers, en est cependant bien distincte.

Placée plus bas, au-dessous de l'appendice xiphoïde, elle n'est pas limitée à un point du sternum, et résulte d'une déformation de la totalité du thorax.

TAILLEURS DE CRISTAL. — *Voy.* CRISTAL.

TAILLEURS DE PIERRE. — *Voy.* CAILLOUTEURS, MEULES.

TALC. — *Voy.* Cosmétiques, Mouleurs en cuivre.

TANNERIES, MÉGISSERIES, CORROIERIES.—Comme tous les ateliers où l'on prépare les matières animales, les tanneries sont des foyers d'émanations plus ou moins désagréables, mais que l'on ne saurait considérer comme insalubres. Il n'est presque pas de ville un peu considérable où il n'existe de semblables établissements, et nous voyons partout les Conseils d'hygiène unanimes pourre connaître que les mégisseries ne présentent que très peu d'inconvénients, et pour les autoriser sous certaines conditions.

La préparation des peaux comprend une série d'opérations qu'il est bon de rappeler. Les peaux apportées fraîches ou en vert, ou préalablement salées et séchées dans les établissements de tannerie, sont immédiatement soumises, soit à un traitement par la chaux, soit à l'action de la vapeur ou d'un courant d'eau chaude, soit enfin à l'action de l'eau courante; après quoi les poils sont enlevés facilement par le grattage. Cette première partie des opérations, que facilite le voisinage d'un cours d'eau, est désignée sous le nom de travail de rivière, et explique la situation de la plupart des tanneries. Il peut cependant se faire sans difficulté dans l'intérieur des établissements. Le cuir, ainsi préparé, est soumis au tannage, soit par la mise en couche des peaux et du tan ou écorce de chêne broyé, soit par l'action de l'alun. A ces opérations longues et prolongées succèdent le séchage et le graissage, à l'aide du suif fondu ou de l'huile de dégras. Les manipulations du corroyeur et des maroquiniers, qui mettent les peaux, plus ou moins finement préparées, en état d'être travaillées, sont moins compliquées, et consistent surtout dans l'humectation, le battage, le graissage et la teinture des cuirs.

Ce court aperçu suffit pour faire voir que l'industrie du tanneur donne lieu à la production d'une grande quantité de résidus solides et liquides de nature organique et facilement putrescibles, dont l'amas constituerait une cause évidente d'insalubrité. Mais ces inconvénients peuvent être facilement évités à l'aide de précautions très simples.

Les peaux fraîches doivent être immédiatement, au moment même de leur arrivée, plongées dans l'eau de chaux ou dans tout autre liquide, qui les rende imputrescibles. Les citernes destinées à recevoir les eaux sales, les plains, les cuves, les fosses, doivent être parfaitement étanches; les cours et toutes les dépendances des usines doivent être pavées de grès rejointoyé, et présenter une inclinaison suffisante pour diriger tous les liquides dans la citerne. Les eaux sales, dites eaux grasses, doivent être transportées hors de l'établissement, soit par des égouts souterrains, soit dans des tonneaux bien fermés jusqu'à des cours d'eau où elles puissent être déversées sans inconvénient. La bourre et la tannée ne pourront être conservées dans l'intérieur des usines.

Les tanneries, mégisseries et corroieries sont rangées dans la deuxième classe des établissements insalubres.

Nous terminerons en signalant une particularité récemment indiquée, et relative à l'influence de la profession de tanneur.

Les mégissiers sont sujets à des maladies des doigts, qui résultent de l'emploi d'un mélange de chaux et d'orpiment (sulfure d'arsenic) pour l'ébourrage des peaux. La première consiste, ainsi que l'a observé M. le docteur Armieux (d'Auvray), en une ecchymose qui envahit la partie interne des doigts là où l'épiderme est très mince. Cette ecchymose, qui a un aspect noirâtre, dure ainsi plusieurs mois sans être bien pénible; plus souvent la peau s'ulcère, et alors l'ouvrier éprouve des souffrances atroces par le contact des surfaces saignantes avec la chaux, dont il est impossible de se passer pour préparer les peaux. Quelques jours de repos et l'application d'un corps gras suffisent ordinairement pour guérir cette maladie, mais elle récidive souvent quand l'ouvrier s'expose de nouveau à la cause qui l'a produite, le contact permanent avec l'eau de chaux. Les mégissiers appellent ce mal *choléra des doigts*.

La seconde maladie est nommée par eux *rossignol*, parce qu'elle est encore plus douloureuse et qu'elle leur fait jeter des cris de douleur. Elle consiste en un petit trou qui se forme à l'extrémité de la pulpe des doigts; ce trou, qui paraît être capillaire, est dû à l'amincissement de la peau corrodée par la chaux. Il y a exsudation de gouttelettes de sang, communication de l'air avec les papilles nerveuses et douleurs atroces. Les ouvriers continuent leur métier malgré cela, et n'en éprouvent pas de conséquences fâcheuses. Le mal disparaît sans médication aucune, par la simple suspension du travail.

« Si les ouvriers, dit M. Armieux, voulaient s'astreindre à porter des gants huilés, il est probable qu'ils s'affranchiraient de ces désagréables accidents. Je les ai conseillés; on m'a répondu invariablement : « Ce n'est pas l'habitude », tant il est vrai que la routine est le plus terrible et le plus incurable de tous les maux. » M. Boudet a proposé de substituer le sulfure de sodium au sulfure d'arsenic dans les opérations de la mégisserie.

Bibliographie. — *De la main des ouvriers et des artisans au point de vue de l'hygiène et de la médecine légale*, par Max. Vernois. Paris, 1862, p. 49 et planche II.

TAPIS. — *Voy.* BATTAGE DE TAPIS.

TARTRE (Raffinage du). — Le raffinage du tartre, quoique ne présentant que fort peu d'inconvénients, est rangé dans la deuxième classe des établissement insalubres.

TEINTE (Vin de). — *Voy.* Vins.

TÉRÉBENTHINE. — *Voy.* Résines.

TÊTES D'ANIMAUX (Cuisson des). — *Voy.* Abattoirs.

THÉ. — Le thé, dont l'usage en France ne date guère que des premières années de la restauration, était déjà depuis plus d'un siècle répandu en Angleterre. Vers 1650, la Compagnie des Indes y fit ses premières importations de thé; en 1666, elle en fit acheter 22 livres et demie qui lui coûtèrent 36 livres sterling (environ 900 fr.), pour en composer un présent agréable au roi; et en 1674, ses registres en mentionnent encore 55 livres pour cadeaux. En 1669, les importations furent, en Angleterre, de 143 livres; en 1700, elles étaient de 91 000 livres; en 1750, de 2 041 000 livres; en 1800, de 25 millions. La consommation de l'Angleterre seule est actuellement de 70 millions de livres, tandis que celle de la France n'est que de 300 000 kilogrammes environ.

Les relevés de la douane anglaise, consultés par M. Robert de Massy, portent à 31 millions de kilogrammes la quantité de thé importé à Londres seulement. Pour une population de 2 600 000 habitants, cette quantité représenterait une consommation moyenne de 11 kilogrammes 800 grammes, chiffre évidemment excessif, s'il n'était probable qu'une partie est consommée hors de Londres.

Il n'est pas sans intérêt pour l'hygiène de connaître la manière dont le thé se récolte et se prépare en Chine.

La première récolte du printemps commence aux premiers jours d'avril. Les feuilles les plus tendres sont choisies pour le thé vert; on les cueille une à une, en ayant soin d'en laisser une partie adhérente au pétiole. Les bourgeons cueillis sur les plus hautes branches forment le *thyson;* les feuilles les plus délicates donnent la *poudre à canon.*

Lorsque la cueillette des feuilles destinées au thé vert est terminée, on fait la récolte du thé noir. Les premières feuilles qui ne sont encore qu'en bourgeon, donnent le *pekoë* à pointes blanches. Quelques jours après se récolte le *pekoë noir.* Le *souchong* se récolte au mois de mai, et le *congo* à la fin de juin. La dernière récolte donne le thé le plus inférieur, ou le *bohéa.*

Toutes ces cueillettes se font avec une dextérité merveilleuse. Les ouvriers dépouillent les arbres avec la plus grande rapidité, et remplissent en peu de temps la corbeille qu'ils portent suspendue à leur cou. Chaque ouvrier peut récolter 20 kilogrammes de feuilles par jour.

Les feuilles récoltées doivent, comme le café et le cacao, être soumises à une torréfaction qui développe et concentre leurs aromes. Cette torréfaction a lieu sur des plaques ou plutôt dans des bassins de fonte chauffés par des fourneaux de maçonnerie. On plonge d'abord les feuilles dans l'eau bouillante, pendant une minute ; on les retire, on les égoutte, et on les jette sur des plaques de fer, puis on remue vivement ces feuilles avec les mains. Au bout de quelques minutes, elles sont retirées et étendues sur des nattes ; on les macère avec la main, en faisant toujours jouer l'éventail pour les refroidir ; puis on les roule une à une, ou plusieurs ensemble, suivant la finesse des différentes qualités. On procède ensuite à la dessiccation, qui a lieu lentement, à l'aide de plusieurs fourneaux diversement chauffés, et un jour après que cette opération est menée à bonne fin, on procède au triage qui a toujours lieu après la torréfaction.

Ces différentes manipulations sont longues, délicates, souvent fort douloureuses pour ceux qui les opèrent, toujours exposés à toucher de leurs mains des plaques chauffées au rouge, et obligés de respirer les vapeurs âcres et délétères qu'exhale la feuille verte ainsi traitée. Plusieurs ne sont encore qu'imparfaitement connues des Européens, et pour les qualités fines, comme le *sichée*, espèce de thé sacré que les Chinois réservent pour les solennités religieuses, les procédés de fabrication sont tellement compliqués, que, sur cent torréfacteurs, un à peine les connaît.

Certains secrets de fabrication qui font toute la valeur du procédé nous sont d'ailleurs complétement cachés; ainsi il est incontestable qu'on aromatise la feuille de thé à l'aide de fleurs et de plantes étrangères : les fleurs de l'olivier odorant, de camellia, d'oranger, de jasmin d'Arabie, de magnolia, l'anis étoilé, etc., servent à cet usage. Mais à quelle époque de la fabrication, où et par quels procédés ces aromes sont-ils mêlés ensemble? Les investigations des savants et des voyageurs sont infructueuses sur ces importantes questions. Ce qu'il y a de bien certain, c'est que les thés du Brésil, de Java et des Indes, quels que soient leur belle venue et les soins apportés à leur culture et à leur récolte, ne possèdent jamais les qualités que les thés de Chine et du Japon ne doivent qu'aux procédés de fabrication.

Pour les thés verts, dont la manipulation est bien plus longue, plus patiente, plus délicate que celle des thés noirs, on leur donne une couleur uniforme en y ajoutant à la dernière cuisson environ une cuillerée à café pour 7 livres de thé, d'un mélange composé de sulfate de chaux et d'indigo, mixtion innocente qui n'ajoute ni n'ôte rien aux qualités aromales ou médicinales du thé. C'est à tort qu'on a prétendu que les thés verts étaient colorés par des sels de cuivre. Le cuivre ne touche jamais le thé, et si sa présence a été constatée dans quelques-uns, la sophistication s'en était seule servie pour donner de l'apparence à des thés usés ou avariés.

Lorsque le thé est encore jeune, il possède des propriétés narcotiques qui disparaissent en vieillissant. On le conserve alors, pendant un temps plus ou moins long, dans des caisses, ou, pour les qualités inférieures, dans des corbeilles, et lorsque le temps, en lui faisant perdre ses principes nuisibles, a développé ses aromes, on l'entasse dans des caisses hermétiquement fermées, qu'on livre au commerce.

THÉATRES. — La question de la salubrité des théâtres et des conditions hygiéniques que devraient offrir ces lieux de récréation et de repos, n'a jamais été mieux comprise que par M. Émile Trélat, qui unit si heureusement à la science de l'architecte et de l'ingénieur le sens héréditaire de l'observateur et de l'hygiéniste. Grâce au travail ingénieux et brillant qu'il a publié sur ce sujet, et auquel nous empruntons les lignes qui vont suivre, nous sommes en mesure de résumer les vrais principes de l'hygiène des salles de spectacle, où de plus en plus se presse la foule de nos grandes villes.

« La souffrance du spectateur dans nos salles de théâtre est notoire. Actuellement ce spectateur est soumis à une température généralement beaucoup trop élevée et jamais réglée; il respire un mauvais air; il entend mal dans un grand nombre de places; et, dans toutes nos salles, même dans les meilleures, le son se répartit inégalement. Il est, pour un grand nombre de places, mal assis ou gêné dans les changements d'attitude nécessités par une longue attention en même lieu; il voit incomplétement de presque toutes les places, très mal de quelques-unes, bien de quelques autres.

» L'utilisation des procédés que l'expérience a consacrés dans des applications importantes et connues, après que la science les avait indiqués, et l'emploi des ressources nouvelles que l'industrie donne à l'art, permettent aujourd'hui à l'architecte d'obtenir, sans accroissement sensible de dépenses, les résultats suivants : avoir une température régulière et douce dans toutes les parties de la salle et dans toutes les saisons; respirer un air sain, largement et également renouvelé dans toutes les parties de la salle; entendre bien et également bien dans toutes les parties de la salle; être convenablement assis partout avec une suffisante liberté dans les attitudes; voir complétement de la plus grande partie des places, bien des autres.

» C'est-à-dire que le constructeur de théâtre est aujourd'hui en mesure de remédier complétement aux quatre cinquièmes des vices qui affectent nos salles.

» Mais son action sera surtout efficace pour l'audition et la salubrité.

» Ici l'art peut tout et tout bien faire. Il le peut simplement, par un moyen unique et efficace. On ne respire pas dans nos salles; on y est soumis à une température excessive, parce que le vaisseau étant relativement restreint et à peu près clos, il ne s'y fait naturellement aucun renouvellement d'air, et que les pauvres artifices imaginés pour ventiler n'y produisent, à vrai dire, qu'un résultat insensible aux spectateurs. On ne le croirait pas; mais il n'a rien été fait jusqu'à présent pour modifier cet état de choses, qui, sans difficultés techniques et sans dépenses considérables, peut être victorieusement changé, même dans nos anciennes salles. Maintenant, il se fait, en pure perte, une ventilation qui, en volume d'air entré dans la salle et extrait de la salle, représente la quantité d'air suffisante à un excellent aérage de tous les spectateurs. A l'Opéra de Paris, plus de 100 000 mètres cubes d'air sortent, chaque heure, par la cheminée qui surmonte le lustre; cela représente pour chaque spectateur un cube de plus de 50 mètres (1). Mais cet air, sait-on à quoi il sert? Il sert à ventiler, assainir et remuer sans utilité aucune, et avec des inconvénients conséquents que j'indiquerai plus loin, l'atmosphère centrale du vaisseau, atmosphère non habitée, non respirée par les spectateurs. En effet, ces 100 000 mètres cubes qui sortent par la cheminée du lustre proviennent, pour les neuf dixièmes, de la scène, et, pour le dernier dixième, de bouches distribuées dans la salle, ou sous les banquettes du parterre et au pourtour des loges. En sorte que, sous l'influence du lustre, qui détermine un courant dans sa cheminée, il se produit à la partie centrale de la salle une colonne d'air ascensionnelle composée de veines fluides, venues en grande partie de la scène, et qui montent directement jusqu'à l'orifice de sortie, sans avoir bénéficié en rien au public. — En sorte que, si l'on pouvait teindre en couleur éclatante toutes les particules d'air mises en mouvement dans nos salles, on verrait constamment une masse compacte et colorée embrasser toute l'ouverture de la scène et s'avancer au-dessus du parterre jusqu'aux deux tiers environ de la profondeur de la salle, en s'infléchissant et se rétrécissant pour aller verticalement s'engager dans la cheminée du lustre. Cette masse d'air coloré serait rejointe par quelques linéaments, partant de points régulièrement épars dans la salle et se confondant dans le courant vertical.

» C'est ainsi que s'opère l'énorme et insuffisante ventilation de toutes

(1) Il y a 1900 places à l'Opéra.

nos salles de théâtre. C'est ainsi que pénètrent, traversent et s'échappent, en deçà des places occupées, de grandes quantités d'air mises en mouvement sans profit pour la pureté et pour la température de l'atmosphère respirée par les spectateurs.

» Faut-il, après cela, s'étonner que tout le monde soit si mal à son aise au théâtre; que l'hiver on y ait mal à la tête et souvent froid aux pieds; que l'été on y étouffe partout? Non; mais il faudrait condamner l'architecte, si, prévenu désormais d'un pareil état de la question, il ne préparait une solution qui fût un remède au mal constaté. Est-il en mesure de le faire? On s'en convaincra plus loin.

» La ventilation par le lustre est un mouvement d'air produit en pure perte, qui n'aère pas le spectateur; qui ne permet pas de lui assurer une température convenable et régulière (résultat qu'on ne peut obtenir que par un renouvellement d'air porté à une température réglée dans le voisinage des places occupées); qui est un double obstacle à la répartition égale du son: 1° par le courant, qui entraîne directement hors de la salle les couches d'air que la voix de l'acteur met les premières en vibration; 2° par les différences de densités qu'elle entretient dans l'atmosphère de la salle (conséquence de la répartition inégale de la température).

» Alors, que faut-il faire? A peu près le contraire de ce qui se fait. Il faut: 1° Renoncer à l'idée séduisante, mais erronée et surannée, d'utiliser la chaleur du lustre pour renouveler l'air de la salle.

» 2° Organiser un courant d'air suffisant, régulier, uniforme, également réparti sur tous les espaces occupés par les spectateurs et toujours porté à la température la plus agréable et la plus saine; de telle sorte qu'en tout temps et en toutes ses parties, la salle soit maintenue dans un état atmosphérique tel, que le thermomètre et le baromètre y marquent simultanément les mêmes degrés.

» 3° A cet effet, disposer ce courant de manière que l'air vienne de la scène, pénètre dans la salle en s'épanouissant régulièrement de tous côtés, puis s'échappe derrière les spectateurs. Cet air, passant ainsi forcément et insensiblement à travers le public, serait un véritable et fidèle distributeur de température convenable et de son, la température, haute en hiver, basse en été, prise aux bouches béantes sur les montants de l'avant-scène, le son venant du même point de départ, la scène. Il va sans dire que les bouches d'introduction d'air seraient en communication avec les calorifères ou les prises d'air frais selon la saison.

» 4° Pourvoir au mouvement assuré de l'air, soit à l'aide de machines insufflantes poussant cet air dans la salle et le forçant à s'échapper par les bouches de sortie, soit par une aspiration fonctionnant au delà de ces bouches, soit par les deux moyens simultanément.

» 5° En tous cas, réglementer l'ouverture des bouches de sortie avec un soin tel, que le débit soit absolument égal à tous les orifices.

» Mais est-ce que tout cela est réalisable?

» Il y a en France, à Paris, un établissement qui devrait faire l'admiration du monde entier, par la parfaite salubrité dont une ventilation artificielle a pourvu les nombreuses salles qui y sont affectées au soulagement des malades. Il s'agit ici de l'hôpital Lariboisière (1). Dans cet hôpital plus de 300 malades, répartis en neuf salles d'égale capacité, bénéficient chacun d'un renouvellement régulier d'air, qui mesure 100 mètres cubes par heure. Cette atmosphère courante est toujours saine et maintenue à une température convenable; en hiver elle est chauffée; en été elle est prise à la tête d'un clocher assez haut, pour être relativement fraîche. Ce régime luxueux d'air pur, qui décuple et plus la quantité que la science avait, jusqu'à ces dernières années, assignée à la consommation de l'homme, fait des salles de l'hôpital Lariboisière un modèle de salubrité artificielle d'autant plus curieux, qu'il se montre à travers les conditions les plus ingrates : la maladie, les remèdes, les pansements. Les odeurs insupportables, produits ordinaires de ces lieux de souffrances, ont complétement disparu. L'air est pur au milieu des miasmes de la maladie, et plusieurs de nos hôpitaux sont maintenant pourvus des mêmes avantages.

» Et ce résultat excellent, sait-on à quel prix on l'obtient?

» Chaque mètre cube d'air de ventilation chauffante ou rafraîchissante, y compris l'intérêt et l'amortissement du capital engagé dans la construction des appareils, coûte à l'administration de Lariboisière 0f,000207, soit 21 cent-millièmes (2). Mais, dans cet établissement, les dispositions locales sont aussi défavorables que possible à l'économie, à cause de l'éloignement excessif des insufflateurs; et,

(1) L'hôpital Lariboisière peut recevoir 612 malades, hommes et femmes, dans les six pavillons qu'il comprend ; mais il n'est ici question que des trois pavillons de droite affectés au service des hommes et desservis par des appareils de ventilation et de chauffage exécutés sur les plans résultant du mariage d'un projet de MM. Thomas et Laurens et d'un projet de M. Grouvelle.

(2) Ce prix très bas du mètre cube d'air de ventilation se lie pourtant à une dépense annuelle qui, pour chaque malade de Lariboisière, s'élève à 180 francs. Cette dépense excessive fait grand honneur au sens et aux efforts philanthropiques de notre temps, mais elle ne saurait être un entraînement vers l'application théâtrale. Elle est d'ailleurs spéciale à la ventilation des malades, ventilation de traitement, continue, permanente et tout exceptionnellement énergique. On voit plus loin quelle différence économique sépare cette dernière de l'aérage parfait des salles de spectacle.

Les chiffres qui précèdent sont extraits du rapport fait par MM. Émile Trélat et Henri Péligot à l'administration de l'assistance publique sur les avantages respectifs des deux systèmes de ventilation et de chauffage établis en concurrence à l'hôpital Lariboisière.

cela est tellement vrai, que, pour d'autres hôpitaux plus récemment ventilés avec des conditions locales moins difficiles, ce chiffre est descendu à 9 cent-millièmes (0f,00009). J'adopte ce dernier prix, et je l'applique à une ventilation très largement suffisante pour de grandes assemblées où la santé ne fait pas défaut. Voici ce que je trouve.

» Dans un théâtre, le séjour d'un spectateur, auquel on fournirait avec certitude une atmosphère toujours saine, alimentée par un renouvellement de 50 mètres chaque heure, et une température toujours agréable, coûterait, par soirée de cinq heures, quatre centimes et demi.

» Je le demande : quelle administration de théâtre, si elle y réfléchissait, hésiterait un instant à augmenter, à aussi bon compte, le nombre de ses spectateurs, attirés désormais par le double intérêt du spectacle et du bien-être qu'on y trouverait, au lieu d'être, comme maintenant, tiraillés entre le désir de la scène et la crainte de la fatigue ou du malaise?

» Y a-t-il un seul empêchement à ce qu'il en soit ainsi dans une salle de spectacle? N'est-ce pas cette solution même que j'ai préconisée? L'air, préparé d'avance, insufflé à l'avant-scène, traversant la salle dans tous les sens pour aller sortir aux orifices d'évacuation ménagés sous les banquettes de l'orchestre, du parterre et de la partie basse postérieure des loges : le trajet forcé qu'il effectuera pour sortir par ces bouches (1) n'assurera-t-il pas, comme pour les malades de l'hôpital modèle, une répartition générale et régulière sur les spectateurs? ne leur procurera-t-il pas aussi, d'ailleurs, une température constante et homogène? L'air ainsi sera partout d'égale densité, et toutes les conditions d'une bonne et prompte distribution du son seront remplies, comme cela ne s'est encore vu nulle part, si, d'un autre côté, les précautions d'agencement architectural de la salle et d'emploi de matières convenables ont été prises.

» Un pareil résultat obtenu, que resterait-il donc à faire pour constituer une salle parfaite relativement à nos besoins? Je ne crains d'entraîner personne à la suite d'une erreur, en disant qu'il n'est pas un architecte de mérite qui n'y parvienne sûrement par la simple application des excellents principes contenus dans le livre de M. Lachez, et par l'utilisation de la disposition que l'on trouvera dans le traité de M. Cavos. »

(1) Rien n'empêchera de préparer un appel complémentaire dans les canaux extérieurs à la salle où déboucheront les sorties d'air.

ARRÊTÉ DU 12 MAI 1852 SUR LE SERVICE MÉDICAL DES THÉATRES.

Nous, préfet de police, vu les instructions qui nous ont été adressées, les 19 février et 30 avril derniers, par M. le ministre de l'intérieur, relativement au service médical à instituer dans les théâtres ;

L'arrêté, en date du 23 février dernier, par lequel M. le ministre de l'intérieur a réglé ce service à l'Opéra, arrêtons ce qui suit :

Article 1er. Dans chaque théâtre ou salle de spectacle de Paris, il y aura un service médical qui sera composé d'un nombre de médecins en rapport avec l'importance de l'établissement.

Art. 2. Le service sera divisé par semaine et réglé entre les médecins, à la fin de chaque mois, pour le mois suivant. Il sera communiqué au directeur qui, après l'avoir approuvé, nous en donnera connaissance.

Art. 3. Ce service devra être distribué de manière qu'il y ait constamment un médecin présent dans la salle, depuis le commencement jusqu'à la fin de la représentation.

Lorsque le service de la soirée sera partagé entre plusieurs médecins, aucun d'eux ne pourra se retirer avant d'avoir été relevé par un de ses collègues.

Il y aura aussi, à chaque répétition générale des pièces à spectacle, un médecin de service qui sera prévenu par la direction.

Art. 4. Lorsqu'un des médecins voudra échanger son tour de service de semaine, il devra en prévenir le commissaire de police de la section, en lui justifiant du consentement par écrit de son remplaçant, avant l'ouverture des bureaux.

Art. 5. Une stalle d'orchestre ou de balcon sera réservée, chaque jour de représentation, pour le médecin de service de la salle. Elle devra être placée le plus près possible de l'une des portes d'entrée. A la place du numéro, elle portera ces mots : *Médecin de service.*

Art. 6. Le médecin de service se rendra, chaque matin, à la direction du théâtre auquel il sera attaché, pour savoir s'il y a lieu de constater à domicile les maladies d'artistes ou d'employés qui motiveraient des refus de service. En cas d'urgence, le directeur devra le faire prévenir à domicile.

Art. 7. Un local sera mis, dans l'intérieur des bâtiments, à la disposition des médecins de service. Il devra être convenablement meublé, chauffé, éclairé, et contenir une petite pharmacie dont la composition sera réglée par nous, et placée sous la surveillance d'un membre du Conseil de salubrité.

Art. 8. Des rapports trimestriels sur le service médical seront adressés par nous à M. le ministre de l'intérieur.

Art. 9. La nomination des médecins dans les théâtres et spectacles, à l'exception du théâtre de l'Opéra, qui est en dehors de ce règlement, et le remplacement des médecins qui manqueraient à leur service ou se feraient remarquer par leur inexactitude, seront faits par M. le ministre de l'intérieur, d'après nos propositions et sur la présentation des directeurs.

Leurs fonctions seront gratuites. Leur révocation, pour manquement et inexactitude dans leur service, sera proposée par nous à M. le ministre de l'intérieur.

Signé PIETRI.

ÉTAT DU MOBILIER, DES MÉDICAMENTS ET OBJETS DE PANSEMENT DEVANT EXISTER DANS LES CHAMBRES DU SERVICE MÉDICAL DES THÉATRES ET SALLES DE SPECTACLE, EN VERTU DE L'ARTICLE 7 DE L'ARRÊTÉ DU 12 MAI 1852.

Mobilier.— Un lit ou un canapé suffisamment long et large pour recevoir une personne et appliquer un premier pansement de fracture ; un oreiller, trois chaises, une table ; une cuvette, un pot à eau, deux verres, une carafe, un sucrier, un verre d'étain fin, une cuiller à café, une cuiller à bouche ; deux chandeliers, quatre serviettes, un savon de toilette ; une couverture de laine, deux morceaux de flanelle d'un mètre pour frictions ; un placard ou une armoire suffisamment grande pour recevoir les médicaments et objets de pansement, mis en ordre et en évidence de manière à être promptement trouvés au besoin.

NOTA. — Cette armoire doit avoir deux clefs, l'une pour les médecins de service au théâtre, l'autre pour une personne désignée par le directeur. Sur la porte de l'armoire et à l'intérieur, on doit afficher la liste des objets qu'elle renferme, avec les doses des médicaments prescrits.

Médicaments. — 125 grammes d'eau distillée de menthe, 125 grammes d'eau de Cologne, 250 grammes d'eau-de-vie camphrée ; un flacon de 50 grammes d'amiante imprégné d'ammoniaque, deux flacons, de 30 grammes chacun, d'éther sulfurique ; 125 grammes d'eau de fleur d'oranger, 125 grammes d'acétate d'ammoniaque liquide ; dix paquets d'émétique, de 5 centigrammes chacun, dans un flacon à large goulot ; 500 grammes de farine de moutarde, 500 grammes de sel gris, 500 grammes de sucre.

Objets de pansement. — Une pièce de sparadrap, deux pièces de taffetas d'Angleterre ; 100 grammes d'amadou, 125 grammes de charpie ; une douzaine de compresses de 30 centimètres de long sur 25 de large, six bandes de 2 mètres de long sur 5 centimètres de large ; six épingles à suture, six serres-fines, 30 grammes d'épingles ordinaires ; deux attelles à fracture de cuisse, deux attelles à fracture de jambe, deux attelles à fracture de bras, quatre coussins de balles d'avoine, deux draps fanons, une pièce de ruban de fil écru.

PORTE-SECOURS *propre à être transporté dans toutes les parties de la salle, garni des objets ci-après.* — 100 grammes de sirop d'éther, un flacon de 30 grammes rempli d'amiante imprégné d'ammoniaque ; 30 grammes d'eau de mélisse, 30 grammes de teinture de menthe, un flacon de sel volatil de vinaigre ; deux lancettes, une paire de ciseaux ; une pièce de taffetas d'Angleterre, un morceau d'agaric, un peu de charpie, quelques bandes de 2 mètres, quelques compresses.

Appareils pour les cirques, l'Hippodrome et les Arènes impériales seulement. — Quatre appareils complets à fracture, ainsi composés, savoir : un de cuisse, un de jambe, un de bras, un d'avant-bras.

L'état qui précède a été approuvé par M. le préfet de police et notifié à tous les directeurs des théâtres.

Bibliographie. — *Le Théâtre et l'architecte*, par Émile Trélat. Paris, 1860. — *Sur la ventilation et l'éclairage des salles de spectacle*, par A. Tripier (*Ann. d'hyg. et de méd. lég.*, 2e série, t. X, p. 67, t. XII, p. 107, t. XVI, p. 229). — *Acoustique et optique des* *salles de réunions publiques*, par Lachez. — *Traité de la construction des théâtres*, par M. Cavos. — *Des modifications à introduire dans les salles de spectacle au double point de vue de l'hygiène des artistes et de l'éclairage de la scène*, par Bonnafont (*Revue britannique*, 1861).

TEINTURERIES. — Les ateliers de teinture, même établis sur une grande échelle, ne présentent pas, en général, de graves inconvénients au point de vue de la salubrité. Ils sont cependant rangés dans la deuxième classe, lorsqu'ils comprennent des soufroirs, tandis que les simples teinturiers dégraisseurs ne sont placés que dans la troisième.

Les inconvénients les plus apparents de ces sortes d'établissements sont, d'une part, la fumée qui s'échappe des fourneaux, et la vapeur d'eau que dégagent les chaudières; de l'autre, l'écoulement des eaux de lavage. On conçoit sans peine par quels modes de construction et de dispositions intérieures ou extérieures on peut remédier à ces inconvénients.

Mais il convient d'y joindre la composition des bains de teinture, qui, dans certains cas, a pu donner lieu à des vapeurs plus ou moins nuisibles. Ainsi le Conseil de salubrité de Rouen a eu anciennement à s'occuper d'une teinturerie d'où s'échappaient des émanations de chlorure d'étain, qui portaient une grave atteinte à la santé des voisins.

Dans son étude sur les lésions communes que l'on peut observer dans les diverses industries, M. Vernois signale des irritations vives de la peau des doigts et des mains causées par quelques sels, comme par exemple le bichromate de potasse, employé dans la teinture en noir de la laine.

TÉLÉGRAPHES ÉLECTRIQUES (CROCHETS ÉMAILLÉS DES). — *Voy.* PLOMB.

THONS. — *Voy.* SALAISONS, SARDINES.

TISSERANDS. — *Voy.* PLOMB.

TOILES CIRÉES. — *Voy.* CUIRS VERNIS, TAFFETAS CIRÉS ET VERNIS.

TOLES. — Les fabriques de tôle vernie, en raison de la mauvaise odeur et du danger d'incendie, sont placées dans la deuxième classe des établissements insalubres.

TOURBE. — *Voy.* COMBUSTIBLES.

TOURBIÈRES. — *Voy.* MARAIS.

TOURNEURS. — Le travail des tours donne lieu à des déformations nombreuses et persistantes. Chez le tourneur en bois, la main gauche, qui tient le ciseau fortement pressé entre l'index et le pouce, présente sur le bord cubital de l'index un durillon semi-lunaire, au niveau de la première phalange. Dans le point correspondant, on trouve sur le pouce, au niveau de l'articulation métacarpo-phalangienne, un calus très gros, dur et saillant. Un autre calus existe sur le bord cubital de la main, au niveau et à l'extrémité du grand pli transversal, et sur le petit doigt, au niveau du pli de flexion de la dernière phalange. En même temps tous les doigts fortement serrés, et comme entrant l'un dans l'autre, présentent une disposition tout à fait analogue à celle des doigts du pied, c'est-à-dire une saillie assez dure et tranchante de leur bord cubital.

Le tourneur en cuivre, mécanicien ou ajusteur d'instruments de précision, etc., etc., travaille debout, devant un tour dit tour en l'air, et contre une barre qui le soutient de côté et en arrière, et lui donne un point d'appui. La pièce étant fixée sur le tour, l'outil qui exécute l'ouvrage porte fortement sur la partie antérieure de la poitrine, où il est maintenu par la main gauche, tandis que la main droite le dirige. C'est le pied gauche qui fait mouvoir la pédale. Il résulte, pour l'ouvrier livré à ce travail, non-seulement une grande fatigue de poitrine, mais encore certaines déformations que nous devons indiquer. A la partie antérieure de la poitrine, au niveau de la deuxième côte, on remarque une saillie considérable, qui comprend à la fois le point de réunion de la première avec la deuxième pièce du sternum et les deux secondes côtes, qui, à partir de leur tiers antérieur, proéminent fortement. En avant, au-dessous de cette espèce de crête saillante, se trouve un méplat large, uni, formé par le sternum et l'extrémité antérieure des côtes, et servant de surface d'appui à l'outil. Tout le côté droit du thorax est porté en avant et rétréci par la flexion des côtes, qui proéminent fortement et sont comme incurvées en avant, comme tout ce côté du squelette. Les pieds sont tous deux très larges à leur extrémité phalangienne, mais le gauche beaucoup plus que le droit. Il est tout à fait en spatule. Le coussinet graisseux qui forme la plante du pied, est beaucoup plus volumineux et recouvert d'un édiderme dur et corné que l'on ne voit point de l'autre côté.

Cette conformation est d'ailleurs commune aux divers genres d'ouvriers tourneurs. C'est à elle que fait allusion M. Guérard, lorsqu'il signale chez les artisans de cette profession une différence considérable dans les proportions des extrémités inférieures, dont la droite est toujours occupée à mouvoir la pédale du tour, tandis que la gauche, immobile, supporte le poids du corps. Nous ferons remarquer seulement que cette observation de M. Guérard diffère de la nôtre, relativement au côté qui prédomine. Nous avons constamment trouvé l'excès de volume à gauche. Cette différence a, en réalité, peu d'importance. Elle tient certainement aux habitudes particulières de l'ouvrier. Ce qui reste bien établi, c'est que le pied qui fait mouvoir le tour présente un développement particulier et une conformation toute spéciale.

Nous devons encore appeler l'attention sur une particularité, qui n'appartient pas seulement à la profession de tourneur, et qui, considérée d'une manière générale, pourrait faire l'objet de recherches intéressantes au point de vue médico-légal. Nous voulons parler de l'usure que l'on remarque sur les vêtements à certaines places déterminées, et qui résultent manifestement des procédés de travail. Chez le tourneur, par exemple, conformément à ce que nous avons dit de la position de l'ouvrier, le pantalon est extrêmement usé à la hanche droite et en arrière, dans les endroits sur lesquels frottent les barres d'appui.

TOURS. — *Voy.* ENFANTS TROUVÉS.

TRAVAIL DES ENFANTS. — Les conditions physiques et morales des enfants, qui, malgré leur jeune âge, sont assujettis à la dure loi du travail, et dont l'industrie utilise de mille manières les forces encore mal assurées, constituent l'un des sujets les plus intéressants et les plus élevés qui aient jamais fixé l'attention des pouvoirs publics et des hommes de bien voués à l'étude et au soulagement des souffrances de l'humanité. Mais il faut le dire, ces questions ont perdu de leur importance depuis que, grâce à la généreuse initiative de quelques grands manufacturiers, à la tête desquels il convient de citer le nom de MM. Kœchlin (de Mulhouse), grâce à l'infatigable persévérance et à la haute autorité de savants économistes et de médecins dont pas un n'a fait plus que notre illustre hygiéniste, M. Villermé, le travail des enfants dans les manufactures a été réglé par la loi d'une manière plus conforme aux exigences de la nature et de l'humanité. Nous ne voulons pas, cependant, passer sous silence les phases diverses qu'a traversées cette question, qui touche à tous les principes de l'économie politique et de l'hygiène publique; nous voulons surtout montrer à la fois le point de départ et le but qui a été atteint, afin de faire mieux comprendre les progrès déjà réalisés, et ceux qui pourraient encore être obtenus.

Nous n'avons pas à retracer les misères qui ont été si éloquemment peintes par les commissaires de l'enquête entreprise en Angleterre, et par M. Villermé. Mais on sait à quels abus avait donné lieu l'emploi d'enfants âgés de moins de huit ans dans les manufactures et dans les mines, et quels effets désastreux produisaient sur ces pauvres êtres les fatigues excessives auxquelles ils étaient condamnés, sans souci de leur faiblesse et des conditions qu'exige le développement de la constitution. Les détails officiellement constatés, dans la Grande-Bretagne, dépassent tout ce que l'imagination peut imaginer de plus désolant.

Aussi, à plusieurs reprises depuis vingt ans, le sort des enfants employés dans les ateliers, comme, du reste, les conditions générales du travail industriel, a été l'objet de la sollicitude du gouvernement anglais; et les actes législatifs des 29 août 1833, 6 juin 1844 et 5 août 1850, témoignent de cet intérêt, auquel se sont associées, dans des discussions mémorables, les deux chambres du parlement. Nous résumerons rapidement les principales dispositions de ces actes, qui pourront être utilement rapprochées de la législation française que nous exposerons bientôt complétement. Les enfants peuvent être employés à huit ans pas plus de six heures et demie, sans compter le temps du dîner. En ne les faisant travailler que trois fois par semaine, on peut leur demander dix heures par jour. Aucune jeune fille ou femme ne peut être employée avant six heures du matin ou après six heures du soir, ou le dimanche après deux heures. Le temps des repas doit être pris entre sept heures et demie du matin et six heures du soir. Les jeunes filles et femmes ne doivent pas être employées pour réparer le temps perdu après sept heures du soir. Les jeunes filles peuvent être employées de sept heures du matin à sept heures du soir, depuis le 30 septembre jusqu'au 1er avril. Les enfants ne peuvent être employés qu'au-dessus de onze ans à dévider et à tordre la soie crue. On ne doit pas employer d'enfants dans les fabriques où l'on mouille le fil, sans employer des moyens suffisants pour les préserver de l'humidité ou de l'échappement de la vapeur.

C'est en 1841 seulement que la loi vint en France donner satisfaction aux justes réclamations que suscitait l'état moral et physique des enfants décimés ou abâtardis par un labeur excessif et prématuré. Depuis cette époque, les principes tutélaires de la loi ont pénétré, non sans quelque difficulté, dans les mœurs, et l'on verra ce qu'ont produit les efforts soutenus de l'administration secondée par les honorables inspecteurs qu'elle a choisis. Les documents que nous réunissons ici permettront de suivre et de comprendre dans leur ensemble les différentes phases qu'a traversées cette grande question. Les considérations que nous pourrions y ajouter seraient d'ailleurs aujourd'hui tout à fait superflues.

LOI RELATIVE AU TRAVAIL DES ENFANTS DANS LES MANUFACTURES, USINES ET ATELIERS (22 MARS 1841).

Louis-Philippe, roi des Français, à tous présents et à venir, salut.

Nous avons proposé, les chambres ont adopté ; nous avons ordonné et ordonnons ce qui suit :

Article 1er. Les enfants ne pourront être employés que sous les conditions déterminées par la présente loi :

1° Dans les manufactures, usines et ateliers à moteur mécanique ou à feu continu, et dans leurs dépendances ;

2° Dans toute fabrique occupant plus de vingt ouvriers réunis en atelier.

Art. 2. Les enfants devront, pour être admis, avoir au moins huit ans.

De huit à douze ans, ils ne pourront être employés au travail effectif plus de huit heures sur vingt-quatre, divisées par un repos.

De douze à seize ans, ils ne pourront être employés au travail effectif plus de douze heures sur vingt-quatre, divisées par des repos.

Ce travail ne pourra avoir lieu que de cinq heures du matin à neuf heures du soir.

L'âge des enfants sera constaté par un certificat délivré sur papier non timbré, et sans frais, par l'officier de l'état civil.

Art. 3. Tout travail, entre neuf heures et cinq heures du matin, est considéré comme travail de nuit.

Tout travail de nuit est interdit pour les enfants au-dessous de treize ans.

Si la conséquence du chômage d'un moteur hydraulique ou des réparations urgentes l'exigent, les enfants au-dessus de treize ans pourront travailler la nuit, en comptant deux heures pour trois, entre neuf heures du soir et cinq heures du matin.

Un travail de nuit des enfants ayant plus de treize ans, pareillement supputé, sera toléré, s'il est reconnu indispensable, dans les établissements à feu continu dont la marche ne peut pas être suspendue pendant le cours des vingt-quatre heures.

Art. 4. Les enfants au-dessous de seize ans ne pourront être employés les dimanches et jours de fête reconnus par la loi.

Art. 5. Nul enfant âgé de moins de douze ans ne pourra être admis qu'autant que ses parents ou tuteur justifieront qu'il fréquente actuellement une des écoles publiques ou privées existant dans la localité. Tout enfant admis devra, jusqu'à l'âge de douze ans, suivre une école.

Les enfants âgés de plus de douze ans seront dispensés de suivre une école, lorsqu'un certificat, donné par le maire de leur résidence, attestera qu'ils ont reçu l'instruction primaire élémentaire.

Art. 6. Les maires seront tenus de délivrer au père, à la mère ou au tuteur, un livret sur lequel seront portés l'âge, le nom, les prénoms, le lieu de naissance et le domicile de l'enfant, et le temps pendant lequel il aurait suivi l'enseignement primaire.

Les chefs d'établissement inscriront :

1° Sur le livret de chaque enfant, la date de son entrée dans l'établissement et de sa sortie;

2° Sur un registre spécial, toutes les indications mentionnées au présent article.

Art. 7. Des règlements d'administration publique pourront :

1° Étendre à des manufactures, usines ou ateliers autres que ceux qui sont mentionnés dans l'article 1er, l'application des dispositions de la présente loi ;

2° Élever le minimum de l'âge et réduire la durée du travail déterminés dans les articles 2 et 3 à l'égard des genres d'industrie où le labeur des enfants excéderait leurs forces et compromettrait leur santé;

3° Déterminer les fabriques où, pour cause de danger ou d'insalubrité, les enfants au-dessous de seize ans ne pourront point être employés;

4° Interdire aux enfants, dans les ateliers où ils sont admis, certains genres de travaux dangereux ou nuisibles;

5° Statuer sur les travaux indispensables à tolérer de la part des enfants, les dimanches et fêtes, dans les usines à feu continu;

6° Statuer sur les cas de travail de nuit, prévus par l'article 3.

Art. 8. Des règlements d'administration publique devront :

1° Pourvoir aux mesures nécessaires à l'exécution de la présente loi ;

2° Assurer le maintien des bonnes mœurs et de la décence publique dans les ateliers, usines et manufactures;

3° Assurer l'instruction primaire et l'enseignement religieux des enfants;

4° Empêcher, à l'égard des enfants, tout mauvais traitement et tout châtiment abusif;

5° Assurer les conditions de salubrité et de sûreté nécessaires à la vie et à la santé des enfants.

Art. 9. Les chefs des établissements devront faire afficher dans chaque atelier, avec la présente loi et les règlements d'administration publique qui y sont relatifs, les règlements intérieurs qu'ils seront tenus de faire pour en assurer l'exécution.

Art. 10. Le gouvernement établira des inspections pour surveiller et assurer l'exécution de la présente loi. Les inspecteurs pourront, dans chaque établissement, se faire représenter les registres relatifs à l'exécution de la présente loi, les règlements intérieurs, les livrets des enfants et les enfants eux-mêmes; ils pourront se faire accompagner par un médecin commis par le préfet ou le sous-préfet.

Art. 11. En cas de contravention, les inspecteurs dresseront des procès-verbaux qui feront foi jusqu'à preuve contraire.

Art. 12. En cas de contravention à la présente loi ou aux règlements d'administration publique, rendus pour son exécution, les propriétaires ou exploitants des établissements seront traduits devant le juge de paix du canton, et punis d'une amende de simple police qui ne pourra excéder quinze francs.

Les contraventions qui résulteront, soit de l'admission d'enfants au-dessous de l'âge, soit de l'excès de travail, donneront lieu à autant d'amendes qu'il y aura d'enfants indûment admis ou employés, sans que ces amendes réunies puissent s'élever au-dessus de deux cents francs.

S'il y a récidive, les propriétaires ou exploitants des établissements seront traduits devant le tribunal de police correctionnelle, et condamnés à une amende de seize à cent francs. Dans les cas prévus par le paragraphe second du présent article, les amendes réunies ne pourront jamais excéder cinq cents francs.

Il y aura récidive lorsqu'il aura été rendu contre le contrevenant, dans les douze mois précédents, un premier jugement pour contravention à la présente loi ou aux règlements d'administration publique qu'elle autorise.

Art. 13. La présente loi ne sera obligatoire que six mois après sa promulgation.

LOUIS-PHILIPPE.

CIRCULAIRE MINISTÉRIELLE DU 25 MARS 1841 SUR LA CRÉATION DES INSPECTEURS DU TRAVAIL DES ENFANTS DANS LES MANUFACTURES.

Monsieur le préfet, la loi relative au travail des enfants dans les manufactures vient d'être promulguée, et dès ce moment commence la tâche de l'administration.

Je n'ai rien à vous apprendre sur le caractère, les motifs et le but de cette loi; vous en aviez réuni les éléments par les enquêtes consciencieuses et approfondies de 1837 et de 1840. Depuis, des discussions remarquables en ont préparé l'adoption, et vous ont fait connaître les sentiments qui, dans le cours de ces longs débats, n'ont cessé d'animer le gouvernement et les chambres.

Il ne me reste donc qu'à vous demander, pour son exécution, votre concours ferme et éclairé; j'ajoute que cette exécution importe à l'honneur du pays: l'œuvre des pouvoirs législatifs ne peut être frappée d'impuissance et se réduire à un vain hommage rendu aux principes d'humanité et de morale qui l'ont provoquée, et qui, dans l'une et l'autre chambre, ont excité de si hautes manifestations d'intérêt et de sollicitude. Bientôt je vous entretiendrai en détail des diverses dispositions de la loi; en ce moment j'appelle votre attention particulière sur un point spécial. On a dit et répété, avec raison, que, sans un bon système d'inspection, la loi ne serait qu'une lettre morte, sans portée comme sans effet. Un pareil résultat doit être prévenu, et je désire que, dès aujourd'hui, vous vous occupiez de l'organisation du mode de surveillance le plus propre à atteindre le but.

Divers moyens ont été proposés: l'expérience seule peut indiquer ce qui convient le mieux pour chaque industrie, pour chaque localité. Mais je pense qu'au moment où l'exécution de la loi va faire sentir son action parmi les classes ouvrières, il est nécessaire de leur en expliquer les dispositions, de leur en montrer le but, de leur en faire comprendre et apprécier le bienfait. Il s'agit, en effet, ici d'une innovation, non-seulement dans les habitudes, mais encore dans l'économie matérielle du travail, et rien ne doit être négligé pour que la loi qui vient d'être votée pénètre dans les mœurs, et s'y établisse par la réalité des faits.

Il ne suffit pas pour cela d'avoir inscrit une loi de plus dans nos codes; il reste au gouvernement une mission à remplir; et cette mission, toute de persuasion et d'influence, ne saurait être confiée à des hommes trop haut placés dans l'estime et la confiance de leurs concitoyens. Je me plais à croire, d'ailleurs, que vous trouverez facilement, dans le département que vous administrez, des hommes prêts à se vouer avec vous à cette tâche honorable, et qui s'associeront avec empressement à la pensée qui a dicté la loi et aux efforts du gouvernement pour en assurer l'exécution. Je me borne à cet égard, sans exclure aucune notabilité, à appeler particulièrement vos choix sur les anciens magistrats ou fonctionnaires publics, sur les membres des conseils généraux et d'arrondissement, sur les négociants ou manufacturiers retirés des affaires, sur les officiers en retraite, sur les médecins, etc. ; la reconnaissance publique est accoutumée à les trouver partout où il y a du bien à faire.

Sous votre direction, sous celle de MM. les sous-préfets, les inspecteurs, ainsi choisis, prépareront sans efforts l'accomplissement de la réforme à obtenir. Tenant de la loi le pouvoir de réprimer les abus, mais agissant surtout par l'autorité de leur parole et de leur caractère, ils rencontreront d'autant moins d'obstacles que leurs fonctions seront gratuites, et que leurs inspections, rendues faciles par des rapports habituels de confiance, ne se réduiront pas à de simples actes de surveillance.

C'est ainsi que, pour les premiers temps du moins, j'ai compris la possibilité de l'exécution pratique de la loi. En vous communiquant ces vues, j'ai dû m'abstenir de toutes indications particulières ; mais en proposant les moyens d'application pour votre département, vous tiendrez soigneusement compte de l'indication des lieux, de la variété des usages, de la diversité des industries. Dans tel département, exclusivement agricole, toute inspection sera sans objet ; dans tel autre, une commission pour chaque arrondissement sera nécessaire ; parfois même plusieurs commissions devront être créées dans le même arrondissement. Les chambres de commerce, les chambres consultatives des arts et manufactures, les conseils de prud'hommes, vous seconderont dans ce travail avec l'empressement dont ces corps ont déjà fourni la preuve, et vous pourrez ainsi, en m'adressant votre rapport, me soumettre à la fois, et le mode d'organisation des inspections, et les noms des personnes qui devront les composer. Ces inspections seront sous la présidence d'honneur du préfet au chef-lieu du département ; sous celle de MM. les sous-préfets dans les arrondissements.

Je n'ai pas besoin, d'ailleurs, de vous prescrire, monsieur le préfet, d'éviter avec soin, pour la formation de ces commissions, tout ce qui, dans vos choix, pourrait être de nature à porter ombrage à l'industrie ou à éveiller les justes susceptibilités des chefs d'établissement. Le respect de la propriété est une obligation impérieuse pour tout le monde ; il est un devoir sacré pour celui devant qui la loi abaisse toute barrière, et qui peut s'introduire librement dans le domaine du manufacturier.

Je vous prie, monsieur le préfet, de vous pénétrer des observations qui précèdent, et de vous occuper immédiatement du travail préparatoire que je réclame. La loi devant être mise à exécution au mois d'octobre prochain, l'administration n'a pas un instant à perdre pour en préparer l'application. Je vous transmettrai prochainement des instructions sur les autres parties de la loi, notamment pour la classification des établissements, la délivrance des livrets, l'instruction primaire à assurer aux enfants, et la poursuite des contraventions.

CUNIN-GRIDAINE.

CIRCULAIRE MINISTÉRIELLE DU 14 AOUT 1841 SUR L'APPLICATION, AUX DIVERSES CATÉGORIES D'ÉTABLISSEMENTS, DE LA LOI SUR LE TRAVAIL DES ENFANTS DANS LES MANUFACTURES.

Monsieur le préfet, par l'effet des dispositions des articles 1-3, paragraphes 4 et 7 de la loi du 22 mars 1840, les manufactures, usines et ateliers, qui emploient des enfants, vont se trouver placés dans diverses catégories, savoir :

1° Manufactures, usines et ateliers à moteur mécanique ;

2° Manufactures, usines et ateliers à feu continu ;

3° Fabriques occupant plus de vingt ouvriers réunis en atelier ;

4° Manufactures, usines et ateliers non compris dans les trois catégories qui précèdent, et auxquels il conviendrait d'étendre les dispositions de la loi ;

5° Manufactures où, par la nature de l'industrie qu'on y emploie, le travail des enfants excéderait leur force et compromettrait leur santé, et dans lesquelles il serait nécessaire d'élever le minimum de l'âge ou de réduire la durée du travail des enfants ;

6° Fabriques où, pour causes de dangers ou d'insalubrité, les enfants ne doivent pas être employés ;

7° Fabriques où certains genres de travaux dangereux ou nuisibles devront être interdits aux enfants ;

8° Fabriques à feu continu où le travail des enfants peut être toléré les dimanches et fêtes ;

9° Fabriques à feu continu, dont la marche ne peut être suspendue pendant le cours de vingt-quatre heures, et où le travail de nuit des enfants au-dessous de treize ans est indispensable et doit être toléré.

Les manufactures, usines et ateliers compris dans les trois premières catégories, sont, de plein droit, soumis au régime de la loi ; les deux premières comprennent les établissements à moteurs mécaniques et à feu continu, dont l'existence, plus ou moins ancienne, a été soumise généralement, à cause de la nature même de ces établissements, à l'autorisation de l'administration, et sera facile à constater.

Les ateliers composés de vingt ouvriers formeront, par la mobilité de la condition qui est déterminée actuellement, la partie flottante, si je puis m'exprimer ainsi, de la masse des fabriques placées sous l'autorité de la loi. L'administration doit se borner à rechercher d'abord quels sont, dans chaque arrondissement, les établissements autres que les fabriques à moteur mécanique ou à feu continu, employant habituellement plus de vingt ouvriers réunis en atelier.

On a prévu que la loi laisserait nécessairement en dehors de ses prévisions des manufactures où le travail des enfants pourrait être utilement réglé ; c'est le défaut ordinaire des nomenclatures, et le législateur, voulant qu'il pût y être suppléé, a délégué au gouvernement le droit de procéder, à l'égard de ces établissements, par voie de règlement d'administration publique.

Pour me conformer au vœu de la loi, je désire, monsieur le préfet, que vous vouliez bien rechercher s'il existe dans votre département des manufactures, usines ou ateliers, qui, sans employer vingt ouvriers réunis, ou sans avoir un moteur mécanique ou un travail continu, occupent cependant habituellement un certain nombre d'enfants, et se signalent à l'attention de l'autorité par leur agglomération dans un centre de fabrique, par leur activité constante, ou par l'habitude de travaux en dehors des conditions générales de la loi.

D'un autre côté, certaines industries peuvent présenter par leur nature, par les procédés qu'elles emploient, par la force dont elles exigent le développement, par la situation des établissements où elles s'exercent, etc., des inconvénients tels, qu'il soit nécessaire, ou de les interdire aux enfants, ou de ne les leur permettre que pour certaines parties de main-d'œuvre, ou que pour des enfants d'un âge moins tendre, ou pour une durée moindre que celle qui est fixée par la loi : ces établissements formeront les cinquième, sixième et septième catégories. Sous un autre point de vue, la loi a interdit en principe, pour les enfants, tout travail du dimanche et des jours de fête reconnus par la loi; mais il existe un certain nombre d'usines à feu continu, dans lesquelles il y a des travaux indispensables à tolérer de la part des enfants les dimanches et fêtes. Les usines appartenant à cette catégorie seront faciles à déterminer, et il me suffit, pour fixer vos idées, de vous citer les verreries, les forges, etc.

Enfin, la loi a dû considérer exceptionnellement certaines industries, telles que les distillations, les calcinations, etc., dont les opérations, une fois commencées, ne peuvent être interrompues avant qu'elles soient arrivées à leur terme. Dans les établissements où s'effectuent ces opérations, le travail de nuit a été jugé indispensable, mais la loi l'a restreint aux seuls enfants ayant plus de treize ans.

En classant à part les établissements de cette espèce, vous aurez naturellement à indiquer l'industrie qu'on exploite, et à spécifier les opérations ayant une durée telle, qu'elle doive nécessairement excéder le temps déterminé pour le travail de jour.

La désignation et le classement des établissements exigeront de votre part et de celle de MM. les sous-préfets une étude attentive, afin de distinguer avec soin pour chaque industrie, et en se pénétrant bien du but de la loi, dans quelle limite l'action de cette loi doit être exercée. Il importe, en effet, de ne pas surcharger son application de détails inutiles, et de n'en pas rendre l'exécution minutieuse et tracassière.

Le concours des chambres de commerce et des manufactures, et celui des conseils de prud'hommes, vous seront particulièrement utiles pour cette partie de votre travail, et vous pouvez réclamer ce concours avec confiance. L'industrie, qui a provoqué la loi, qui en appelle depuis longtemps les bienfaits, ne saurait en repousser l'exécution, et vous trouverez en elle toutes les facilités qui vous seront nécessaires.

Votre travail, monsieur le préfet, formera le complément des observations et propositions que vous m'avez adressées pour l'organisation des inspections dans votre département, et plus tard il aidera les inspecteurs à dresser eux-mêmes la nomenclature des établissements soumis au régime de la loi.

L. Cunin-Gridaine.

CIRCULAIRE MINISTÉRIELLE DU 1er OCTOBRE 1841 SUR LA DÉLIVRANCE DES LIVRETS ET CERTIFICATS, EN EXÉCUTION DE LA LOI SUR LE TRAVAIL DES ENFANTS DANS LES MANUFACTURES.

Monsieur le préfet, la loi du 22 mars 1841, relative au travail des enfants employés dans les fabriques, porte que les maîtres seront tenus de délivrer au père, à la mère ou au tuteur de chaque enfant, un livret sur lequel seront inscrits l'âge, le nom, les prénoms, le lieu de naissance et le domicile de l'enfant, et le temps pendant lequel il aurait suivi l'enseignement primaire.

L'article 2 de la même loi dispose que, pour être admis dans les fabriques, les enfants devront avoir au moins huit ans; le même article ajoute que l'âge des enfants sera constaté par un certificat délivré sur papier non timbré et sans frais, par l'officier de l'état civil.

Ces dispositions autorisent MM. les maires à délivrer, aux père, mère ou tuteur des enfants qui veulent travailler dans les manufactures, des certificats spéciaux destinés à constater leur âge et le lieu de leur naissance. Ces certificats, qui ne pourront servir que pour l'exécution de la loi sur le travail des enfants, doivent être écrits sur papier non timbré, et délivrés sans frais. Ils porteront en titre ces mots : « *Certificat délivré en exécution de la loi du 22 mars 1841 sur le travail des enfants* »; et, en outre, ils commenceront ainsi : « *Nous, maire de la commune d...., arrondissement d...., département d...., certifions, en exécution de la loi du 22 mars 1841 sur le travail des enfants, qu'il résulte du registre de l'état civil de cette commune que.....,* » etc.

C'est sur la production de ces certificats que les livrets des enfants seront délivrés.

Quant à la forme de ces livrets, la loi a déterminé les principales indications qu'ils doivent contenir. Ce sont : les nom et prénoms de l'enfant, la date et le lieu de sa naissance, son domicile et le temps pendant lequel il a suivi l'enseignement primaire. Je crois utile d'y ajouter l'indication de son sexe, et de mentionner s'il a été vacciné, ou s'il a eu la petite vérole ; enfin, il me paraît indispensable d'y transcrire textuellement la loi du 22 mars 1841.

Ces différents renseignements sont résumés dans le modèle de livret dont je vous adresse des exemplaires. Je me suis assuré que des livrets semblables pourront vous être livrés par l'imprimeur dont ils portent le nom au prix de vingt francs le cent.

Il est à désirer que la délivrance des livrets puisse être faite gratuitement dans chaque commune. C'est une dépense très peu considérable, et je ne doute pas que les conseils municipaux ne se montrent très disposés à la voter. Dans tous les cas, les maires ne peuvent exiger que le remboursement du prix d'achat du livret, et ce prix ne saurait excéder, avec les frais, vingt-cinq centimes.

Chaque livret porte un numéro d'ordre. Ce numéro est celui du registre qui doit être tenu à la mairie, soit pour la délivrance, soit pour le visa des livrets.

Les livrets délivrés dans la commune seront inscrits dans l'ordre de leur délivrance; le registre d'inscription contiendra les mêmes indications que le livret, afin qu'il soit toujours possible d'y recourir, et de remplacer au besoin le livret dans le cas où il se trouverait perdu.

Les livrets appartenant à des enfants venant d'une autre commune pour travailler dans une manufacture de la localité devront être soumis au visa du maire; ces livrets seront pareillement transcrits sur le registre et recevront un numéro d'ordre. Cette mesure est la conséquence naturelle de la loi; si elle rencontrait dans l'exécution quelque difficulté, un simple arrêté de police municipale suffirait pour en régulariser l'application.

Enfin, monsieur le préfet, MM. les maires ne perdront pas de vue que les enfants ne pouvant être admis à travailler dans les manufactures avant l'âge de huit ans, aucun livret ne doit être délivré aux enfants qui n'ont pas atteint cet âge. Au-dessus de seize ans, les ouvriers sont régis par la loi du 22 germinal an XI et l'arrêté du 9 frimaire an XII, et je n'ai pas à m'occuper de cet objet en ce moment. CUNIN-GRIDAINE.

RAPPORT AU ROI TOUCHANT L'EXÉCUTION DE LA LOI SUR LE TRAVAIL DES ENFANTS DANS LES MANUFACTURES (1845).

Je viens rendre compte à Votre Majesté de l'exécution de la loi du 22 mars 1841 sur le travail des enfants dans les manufactures. Le caractère particulier de cette loi, la pensée de haute moralité qui l'a inspirée, les intérêts qui s'y rattachent, donnent aux résultats obtenus une importance particulière digne de fixer l'attention de Votre Majesté.

Aussitôt après la promulgation de la loi, un des premiers soins de mon département avait été de réunir des renseignements exacts sur les manufactures, usines et ateliers soumis au régime nouveau, et une circulaire du 14 août 1841 avait demandé aux préfets le tableau des établissements assujettis. Ces relevés statistiques étaient nécessaires pour apprécier l'importance générale et l'importance relative de l'exécution de la loi, et les besoins particuliers des diverses localités. Des documents transmis par les préfets, il résulte que la loi est applicable dans 75 départements ; que le nombre des établissements assujettis s'élève à plus de 5000, et que celui des enfants de moins de seize ans employés dans les manufactures atteint presque le chiffre de 70 000. Par suite de ces renseignements, les inspections prescrites par l'article 10 de la loi, pour surveiller et assurer l'exécution des dispositions nouvelles, ont été établies dans 253 arrondissements, et je suis heureux, Sire, de pouvoir, dès ce moment, porter à la connaissance de Votre Majesté que les hommes honorables qui ont accepté les fonctions d'inspecteur ont généralement justifié la confiance du gouvernement.

Ils ont joint à l'intelligence de leurs devoirs le zèle et le dévouement nécessaires pour les accomplir.

Au début d'une législation qui devait interrompre les habitudes anciennes, et modifier profondément les conditions économiques du travail industriel, mon département sentait le besoin de recommander aux commissaires d'inspection d'employer l'influence de leurs conseils bienveillants, et d'user de tous les moyens de persuasion, avant de recourir aux mesures de rigueur. Il était nécessaire et juste à la fois de ménager et d'adoucir la transition. Dans un assez grand nombre de localités, les premières invitations ont suffi pour atteindre le but, et les fabricants se sont conformés avec un louable empressement aux prescriptions d'une loi dont ils appréciaient l'esprit et dont ils pressentaient les bienfaits.

Mais, après avoir fait la part de la tolérance et des ménagements, la responsabilité du gouvernement et la stricte justice lui commandaient d'assurer également partout l'exécution complète de la loi ; les instructions ont dû être données dans ce sens : elles font l'objet d'une circulaire du 13 octobre 1843. Le délai avait été assez long, les avertissements avaient été assez répétés, et personne ne pouvait se plaindre que le temps eût manqué pour obéir aux prescriptions légales ; l'article 12, qui contient la sanction des autres articles, devait désormais recevoir son entière exécution, et les infractions devaient être régulièrement constatées et déférées aux tribunaux.

En arrivant à cette nouvelle période de l'application de la loi, il était à craindre que l'action des commissions de surveillance ne répondît pas avec la fermeté indispensable à la rigueur du devoir qui allait leur être imposé; j'ai cru qu'il était convenable de la renforcer par le concours d'une autorité régulière, hiérarchiquement constituée, et familière avec les règles de la répression : ce concours, je l'ai trouvé dans le service des poids et mesures. Obligés déjà par leurs fonctions de parcourir, chaque année, tous les arrondissements, les vérificateurs des poids et mesures sont à même, dans le cours de leur tournée, de visiter fréquemment les manufactures, et déjà appelés à constater, dans l'intérêt de la garantie publique, les infractions aux lois et règlements sur leur service, ils pouvaient être mieux que personne chargés de dresser des procès-verbaux contre les contrevenants à la loi du 22 mars. Il fallait que leur action se fît particulièrement sentir dans les départements où l'exécution de la loi pouvait rencontrer par l'importance des intérêts industriels engagés, sinon plus de résistance, du moins plus de lenteur et de difficultés matérielles : vingt départements ont déjà reçu cette organisation spéciale; elle sera étendue successivement à toutes les localités où le besoin s'en fera sentir

Tous les vérificateurs nommés ont reçu, outre les instructions générales qui leur ont été adressées par l'entremise des préfets, des instructions spéciales pour l'application complète et uniforme des dispositions de la loi de 1841. Après deux années de justes ménagements, tous les intérêts avaient été suffisamment mis en demeure, et j'ai dû imprimer à l'action des inspections la formule nécessaire pour arriver au résultat. La mesure dont il s'agit est encore récente, mais déjà le département de l'agriculture et du commerce a pu en constater les effets, et les renseignements reçus ne permettent pas de douter qu'il n'en résulte une amélioration large et décisive. Les rapports constatent des efforts réels et soutenus; la surveillance est devenue plus active, et de véritables progrès ont été obtenus. Pour mieux faire connaître à Votre Majesté l'état actuel des choses, je placerai, sous chacune des dispositions de la loi, l'analyse des renseignements qui s'y rapportent.

Aux termes du paragraphe premier de l'article 2, les enfants ne peuvent être admis dans les manufactures, s'ils ne sont âgés de huit ans au moins. Au moment où la loi a été promulguée, il résultait de l'enquête ordonnée par mon département que, dans certaines localités, et pour certains genres d'industries, on soumettait aux travaux des enfants de six et de sept ans. Ils se trouvaient ainsi privés de mouvement et des distractions qui sont indispensables dans un âge aussi tendre pour le développement du corps et les facultés de l'esprit. Aujourd'hui, sous ce rapport, la réforme est complétement effectuée.

Nulle part les enfants ne sont admis avant l'âge déterminé.

La durée du travail a été fixée par le même article à huit heures sur vingt-quatre, divisées par des repos, pour les enfants de huit à douze ans, et à douze heures pour ceux de douze à seize ans. Pour cette dernière catégorie, la disposition de la loi, à la date des derniers rapports, se trouvait observée, sauf quelques exceptions peu nombreuses. La situation n'était pas aussi satisfaisante en ce qui concerne les enfants de huit à douze ans. Toutefois, pour renfermer le travail dans les termes de la loi, un certain nombre de fabricants avaient adopté le système de séries, et cette combinaison a répondu aux besoins de la fabrique avec un succès qui permet d'espérer le développement. Une fermeté persévérante achèvera d'assurer l'exécution complète de l'article 2.

Les prescriptions légales relatives à l'interdiction du travail de nuit, sauf les cas de chômage, de réparations urgentes, de nécessité industrielle, prévus par l'article 3, et à l'observation des dimanches et jours de fête, sont généralement exécutées. Les dérogations au paragraphe 2 de l'article relatif au travail de nuit pour les enfants au-dessous de treize ans ne se présentent plus que comme exception, et les instructions les plus formelles ont été transmises à l'effet de les faire cesser. Plusieurs propriétaires d'établissement ont demandé la permission d'user de la tolérance prévue par le dernier paragraphe de l'article 3 pour les usines à feu continu ; elle n'a été accordée que de l'avis des concessionnaires et des préfets, et avec l'invitation spéciale de tenir la main à ce que cette facilité, renfermée dans les termes rigoureux de la loi, ne dégénérât pas en abus.

La pensée si éminemment morale de l'article 5, relatif à la fréquentation des écoles, a été comprise de tout le monde. Avec un empressement qui les honore, les fabricants se sont montrés prêts à aider les commissions d'inspection. Des efforts efficaces ont été les conséquences de ces excellentes dispositions. Malheureusement toutes les communes n'ont pas d'écoles. Celles d'un grand nombre sont insuffisantes ; quelquefois les enfants n'appartiennent pas à la commune même où ils travaillent, et dans l'état actuel des choses ils ne peuvent être admis par les instituteurs de cette dernière. J'ai dû entretenir de ces difficultés mon collègue, le ministre de l'instruction publique. Le concours des deux départements est acquis à l'acceptation du vœu de la loi. Déjà le nombre des enfants qui reçoivent aujourd'hui l'instruction élémentaire est infiniment plus considérable qu'il y a deux ans. Dans quelques départements même, on peut dire que le but est atteint. Dans les Ardennes, dans le Doubs, dans l'Eure-et-Loir, par exemple, le rapport atteste que tous les enfants reçoivent l'instruction élémentaire. Création d'écoles du soir, agrandissement des écoles existantes, contributions volontaires des manufactures, institution de classes intérieures dans les fabriques, tout a été mis en usage autant que possible pour arriver à cet heureux état de choses.

L'institution de petites écoles intérieures aux frais des manufactures prend un développement progressif parmi les départements où les manufactures ont donné cet exemple. On peut citer, outre ceux qui viennent d'être nommés : l'Aisne, le Jura, le Loiret, la Meurthe, le Haut-Rhin, le Bas-Rhin, Seine-et-Oise ; il faut espérer que cette institution continuera à se propager, car elle répond à la pensée de l'article 5 avec un incontestable avantage. L'administration s'est empressée d'encourager les fabricants à entrer dans cette voie.

Je me plais à signaler à Votre Majesté les soins qui ont été pris dans le département de la Seine, pour assurer aux pauvres ouvriers des manufactures les bienfaits de l'instruction. Des sociétés particulières de bienfaisance secondent les efforts de l'administration. La *Société des amis de l'enfance* a établi avec ses propres ressources des écoles dans les premier, sixième, huitième, dixième et douzième arrondissements de Paris ; près de 10 000 apprentis, âgés de douze à seize ans, y sont instruits chaque soir par les frères de la Doctrine chrétienne.

Les livrets, que l'article 6 de la loi rend obligatoires pour tous les enfants, se répandent de plus en plus. Une circulaire en date du 1er octobre 1841 avait réglé leur délivrance. Dans les instructions particulières, l'administration s'est attachée à faire comprendre aux commissions d'inspection que le livret et le registre spécial dont parle le même article sont tout à la fois un moyen d'ordre et une garantie d'exécution. Plusieurs manufacturiers et un grand nombre de conseils municipaux ont fait eux-mêmes les fonds nécessaires pour que les livrets soient délivrés gratuitement. C'était un exemple digne d'éloges que mon département n'a jamais manqué d'encourager. Pour donner une idée générale de l'exécution de la loi, en ce qui concerne l'obligation du livret, je crois devoir citer des chiffres pris dans le rapport de M. le préfet de police, pour le département de la Seine. Les proportions qu'ils présentent sont à peu près les mêmes dans toute la France ; ils forment les moyennes les plus exactes qu'on puisse établir. Au mois d'août 1843, sur 777 enfants employés dans ceux des ateliers de Paris qui sont soumis au régime de la loi, 300 étaient munis de livrets. Dans l'arrondissement de Saint-Denis, qui comptait 877 enfants employés dans des établissements semblables, 200 livrets avaient été délivrés, à la date du 11 janvier précédent. Dans l'arrondissement de Sceaux, où le nombre des enfants était de 248, presque tous avaient leur livret. En rapprochant les chiffres, on trouvait que sur 1900 enfants la moitié se trouvait dans des conditions régulières. Au mois de janvier 1844, à Paris, le nombre des enfants au-dessous de seize ans, assujettis aux dispositions de la loi, était de 1140, et celui des livrets de 750. Dans l'arrondissement de Saint-Denis, on comptait 879 enfants et 600 livrets ; dans celui de Sceaux, 403 enfants et 300 livrets. Ainsi, sur 2422 enfants, 1650, c'est-à-dire plus des deux tiers possédaient un livret. Dans le cours de l'année dernière, 770 nouveaux livrets ont été remis à des enfants au-dessous de seize ans, et dans ce moment les enfants non munis de livrets forment une rare exception.

Le registre spécial sur lequel les manufacturiers doivent porter toutes les indications mentionnées par l'article 6 ne s'est pas répandu suivant une progression aussi satisfaisante. Beaucoup de manufacturiers sont restés en retard. Des recommandations positives ont été faites ; en quelques localités, des procès-verbaux ont été dressés pour cet objet particulier, et j'ai lieu de croire que les condamnations intervenues exerceront une salutaire influence sur ceux des fabricants qui n'ont pas encore de registre. Partout où il sera nécessaire, des poursuites seront exercées, afin de rendre, sur ce point comme sur tous les autres, l'exécution de la loi générale et complète.

Aussitôt après sa promulgation, la loi du 22 mars 1841 a été affichée dans le plus grand nombre des ateliers. Les derniers rapports ne signalent que de rares infractions à l'article 9, qui prescrivait cette mesure, et quelques-unes ont été déjà constatées et réprimées.

Les articles 11 et 12, qui arment les inspecteurs du droit de dresser des procès-verbaux, ont reçu, dans plusieurs départements, une application qui doit servir d'exemple. Dans l'Aisne, l'Eure, la Meurthe, le Pas-de-Calais, le Haut-Rhin, la Seine, la Seine-Inférieure, la Vendée, etc., des contraventions ont été constatées, poursuivies et réprimées ; les décisions judiciaires intervenues ont prononcé, suivant les cas, les peines portées par la loi. MM. les inspecteurs ne pouvaient, sans manquer à leur devoir, laisser dépérir entre leurs mains l'autorité dont ils sont investis. En agissant, ils ont prouvé qu'ils le comprenaient ; mais leur action ne peut être juste qu'à la condition d'être égale envers tous, et ils ont reçu l'ordre de l'exercer partout avec la même fermeté.

En résumé, au premier rang des départements dans lesquels l'exécution de la loi du 22 mars 1841 se trouve ou complète, ou du moins dans des conditions de plus en plus régulières, on peut citer notamment l'Ain, les Basses-Alpes, les Ardennes, l'Ariége, l'Aude, la Corrèze, le Doubs, l'Eure-et-Loir, la Manche, la Haute-Marne, la Meurthe, la Meuse, la Moselle, la Nièvre, les Basses-Pyrénées, le Bas-Rhin, la Seine, le Var, la Vendée, etc.

Bien qu'il ne soit pas aussi avancé que dans les départements dont les noms précèdent, le service s'améliore, et des efforts considérables ont été faits dans les autres, et particulièrement dans l'Aisne, l'Indre, le Loiret, la Loire-Inférieure, la Haute-Marne, le Nord, le Pas-de-Calais, le Haut-Rhin, la Seine-Inférieure, la Haute-Saône, la Somme, les Vosges, etc.

Partout l'administration a multiplié ses avertissements et ses instructions. Des décisions particulières, appropriées à la situation des choses et à la nature des difficultés, ont été adressées dans les départements où le service se trouve en retard, et le gouvernement n'a rien négligé de tout ce qui pouvait activer la surveillance et généraliser l'observation de la loi. Il ne me reste dans ce but qu'à préparer et à soumettre à Votre Majesté les ordonnances portant règlement d'administration publique prévues par les articles 7 et 8 : déjà mon département a reçu une partie des renseignements nécessaires pour statuer en parfaite connaissance de cause ; mais les documents qui manquent encore appartiennent à des centres industriels trop considérables, et il est trop important de connaître le résultat des enquêtes administratives ordonnées sur tous les points de la France, et notamment dans la capitale, pour qu'il m'ait paru possible de passer outre. Dans peu de temps, tous les éléments de ce travail seront réunis, et je m'empresserai de présenter au conseil d'État les règlements qui doivent former le complément de la loi sur le travail des enfants.

Tel est, Sire, dans son ensemble, l'état actuel du service. Je puis dire à Votre Majesté que la situation générale est satisfaisante. La loi du 22 mars est pour le gouvernement l'objet d'une active sollicitude. Dans ceux de nos départements où l'industrie est le plus développée, des améliorations réelles ont été obtenues ; des condamnations assez nombreuses serviront d'exemples, et porteront leurs fruits. La loi entre peu à peu, et sans secousses, dans le domaine des faits. Ce n'est pas en un jour que des habitudes anciennes pouvaient être modifiées ; il fallait tenir compte de l'état des choses, et, tout en portant les yeux sur l'avenir, ménager avec prudence une transition délicate. Quand on entre dans une voie non encore frayée, on ne peut se flatter d'atteindre le but sans délai et sans efforts. L'exemple de l'Angleterre était là pour nous servir de guide et de leçon ; depuis le commencement du siècle, nous l'avons vue s'occuper à plusieurs reprises des lois relatives au travail des enfants, et toujours marcher avec circonspection dans cette voie, dont les difficultés sont marquées par le nombre des bills intervenus, notamment en 1802, 1809, 1825, 1831 et 1833. En France, depuis trois années, l'exécution de la loi a fait des progrès incontestables ; elle se poursuit avec persévérance et fermeté, et l'action de votre gouvernement ne s'arrêtera que lorsque le but, déjà plus près de nous, aura été complétement atteint.

CUNIN-GRIDAINE.

EXTRAIT DE L'EXPOSÉ DES MOTIFS DE LA LOI DU 15 FÉVRIER 1847 SUR LE TRAVAIL DES ENFANTS DANS LES MANUFACTURES.

Pour la première fois, il y a six ans, notre législation s'est occupée des règles à imposer pour l'emploi des enfants dans les manufactures, mines et ateliers. Inspirée par une pensée de prévoyance et un noble sentiment d'humanité, la loi du 22 mars 1841 a eu pour objet d'empêcher l'abus des forces physiques de l'enfance et d'assurer son développement moral et intellectuel. Le caractère particulier de cette loi en recommandait l'application à toute la sollicitude du gouvernement.

Pour modifier sans secousses des habitudes anciennement prises, et ménager des intérêts sur lesquels reposait l'existence même de la famille, il fallait, sans hésiter devant la répression nécessaire pour assurer l'exécution intelligente de la loi, rendre l'action de l'autorité ferme et bienveillante tout à la fois. Ce but a été atteint par les instructions incessantes du gouvernement, et si l'on ne peut pas dire que toutes les prescriptions légales soient arrivées partout à un accomplissement absolu et rigoureux, on est du moins heureux de pouvoir constater que des résultats importants ont été acquis, et que la haute moralité de la loi, universellement appréciée, a commencé à en faire entrer les dispositions dans l'économie industrielle et dans les mœurs publiques ; mais, comme il était facile de le prévoir, il s'est révélé, à l'exécution, des inconvénients graves, auxquels il importe de remédier, dans l'intérêt même de la réforme qui est le but de la loi du 22 mars 1841.

L'application d'une législation entièrement nouvelle dans son principe et dans ses moyens présente toujours de sérieuses difficultés; sous ce rapport, la loi relative au travail des enfants avait à subir une épreuve délicate, mais une épreuve nécessaire pour en apprécier en parfaite connaissance de cause la valeur pratique. Nous avions sous les yeux l'exemple de l'Angleterre, qui, depuis le commencement du siècle, n'a marché qu'à pas lents, et pour ainsi dire de tâtonnement en tâtonnement, dans la voie où nous sommes entrés en 1841, et qui nous a appris, par les bills successifs de 1802, 1809, 1825, 1831, 1833, et par celui du 6 juin 1844, l'impossibilité d'arriver de prime abord à une législation parfaite sur cette matière. Le gouvernement ne pouvait méconnaître l'autorité de cet enseignement, et il s'est constamment attaché, depuis six ans, à recueillir toutes les observations que devait nécessairement fournir la mise en vigueur de la loi. Par son ordre, les rapports des inspecteurs chargés d'en surveiller et d'en assurer l'exécution ont été réunis et comparés avec soin. Les avis des préfets et des autorités locales, ceux des chambres de commerce et des manufactures, ont été l'objet d'une étude spéciale, et en dernier lieu les conseils généraux de l'agriculture, des manufactures et du commerce, jugés si compétents des besoins de l'industrie et des nécessités de la classe ouvrière, ont été invités à se prononcer sur le fondement des reproches adressés à certaines dispositions de la loi, et sur les moyens de concilier ces dispositions avec l'intérêt du travail national, tout en maintenant les justes droits de l'humanité et de l'ordre social. Tout le monde s'est accordé à demander la révision de la loi.

De cette étude accomplie patiemment sur tous les points du royaume, il est résulté que, si les bases fondamentales de la loi ont traversé avec succès l'épreuve difficile de près de six années d'application, il est quelques dispositions qui ont besoin d'être mises plus complétement en harmonie avec les conditions pratiques du travail industriel et les nécessités impérieuses de la famille ouvrière.

Les obstacles les plus graves que la loi ait rencontrés sont nés de la nomenclature incomplète des établissements industriels soumis à son régime, et de la durée du travail combinée avec l'âge d'admission. L'inspection, active dans sa surveillance, dévouée aux intérêts de l'humanité, intelligente dans son action, n'a fait défaut nulle part, et si ses efforts, en quelques points, n'ont pas obtenu la même efficacité, c'est que les obstacles venaient de la nature même des choses et étaient tels que le législateur seul pût en triompher.

Les établissements soumis à des conditions spéciales pour l'emploi des enfants sont, vous le savez, messieurs, outre les manufactures, usines et ateliers à feu continu ou à moteur mécanique, les fabriques occupant plus de vingt ouvriers réunis en atelier. Cette limitation a laissé ainsi en dehors de toute surveillance les nombreux ateliers qui ne se trouvent ni dans l'une ni dans l'autre de ces deux conditions. Or, les faits constatés jusqu'à ce jour tendent à démontrer que, moins que d'autres peut-être, ces établissements sont exempts des abus que la loi a voulu prévenir ; que c'est là, fréquemment, que la préoccupation exagérée de l'économie et du bon marché peut exposer les enfants à un travail excessif ; que les précautions de sûreté et de salubrité les plus nécessaires peuvent être plus souvent négligées, et que les mauvais exemples, enfin, plus rapprochés des jeunes ouvrières, peuvent agir plus directement sur leur moralité.

Ajoutons que, par l'effet de cette classification, une foule d'industries échappent complétement à la discipline de la loi, et en paralysent complétement l'action. La fabrique de Lyon, par exemple, si riche, si importante, et qui occupe un si grand nombre d'ouvriers, est, par la nature de son travail et la dissémination de ses ateliers, en dehors de toute inspection. Le tissage des toiles dans un grand nombre des villes, et les nombreuses industries qui font de Paris la ville manufacturière la plus considérable de France, sont entièrement libres, bien que nulle part le besoin de l'influence morale de la loi se fasse plus vivement sentir.

D'un autre côté, la classification actuelle ne trouble-t-elle pas les conditions naturelles de la concurrence entre les établissements livrés à l'exploitation d'une même industrie ? Est-il juste d'imposer aux fabricants de produits semblables des prescriptions différentes suivant le nombre des ouvriers qu'ils emploient ? Tel établissement, parce qu'il a besoin de plus de vingt personnes, est assujetti à des conditions spéciales, tandis que tel autre marchera librement s'il n'en occupe que dix-neuf ; là les enfants de la même ville, de la même famille, ne travaillent que huit à dix heures par jour, et reçoivent l'enseignement de l'école ; ici ils pourront être astreints à un travail illimité, de jour et de nuit, les dimanches et les fêtes, et seront privés du bienfait de l'instruction. Inégalité d'autant plus regrettable qu'elle détruit cette partie de conditions matérielles et morales qui est la loi naturelle de la famille, et que, par ce funeste moyen de concurrence, elle crée une prime à l'exploitation de l'enfance, à l'abus de ses forces et à l'abrutissement de son intelligence. Aussi ne s'étonne-t-on pas de voir des manufacturiers qui tiennent le premier rang dans une importante industrie du département de la Seine (papiers peints), se plaindre d'une différence qui, dans les cas de commande à jour fixe, leur cause un grave préjudice, et demander que l'égalité de condition soit la règle de tous.

L'intérêt privé, en effet, est un mobile assez puissant pour donner une grande activité à l'esprit d'antagonisme qui existe dans l'exploitation de chaque industrie; l'économie même du travail en est affectée, et l'on a vu les efforts de certains fabricants tendre par tous les moyens possibles à placer leur établissement en dehors des conditions de la loi, afin d'en éviter les prescriptions. Des parents même, méconnaissant le caractère presque providentiel de ses dispositions, préfèrent pour leurs enfants les ateliers libres dans lesquels un travail plus long procure un salaire plus élevé : déplorable oubli du premier des devoirs du père de famille, lorsqu'il n'est pas une triste transaction entre la conscience et la misère.

Ces considérations, fortifiées par l'assentiment des conseils généraux des manufactures et du commerce, ont dû frapper toute l'attention du gouvernement, et il y aurait pourvu immédiatement par un règlement d'administration publique, en vertu de l'article 7 de la loi du 22 mars 1841. Mais une innovation aussi grave avait besoin de toute l'autorité de la loi, et il était d'autres points non moins essentiels qui commandaient l'intervention du législateur.

C'est sous l'influence de ces considérations que l'article 1er du projet soumis à vos délibérations étend les conditions du travail des enfants à toutes les manufactures et à tous les ateliers, quel que soit le nombre des ouvriers, quel que soit le moteur qu'on y emploie. Cette disposition remédiera à un inconvénient réel, et on peut le dire, au plus grave des obstacles qu'ait rencontrés l'exécution de la loi.

Des objections très sérieuses se sont élevées également contre l'âge d'admission combiné avec la durée du travail. La loi de 1831 permet d'employer les enfants dès l'âge de huit ans ; mais pour les enfants de huit à douze ans, la durée du travail effectif est limitée à huit heures sur vingt-quatre, divisées par des repos. De douze à seize ans, les enfants peuvent travailler douze heures sur vingt-quatre.

Cette différence, jointe à l'obligation d'assurer l'instruction intellectuelle et religieuse des enfants, a été pour les fabriques, dans l'application, une source de difficultés et d'embarras. Généralement, dans les industries qui occupent de jeunes ouvriers, l'enfant est indispensable à l'adulte, dont il est l'aide nécessaire; si l'on réduit le travail de l'aide à huit heures, on interrompt forcément le travail de l'ouvrier, à moins d'organiser une double série d'aides, et alors le travail des enfants se trouve réduit à une demi-journée. Le mal auquel on voulait pourvoir était grave ; le remède a présenté des inconvénients plus graves encore.

Les fabriques, en effet, sont, pour les industries principales, agglomérées dans quelques localités où elles impriment à tous les travaux une activité extraordinaire; la main-d'œuvre y est toujours abondante, les bras y sont souvent très rares, et toutes les choses nécessaires à la vie y subissent une élévation de prix qui tend encore à en éloigner la population ouvrière. Il résulte de ces diverses circonstances, qu'un grand nombre d'ouvriers appartiennent aux communes et aux campagnes voisines dans un rayon de plusieurs kilomètres; hommes, femmes et enfants arrivent le matin à la fabrique, et retournent le soir à leur demeure. Retenus auprès de leurs parents, soit pendant le trajet, soit dans l'intérieur de la fabrique pendant le travail, les enfants restent placés sous une surveillance constante ; dans le système des séries, au contraire, les enfants, quittant le travail avant l'heure commune, se trouvent abandonnés à eux-mêmes dans les rues et sur les routes, de nuit comme le jour; ils y contractent l'habitude du jeu, de la paresse et du vice. Pour les jeunes garçons, ce vagabondage est l'école la plus funeste; pour les jeunes filles, un tel abandon blesse toutes les lois de la nature et de la morale. Au point de vue de la famille, le fractionnement de la durée du travail présente donc des inconvénients et des dangers tellement graves, que, si le séjour, même prolongé, dans la fabrique, en était le seul remède, on ne devrait pas hésiter à l'adopter. Relativement à la fabrication, le système des séries a également de fâcheuses conséquences. Dans les localités où la population ne suffit pas aux besoins de la fabrique, l'application de ce système a été matériellement impossible. Partout les ateliers ont été troublés par la suspension obligée du travail, pour le changement des séries, et, pour beaucoup d'industries, il est résulté un notable préjudice sous le rapport de la quantité et de la qualité des produits de cette succession d'ouvriers, n'ayant pas précisément la même capacité, la même manière de faire. Dans les fabriques de toiles peintes, par exemple, où chaque imprimeur a besoin d'un enfant pour poser les couleurs, l'ouvrier connaît la main de l'enfant qui le sert, il sait comment il doit serrer la presse, et si cet aide vient à changer dans la journée, il y a immédiatement une différence notable et un déchet inévitable dans le résultat du travail.

Sur beaucoup de points, les difficultés qui précèdent ont eu pour résultat de faire exclure des fabriques des enfants âgés de moins de douze ans, et dans un rapport du 15 octobre 1845, le préfet de Seine-et-Oise informait le gouvernement qu'il n'y avait plus que très peu d'enfants de la première catégorie employés dans les fabriques, et que ces enfants étaient sur le point de toucher à la limite. Or, retarder ainsi jusqu'à douze ans l'admission des enfants dans les manufactures, n'est-ce pas faire commencer trop tard l'apprentissage de beaucoup de professions où une certaine dextérité de main est nécessaire à acquérir? N'est-ce pas imposer aux familles une charge bien lourde? N'est-ce pas enfin livrer au vagabondage l'âge le plus propre à recevoir avec fruit ces premières leçons et ces premières habitudes du travail qui doivent exercer une si grande influence sur le reste de la vie?

Ces faits, mis en lumière par une épreuve de près de six années, ont été signalés avec une grande force par les conseils généraux des manufactures et du commerce, qui se sont nettement prononcés pour la modification d'une disposition regardée comme d'une application impossible.

« Quand nous parlons d'impossibilité, a dit le conseil général des manufactures, nous ne voulons pas dire impossibilité matérielle, impossibilité absolue. Sans doute, il est toujours loisible à un manufacturier d'accroître le nombre de ses ouvriers, ou de réduire la qualité de ses produits, d'ajouter à la masse de son matériel et à l'étendue de ses ateliers, ce qui revient à augmenter son capital fixe, de diminuer le nombre d'heures de travail, de s'exposer à obtenir des produits moins nombreux et moins parfaits, en supportant toujours la même dépense, ou même en l'accroissant; en un mot, il lui est possible de se conformer au texte rigoureux de la loi en marchant à sa ruine; mais alors où est cette conciliation désirée, à si juste titre, des droits du travail et des droits de l'humanité?

» Qu'en est-il advenu? C'est que dans la presque totalité des arrondissements industriels, la loi n'a pu être considérée comme complétement exécutable, et qu'elle n'a pas été complétement exécutée, malgré les efforts de l'administration supérieure. En mettant en balance, d'une part, le danger de bouleverser des établissements si précieux pour le pays en général, pour leurs propriétaires et pour les populations locales elles-mêmes, auxquelles ils fournissaient du travail et des moyens d'existence, et, de l'autre, l'avantage de faire exécuter rigoureusement une loi déclarée comme n'étant pas suffisamment pratiquée et comme devant être nécessairement revisée, on aimait mieux s'abstenir..... »

Il serait superflu de donner ici le texte de ce projet qui fut modifié profondément par la commission de la chambre des pairs, dont M. le baron Ch. Dupin était le rapporteur. La commission, adoptant l'idée d'étendre à un plus grand nombre d'établissements industriels les prescriptions de la loi de 1841, restreignit cette extension à ceux qui occupent au moins dix personnes de tout âge et de tout sexe, ou cinq personnes, enfants adolescents ou femmes, et maintint la loi de 1841 en ce qui concerne le minimum de l'âge d'admission et le maximum de la journée de travail. Elle appliquait en même temps aux femmes et aux filles, quel que fût leur âge, les dispositions relatives aux adolescents, notamment en ce qui concerne la limitation de la journée de travail à douze heures; et réduisait pour les adolescents, pendant trois jours ouvrables de la semaine, la journée de travail de douze à onze heures, l'heure supprimée devant être consacrée à l'instruction primaire. Elle adoptait enfin le principe anglais de l'inspection salariée.

Ce nouveau projet, qui consacrait de véritables améliorations, suspendu par les événements de 1848, fut soumis en 1850 à toutes les chambres de commerce et aux chambres consultatives d'arts et manufactures qui l'approuvèrent unanimement; puis au conseil général de l'agriculture, des manufactures et du commerce, qui lui donna une éclatante sanction en réclamant sa prochaine conversion en loi.

Des dispositions législatives plus récentes, contenues dans la loi des contrats d'apprentissage du 22 février 1851, sont venues toucher à quelques points de la question qui nous occupe. Cette loi, en effet, a fixé à dix heures par jour la durée du travail effectif, pour les apprentis âgés de moins de quatorze ans; à douze heures pour les apprentis de quatorze à seize ans, et a interdit le travail de nuit pour ceux de moins de seize ans. Elle soumet d'ailleurs à la surveillance du gouvernement les divers établissements de la petite industrie qui ne rentraient pas dans les catégories de la loi de 1841, ni même dans celles qu'établissait le projet de la chambre des pairs de 1847.

Il est indispensable, pour compléter ces détails officiels, d'y joindre un aperçu de la situation actuelle des enfants employés dans les manufactures et des derniers effets d'une loi qui remonte maintenant à plus de douze ans; nous l'empruntons à une note publiée par un des hommes les plus distingués qu'ait possédés l'administration, celui-là même auquel était confiée l'exécution de la loi, M. Audiganne. Ces renseignements si pleins d'intérêt ne le cèdent en rien à ceux que nous avons déjà recueillis, et les résument d'une façon saisissante :

«Les faits consignés dans cette note ont été recueillis dans les ateliers mêmes de nos diverses régions industrielles. Comme il n'y a guère de district manufacturier en France que je n'aie visité depuis deux ans, en vue d'y étudier la situation morale et intellectuelle des ouvriers, j'ai pu voir de près le rôle attribué aux enfants dans des établissements des genres les plus divers. Il me paraît utile d'exposer quelques-unes des remarques que j'ai eu lieu de faire, soit dans les fabriques situées au milieu des campagnes, soit dans celles qui sont agglomérées au sein des cités populeuses. Un vif intérêt s'attache, en effet, à la jeune population qui commence dans les manufactures l'apprentissage de la vie laborieuse, et la connaissance du véritable état des choses est indispensable pour apprécier la loi qui protége ses premiers travaux. Cette loi, dont l'action s'est toujours exercée d'une manière utile, aurait, au besoin, repris une vigueur nouvelle dans ces derniers temps où nous avons vu toutes les mesures propres à améliorer le sort des classes ouvrières recevoir une si haute impulsion. Qu'on fasse, si l'on veut, une large part à des irrégularités qu'expliquent, en une matière aussi délicate, les difficultés inhérentes à un premier essai, il reste encore des résultats et des améliorations incontestables destinés à marquer dans l'économie industrielle de la France.

» En contrôlant les unes par les autres les données puisées à des sources diverses, je crois pouvoir évaluer au chiffre de 100 000 le nombre des enfants âgés de moins de seize ans travaillant dans des ateliers assujettis à la loi de 1841, c'est-à-dire dans les manufactures et usines à moteur mécanique ou à feu continu, et dans les fabriques réunissant plus de vingt ouvriers. J'estime, en outre, que ces ateliers, envisagés en bloc, emploient un enfant sur dix ouvriers, ce qui suppose une population totale d'à peu près 1 100 000 individus. Les enfants sont très inégalement répartis entre les différentes industries. Les filatures mécaniques du coton, de la laine et du lin sont de tous les établissements ceux qui en renferment le plus. On doit noter ensuite les filatures de soie, naguère simples ateliers de famille, mais qui forment aujourd'hui, dans plusieurs de nos départements méridionaux, des usines importantes utilisant les bras d'un assez grand nombre de jeunes filles.

» Les enfants sont infiniment moins nombreux dans les tissages mécaniques, qui n'existent, du moins sur une grande échelle, que pour le coton et le lin. Le tissage mécanique de la laine, quoiqu'il donne en ce moment, après des essais d'abord infructueux, des résultats qui ne permettent pas de mettre en doute son prochain développement, en est toujours à ses débuts. Destinées à transformer également le tissage de la soie, au moins pour les étoffes unies, les machines ne sont encore installées que dans de très rares ateliers du Rhône, de l'Isère, de l'Ain et de la Loire. La très grande masse du travail s'effectue sur des métiers à bras, au domicile même des ouvriers. En dehors de nos fabrications textiles, je ne crois pas que les autres établissements de tout genre contiennent à eux tous un dixième du nombre total des enfants enrôlés au service de l'industrie manufacturière. On peut donc affirmer que, sauf certaines spécialités où les enfants sont assujettis, comme pour la fabrication du papier peint, à des conditions particulières, le véritable intérêt de la question se concentre dans le domaine de la filature et du tissage mécaniques et des travaux accessoires.

» On sait que, d'après la loi existante, les enfants ne peuvent être admis dans les fabriques avant l'âge de huit ans; la durée du travail est fixée à huit heures au plus sur vingt-quatre jusqu'à douze ans, et à douze heures de douze ans à seize. Le travail de nuit est interdit, sauf quelques exceptions, qui s'appliquent seulement aux enfants âgés de treize ans. Le travail doit être interrompu les dimanches et jours de fête. Les enfants doivent fréquenter une école jusqu'à douze ans, et même après cet âge, s'ils ne justifient pas qu'ils ont reçu l'instruction primaire élémentaire.

» Je n'ai rencontré nulle part d'enfants occupés avant huit ans. Des enquêtes antérieures à la loi avaient démontré que, dans certaines localités et certains genres d'industrie, on les recevait jadis à sept ans et même à six. Ce travail prématuré était un abus évident dont la disparition constitue un premier bienfait.

» La limitation du travail à huit heures pour les enfants de huit à douze ans impliquait l'organisation des relais, qui, dans la pratique, ont suscité des objections plus ou moins fondées. Ce système a été cependant essayé, mais seulement dans de rares établissements, par exemple dans quelques-unes de ces vastes manufactures du Haut-Rhin qui forment de véritables clans industriels, et où le désir d'améliorer la situation des ouvriers a donné naissance aux plus ingénieuses combinaisons. Ici se présente, il faut l'avouer, le nœud gordien de la loi. Peut-on concilier les relais avec les exigences industrielles? Peut-on, d'un autre côté, concilier le travail uniforme de douze heures avec la fréquentation des écoles? Si, pour échapper à cette alternative, on retarde l'âge d'admission, ne risque-t-on pas, en diminuant la masse des salaires, d'appesantir au delà de toute mesure le fardeau qui grève les familles nombreuses? L'indication de ces questions que je ne crois pas insolubles, mais dont l'examen ne serait pas ici à sa place, explique du moins qu'on ait rencontré sur ce point de sérieux obstacles.

» On devait entrer bien plus aisément dans la pensée de la loi pour les enfants de douze à seize ans qui peuvent travailler douze heures. Cette fixation a même perdu de son importance depuis qu'une loi générale, dont le gouvernement a plus d'une fois recommandé la stricte exécution, est venue déterminer ce terme comme un maximum pour tous les ouvriers dans les manufactures et les usines. Grâce à ce nouvel acte, combiné avec des efforts antérieurs, de notables améliorations se sont opérées sous le rapport de la durée du travail, et les abus, quand il s'en est produit, n'ont plus été poussés aussi loin qu'autrefois.

» Que se passe-t-il au sujet du travail de nuit, qui ne peut être toléré de la part des enfants au-dessus de treize ans que dans certains cas exceptionnels, ou dans les établissements à feu continu, et à la condition de compter deux heures pour trois? Dans les usines à feu continu, où le travail de nuit est indispensable et où l'ouvrier doit apprendre de bonne heure à y plier ses habitudes, cette condition de compter deux heures pour trois a toujours paru de nature à entraîner une gêne inutile, et, par suite, d'une exécution peu désirable. Quant aux industries qui ne sont pas en droit d'invoquer les exceptions prévues, l'interdiction du travail de nuit pour les enfants a été posée en principe par tous les manufacturiers. Il y a tel établissement se rattachant au faisceau de nos industries textiles, où certains ateliers marchent nuit et jour, mais les relais de nuit ne comptent pas d'enfants. Les dérogations à la règle générale sont fort exceptionnelles, et elles ne nous ont pas empêché de reconnaître qu'on doit encore ici à l'exécution de la loi d'avantageuses modifications.

» L'idée qui a fait interdire le travail les dimanches et jours de fête, cette idée que recommandent en même temps la religion, la morale, l'hygiène, l'économie industrielle, était respectée dans plusieurs de nos pays de fabrique, même avant la loi relative aux enfants. Au sein de l'industrie alsacienne, par exemple, la fermeture des ateliers durant les jours fériés a toujours été à peu près générale. A une autre extrémité de la France, dans les cités manufacturières du Midi, à Nîmes, Lodève, Bédarieux, Mazamet, Castres, etc., l'observation du dimanche est enracinée comme un fait traditionnel dans les mœurs populaires. C'est dans le nord de la France, c'est dans certains districts de la haute Normandie et de la Champagne, c'est à Paris et dans le vaste rayon de la capitale, qu'on s'était le plus écarté de l'ancienne coutume. Les exemples donnés par le gouvernement, les conquêtes réalisées par la pensée religieuse, ont largement développé, dans ces derniers temps, l'application du principe salutaire déposé dans l'acte de 1841.

» Des progrès d'une autre nature, qui appartiennent aussi à l'ordre moral, ne sont pas moins incontestables : je veux parler du développement de l'instruction primaire parmi la jeune population des fabriques. Ici j'ai trouvé des écoles nouvellement fondées; là on avait élargi celles qui existaient déjà; ailleurs on avait ouvert des classes du soir. Il me serait facile de citer des chefs d'établissement qui ont institué à leurs frais, dans leurs usines mêmes, de petites classes, afin de mieux concilier les exigences de la loi avec celles de l'atelier. J'ai rencontré ces créations dans des usines de différentes espèces : dans les tissages de Marquette, près Lille; dans les filatures des Venteaux, près Reims; dans les forges de Terre-Noire, près Saint-Étienne; dans les établissements de la compagnie des mines de la Loire, etc. Les écoles dépendant du vaste établissement du Creusot sont citées pour leur excellente direction. C'est en Alsace pourtant, c'est dans le département du Haut-Rhin que ces institutions familières m'ont paru fondées sur le plus large plan. Dans les grands établissements de filature, de tissage et d'impression, situés dans les vallées de la chaîne des Vosges, à Munster, à Gueswiller, à Wesserling et à Dornach, près Mulhouse, etc., les classes ont lieu le plus souvent durant les heures de travail; des enfants de supplément appelés *surnuméraires*, payés par les patrons, remplacent alors ceux de leurs camarades qui sont à l'école. Les livres, le papier, les plumes, sont délivrés aux frais de chaque maison.

» Je mentionne avec plaisir d'autres conquêtes, sur un point dont il n'avait été fait cependant, en 1841, qu'une simple réserve pour l'avenir, à savoir, les conditions de salubrité jugées nécessaires à l'intérieur des fabriques. Les comités locaux chargés de la surveillance, et qui se composent des éléments les plus honorables, possédaient, en l'absence d'une sanction positive, un moyen puissant, quoique indirect, pour ménager l'accomplissement du vœu exprimé dans la loi : ils pouvaient se montrer plus rigoureux sur l'exécution des autres articles envers les fabricants qui auraient refusé de faire disparaître des causes nuisibles à la santé. Disons-le, du reste, la plupart des manufacturiers sont allés au-devant des observations qui leur étaient adressées à ce sujet. L'insalubrité, qui n'est pas inhérente à telle ou telle manipulation et résulte seulement des dispositions matérielles d'une usine, est aujourd'hui un mal très exceptionnel et qui tend à le devenir chaque jour davantage. Les chefs de notre industrie se font un point d'honneur d'avoir des ateliers bien tenus. La plupart de nos manufactures, en Flandre, en Normandie, et surtout en Alsace, peuvent être citées, sous ce rapport, comme d'excellents modèles.

» On ne s'est pas autant préoccupé des conditions de sûreté à l'intérieur des usines que de la salubrité. J'admets que les accidents résultant des appareils mécaniques, des roues, des engrenages, des communications de mouvements, etc., soient le plus souvent, comme on l'a dit, la suite de la négligence de l'ouvrier; il n'en est pas moins nécessaire de prendre des précautions contre les effets de cette négligence même. La prudence du patron doit tendre à suppléer ici celle des individus qu'il emploie. C'est encore à l'Alsace que semble devoir appartenir l'initiative en cette matière. La même société qui avait réclamé avec tant d'instance le bénéfice d'une législation spéciale pour les enfants, la Société industrielle de Mulhouse s'est livrée récemment à une enquête sur les moyens de prémunir les ouvriers contre les accidents occasionnés par les machines. Il est à souhaiter que les mesures reconnues utiles se propagent dans tous les ateliers à moteur mécanique.

» Une scrupuleuse observation des faits nous permet donc de le répéter en finissant : le bien effectué est incontestable. Qu'il y ait, après cela, d'utiles compléments à réaliser dans la pratique, que la moralité de l'enfance doive être l'objet d'une sollicitude effective toujours croissante, que les bases de la surveillance puissent être élargis, que la loi elle-même puisse recevoir des modifications avantageuses, nous le reconnaissons très volontiers. Nous ne sommes pas de ceux pourtant qui se plaignent que le domaine légal ne soit pas assez étendu. Nous regrettons, au contraire, qu'en 1841 on ne se soit pas restreint dans le cercle des filatures et tissages mécaniques et de quelques industries d'une nature spéciale, comme nous en avons plus haut cité un exemple en parlant des papiers peints. On aurait ainsi satisfait à tous les besoins véritables; et, avec un objet plus circonscrit, la tâche eût été plus facile et plus sûrement remplie. Les Anglais, qui possèdent à un si haut degré le sens pratique, ont procédé de cette façon. Leurs lois sur les enfants avaient spécifié nettement les industries assujetties à la surveillance, et elles ne se sont agrandies qu'au fur et à mesure des besoins constatés. La faculté d'extension telle qu'elle a été laissée au gouvernement par la loi de 1841 aurait suffi d'ailleurs à toutes les éventualités. Aujourd'hui notre loi récente sur l'apprentissage peut fournir des garanties très réelles en ce qui concerne les petits ateliers. Quoi qu'il en soit de l'avenir, les efforts qu'on déploie et les résultats qu'on obtient sont une nouvelle preuve de cette ferme volonté de travailler efficacement au bien-être des masses, qui distinguera dans l'histoire le milieu de ce siècle et la politique du gouvernement de l'empereur. »

Le conseil général du département du Nord a exprimé dans sa session de 1856 le vœu formel que les frais d'inspection du travail des enfants fussent classés parmi les dépenses obligatoires, et non parmi les dépenses facultatives du département. Cette mesure placerait tous les manufacturiers dans les mêmes conditions, et ceux du département du Nord qui ont pris l'initiative d'une soumission complète à la loi n'auraient plus à souffrir d'une inégalité qui blesse leurs intérêts.

Le vœu du conseil général a été soumis à M. le ministre du commerce et sérieusement examiné, mais il a été repoussé par des considérations tirées des circonstances diverses où se trouvent placés les départements, de leur situation financière et de l'état du fonds commun. M. le ministre a fait connaître, d'ailleurs, qu'il a saisi toutes les occasions de recommander aux autres départements le système d'inspection adopté dans le Nord, et il ajoute que là où ce système n'a pas prévalu, les prescriptions de la loi n'en sont pas moins observées avec exactitude par le soin de la police judiciaire.

Voy. MINES.

Bibliographie. — *Sur la durée trop longue du travail des enfants dans beaucoup de manufactures*, par M. Villermé (*Ann. d'hyg. publ. et de méd. lég.*, 1837, t. XVIII), p. 164. — *Tableau de l'état physique et moral des ouvriers dans les manufactures*, par Villermé. Paris, 1840. — *Discours sur les souffrances des enfants employés dans les filatures et fabriques d'Angleterre*, par M. Salder (*Ann. d'hyg. et de méd. lég.*, t. XII, p. 272). — *The physical and moral condition of the children and young persons employed in mines and manufactures*. London, 1843. — *Rapports sur le travail des enfants et la condition des ouvriers dans la province d'Anvers*, par M. Matthyssem. Anvers, 1844. — *De l'influence que l'industrie exerce sur la santé des populations dans les grands centres manufacturiers*, par M. le docteur Thouvenin (de Lille) (*Ann. d'hyg. et de méd. lég.*, t. XXXVII, p. 96). — *De la condition physique et morale des jeunes ouvriers et des moyens de l'améliorer*, par E. Ducpétiaux. — *Du travail des enfants dans les manufactures, considéré sous le point de vue de l'hygiène publique*, par C. Bodeau (thèses de Paris, 1845, n° 122). — *Bulletin de la Société industrielle de Mulhouse*, n° 28, p. 341. — *Analyse des votes des conseils généraux de département*, 1835. — *Dictionnaire de l'économie politique*, art. ENFANTS (TRAVAIL DES), par A. Legoyt. Paris, 1852.

TRAVAUX PUBLICS. — Nous avons signalé déjà les dangers auxquels sont exposés les ouvriers employés dans les grandes usines, et fait connaître les graves accidents qui résultent de l'usage des moteurs mécaniques et des machines à vapeur. Mais ce ne sont pas là les seuls travaux qui peuvent mettre en péril la santé et la vie de l'homme : les grandes constructions, les travaux de chantier, les exploitations de mines, et généralement tous les services dont se composent les travaux publics, peuvent être l'occasion de maladies ou de blessures très diverses qui atteignent un grand nombre de professions différentes et que nous n'avons pas la prétention d'énumérer.

Ce que nous croyons utile ici, c'est d'exposer quelles sont les mesures que l'administration supérieure a prescrites dans une vue de généreuse protection, pour remédier autant que possible à ces malheurs inévitables dans tous les travaux manuels. Nous avons surtout pour but, en rappelant ce que fait l'autorité, de montrer ce que peuvent faire la charité privée, la prévoyance individuelle ou les associations ouvrières.

CIRCULAIRE MINISTÉRIELLE DU 15 DÉCEMBRE 1848, SUR LES SECOURS A ACCORDER AUX OUVRIERS DES TRAVAUX PUBLICS EN CAS D'ACCIDENTS.

Monsieur le préfet, depuis l'avénement de la République, l'administration s'est vivement préoccupée des moyens d'assurer aux ouvriers employés dans le service des travaux publics, et, le cas échéant, à leurs familles, les secours dont ils pourraient avoir besoin par suite d'accidents survenus ou de maladies contractées dans les travaux. Ce n'est pas que jusqu'alors les ouvriers blessés ou malades eussent été abandonnés à leurs propres ressources; assez habituellement, au contraire, ils recevaient des secours, soit de l'État, soit des entrepreneurs au compte desquels ils étaient employés; il en était de même des veuves ou des familles des ouvriers qui avaient trouvé la mort dans les travaux; mais aucune prescription réglementaire n'avait encore régularisé, en les coordonnant et en les rendant obligatoires, des mesures qui intéressaient trop l'humanité et la justice de l'État pour ne pas être rendues, autant que possible, communes à toutes les entreprises de travaux publics. Il existait donc à cet égard une lacune regrettable : j'ai jugé que le temps était venu de la combler.

L'Assemblée nationale, toujours pleine de sollicitude pour le sort des travailleurs, est déjà entrée dans cette voie. Le décret du 15 juillet dernier, en autorisant le ministre des travaux publics à adjuger ou à concéder les travaux aux associations d'ouvriers, a ordonné la formation dans chaque association, au moyen d'une retenue de 2 pour 100 au moins sur les salaires, d'un fonds de secours destiné à subvenir aux besoins des associés malades ou blessés, des veuves et enfants des associés morts. Le règlement d'administration publique rendu le 18 août suivant pour l'exécution du décret confie au conseil de famille qui devra être institué dans chaque association le soin de faire la distribution de ce fonds de secours.

Ces dispositions nouvelles devaient servir de guide à l'administration. La loi avait pourvu aux besoins des ouvriers réunis en association; il restait deux catégories d'ouvriers de travaux publics qui devaient appeler un égal intérêt : les ouvriers travaillant en régie au compte direct de l'État, et les ouvriers des entrepreneurs.

Ainsi posée, la question a fait l'objet d'un examen approfondi; un projet de règlement a été étudié avec le plus grand soin, et, après avoir pris sur ce projet l'avis du conseil général des ponts et chaussées, je viens d'arrêter le règlement que je vous transmets avec la présente circulaire.

La plupart des dispositions de ce règlement s'expliquent suffisamment d'elles-mêmes; toutefois il en est sur lesquelles je crois convenable d'entrer dans quelques développements.

L'article 1er laisse aux ingénieurs ou aux architectes une grande latitude pour la détermination des circonstances dans lesquelles il peut y avoir lieu d'établir des ambulances. Il eût été impossible de tracer à cet égard aucune règle fixe : l'importance des travaux, la nature des dangers qu'ils présentent, la situation des ateliers par rapport aux centres de population, sont autant d'éléments d'appréciation d'après lesquels les fonctionnaires chargés de la direction des travaux devront se guider pour adresser à l'administration les demandes d'autorisation nécessaires.

Les ambulances seront habituellement installées dans les constructions provisoires établies près des chantiers pour servir de bureaux ou de magasins; s'il ne pouvait en être ainsi, MM. les ingénieurs ou architectes seraient autorisés à construire des baraques spéciales pour ce service.

Quant au matériel dont les ambulances devront être pourvues, il se composera principalement d'une boîte à secours et d'un brancard avec rideaux et matelas pour le transport des blessés.

Dans les ports de mer, on aura soin de se pourvoir de bouées de sauvetage dans les lieux où il n'en existe pas déjà.

Les dépenses relatives à l'achat de ce matériel et à l'établissement des baraques devront être préalablement soumises à l'approbation de l'administration centrale.

Aux termes de l'article 2, des médecins ou chirurgiens pris dans les localités voisines seront chargés du service des ambulances.

Il n'échappera à personne que l'assistance de ces hommes de l'art ne devra pas être restreinte au cas où des ambulances auront été organisées sur les chantiers. Souvent il arrivera que des ateliers, assez importants pour justifier l'établissement d'un service médical, ne devront pas recevoir d'ambulances à cause de leur proximité d'un centre de population possédant un hospice. Dans l'un comme dans l'autre cas, le médecin ou chirurgien aura pour principale obligation de se rendre sur les travaux au premier appel, afin d'opérer le pansement des blessés, et de veiller, s'il y a lieu, à leur transport, soit à l'hôpital, soit à domicile. Du reste, l'intervention du médecin ne devra pas se borner à ces soins : conformément à l'article 3, il donnera, jusqu'à leur entier rétablissement, ses secours aux ouvriers qui auront été transportés chez eux ; il se mettra de plus à la disposition des ingénieurs pour leur indiquer les précautions à prendre, afin de conserver la santé des hommes employés aux épuisements, aux travaux de marée, à l'extraction des vases, à des ouvrages quelconques dans des contrées insalubres. Des ateliers placés dans des conditions sanitaires tout à fait défavorables ont pu quelquefois, grâce à des précautions hygiéniques bien entendues, échapper aux influences pernicieuses au milieu desquelles ils devaient fonctionner. Je ne puis trop recommander de ne jamais perdre ces exemples de vue, quand les travaux à exécuter se trouvent dans de semblables conditions.

S'il est nécessaire d'apporter à l'exécution de ces diverses mesures une attention constante, il convient aussi, d'un autre côté, d'éviter les abus. Ainsi, il ne suffira pas que les maladies aient été contractées sur les chantiers pour donner lieu à l'application des secours médicaux, il faudra encore qu'il soit établi qu'elles ont été réellement occasionnées par les travaux. Il y aura donc à faire constater que ces maladies ne proviennent pas de causes antérieures à l'admission des ouvriers. Il ne sera pas moins opportun de recommander aux médecins de se renfermer dans les limites d'une stricte économie pour les médicaments qu'ils remettront à domicile. A cet égard, ils devront se concerter avec les ingénieurs et tenir compte des observations fondées des entrepreneurs.

Les honoraires du médecin ou chirurgien devront, en général, faire l'objet d'abonnements. Le montant en sera réglé par l'administration, sur les propositions des ingénieurs, et suivant l'importance présumée des services qu'il s'agira de rétribuer.

L'article 9 fait connaître par qui ces honoraires, de même que tous les autres frais de secours, seront supportés suivant les cas.

L'une des dispositions de cet article est essentiellement transitoire : c'est celle qui se rapporte aux entreprises déjà adjugées. Je dois, à ce sujet, signaler une observation importante. Il existe dans une partie des travaux actuellement en cours d'exécution des conventions entre les ouvriers et les entrepreneurs, par suite desquelles ces derniers sont tenus, en cas d'accidents, à des distributions de secours. La disposition transitoire énoncée dans l'article 9 ne saurait avoir pour objet de délier les entrepreneurs de leurs engagements. Il y aura donc lieu de tenir la main à ce que, le cas échéant, ils s'acquittent des obligations que leur imposent des conventions particulières. Dans les entreprises où de telles conventions existent, l'administration, tout en assurant l'exécution complète des mesures prescrites, devra ne prendre à sa charge que la portion des frais qui serait en excédant du contingent obligé des entrepreneurs. S'il se présentait des difficultés sur ce point, vous voudriez bien, monsieur le préfet, en informer l'administration, qui s'empresserait de vous adresser les instructions nécessaires.

Les dispositions qui font l'objet des huit premiers articles de l'arrêté ne peuvent être imposées aux associations d'ouvriers, dont les obligations à cet égard sont définies dans l'article 2 du règlement du 18 août dernier, rendu en exécution du décret du 15 juillet précédent. Néanmoins je vous engage, monsieur le préfet, à faire connaître ces dispositions aux syndics, et à user de votre influence, ainsi que MM. les ingénieurs et architectes, pour que, à l'imitation de ce qui se fera dans les travaux par voie d'entreprise ou par voie de régie, ils organisent des ambulances et un service médical, lorsque les circonstances le réclameront. Il est à désirer, en outre, qu'ils se rapprochent, autant que faire se pourra, des termes de l'arrêté, en ce qui concerne les distributions de secours en argent.

L'intention de l'administration est de faire jouir, autant que possible, d'avantages égaux les ouvriers des travaux publics, qu'ils soient employés en régie au compte direct de l'État, qu'ils travaillent sous les ordres d'un entrepreneur, ou qu'enfin ils fassent partie d'une association. Il pourra donc y avoir lieu de faire application à ces derniers ouvriers ou à leurs familles des dispositions de l'article 7, relatif à des augmentations de secours, lorsqu'il sera bien constaté, d'ailleurs, que les associations auront fait pour eux tout ce à quoi elles devront être légitimement tenues. Vous pourrez également, monsieur le préfet, si des circonstances malheureuses ont rendu insuffisant le produit de la retenue faite pour l'établissement du fonds de secours, proposer à l'administration centrale, en exécution de l'article 10, d'accorder sur les fonds des travaux des subventions spéciales aux associations elles-mêmes. Un règlement particulier sera arrêté, aux termes du même article 10, pour déterminer les conditions de ce concours de l'État ; il vous sera adressé prochainement.

Je vous recommande de tenir la main à ce que la disposition de l'article 11 soit exactement observée dans votre département. Il importe que, lorsqu'un accident aura occasionné la mort d'un ouvrier, ce fait soit immédiatement constaté. Il devra faire l'objet d'une instruction judiciaire au cas où vous reconnaîtriez, d'après le procès-verbal qui vous sera remis, que la mort de l'ouvrier a été causée par la négligence de l'entrepreneur.

Il importe également que les accidents, de quelque nature qu'ils puissent être, soient résumés à la fin de chaque année dans un tableau général, avec l'indication des causes qui les auront occasionnés. L'étude de ces renseignements offrira un grand intérêt et mettra souvent l'administration à même de découvrir dans l'organisation des travaux certains vices qu'elle s'empressera de faire disparaître.

La décision que j'ai l'honneur de porter à votre connaissance, monsieur le préfet, donnera, je l'espère, pleine satisfaction à de nombreux besoins. Je ne doute pas qu'elle ne soit accueillie avec gratitude par tous ceux qui cherchent leurs moyens d'existence dans l'exécution des travaux publics. Cette décision entre tout à fait dans l'esprit des divers décrets par lesquels l'Assemblée nationale a témoigné sa sollicitude pour le bien-être de la population ouvrière; elle contribuera dans une certaine limite, j'en ai la confiance, à l'accomplissement de l'œuvre importante que l'Assemblée s'est proposée dans ces décrets, l'amélioration progressive du sort du peuple.

Je vous prie, monsieur le préfet, de m'accuser réception de la présente circulaire, dont j'adresse une ampliation à M. l'ingénieur en chef.

Recevez, monsieur le préfet, l'assurance de ma considération la plus distinguée.

Le Ministre des travaux publics, VIVIEN.

ARRÊTÉ.

Le ministre des travaux publics, voulant assurer aux ouvriers employés dans le service des travaux publics, et, le cas échéant, à leurs familles, les secours dont ils pourraient avoir besoin par suite d'accidents survenus ou de maladies contractées dans les travaux;

Vu l'article 2 du décret du 15 juillet 1848, aux termes duquel il doit être créé dans chaque association, au moyen d'une retenue de 2 pour 100 au moins sur les salaires, un fonds de secours destiné à subvenir aux besoins des associés malades ou blessés, des veuves et enfants des associés morts;

Vu les avis du conseil général des ponts et chaussées, en date des 13 juillet et 23 octobre 1848, relatifs aux mesures à prendre pour assurer des secours aux ouvriers employés par les entrepreneurs;

Considérant que les soins et les secours à donner aux ouvriers en cas de maladie ou d'accidents éprouvés pendant les travaux constituent une charge réelle des entreprises, une dette imposée par les règles du droit aussi bien que par la loi de l'humanité ;

Qu'en vertu de ce principe, l'Assemblée nationale, par le décret du 15 juillet, a imposé aux associations d'ouvriers l'obligation d'opérer, sur le montant des salaires, une retenue destinée à subvenir à cette dépense ;

Que l'État doit, de son côté, établir la même retenue sur les sommes attribuées aux entrepreneurs pour main-d'œuvre, et supporter lui-même la dépense lorsque les travaux sont exécutés en régie ;

Qu'en cas d'insuffisance des retenues, il doit également y pourvoir ;

Arrête les dispositions suivantes :

Article 1er. Des ambulances sont établies, sur la proposition des ingénieurs ou des architectes, et avec l'autorisation du ministre, sur les ateliers de travaux publics non adjugés à des associations d'ouvriers, qui, par leur importance, leur situation et la nature des travaux, rendront cette mesure nécessaire.

Art. 2. Le service de ces ambulances sera fait par des médecins ou chirurgiens pris autant que possible dans la localité la plus voisine.

Art. 3. Les ouvriers atteints de blessures ou de maladies occasionnées par les travaux, après avoir reçu sur place les premiers secours de l'art, seront soignés gratuitement à l'hôpital ou à domicile.

Art. 4. Pendant la durée de l'interruption obligée du travail, qui devra être constatée par un certificat de médecin, ils recevront la moitié du salaire qu'ils auraient pu gagner s'ils avaient continué à travailler.

Art. 5. Lorsque, par suite de blessures, ils seront devenus impropres au travail de leur profession, on leur allouera la moitié de leur salaire pendant une année, à partir du jour de l'accident.

Art. 6. Lorsqu'un ouvrier marié, ou ayant des charges de famille, aura été tué sur les travaux, ou aura succombé à la suite, soit de blessures, soit d'une maladie occasionnée par les travaux, sa veuve ou sa famille aura droit à une indemnité de 300 francs.

Art. 7. Les secours mentionnés aux deux articles précédents pourront être augmentés par des décisions spéciales du ministre des travaux publics, selon la position et les besoins des victimes ou de leur famille.

Art. 8. Les ouvriers qui seront blessés étant dans un état d'ivresse ne pourront recevoir que des secours médicaux.

Art. 9. Pour assurer le service médical et le payement des secours, il sera opéré à l'avenir une retenue de 2 pour 100 sur le prix de la main-d'œuvre des travaux adjugés à des entrepreneurs.

En cas d'insuffisance du produit de cette retenue, il y sera pourvu par une allocation dont le montant, réglé par le ministre des travaux publics, sera prélevé sur le fonds des travaux.

Si ce produit excède au contraire les besoins constatés jusqu'à la fin de l'entreprise, l'excédant sera restitué à l'entrepreneur.

Lorsque les travaux seront exécutés par voie de régie au compte de l'administration, les dépenses du service médical et les secours seront à la charge de l'État.

A l'égard des travaux adjugés avant le présent arrêté, et pour lesquels les entrepreneurs n'auraient pas été en conséquence soumis à la clause de la retenue de 2 pour 100, les frais du service médical et les secours seront à la charge de l'État.

Art. 10. Il sera fait application aux associations des ouvriers de la mesure énoncée au deuxième paragraphe de l'article 9. En conséquence, en cas d'insuffisance du produit de la retenue de 2 pour 100 faite sur la main-d'œuvre, il y sera suppléé au moyen d'une allocation accordée par le ministre des travaux publics sur le fonds des travaux.

Un règlement spécial déterminera les conditions du concours de l'État et les formalités à remplir par les associations qui auront à faire constater l'insuffisance de leur fonds de secours.

Art. 11. Lorsqu'un accident aura occasionné la mort d'un ouvrier, un procès-verbal en sera immédiatement dressé par les agents de l'administration. Ce procès-verbal fera connaître la cause et les circonstances de l'accident.

Art. 12. Chaque année, les ingénieurs et architectes adresseront à l'administration un relevé des accidents de toute nature qui seront arrivés dans les travaux, soit en régie, soit adjugés à des entrepreneurs ou à des associations. Ce relevé devra faire connaître les causes auxquelles les accidents peuvent être attribués.

Le Ministre des travaux publics, VIVIEN.

CIRCULAIRE MINISTÉRIELLE DU 12 JANVIER 1850 SUR LES ACCIDENTS ARRIVÉS PARMI LES OUVRIERS DES TRAVAUX PUBLICS.

Monsieur le préfet, aux termes de l'arrêté de l'un de mes prédécesseurs, du 15 décembre 1848, relatif aux secours à accorder aux ouvriers des travaux publics en cas d'accidents ou de maladies, MM. les ingénieurs des ponts et chaussées et architectes des bâtiments civils doivent adresser chaque année à l'administration un relevé des accidents de toute nature qui seront arrivés dans les travaux, soit en régie, soit adjugés à des entrepreneurs ou à des associations : ce relevé doit faire connaître les causes auxquelles les accidents peuvent être attribués.

Je crois devoir vous prier, monsieur le préfet, de vouloir bien rappeler la disposition de l'article 12 de l'arrêté du 15 décembre 1848 à M. l'ingénieur en chef des ponts et chaussées, ainsi qu'à MM. les architectes qui peuvent être chargés, dans votre département, de travaux dépendant du ministère des travaux publics. Il est à désirer que les relevés concernant l'année 1849 vous soient remis assez tôt pour qu'ils puissent parvenir à l'administration centrale avant le 15 février prochain.

Je vous prie de m'accuser réception de la présente circulaire, dont j'adresse des ampliations à MM. les ingénieurs en chef des ponts et chaussées et architectes des bâtiments civils.

Recevez, monsieur le préfet, l'assurance de ma considération la plus distinguée.

BINEAU.

Nous rappellerons que les ouvriers des chantiers des travaux publics ont droit à être admis, dans la convalescence de leurs maladies, à l'asile impérial de Vincennes sur le simple certificat de l'ingénieur qui dirige les travaux.

TRÉFILERIES. — Les tréfileries de métaux qui exigent l'emploi de forges, de laminoirs et de machines à vapeur, sans parler des opérations accessoires, telles que le découpage, le dérochage, l'étamage et la galvanisation, sont rangées dans la troisième classe des établissements insalubres.

TRIPÉE, TRIPERIE. — *Voy.* ABATTOIRS, BOUCHERIE.

TUERIES. — *Voy.* ABATTOIRS.

TUILERIES. — Les tuileries et briquetteries, d'où s'échappe une fumée épaisse, appartiennent à la deuxième classe des établissements incommodes.

TUYAUX. — *Voy.* BITUME, CUIVRE, ÉTAMAGE, PLOMB et ZINC.

TYPHUS. — Le typhus (typhus ou fièvre des camps, des hôpitaux, des prisons, fièvre pestilentielle, etc.) est une maladie épidémique et contagieuse qui s'observe en Europe, et prend naissance dans les grands rassemblements d'hommes sains ou malades. Elle est caractérisée par une grande stupeur, par une éruption particulière, et moins essentiellement par un gonflement inflammatoire de la région parotidienne.

L'invasion du typhus est le plus souvent brusque ; elle s'annonce par un dégoût particulier, de la céphalalgie, une insomnie quelquefois produite par la terreur dont l'imagination est frappée, une haleine fétide, des douleurs musculaires, et plus rarement par un gonflement passager des parotides. Dès les premiers jours, la physionomie prend un air d'hébétude et de stupeur ; de courts frissons traversent les membres et sont parfois suivis de tremblements ; la face est turgescente, la tête lourde ; quelques vertiges se joignent à un accablement général qui peut aller jusqu'à la syncope ; la peau est chaude, mais humide ; le pouls large et souple, mais sans beaucoup de fréquence ; la langue est à peu près normale, la soif vive et la déglutition ordinairement assez pénible ; on remarque quelques nausées, et quelquefois au début des vomissements ; la constipation persiste pendant un temps assez long. Il est assez ordinaire qu'il y ait le soir un redoublement dans les principaux symptômes, et particulièrement dans le mouvement fébrile. Vers le quatrième ou le cinquième jour, quelquefois beaucoup plus tard, on voit paraître sur la poitrine, le ventre et la partie postérieure du tronc, des taches d'un rouge pâle ou brillant, quelquefois livides, non saillantes, n'ayant pas plus de 3 à 4 millimètres, et se montrant généralement en si grand nombre qu'à une petite distance la peau paraît seulement un peu plus rouge qu'à l'ordinaire, mais uniformément colorée. Ces taches durent cinq ou six jours et disparaissent peu à peu. Tous ces symptômes vont en augmentant pendant quelques jours; la stupeur devient de plus en plus profonde; aux tremblements succèdent des mouvements convulsifs, des soubresauts; les sens sont obtus, l'intelligence s'obscurcit de plus en plus, la parole est difficile et embarrassée; les parotides et le tissu cellulaire qui les environne se gonflent et sont douloureusement tendus; très rarement il survient en même temps des bubons axillaires ou inguinaux; la constipation cesse souvent à cette époque pour faire place à des évacuations fétides; des sudamina, des marbrures violacées se montrent encore sur la peau; la respiration est pénible et s'accompagne de toux. La maladie prend alors une marche différente, selon qu'elle doit se terminer par la mort ou par la guérison. Dans le premier cas, la langue devient sèche et fuligineuse, les narines et les lèvres se couvrent de croûtes noirâtres; les parotides suppurent ou se gangrènent, quelquefois elles disparaissent tout à coup; la dysphagie est extrême, la peau sèche ou visqueuse; la voix s'éteint; des hémorrhagies intestinales, des pétéchies, des épistaxis, des convulsions tétaniques ou une prostration complète, du délire, annoncent la mort, qui survient dans le cours du second septénaire. Lorsque la terminaison est favorable, on voit, vers le deuxième jour, la peau se couvrir de sueur, les sécrétions reprendre leur cours, la physionomie revenir à son expression naturelle, l'intelligence et les sens s'éclaircir; les forces reviennent lentement; la convalescence est longue; le gonflement parotidien se dissipe peu à peu par résolution, et presque toujours les cheveux tombent et l'épiderme se renouvelle.

Le typhus ne suit pas toujours cette marche régulière; il peut, dans certains cas, revêtir dès le début une forme ataxique des plus graves et se terminer par la mort dans un temps très court, et même en vingt-quatre heures. D'autres fois, au contraire, il se montre avec un caractère d'extrême bénignité et constitue une maladie très légère caractérisée par un peu de stupeur et par une éruption particulière, et qui se termine par la guérison en un ou deux septénaires. Enfin le typhus peut se compliquer de diverses phlegmasies, telles que l'encéphalite, le catarrhe pulmonaire, la pneumonie, une stomatite aphtheuse, la dysenterie, et, dans quelques cas, des gangrènes partielles.

Le typhus est une maladie pestilentielle qui paraît appartenir exclusivement au climat de l'Europe. Il se développe dans les lieux où se trouvent réunis et enfermés un grand nombre d'hommes, dans les camps, dans les hôpitaux, dans les prisons, sur les vaisseaux, où il paraît du reste ne se développer spontanément que chez les individus déjà malades; mais il peut se propager aux sujets sains par la contagion médiate ou immédiate, qui est favorisée elle-même par l'encombrement, le contact répété, les fatigues de toutes sortes, les privations, la famine, la crainte, le découragement; il attaque à peu près également tous les âges. Les matières organiques en putréfaction ne jouent pas un rôle bien déterminé dans la production du typhus; mais le défaut d'espace, d'air et de lumière suffit à lui seul pour l'engendrer, même chez des sujets isolés. L'habitude paraît rendre la contagion moins facile.

Ce simple énoncé des causes du typhus en indique la prophylaxie, c'est-à-dire la nécessité de l'évacuation des lieux encombrés où naît le typhus, et des mesures sanitaires propres à combattre la contagion. Nous n'aurions donc qu'à rappeler que le typhus est du nombre des maladies pestilentielles auxquelles s'appliquent temporairement les règlements quarantainaires, si une occasion assez récente n'avait montré quelles mesures spéciales peuvent réclamer les épidémies de typhus.

ARRÊTÉ MINISTÉRIEL, DU 29 MARS 1856, SUR LES MESURES SANITAIRES A PRENDRE POUR LE RETOUR DES TROUPES INFECTÉES PAR LE TYPHUS.

Le ministre secrétaire d'État au département de l'agriculture, du commerce et des travaux publics;

Considérant que le retour en France des malades de l'armée d'Orient nécessite l'adoption de mesures spéciales et temporaires ayant pour but de préserver la santé publique;

Vu la loi du 3 mars 1822;

Vu la convention sanitaire internationale et le règlement qui l'a suivie;

Vu, notamment, l'article 1er de la convention, portant. . . . .« Tout port sain aura le droit de se prémunir contre un bâtiment » ayant à bord une maladie réputée importable, telle que le typhus, etc.; »

Vu l'article 72 du règlement annexé à ladite convention, lequel est ainsi conçu: « Outre les quarantaines prévues et les mesures spécifiées tant par la convention » du 19 décembre que par le présent règlement, les autorités sanitaires de chaque pays auront le droit, en présence d'un danger imminent et en dehors de » toute prévision, de prescrire, sous leur responsabilité, devant qui de droit, » telles mesures qu'elles jugeront indispensables pour le maintien de la santé » publique; »

Vu les propositions concertées entre les autorités locales compétentes des ports de Marseille, Toulon et Cette, M. l'inspecteur général des services sanitaires et M. l'inspecteur du service de santé de la guerre;

Vu l'adhésion donnée par S. Exc. M. le maréchal ministre de la guerre aux propositions précitées sous le rapport du service militaire, sur le rapport du chef de la division du commerce intérieur, arrête :

Dispositions générales. — Article 1er. Les bâtiments de toute nature affectés au transport des troupes évacuées de l'armée d'Orient, seront arraisonnés en dehors des ports et préalablement à toute communication.

Art. 2. Des dispositions seront concertées avec qui de droit pour que les dépêches soient remises sur-le-champ aux agents chargés de les recevoir. Les courriers seront admis à suivre leurs dépêches toutes les fois que les conditions sanitaires de l'arrivage le permettront.

Art. 3. Tout bâtiment exempt de typhus ou d'affection de nature suspecte sera, aux termes de l'article 26 du règlement sanitaire international, admis immédiatement à la libre pratique.

Art. 4. Les bâtiments ayant à bord des malades atteints de typhus ou présentant des symptômes de nature à faire craindre le développement de cette affection, seront l'objet des mesures suivantes :

Le médecin attaché au service sanitaire fera, en présence du capitaine du lazaret, et de concert avec le médecin du bord, une visite générale de l'équipage et des passagers.

Toute personne atteinte de typhus ou présentant des symptômes de nature à inspirer quelques soupçons, sera immédiatement débarquée au lazaret.

Art. 5. En cas de dissentiment, l'avis du médecin attaché au service sanitaire prévaudra et devra être suivi. Conformément à l'article 41 du règlement sanitaire international, le doute sera toujours interprété dans le sens de la plus grande prudence.

Art. 6. Les hommes de l'équipage et les passagers reconnus, après ce triage, exempts de toute affection suspecte, seront déclarés en libre pratique.

Art. 7. Les blessés et les militaires atteints d'affections autres que le typhus et ne présentant aucune apparence de cette dernière affection, seront conduits dans les hôpitaux destinés à les recevoir, lesquels devront être, autant que possible, éloignés de la population agglomérée et placés dans de bonnes conditions de salubrité.

Art. 8. Les militaires évacués ne seront mis en route qu'après un temps de repos, dont la durée, réglée sur les possibilités du service, est laissée à l'appréciation de l'intendance militaire.

Art. 9. Ce temps de repos sera employé à nettoyer les hommes et à les laver.

Un bain chaud d'eau douce ou d'eau de mer, additionné d'une suffisante quantité de sous-carbonate de soude (1) ou de savon commun, sera donné à tous ceux qui seront jugés en état de le prendre, et l'on veillera à ce que chaque homme ait ensuite du linge blanc.

Art. 10. Le départ des militaires se fera en évitant, autant que possible, tout rapport avec la ville.

Art. 11. Si des cas de typhus ou d'affection suspecte, développés après coup,

(1) 250 grammes pour un bain ordinaire.

venaient à se déclarer pendant ce repos, les malades seraient immédiatement séparés des autres, et isolés.

Art. 12. Tous les malades typhiques, les civils aussi bien que les militaires, seront nourris et traités par les soins de la guerre, sous la surveillance réglementaire du service sanitaire.

Un compte sera établi, d'administration à administration, pour les frais de toute sorte occasionnés à la guerre par les malades civils.

Art. 13. Les médecins militaires auront seuls la direction du traitement médical, et nul autre médecin ne pourra s'y immiscer.

Art. 14. Les malades seront divisés en trois catégories :

Dans la première, seront placés les malades positivement atteints de typhus; dans la deuxième, ceux qui en seront simplement menacés ou n'en seront atteints qu'à un faible degré; dans la troisième, les convalescents destinés à être prochainement évacués.

Le médecin militaire traitant a, dans ses attributions, la détermination des catégories et le passage de l'une dans l'autre.

Art. 15. Il désigne les malades qui lui paraissent en état de sortir.

Toutefois, les sorties n'ont lieu qu'après une décision du médecin attaché au service sanitaire, et approuvée par le directeur de la santé.

Art. 16. Un état de situation et de mouvement des malades sera remis, chaque jour, au capitaine du lazaret, pour être adressé au directeur de la santé. Cet état sera fait suivant un modèle arrêté entre les services intéressés.

Art. 17. Les bâtiments qui auront servi au transport des troupes évacuées de l'armée d'Orient seront l'objet d'une surveillance sanitaire spéciale. Ils seront, avant toute communication, nettoyés et assainis avec le plus grand soin.

Art. 18. Toutes les fois que le directeur de la santé l'aura jugé nécessaire, ce nettoiement et cet assainissement seront effectués au lazaret.

Art. 19. Si un bâtiment se présentait dans des conditions manifestement compromettantes pour la santé publique et avec un nombre de malades tel que tout l'arrivage dût être considéré comme suspect, le directeur de la santé, usant de l'autorité qui lui est conférée par les règlements en vigueur, aurait le droit de prononcer la mise en quarantaine proprement dite de ce bâtiment, et de prendre, sous sa responsabilité, telles mesures qu'il jugerait nécessaires, sauf à en donner avis immédiatement au ministre de l'agriculture, du commerce et des travaux publics, qui fixerait la durée de la quarantaine.

Art. 20. Le service sanitaire restant investi de la surveillance qui lui est attribuée par les lois et règlements en vigueur, nulle personne attachée à l'hôpital militaire du lazaret ne pourra se rendre en ville qu'avec le consentement du médecin sanitaire et du capitaine du lazaret, et sur une permission écrite et motivée de l'intendance.

Dispositions particulières à Marseille.— Art. 21. Les arraisonnements auront lieu au Frioul.

Art. 22. Quand les bâtiments seront retenus, les dépêches et les courriers seront apportés au moyen d'embarcations disposées à cet effet, ou, s'il y a lieu, par un bateau à vapeur.

Art. 23. Les malades atteints ou suspects de typhus seront débarqués au

Frioul et placés dans les salles du petit hangar, ou dans toute autre partie de l'établissement qui pourra leur être assignée.

Art. 24. Les blessés et les malades simples reconnus exempts de typhus seront conduits à l'hôpital militaire de Marseille.

Art. 25. Pour le repos et les soins corporels prévus par l'article 9, les militaires évacués seront placés dans les bâtiments de l'ancien lazaret continental, disposés à cet effet.

Art. 26. Les cas de typhus ou d'affection suspecte qui viendraient à se déclarer parmi eux seront mis dans l'hôpital spécial préparé pour les recevoir, dans la galerie dite *des Princes.*

Art. 27. Les militaires partant par le chemin de fer s'y rendront sans entrer dans la ville.

Dispositions particulières à Toulon. — Art. 28. Les bâtiments arrivant avec des troupes évacuées de l'armée d'Orient et se présentant pour être arraisonnés, mouilleront dans la grande rade ou dans la rade du lazaret.

Art. 29. Les malades atteints ou suspects de typhus seront placés dans le grand et le petit enclos du lazaret.

Art. 30. Les hommes déclarés en libre pratique seront, pour le repos et les soins prévus par l'article 9, placés dans l'enclos neuf.

Art. 31. Si des cas de typhus ou d'affection suspecte venaient à se déclarer parmi eux, les malades seraient réunis aux autres typhiques et placés avec eux dans le petit et le grand enclos.

Art. 32. Un médecin spécial sera attaché au service sanitaire pour toute la durée des évacuations d'Orient. Il aura le titre de *médecin de la direction du lazaret.*

Ce médecin sera, comme tous les agents du service sanitaire, sous l'autorité immédiate du directeur de la santé.

Outre les fonctions générales attribuées par les règlements aux médecins attachés au service sanitaire, il aura pour mission spéciale de veiller au triage des typhiques et à leur séparation, ainsi qu'aux évacuations.

Il sera tenu de résider au lazaret toutes les fois que sa présence y sera jugée nécessaire.

Art. 33. Les militaires qui feront route de Toulon pour se rendre à leur destination, devront être dirigés de manière à éviter, autant que possible, tout rapport avec la ville.

Dispositions particulières au port de Cette. — Art. 34. Les bâtiments seront mouillés et arraisonnés à l'extrémité du quai appelé le Môle, à l'ouest du fort Saint-Louis.

Art. 35. Les malades, tant civils que militaires, seront débarqués immédiatement. Tous seront conduits à l'hôpital baraqué établi au bord de la mer.

Les malades atteints de typhus proprement dit seront placés dans la baraque la plus rapprochée du rivage, les cas légers ou simplement suspects dans la seconde et au besoin dans la troisième, les malades simples dans les suivantes.

Art. 36. Une baraque disposée et installée à cet effet sera spécialement affectée aux soins corporels et au repos prescrit par l'article 9 ; des bains y seront établis en conséquence.

Art. 37. Après ces soins et la séparation des cas de typhus qui viendraient à se déclarer, les malades simples, blessés ou convalescents, seront, selon les circonstances, ou laissés dans les baraques, ou conduits à l'hôpital de la ville pour y être traités.

Art. 38. Ceux qui seront reconnus en état de faire route, seront évacués le plus promptement possible.

Art. 39. Les malades arrivant à Cette après avoir stationné à Marseille ou ailleurs seront mis, selon qu'il y aura de la place, à l'hôpital de la ville ou à l'hôpital provisoire, les deux établissements étant destinés à se suppléer l'un l'autre; toutefois en évitant, autant que possible, de recevoir les cas de typhus dans l'hôpital de la ville.

Art. 40. Suivant leur degré de malpropreté et d'infection, les bâtiments seront nettoyés et purifiés, soit au lieu même du mouillage, soit au lieu dit la Quarantaine, soit même près du brise-lame.

Art. 41. S'il en est besoin, un médecin sera attaché au service sanitaire, pour la durée des évacuations d'Orient, afin de seconder le directeur de la santé dans ses opérations et de veiller à l'exécution des mesures prescrites par le présent règlement.

Art. 42. Le présent arrêté sera publié et affiché, ainsi qu'il est prescrit par l'article 1er, § 3, de la loi du 3 mars 1822.

Toute infraction aux dispositions qui précèdent sera poursuivie et réprimée conformément aux lois et règlements, notamment à l'article 14 de la loi précitée.

Art. 43. Les préfets des départements des Bouches-du-Rhône, du Var et de l'Hérault, et les directeurs de la santé à Marseille, Toulon et Cette, sont chargés, chacun en ce qui le concerne, de l'exécution du présent arrêté.

Signé E. ROUHER.

Voy. CONTAGION, ÉPIDÉMIES, SANITAIRE (RÉGIME.)

URATES. — La fabrication des urates par le mélange de l'urine avec la chaux, le plâtre et les terres, répand une odeur infecte qui en a motivé le classement dans la première classe des établissements insalubres.

URINE. — *Voy.* ENGRAIS, FOSSES D'AISANCES, ORSEILLE, VOIRIES.

URINOIRS. — Parmi les conditions de salubrité et de propreté les plus essentielles dans les lieux habités, il importe de ne pas négliger celles qui se rapportent à l'écoulement des urines sur la voie publique. Il nous sera permis, bien que ce ne soit pas tout à fait de notre domaine, de rappeler quel sérieux intérêt il y aurait au point de vue de l'économie agricole et industrielle, à recueillir les urines humaines et celles des animaux domestiques; car il y aurait là en même temps un moyen d'éviter l'insalubrité parfois si considérable qui résulte de la décomposition de l'urine autour des habitations. M. Chevallier, dans un mémoire sur les usages de ce produit de sécrétion, a indiqué comment, dans certaines contrées où l'agriculture est en honneur, on ne laisse pas perdre l'urine; et comment on pourrait la désinfecter au moment où elle est rendue, en y mélangeant de l'huile de goudron, ainsi que l'avait indiqué H. Bayard. Tant qu'on n'aura pas réussi à faire pénétrer ces idées dans l'opinion et dans les habitudes des populations, il faudra se contenter d'assurer un écoulement facile à l'urine. C'est là l'objet des urinoirs disposés sur la voie publique et dont la construction doit être formellement prescrite par les autorités municipales. Nous citons en exemple l'arrêté suivant émané du préfet de la Seine :

ARRÊTÉ RÉGLEMENTAIRE DU 26 MARS 1850 POUR LA CONSTRUCTION DES URINOIRS.

Nous, représentant du peuple, préfet.

Vu les lois et règlements sur la voirie de Paris et sur les travaux d'assainissement des rues ;

Vu nos instructions sur les inconvénients du grillage des cuvettes d'urinoirs ;

Vu les rapports des ingénieurs du service municipal, et notamment celui de l'ingénieur en chef directeur, du 10 janvier dernier, sur la construction des urinoirs ;

Considérant que le grand nombre des lieux infectés par la projection des urines est une cause grave d'insalubrité, et qu'en attendant la création, dans toute la ville, d'urinoirs définitifs qui puissent changer les habitudes du public, il convient d'assainir par des travaux appropriés à chaque localité les points insalubres et de régler les voies et moyens d'exécution par rapport aux propriétés privées :

Arrêtons :

Art. 1er. Des urinoirs contre les murs des établissements publics ou des maisons particulières ne pourront être établis qu'après l'autorisation des administrations spéciales pour les premiers, et le consentement par écrit des propriétaires pour les maisons.

Art. 2. A moins de dispositions particulières, dont les ingénieurs nous soumettront les projets, les urinoirs seront formés de laves émaillées appliquées contre les murs et formant dans les encoignures le même angle que ceux-ci.

La cuvette sera établie à ciel ouvert et sans grille, au moyen d'une simple dépression qui ramène les liquides dans la gargouille.

Une rainure d'un demi-centimètre de profondeur à $0^{m},50$ au moins de l'angle sera creusée pour ramener pareillement les eaux qui sortiraient de la cuvette.

Les gargouilles de fonte des urinoirs devront être posées un peu au-dessous des dalles voisines, et avoir dans les bords de leur rainure des entailles pour recevoir les eaux latérales et éviter leur écoulement sur l'aire des trottoirs.

Art. 3. Les gargouilles particulières des maisons seront fondues et posées avec les mêmes dispositions.

Au bas des tuyaux de descente des chéneaux la pente de l'aire, sur environ

20 centimètres de chaque côté, sera légèrement inclinée vers la gargouille pour y ramener les eaux.

Art. 4. Les anciens travaux qui n'auront pas les dispositions ci-dessus indiquées les recevront successivement au fur et à mesure des reconstructions.

BERGER.

Voy. FOSSES D'AISANCES, VIDANGES.

USTENSILES. — *Voy.* CUIVRE, PLOMB, ZINC.

VACCINATION. — Entre toutes les questions importantes qui constituent l'hygiène publique, la vaccine est sans contredit une de celles qui méritent le plus l'attention en raison de la révolution qu'a opérée dans les conditions de la santé et de la vie des peuples modernes la bienfaisante et immortelle découverte de Jenner. Et cependant, quoiqu'un demi-siècle d'expériences pratiquées sur des millions d'individus atteste sa puissance merveilleuse, il est utile, dans l'intérêt de la vaccine elle-même, d'en contrôler de temps en temps les résultats, afin de conserver au vaccin ses propriétés natives, et aux générations nouvelles la confiance dans ses bienfaits.

Avant la découverte de la vaccine, la variole se manifestait presque toujours d'une manière épidémique, et alors ses ravages étaient si grands, qu'ils glaçaient d'effroi les populations sur lesquelles ils sévissaient. En présence d'un fléau si redoutable, la médecine alla au-devant de la variole, en pratiquant l'inoculation. Elle espérait, par ce procédé hardi, éteindre les épidémies de variole, en ramenant cette maladie à l'état sporadique. De plus, choisissant la variole discrète, toujours si bénigne, pour en introduire le produit dans l'économie, elle espérait encore prévenir les varioles confluentes presque toujours mortelles. Elle s'attendait ainsi à réaliser par cette méthode une des grandes vues contenues dans les belles pages de Sydenham sur la variole. Si les prévisions de la médecine ne furent pas toujours réalisées, si la malignité inhérente au virus varioleux trompa souvent son attente, les résultats de l'inoculation furent néanmoins assez avantageux pour convertir à cette méthode les médecins instruits du XVIIIe siècle.

Jenner était un de ses partisans. Depuis bien longtemps, sans doute, les personnes occupées à traire les vaches atteintes de cowpox étaient exemptes du tribut varioleux, mais Jenner eut seul le génie de féconder les faits que l'observation révélait, en remontant à leur principe et d'en déduire les conséquences. En effet, il vit dans le cowpox le préservatif, l'antidote de la petite vérole de l'homme; dans l'action de traire, le mode d'inoculation, et ses effets dans l'immunité varioleuse des personnes occupées à ce genre de travail.

Transporté de la vache à l'homme, le cowpox dépassa toutes les espérances que la médecine avait en vain attendues de l'inoculation même de la variole à l'homme. Le vaccin, en un mot, si innocent, si bénin, fut substitué à la variole qui décimait notre espèce. Le cowpox n'est pas, à proprement parler, une maladie de l'homme, ce n'est pas une semence humaine, c'est une semence bovine que l'on transporte sur l'homme, c'est-à-dire sur un terrain qui n'est pas le sien ; aussi il lui arrive ce qu'on voit arriver aux plantes qui ne sont pas sur leur sol naturel, il dégénère.

Pour pratiquer la vaccination, il suffit de prendre du virus-vaccin. soit au bras d'un enfant, soit sur la plaque ou dans le tube de verre où il est conservé, et de le transporter, à l'aide de la lancette, sur le bras de l'individu qu'on veut vacciner. On pratique ainsi trois, quatre, cinq, six piqûres à chaque bras. Si la vaccination a lieu sur un enfant nouveau-né, ce qui peut se faire sans danger, il vaut mieux ne pas multiplier et surtout ne pas trop rapprocher les piqûres. Pendant les trois premiers jours qui suivent, lorsque les conditions sont bonnes du côté du virus et du sujet, rien ne se manifeste, sauf une petite rougeur, qui se montre le premier jour au lieu de la piqûre, et s'efface le jour même. Au quatrième jour seulement, on voit apparaître une petite papule rouge, qui, le cinquième jour, devient un peu plus acuminée, s'élargit le sixième sans s'entourer d'une aréole, s'élargit encore, et s'ombilique au septième jour. C'est le huitième seulement que commence à se dessiner l'aréole inflammatoire, qui va s'agrandissant le neuvième jour, acquiert 2, 3, 4 et 5 centimètres d'étendue. Au dixième jour, elle commence à décroître, la pustule se sèche vers le onzième jour, et, du quinzième au vingtième, la croûte tombe, laissant à sa place une cicatrice semblable à celle d'une pustule d'ecthyma. Voilà la vaccine telle qu'on la voit tous les jours, déterminant des symptômes locaux que nous venons d'indiquer ; mais le cowpox inoculé, lorsqu'il n'a rien perdu de sa violence, après trois, quatre, cinq générations par exemple, agit d'une manière plus énergique. La pustule est plus large, le liquide plus opalin, l'aréole plus étendue ; la chute de la croûte n'arrive que du vingtième au vingt-deuxième jour, en sorte qu'il existe une très grande différence entre le cowpox de la troisième génération, ou de la centième par exemple.

Dès le cinquième jour de l'inoculation vaccinale, lorsqu'on fait une attention sérieuse à l'enfant, on remarque quelques troubles dans sa santé, troubles caractérisés tantôt par de la diarrhée et de l'abattement, tantôt seulement par de la mauvaise humeur ; ils durent une demi-journée à une journée tout au plus. Pendant les sixième, septième et huitième jours, on n'aperçoit rien de notable, mais vers la fin du huitième, lorsque les ganglions de l'aisselle commencent à s'engorger et que l'aréole se dessine et s'étend, éclate un mouvement fébrile, que les vaccinateurs ont appelé *fièvre vaccinale*, et auquel ils attachent une très grande importance; cette fièvre dure deux ou trois jours, plus intense chez les enfants inoculés avec le vaccin régénéré que chez ceux qui l'ont été avec le vieux vaccin; elle est proportionnée à l'âge du vaccin et au nombre des pustules. Elle est en raison inverse de l'âge du vaccin et en raison directe du nombre des pustules. Lorsqu'il n'existe qu'une seule pustule, le mouvement fébrile est nul ou à peu près nul; s'il y en a six, sept, huit, dix, la fièvre devient de plus en plus intense. Il survient dans le cours de la vaccine un accident qui acquiert quelquefois une certaine importance. C'est une éruption générale, appelée *exanthème vaccinal*, rare l'hiver, commune au contraire l'été. Cette éruption survient de même du neuvième au onzième jour de la vaccine; elle est morbilliforme, quelquefois scarlatiniforme, quelquefois, mais très rarement, pustuleuse. Il est probable que cette dernière forme n'est que le résultat d'inoculations opérées par l'enfant lui-même en se grattant.

Les cicatrices qui succèdent aux pustules d'inoculation ont soulevé bien des discussions. En Angleterre, on avait établi que, pour que le virus-vaccin fût bon, il devait laisser une cicatrice étroite, d'un centimètre au plus, ronde, régulière, représentant une plaque gaufrée, analogue à une plaque de Peyer normale. Quand, au contraire, on trouvait une cicatrice vaccinale irrégulière dans sa forme, allongée, au lieu d'être ronde, ou à peine marquée, comme la cicatrice d'une bulle de pompholix ou de pemphigus, on disait que le virus qui avait produit une pareille cicatrice était mauvais, que c'était un vaccin non préservatif. Toutefois, pendant les épidémies de variole, observées tant en France qu'à l'étranger, dans les revaccinations qui furent faites en Allemagne sur les troupes wurtembergeoises les médecins portèrent toute leur attention sur cette question des cicatrices vaccinales. On croyait qu'il ne fallait revacciner que les individus portant des cicatrices irrégulières, et l'on agissait en conséquence. Les épidémies de variole démontrèrent que la maladie ne respectait pas plus les individus à cicatrices régulières que les autres, et comme contre-épreuve, dans les vaccinations, il fut prouvé que le vaccin prenait tout aussi bien sur les premiers que sur les seconds. Dès lors la question des cicatrices vaccinales perdit de son importance.

Les épidémies de variole ayant presque disparu pendant un quart de siècle en Europe, après la propagation de la découverte de Jenner, on fut tenté de nier la merveilleuse puissance de ce moyen prophylactique, lorsqu'on vit de toutes parts de nouvelles épidémies varioliques se montrer ; et quoiqu'elles fussent moins meurtrières qu'avant la découverte de la vaccine, néanmoins, comme un très grand nombre de personnes vaccinées en étaient atteintes, on a dû se demander quelle était la limite de préservation du vaccin. On comprend quelle importance, pour les populations, une pareille question pouvait avoir.

De 1799 à 1816, la préservation de la variole par la vaccine ne pouvait pas même être mise en doute un seul instant. De l'avis de tous, la vaccine préservait aussi sûrement que la variole elle-même. En 1816, on reconnut que les cas de variole, après le vaccin, n'étaient pas des cas rares, exceptionnels, mais qu'ils se multipliaient en assez grand nombre. Puis vinrent les épidémies de 1819 à 1824, qui firent de si nombreuses victimes. A Marseille seulement, on compta jusqu'à 30 000 varioleux. Alors on fut obligé de reconnaître que la vaccine ne préservait plus d'une manière absolue, mais seulement d'une manière relative. La Société Jennérienne elle-même dut accepter cette conclusion déduite de l'observation des faits. On se demanda même si cette immunité relative existait réellement. Cette question fut résolue affirmativement par les épidémies qui éclatèrent en France, en Angleterre et en Allemagne. On croyait que, lorsque la variole venait à sévir sur une population, elle frappait en varioloïde les individus vaccinés, et en variole ceux qui ne l'étaient pas. On vit alors des vaccinés pris de variole, mais en nombre beaucoup moins considérable que les individus non vaccinés. Ceux-ci furent frappés en masse, et, tandis que l'épidémie faisait parmi eux d'effroyables ravages, elle se montrait bénigne aux premiers. Du côté des vaccinés, on comptait un mort sur cinquante, tandis que du côté des autres, on en comptait un sur quatre ou cinq. Il résultait de là évidemment que la vaccine donnait une immunité relative.

On avait voulu établir que l'immunité apportée par la vaccine était la même que celle qui était acquise par une variole antérieure ; mais on vit dans l'épidémie de Marseille que les anciens variolés n'entraient que pour 1/69ᵉ dans le nombre des malades, tandis que les vaccinés entraient pour 1/7ᵉ : d'où il résultait que la vaccine avait un pouvoir préservatif beaucoup moindre que celui de la variole.

Si nous considérons quelles sont les causes de cette moindre préservation, nous devons voir ce qui se passe dans l'inoculation du faux vaccin ; nous trouvons que l'individu ainsi inoculé n'est pas plus préservé que si on lui avait inoculé une simple pustule d'ecthyma. La production de la fausse vaccine tient, soit à une altération du vaccin, soit à une mauvaise disposition du sujet. Déjà Jenner, Gregory et d'autres vaccinateurs avaient été frappés des anomalies que le vaccin présentait chez certains individus, et ils avaient attribué ce phénomène à une mauvaise disposition des sujets. Voilà déjà une cause de non-préservation inhérente à l'individu et dépendante d'une disposition anormale et inconnue de l'économie. Aussi l'observation paraît avoir démontré d'une façon péremptoire, que l'intensité de la vertu préservatrice du vaccin dépend de deux conditions principales, qui sont : 1° l'âge du vaccin employé; 2° le temps écoulé depuis la vaccination. On a observé, en Angleterre, que les individus vaccinés les premiers dans la période de 1799 à 1802, 1803, 1804, alors que le vaccin n'avait pas encore passé par de trop nombreuses générations, avaient été généralement à l'abri des atteintes de la variole. De même, en France, les personnes qui furent vaccinées vers la même époque, ont été, dans les épidémies subséquentes, plus à l'abri de l'influence variolique que les vaccinés de 1815, 1816, 1820, etc. On a remarqué aussi que les individus vaccinés avec le cowpox nouveau avaient été beaucoup mieux préservés que les personnes vaccinées avec le vieux cowpox déjà transmis par plusieurs centaines de générations successives d'enfants à enfants. L'âge du vaccin est donc une cause réelle de dégénération qui diminue sa vertu préservatrice. Le temps écoulé depuis la vaccination est une condition encore de moindre préservation du vaccin. Dans les expériences faites en Angleterre, au moment où l'on parlait beaucoup de la non-immunité de la vaccine, on inocula un certain nombre d'enfants vaccinés depuis quelques années seulement, et l'on ne put leur donner la variole, l'inoculation ne prit pas. Pendant les épidémies de variole qui ont désolé l'Europe, des médecins instruits ont remarqué que des enfants vaccinés depuis deux, trois, quatre, six, huit, dix ans, prenaient la varioloïde, mais ils ont noté aussi que le nombre des enfants atteints était d'autant plus considérable que la date de la vaccination était plus éloignée.

Ils en ont conclu avec raison que plus il y avait de temps qu'on était vacciné, moins on ressentait les bienfaits de l'immunité; si bien qu'il y a plus de chance de contracter la variole après quinze ans qu'après dix, plus après dix qu'après cinq, et ainsi de suite, toutes choses égales d'ailleurs, c'est-à-dire le nombre de pustules d'inoculation et les autres circonstances ayant été les mêmes. Ces faits conduisent naturellement à la question de la *dégénération* du vaccin, question très grave pour la médecine et l'hygiène publique. Jenner ne s'était jamais laissé aveugler par sa brillante découverte. Sans doute il en comprit bien toute l'importance, mais longtemps avant sa mort, il pressentit qu'autant par la faute des vaccinateurs que par le vaccin lui-même, il se produirait des altérations considérables dans l'énergie préservatrice de la vaccine; il ne se trompait pas. Si l'on compare l'ancien cowpox au nouveau, le vaccin de 1824 à celui de 1801 ou à celui que Steinbauer a régénéré en Alsace en 1845, nous les voyons produire des effets bien différents. Si l'on compare, en effet, sur les dessins qui nous ont été conservés, les inoculations vaccinales de 1799, 1801, 1802 à celles de 1824, ce n'est plus la même chose. Ces dernières ont moins de largeur, l'aréole inflammatoire est moins étendue, la dessiccation s'opère plus rapidement; tandis que les pustules des inoculations de 1824 se sont séchées et sont déjà tombées au bout de quatorze ou quinze jours, celles de 1799, de 1801, 1802 persistent encore après trois semaines. D'autre part, les résultats produits avec le vaccin régénéré sont conformes à ceux obtenus avec le vaccin primitif, alors qu'il n'avait encore passé que par un très petit nombre de générations. Mais il est d'autres causes de l'affaiblissement du virus, et qui semblent tenir à leur transmission même. Jenner disait : C'est au sixième ou au septième jour que le vaccin a le plus d'énergie. Si vous prenez de la sérosité vaccinale au sixième jour, vous en aurez peu, mais elle sera très énergique. Cette sérosité aura moins d'énergie au huitième jour, quoiqu'elle en conserve beaucoup. Puis la virulence ira en diminuant les jours suivants, de telle sorte qu'au dixième jour elle sera complétement perdue. Voilà donc un virus qui, probablement, à cause de sa dilution, perd en vieillissant sa propriété virulente. Aussi Jenner recommandait de prendre le vaccin au sixième jour, ou au plus tard le septième, afin d'avoir un vaccin de première virulence. Mais il est arrivé, ce qui avait été prévu par cet illustre observateur, c'est que, par suite d'une habitude invétérée non-seulement dans la pratique privée, mais dans les établissements publics, nous ne prenons le vaccin que le huitième jour, à une époque où sa virulence est affaiblie.

En présence de ces faits, qui montrent avec évidence l'affaiblissement du pouvoir prophylactique du vaccin, à mesure qu'il vieillit et à mesure qu'on s'éloigne du moment de l'inoculation de ce virus, l'idée dut venir aux médecins de chercher à placer les individus dans les conditions où l'influence d'une vaccination récente met l'économie humaine. C'est ce qui fut fait dans plusieurs pays. Le gouvernement wurtembergeois ordonna dans ses armées de nombreuses vaccinations, dans lesquelles on vit le vaccin réussir d'autant mieux que la date de la première vaccination était plus éloignée. Le docteur Heim, médecin des armées wurtembergeoises, recueillit 40 000 cas de revaccination. Sur ce nombre, il se trouva 20 000 vaccines régulières. Les individus de cette catégorie étaient des jeunes recrues de vingt à vingt et un ans, qui, par conséquent, dans un pays où la vaccine es officiellement organisée, avaient été vaccinés à peu près vingt ans auparavant. Ces recrues prirent une vaccine légitime dans sa marche et dans ses formes, et capable d'être transmise avec succès à des enfants non vaccinés. Sur ces 40 000 cas, il y eut encore

5000 vaccinoïdes ou fausses vaccines, ce qui indiquait une perte presque absolue, mais non complète, de l'immunité. Enfin, on trouva 15000 individus complétement réfractaires à la vaccination, ayant par conséquent conservé leur immunité. Il y eut donc, sur un nombre de 40 000 hommes déjà vaccinés, 20000 individus aptes à reprendre la vaccine, et par conséquent la variole.

Du moment que le gouvernement wurtembergeois eut ordonné la vaccination, on vit diminuer considérablement parmi les troupes le chiffre des varioleux. Ainsi en 1824, on comptait dans l'armée 619 varioleux; en 1835, il y en avait 250; 159 en 1836, et 94 en 1837. Ainsi, en quelques années, le chiffre des varioleux était descendu de 619 à 94, c'est-à-dire que la revaccination avait épargné la variole à plus de 500 individus sur 600.

Dans une épidémie de variole qui régna en Bretagne, M. le docteur Guillot parvint, dans les localités de son ressort, à éteindre l'épidémie par la revaccination générale de la population.

En Prusse, en Bavière, dans le duché de Bade, des épidémies furent arrêtées par des revaccinations pratiquées en masse sur les populations; tandis que dans les pays voisins, où les médecins, se fiant à l'immunité de la vaccination première, crurent devoir négliger cette précaution, la mortalité fut considérable, ou du moins un grand nombre d'individus prirent la variole. La revaccination est donc, dans ces épidémies, d'une immense utilité, puisqu'elle empêche la maladie de s'étendre, en donnant aux populations une immunité nouvelle.

Mais si l'immunité concédée par le vaccin se perd au bout d'un certain temps, après combien de temps se perd-elle? En d'autres termes, à quels intervalles faut-il revacciner? C'est là une question de la plus haute importance. Or, nous avons déjà vu que, dans les revaccinations pratiquées sur 40 000 hommes de l'armée wurtembergeoise, 20 000 reprirent la vaccine légitime après vingt ans écoulés depuis une première vaccination. Nous pouvons raisonnablement conclure de ce fait qu'après vingt ans la moitié d'une population a complétement perdu l'immunité vaccinale. Mais si la moitié des individus qui composent une population a certainement perdu cette immunité au bout de vingt ans, il est extrêmement probable que beaucoup d'entre eux l'avaient déjà perdue plus ou moins longtemps auparavant : au bout de quinze, dix, huit, cinq ans, etc.

Si l'on étudie attentivement ce qui se passe dans les épidémies de variole, on voit un grand nombre d'individus prendre la varioloïde, après cinq, huit, dix ans écoulés depuis la première vaccination. Il semble donc utile de revacciner au bout de cinq ans, puisque l'expérience démontre qu'après ce laps de temps l'immunité peut être complétement perdue. Or, comme on ne peut prévoir à priori où en est l'immunité, il vaut mieux pratiquer des revaccinations un certain nombre de fois pendant la vie, que de laisser les individus exposés aux dangers plus ou moins sérieux d'une varioloïde ou d'une variole. On doit, pour ces vaccinations nouvelles, comme pour la première fois, avoir la même attention eu égard au nombre des piqûres. Il est important, en effet, quand on inocule le vaccin, quel que soit le nombre des vaccinations antérieures, de multiplier les piqûres. Dans le relevé des vaccinations faites par Eichorn, il est démontré que plus le nombre des pustules développées dans la première vaccination avait été grand, moins la revaccination avait de chance de réussir. De son travail statistique, il résulte que les individus vaccinés chez lesquels on détermine la formation d'un grand nombre de pustules, reprennent moins facilement la vaccine que ceux dont les pustules vaccinales ont été moins nombreuses.

Malgré les bienfaits éclatants du vaccin, ce moyen prophylactique par excellence a été attaqué avec persistance par M. Hector Carnot, ancien officier d'artillerie. Ce mathématicien croit pouvoir prouver par des chiffres que la mort prélève aujourd'hui sur la jeunesse, sous des noms inconnus au XVIIIe siècle, le tribut que la petite vérole imposait alors à l'enfance, et que la découverte de la vaccine n'a pas été étrangère à ce résultat déplorable. M. le baron Ch. Dupin, et après lui M. le docteur Bertillon, ont fait justice de l'erreur évidente de raisonnement commise à cet égard par M. Carnot. Mais cette opinion presque absolument isolée, et en opposition avec tout ce que l'étude et l'observation démontrent, n'a eu aucun retentissement, et de toutes parts les gouvernements persévèrent avec raison dans les encouragements qui assurent la diffusion de la vaccine ; car ce précieux moyen prophylactique, indépendamment du nombre considérable de vies qu'il a épargnées, a rendu aux populations l'immense service de diminuer la proportion des aveugles, des sourds et des infirmes de toute espèce que la variole produisait chaque année.

Il nous reste à faire connaître le rôle actif qu'a joué l'administration supérieure, et la bienfaisante initiative dont elle a fait preuve pour encourager et propager dans notre pays les progrès de la vaccination. Depuis cinquante ans, le gouvernement n'a pas cessé d'exercer sur ce point une action tutélaire, qui, confiée successivement au *Comité central de vaccine*, à la *Société centrale de vaccine*, et enfin à l'*Académie de médecine*, a tant contribué à répandre les bienfaits de l'utile découverte. Nous allons donc citer ici quelques documents officiels, qui n'ont pas seulement un intérêt historique, mais qui contiennent l'exposé des règles à suivre encore actuellement, tant par les autorités locales que par les honorables médecins qui continuent avec tant de zèle et de louable persévérance l'œuvre des premiers propagateurs de la vaccine.

CIRCULAIRE MINISTÉRIELLE DU 26 MAI 1803 RELATIVE A LA PROPAGATION DE LA VACCINE.

De toutes les maladies qui affligent l'espèce humaine, il n'en est peut-être point de plus meurtrière que la petite vérole ; des calculs certains prouvent qu'elle enlève, année commune, le sixième ou le septième des sujets qui en sont attaqués, et que dans les épidémies elle en moissonne souvent le tiers. L'inoculation était la seule ressource que la médecine pût opposer à ce redoutable fléau. Cette méthode, introduite en France depuis plus de cinquante ans, était avec raison, considérée comme un bienfait pour l'humanité, puisqu'elle diminuait de beaucoup la mortalité ; mais comme elle est encore accompagnée de quelques dangers, on ne la pratiquait avec une certaine étendue que dans les villes, et l'on ne serait parvenu qu'avec une peine extrême à la faire adopter généralement.

Une découverte bien supérieure à l'inoculation est offerte aujourd'hui à la société, je veux parler de la vaccine. Les grandes espérances que ses partisans fondèrent sur ce nouveau préservatif fixèrent l'attention du gouvernement, et l'engagèrent à encourager les expériences propres à en constater les avantages ou les inconvénients. Il devait, dans une affaire d'un si haut intérêt, se tenir également en garde contre l'enthousiasme qui accueille avidement toutes les découvertes nouvelles, et contre les déclamations passionnées des hommes qui regardent généralement avec défaveur tout ce qui s'écarte de la routine et qui porte avec soi l'idée d'une innovation. Il fallait à cet égard s'en rapporter uniquement aux faits et à l'observation.

C'est dans ces circonstances, et pour favoriser les vues du gouvernement, qu'il se forma à Paris, sous ses auspices, un comité central de vaccine. Cette association, composée d'hommes instruits et dégagés de toute espèce de préjugés, s'est occupée sans relâche, et avec un zèle digne des plus grands éloges, de l'examen de cette précieuse découverte. Elle vient enfin, après trois années de travaux et d'observations, de publier le résultat de ses recherches et de ses expériences. Le rapport dont elle a fait hommage au gouvernement prouve de la manière la plus convaincante que la vaccine réunit tous les avantages de la petite vérole inoculée, sans présenter aucun de ses inconvénients ; qu'on peut la pratiquer sans courir le risque de la répandre, en multipliant les foyers de contagion ; en un mot, que c'est une maladie extrêmement bénigne, exempte de toute autre éruption que celle des piqûres, sans danger pour celui qui en est atteint, et qui le préserve pour toujours de prendre la petite vérole.

Depuis trois ans que le comité pratique l'inoculation de la vaccine, elle lui a constamment offert des résultats satisfaisants, et jamais aucun accident n'a déposé contre cette méthode. Il a reconnu, d'ailleurs, qu'elle n'avait aucune suite fâcheuse qui lui fût propre, et qu'elle ne pouvait exciter aucune autre maladie.

Des avantages aussi précieux, constatés avec la plus grande authenticité par des hommes de l'art investis de la confiance publique, fixent irrévocablement l'opinion sur la vaccine.

Je m'empresse, en conséquence, de vous recommander de faire jouir le département qui vous est confié, du bienfait de ce nouveau système qui est déjà adopté avec succès dans tous les États de l'Europe. Je vous adresse ci-joints deux exemplaires du rapport du comité, auquel l'Institut national a donné ses suffrages, dans la séance du 28 ventôse dernier (19 mars 1803). Ce rapport ne laisse plus de doute sur l'utilité réelle de la vaccine, et indique en même temps les moyens de la propager.

Vous introduirez d'abord cette pratique dans les hospices d'enfants et dans les autres établissements publics placés sous votre surveillance ; vous ferez ensuite disposer, dans l'un des hospices de chaque chef-lieu de sous-préfecture et de chaque ville qui vous en paraîtra susceptible, une salle particulière, et séparée de celles qui sont affectées au service ordinaire, où les familles pauvres pourraient faire vacciner gratuitement leurs enfants. Vous pourvoirez au remboursement des dépenses extraordinaires qui en résulteront pour les hospices, sur les fonds affectés aux dépenses variables, si ceux des hospices ou de la commune sont insuffisants.

Il n'importe pas seulement que la vaccine soit adoptée dans les classes aisées de la société, il faut surtout qu'elle devienne une pratique générale parmi le peuple, où la petite vérole est plus à craindre et plus dangereuse, pour diverses raisons. C'est donc le peuple qu'il faut principalement en garantir, parce que c'est là qu'est toujours le foyer de cette contagion.

Quoique la nouvelle méthode soit d'une application facile et simple, elle exige cependant quelques précautions et un certain exercice, pour assurer entièrement son efficacité et prévenir tous les accidents.

Il faut donc, pour éviter au moins la répétition d'essais infructueux, que la vaccine soit pratiquée ou dirigée par des personnes qui l'aient observée, et qui la connaissent assez bien, pour ne pas confondre la vraie vaccine avec la fausse vaccine, ou bien avec la petite vérole, erreurs dans lesquelles on est tombé quelquefois. Vous pourrez en garantir vos administrés, en répandant le plus possible le rapport ci-joint, et en invitant les médecins qui voudraient faire usage de cette pratique, de se concerter avec le comité central de Paris, qui leur procurera tous les renseignements nécessaires, et les facilités qui seront à sa disposition.

Vous engagerez aussi, pour le perfectionnement de la nouvelle méthode, les comités de vaccine, les sociétés savantes de votre département, et tous les médecins et chirurgiens qui s'en sont occupés, à entretenir une correspondance suivie avec le comité de Paris, et à lui faire connaître les résultats des vaccinations qu'ils auraient pratiquées.

Enfin, vous recommanderez aux ministres du culte, aux comités de bienfaisance et aux membres des autorités publiques, d'user de toute l'influence que leur donnent leurs fonctions, pour faire connaître dans le sein des familles les avantages de la vaccine, et éclairer les incertitudes de ceux qui balancent encore à l'adopter.

Je vous serai obligé de me rendre compte du résultat de vos soins à cet égard.

Votre amour pour l'humanité me fait espérer que vous ne négligerez rien pour les rendre efficaces. Il me suffirait, pour exciter tout votre zèle et diriger tous vos sentiments vers cet objet, de vous rappeler que, si la vaccination est enfin généralement pratiquée en France, on parviendra bientôt à faire complétement disparaître la petite vérole, et à éteindre un des fléaux les plus cruels qui pèsent sur l'humanité.

Un arrêté du 31 octobre 1814 avait fondé des prix destinés à encourager la propagation de la vaccine. Ils consistaient en un premier prix de 3000 francs, deux seconds prix de 2000 francs, et trois autres prix de 1000 francs, à décerner à ceux qui auraient fait le plus de vaccinations et obtenu le plus de succès dans la propagation de la vaccine. Le principe a survécu, mais le système a été modifié par les dispositions que l'on va lire, et qui régissent encore l'état actuel des choses.

CIRCULAIRE DU 24 JANVIER 1824 SUR LES ÉTATS ANNUELS DES VACCINATIONS ET LES RÉCOMPENSES A DÉCERNER.

D'après diverses circulaires, les préfets doivent adresser au ministre de l'intérieur, dans le cours du premier trimestre de chaque année, le tableau des vaccinations pratiquées pendant l'année précédente.

L'ordonnance du roi du 20 décembre 1820, portant institution de l'Académie royale de médecine, a classé la propagation de la vaccine au nombre des objets qui doivent faire partie des travaux de cette Académie.

La suppression de la société et du comité central de vaccine, créés en 1801, était une conséquence naturelle de cette disposition. En les supprimant par un arrêté du 16 juillet 1823, le ministre a décidé que les états de vaccinations pratiquées dans les départements, et tous les documents transmis par les préfets, relativement à la vaccine, seraient à l'avenir communiqués à l'Académie royale de médecine, qui soumettra annuellement à Son Excellence un rapport sur les travaux entrepris pour la propagation de la vaccine. Les récompenses qui devront être accordées aux plus zélés vaccinateurs seront décernées sur la proposition de l'Académie, et cette société est d'ailleurs chargée de faire pour tous les départements les envois de vaccins qui lui seront demandés.

Le besoin de pourvoir aux dépenses de l'Académie royale de médecine a nécessité une nouvelle fixation des prix et médailles accordés chaque année pour la vaccine, et, par une décision du 10 décembre dernier, le roi a réglé, qu'à dater de 1824, il serait accordé chaque année aux plus zélés vaccinateurs, savoir :

1° Un prix de 1500 francs;

2° Quatre médailles d'or;

3° Cent médailles d'argent.

Ces récompenses auront un nouveau lustre étant décernées sur les propositions d'un corps aussi distingué que l'Académie royale de médecine ; et jointes aux encouragements accordés dans les départements, elles seront sans doute suffisantes pour répandre de plus en plus une méthode qui se recommande tellement elle-même par l'intérêt de la population entière et par l'évidence de ses bienfaits.

Vous ne perdrez pas de vue que votre correspondance relative à la vaccine et les tableaux qui y sont annexés, doivent continuer à être adressés en double expédition, pour qu'il en puisse être transmis une à l'Académie royale de médecine.

Baron CAPELLE.

CIRCULAIRE MINISTÉRIELLE DU 25 SEPTEMBRE 1843 SUR LE SERVICE DES VACCINATIONS.

Monsieur le préfet, je viens de vous envoyer le rapport de l'Académie royale de médecine sur les vaccinations pratiquées en France pendant l'année 1841.

J'appelle surtout votre attention sur le premier et sur le sixième paragraphe de ce rapport, lesquels s'adressent particulièrement à l'administration.

Dans le premier de ces paragraphes, l'Académie signale les omissions que présentent une partie des documents qui lui ont été transmis; elle se plaint de ce qu'un certain nombre de ces documents lui soient parvenus tardivement; elle se plaint aussi de ce qu'au lieu de lui envoyer des rapports motivés, des résumés exacts, plusieurs départements lui envoient des registres de vaccination mal tenus, des listes informes, dont il est presque impossible de tirer un résultat satisfaisant.

Au sixième paragraphe, l'Académie applaudit au zèle que les autorités civiles et ecclésiastiques ne cessent de montrer, dans la plupart des départements, pour encourager la propagation de la vaccine; mais elle se rend l'organe des plaintes formées par beaucoup de vaccinateurs sur le peu d'appui qu'ils obtiennent de la part des maires des communes rurales: trop souvent, disent-ils, leur arrivée n'est pas annoncée aux habitants; ils ne trouvent pas les enfants réunis à la maison commune. On reproche même à quelques maires d'avoir été jusqu'à conseiller aux familles de leurs administrés de ne pas répondre à l'appel des vaccinateurs.

L'Académie considère comme l'un des principaux moyens de favoriser la propagation de la vaccine l'érection d'un comité de vaccine, composé de médecins et d'habitants notables, pour chaque département. A cette institution se lierait l'établissement d'un dépôt permanent de virus-vaccin au chef-lieu du département. L'Académie recommande d'entretenir les dépôts de vaccin par des vaccinations hebdomadaires; c'est un devoir pour les administrations hospitalières de contribuer à l'entretien de ces dépôts, en laissant prendre du vaccin sur les enfants confiés à leurs soins.

Plusieurs conseils généraux ont refusé de voter les allocations demandées pour encourager la pratique de la vaccine; un pareil refus peut avoir de graves conséquences. L'Académie renouvelle les observations qu'elle a déjà faites à ce sujet, dans son rapport sur les vaccinations de 1840. Lisez avec soin, monsieur le préfet, les deux passages que je viens de vous indiquer, et si le conseil général de votre département est du nombre de ceux qui ont refusé toute allocation pour la vaccine, ne manquez pas, je vous prie, de lui soumettre, dans sa prochaine session, les considérations, présentées avec autant de force que de raison par l'Académie royale de médecine, sur la responsabilité morale qu'entraîne une économie de cette nature.

Il ne suffit pas d'affecter quelques fonds à l'encouragement de la vaccine, il faut que ces fonds soient bien employés. Dans plusieurs départements, les vaccinateurs ont un traitement fixe; dans d'autres, les vaccinateurs nommés d'avance reçoivent des indemnités proportionnelles au nombre de vaccinations qu'ils opèrent; ailleurs, tous les médecins sont appelés à concourir, sur la production de leurs états de vaccinations, aux primes décernées par le préfet. Chacun de ces systèmes a ses avantages et ses inconvénients; mais il importe de bien se rendre compte des effets que produit celui qui est adopté dans chaque département, et d'examiner s'il est susceptible de quelque modification.

Dans plusieurs départements, on a institué des médecins cantonaux, qui sont chargés non-seulement du service de la vaccine, mais encore du traitement gratuit, sur la désignation des maires ou des bureaux de bienfaisance, des malades indigents, de l'inspection des enfants trouvés, et des premiers soins à donner partout où il se manifeste des maladies épidémiques, en attendant l'arrivée du médecin des épidémies, etc. Dans deux ou trois départements ces médecins sont rétribués par les communes; ailleurs ils exercent leurs fonctions sans aucune autre rémunération que celle qu'ils peuvent recevoir, comme vaccinateurs, sur les fonds votés à cet effet par les conseils généraux.

On a souvent demandé que l'institution des médecins cantonaux fût adoptée dans toute l'étendue du royaume; il s'est présenté, à cet égard, des difficultés qui ne pourraient être résolues que par une loi générale sur l'exercice de la médecine en France. Mais si le service des vaccinations était bien organisé, il pourrait, mieux que tout autre moyen, préparer et faciliter l'institution des médecins cantonaux, ou la suppléer là où les circonstances locales s'opposeraient à ce qu'elle fût prochainement réalisée.

Pour bien apprécier l'état actuel des choses, je désire, monsieur le préfet, que vous me fassiez parvenir, avec le tableau qui doit présenter le résultat des vaccinations opérées en 1843, un rapport général et détaillé sur l'organisation du service de la vaccine dans votre département. Vous rappellerez les dates et les principales dispositions des arrêtés qui ont été pris à ce sujet; vous me ferez connaître comment ces dispositions sont exécutées, et quelles sont les modifications dont elles peuvent vous paraître susceptibles.

Quant aux états annuels de vaccinations, je vous recommande de nouveau de me les adresser aux époques indiquées par la circulaire du 6 février 1835, et de vous conformer, dans la rédaction de ces états, aux modèles qui vous ont été envoyés. Ne perdez pas de vue non plus que ces documents doivent m'être transmis en double expédition.

Il serait fort à désirer qu'ainsi que le demande l'Académie, les états partiels fournis par les vaccinateurs fussent soumis à l'examen et au contrôle d'un comité central de vaccine, ou d'un conseil de salubrité, qui pût exprimer une opinion motivée sur les titres de ces vaccinateurs et sur la valeur réelle de leurs travaux. Ce n'est pas, en effet, le chiffre brut des vaccinations qui doit servir à fixer le rang des concurrents aux récompenses instituées par le gouvernement; il faut tenir compte des difficultés vaincues, des sacrifices qu'il a fallu faire, du plus ou moins d'encouragement qu'on a obtenu des communes ou du département : or, c'est là un travail qui ne peut être fait qu'au chef-lieu du département, et qui donnerait aux propositions de l'Académie royale de médecine les bases les plus sûres et les plus équitables.

L'Académie insiste, dans ses derniers rapports, pour que le gouvernement augmente le nombre et la valeur des récompenses qu'il distribue annuellement aux plus zélés vaccinateurs. Elle exprime particulièrement le vœu qu'il soit décerné au moins une médaille d'argent par arrondissement de sous-préfecture. Comme ces médailles ne sont qu'un encouragement purement honorifique, je ne sais si, en augmenter le nombre, ce ne serait pas en diminuer le prix. Peut-être aussi est-il permis de penser qu'assigner une médaille à chaque arrondissement, ce serait égaler tel arrondissement où l'on fait très peu d'efforts pour propager la vaccine à tel autre où plusieurs vaccinateurs se livrent avec dévouement à cette pratique salutaire. Toutefois, avant de porter un jugement définitif sur cette question, je serai bien aise de connaître l'opinion de MM. les préfets sur l'utilité que la mesure sollicitée par l'Académie royale de médecine pourrait avoir comme moyen de redoubler le zèle des vaccinateurs.

Veuillez m'accuser réception de cette circulaire.

Recevez, monsieur le préfet, l'assurance de ma considération très distinguée.

CUNIN-GRIDAINE.

Nous terminerons en citant un document d'une importance capitale, la statistique la plus récente des vaccinations faites dans toute la France pendant l'année 1859. On pourra juger ainsi des immenses résultats obtenus par cette salutaire pratique, et en même temps de l'inégalité qui existe encore à cet égard dans les différents départements. C'est là un point très curieux à constater, et qui touche aux conditions les plus essentielles de la santé publique et à la civilisation même de notre pays.

TABLEAU DES VACCINATIONS PRATIQUÉES EN 1859 DANS LES DIVERS DÉPARTEMENTS DE LA FRANCE.

DÉPARTEMENTS.	NOMBRE					RAPPORT des vaccinations aux naissances.
	des naissances.	des vaccinations.	des sujets atteints de la petite vérole.	des défigurés ou infirmes.	des morts de la petite vérole.	
Ain	9246	9397	223	36	34	»
Aisne	14768	10115	52	3	8	10 sur 14
Allier	10446	8968	932	74	124	8 — 10
Alpes (Basses-)	4078	2547	84	»	10	2 — 4
Alpes (Hautes-)	3856	3671	782	61	176	»
Ardèche	12097	5983	»	»	»	5 — 12
Ardennes	»	2389	»	»	»	»
Ariége	7436	3984	90	»	16	3 — 7
Aube	6057	4225	101	»	4	4 — 6
Aude	7061	5258	84	»	11	5 — 7
Aveyron	9341	5086	48	»	4	5 — 9
Bouches-du-Rhône	17090	4737	2387	30	65	4 — 17

DÉPARTEMENTS.	NOMBRE des naissances.	des vaccinations.	des sujets atteints de la petite vérole.	des défigurés ou infirmes.	des morts de la petite vérole.	RAPPORT des vaccinations aux naissances.
Calvados	9588	10205	899	118	64	15 sur 22
Cantal	»	»	»	»	»	»
Charente	6434	6323	325	5	10	»
Charente-Inférieure	»	7036	201	40	18	6 — 8
Cher	10582	1255	12	»	»	»
Corrèze	10497	6968	44	»	5	1 — 10
Corse	»	1055	»	»	»	6 — 10
Côte-d'Or	8603	6458	162	18	19	»
Côtes-du-Nord	»	12334	98	12	7	6 — 8
Creuse	6695	4060	11	»	12	»
Dordogne	13463	6096	»	»	»	4 — 6
Doubs	8142	6212	164	13	16	6 — 13
Drôme	8654	6911	137	10	28	6 — 8
Eure	»	3745	»	»	»	6 — 8
Eure-et-Loir	6880	5462	86	14	4	»
Finistère	»	9218	56	2	»	5 — 6
Gard	12220	2261	75	6	»	»
Garonne (Haute-)	»	7338	»	»	»	2 — 12
Gers	5781	4164	37	6	»	»
Gironde	14397	3776	»	»	»	4 — 5
Hérault	»	2591	»	»	»	3 — 14
Ille-et-Vilaine	16103	11264	81	10	3	»
Indre	»	»	»	»	»	11 — 16
Indre-et-Loire	6708	4930	66	11	6	»
Isère	15385	8914	199	18	31	4 — 6
Jura	7558	4095	»	»	»	8 — 15
Landes	8429	2406	260	»	12	4 — 7
Loir-et-Cher	»	6613	»	»	»	2 — 8
Loire	17558	9583	697	52	118	»
Loire (Haute-)	»	»	»	»	»	9 — 17
Loire-Inférieure	15426	8217	»	»	»	»
Loiret	9904	3232	199	63	23	8 — 15
Lot	6781	3218	11	2	2	3 — 9
Lot-et-Garonne	6326	4936	4	»	»	3 — 6
Lozère	4466	3281	25	»	6	4 — 6
Maine-et-Loire	11817	9082	41	3	3	»
Manche	13132	4206	»	»	»	»
Marne	10061	6155	104	16	8	»
Marne (Haute-)	5267	3444	3	2	»	6 — 10
Mayenne	8943	7293	81	2	5	3 — 5
Meurthe	11712	9624	177	4	10	7 — 8
Meuse	7498	4543	127	5	22	9 — 11
Morbihan	14660	6477	»	»	»	4 — 7
Moselle	10361	9397	86	»	9	6 — 14
Nièvre	10129	5312	453	29	58	9 — 10
Nord	44448	28344	116	65	48	5 — 10
Oise	»	4683	33	7	4	28 — 44
Orne	7935	2824	»	»	»	»
Pas-de-Calais	22266	15740	178	12	2	2 — 7

DÉPARTEMENTS.	NOMBRE des naissances.	des vaccinations.	des sujets atteints de la petite vérole.	des défigurés ou infirmes.	des morts de la petite vérole.	RAPPORT des vaccinations aux naissances.
Puy-de-Dôme. . . .	»	6891	»	»	»	»
Pyrénées (Basses-) .	11478	8274	277	»	25	8 — 11
Pyrénées (Hautes-) .	5688	1910	14	»	»	1 — 5
Pyrénées-Orientales.	5667	4481	184	5	13	4 — 5
Rhin (Bas-).	18671	»	»	»	»	»
Rhin (Haut-)	14014	12436	248	36	45	12 — 14
Rhône	18045	7631	»	»	147	7 — 18
Saône (Haute-) . . .	9041	7434	7	»	1	7 — 9
Saône-et-Loire . . .	17184	11332	320	57	24	11 — 17
Sarthe	9922	4172	23	2	4	»
Seine.	60186	20690	»	»	413	»
Seine-Inférieure . .	22774	6786	»	»	»	6 — 22
Seine-et-Marne . . .	»	5989	156	7	9	»
Seine-et-Oise	11966	10945	12	10	4	10 — 11
Sèvres (Deux-) . . .	7851	6183	675	84	85	6 — 7
Somme.	14824	5966	56	2	3	5 — 14
Tarn.	9240	3847	»	»	»	3 — 9
Tarn-et-Garonne. .	3909	3505	»	»	»	3 — 3
Var.	8585	3552	309	8	16	3 — 8
Vaucluse	8076	6216	239	19	40	6 — 8
Vendée.	10902	5613	138	15	5	5 — 10
Vienne	»	»	»	»	»	»
Vienne (Haute-) . .	10328	7028	77	8	11	7 — 10
Vosges	11181	9305	208	31	18	9 — 11
Yonne	»	1775	»	»	»	»
Totaux. . .	789474	522253	12958	1046	1892	. . . .

Bibliographie. — *Rapports du Comité central de vaccine de l'Académie de médecine sur les vaccinations pratiquées en France, de 1803 à 1862*, collection précieuse à consulter. — *Analyse et tableaux de l'influence de la petite vérole sur la mortalité à chaque âge*, par Duvillard. Paris, 1806, in-4. — *Recherches historiques et médicales sur la vaccine*, par Husson. Paris, 1803, in-8. — *Traité de vaccination*, par Sacco. Paris, 1813, in-8. — *Tableau relatif aux vaccinations et aux petites véroles*, par Villermé (*Ann. d'hyg. et de méd. lég.*, 1re série, t. I, p. 401). — *Documents officiels propres à éclaircir la question des revaccinations*, par Villeneuve (*Ibid.*, t. XXIV, p. 291). — *Sur les résultats des revaccinations*, par le docteur Meier (*Ibid.*, t. XXX, p. 213). — *Histoire d'une épidémie de variole; revaccination pratiquée à la suite, etc.*, par Ch. Roesch (*Ann. d'hyg. et de méd. lég.*, t. XVIII, p. 73). — *Historich-kritiche Darstellung der Pockensucken, des gesammten des Impf-und Revaccinations wesens in Konigr. Wurtemberg, etc.*, von F. Heim. Stuttgard, 1836. — *Bulletin de l'Académie de médecine*, tomes II, III, VIII, IX, X, XVIII, p. 1164; XIX, p. 209. — *Mémoire sur les vaccinations*, par Sédillot (*Mém. de l'Acad. de méd.*, Paris, 1840, t. VIII, p. 568 à 675). — *Observations on variolæ, vaccinæ*, by R. Ceely. London, 1840. — *Rapport fait à l'Académie des sciences à l'occasion du prix fondé sur la question de la vertu* *préservative de la vaccine et de la nécessité des revaccinations*, par M. Serres (*Mémoires de l'Académie*. Paris, 1845). — *Recherches historiques et critiques sur les résultats obtenus par les vaccinations et les revaccinations*, par M. Steinbrenner. Paris, 1846, in-8. — *Mémoire sur la vaccine primitive*, par M. Verheyen. Bruxelles, 1847, in-4. — *Du cowpox, ou vaccine primitive*, par J. Mignon. Paris, 1848. — *Notice sur le cowpox, ou petite vérole des vaches*, par M. J.-B. Bousquet. Paris, 1840, in-4. — *Nouveau traité de la vaccine et des éruptions varioleuses*, par le même. Paris, 1848, in-8. — *Tableau analytique, descriptif et iconographique des cicatrices de la vaccine*, par Denarp-Decanteleu. Paris, 1851. — *An aid further to extend and make compulsory the practice of vaccination*, 20 août 1853. — *Études sur l'action de la vaccine chez l'homme*, par le docteur Lalagade (d'Albi). Paris, 1860.

VACHERIES. — *Voy.* NOURRISSEURS.

VANNIERS. — A Marseille et dans une partie de la Provence, on se sert des roseaux appelés *cannes* dans le pays (*Arundo donax*), pour tresser des lambris destinés à revêtir les plafonds. Ces roseaux, quand ils ont été entassés dans des endroits humides et mal ventilés, entrent en fermentation, et une poussière blanchâtre couvre les feuilles auprès des mérithalles. L'examen microscopique a fait reconnaître que cette poussière blanche, onctueuse au toucher, d'une saveur âcre et corrosive, est constituée par une moisissure pédiculée, dans laquelle on reconnaît, outre les cellules propres à la moisissure, d'autres cellules arrondies qui, selon toute apparence, sont des spores près d'éclore.

C'est le contact de cette poussière avec la peau des ouvriers occupés à dépouiller les roseaux, qui détermine chez eux la maladie dont M. Maurin donne une description détaillée sous le nom de *dermatose des vanniers* ou *cannissiers*. Elle débute, au bout d'un jour ou deux de travail, par de la pesanteur de tête avec courbature, anorexie, soif vive; bientôt il se manifeste une rougeur prurigineuse, avec gonflement aux ailes du nez, aux paupières, au cou, au scrotum, etc. L'épiderme se fendille, ou bien il s'élève des vésiculo-pustules; mais c'est surtout aux bourses que l'affection se montre avec le plus d'intensité. La peau de cette partie est rouge, dépouillée d'épiderme et baignée d'une exsudation séro-purulente. Une croûte brune et sèche couvre les exulcérations au bout de quelques jours; et, vers le deuxième septénaire, elle se détache, laissant la peau recouverte d'un nouvel épiderme. La maladie est alors guérie. Très souvent, les moisissures agissent en même temps sur les muqueuses; de là des coryzas intenses avec enchifrènement et épistaxis, des pharyngites, des balano-posthites. Quand les phénomènes locaux sont très développés, il s'ensuit une réaction fébrile plus ou moins vive, avec soif, constipation, etc.

Le traitement est très simple : émollients, bains d'eau de son, légers purgatifs; puis, quand l'acuité a diminué, bains alcalins, tisanes alcalines, et, à la fin, quelques bains simples.

Quant à la prophylaxie, elle résulte naturellement de cette circonstance que les ouvriers qui dépouillent les roseaux sont seuls atteints : or, avant de briser les roseaux et de les façonner en lambris, on les mouille, la moisissure est détruite par l'eau ; ce qui fait que les femmes qui brisent les roseaux, et les vanniers qui les mettent en œuvre, n'éprouvent rien. Donc le seul moyen de prévenir la dermatose est de mouiller les roseaux et de les laver avant de les dépouiller, et d'obliger les ouvriers à se laver eux-mêmes à grande eau.

M. le docteur Beaugrand, en analysant les faits que nous venons de citer, rappelle qu'ils ne sont pas nouveaux dans la science. Ils avaient déjà été notés et décrits par plusieurs auteurs.

Ainsi, un praticien distingué de la Provence, M. Michel, de Barbentane (Bouches-du-Rhône), publia, en 1845, sous le titre : *Un mot sur une maladie non encore décrite, communiquée à l'homme par la canne de Provence*, des faits entièrement semblables à ceux de M. Maurin, mais plus graves. Les accidents étaient occasionnés par une *poussière noire* développée sur des cannes abandonnées depuis longtemps à l'intempérie des saisons, poussière que l'auteur regarde comme une production cryptogamique. Chez les malades de M. Michel, les accidents furent très sérieux : fièvre intense, cardialgie, fluxion inflammatoire à la face et aux parties génitales, très violente et même avec exaltation du sens génésique. Si le sujet avait avalé de cette poussière, toux opiniâtre, dyspnée, coliques, accidents de gastro-entérite portés au point de simuler un empoisonnement. Chez un homme de soixante et un ans, ces phénomènes s'accompagnèrent d'un véritable satyriasis avec émission involontaire du sperme. Ce malheureux succomba au bout de sept ou huit jours de souffrances atroces. M. Michel note également que le danger de remuer les cannes altérées était à peu près nul quand elles étaient mouillées par la pluie, le pollen se trouvant alors, dit-il, collé contre le roseau.

Avant la publication du travail de M. Michel, un rapport avait été fait à la Société de médecine pratique de Montpellier par le docteur Trinquier, concernant des faits du même genre.

Divers ouvriers, et notamment une famille entière, y compris les enfants qui avaient joué sur les cannes, avaient été pris des accidents déjà décrits, et, chose digne de remarque, une ânesse même qui était à l'écurie et dont on avait fait la litière avec des débris de ces mêmes roseaux, fut affectée de gonflement et de rougeur aux naseaux et aux parties sexuelles. L'auteur pense que, dans ces cas, il y a eu, non-seulement action irritante directe par le contact avec les parties exposées à l'air, mais encore intoxication à la suite de l'absorption.

Enfin, on lit dans les *Éléments de chimie* de Chaptal : « M. Poitevin a vu un homme très malade pour avoir manié des cannes ; les parties de la génération s'enflèrent prodigieusement. Un chien, qui avait dormi dessus, eut le même sort, et fut affecté dans les mêmes parties. »

Bibliographie. — *Annales d'hygiène publique*, 2e série, t. XV, 1861.

VAPEUR (Machines a). — *Voy.* Établissements insalubres, Fumée, Machines.

VASES. — *Voy.* Cuivre, Plomb, Zinc.

VEAUX. — *Voy.* Boucherie.

VÉNÉNEUSES (Substances). — Un très grand nombre de substances vénéneuses, minérales ou végétales, sont employées dans les arts, dans l'industrie ou à titre de médicaments; et leurs applications utiles, loin de se restreindre, ont une tendance naturelle à s'étendre. La vente et l'emploi de ces matières constitue cependant un danger réel et appelle toute la sollicitude de l'administration, qui, dans l'impossibilité de les proscrire, doit les soumettre à une surveillance aussi sévère et aussi efficace que possible. Cette nécessité n'a pas été comprise de tout temps, et les premiers édits de police antérieurs à la fin du XVIIe siècle ont négligé ce point important. Il semble qu'il ait fallu quelques grands crimes pour éclairer l'autorité, et pour que le célèbre et admirable édit de 1682 vînt rassurer la population terrifiée par la fréquence des empoisonnements.

On doit à l'érudition connue de M. Trébuchet l'historique de cette législation si intéressante au point de vue de la sécurité et de l'hygiène publique. Nous devons nous contenter d'en exposer l'état actuel que feront exactement connaître les documents suivants :

RAPPORT ET ORDONNANCE ROYALE SUR LA NATURE ET L'EMPLOI DES SUBSTANCES VÉNÉNEUSES (29 OCTOBRE 1846).

Sire, la législation actuelle sur la nature et l'emploi des substances vénéneuses se réduisait avant la loi du 19 juillet 1845 aux articles 34 et 35 de la loi du 21 germinal an XI. L'article 34 statue que les substances vénéneuses seront tenues sous clef dans les officines des pharmaciens et dans les boutiques des épiciers, qu'elles ne pourront être vendues qu'à des personnes connues et domiciliées qui pourront en avoir besoin pour leur profession ou pour cause connue, à peine de 3000 francs d'amende. L'article 35 prescrit, en outre, aux pharmaciens et épiciers la tenue d'un registre coté et parafé, pour l'inscription des ventes de substances vénéneuses.

Ces dispositions, empruntées en partie à l'édit de juillet 1680, ont été, dès les premiers moments, frappées d'une déplorable impuissance : l'absence de toute nomenclature légale des substances vénéneuses, la faculté accordée à tout le monde de vendre librement ces substances, leur emploi journalier pour le chaulage des grains, pour la destruction des insectes et des animaux nuisibles, pour le traitement des animaux domestiques, etc., enfin l'élévation de la peine unique prononcée par la loi de germinal an XI, ont été autant de causes du relâchement qui s'est introduit dans le régime applicable à la vente des poisons. De là peut-être une partie des crimes qui, dans ces dernières années surtout, ont affligé la société.

La loi du 19 juillet 1845 a été rendue pour faire cesser un état de choses si funeste à la sécurité publique. Elle abroge les dispositions législatives de l'an XI, qui mettaient obstacle à l'action du gouvernement dans une matière qui, par sa nature, appartient essentiellement à son domaine, et elle arme d'une sanction pénale plus efficace les ordonnances royales qui seront publiées pour régler le commerce et l'emploi des substances vénéneuses.

Le premier usage à faire de cette loi était difficile : un certain nombre de substances réputées vénéneuses sont nécessaires pour l'exploitation de plusieurs industries, et elles ne peuvent y être remplacées par des substances différentes ; d'autres sont d'une production si facile ou si peu coûteuse, que l'usage s'en est répandu même dans l'économie domestique. Était-il convenable, était-il possible de proscrire d'une manière absolue la vente de ces substances ?

J'ai chargé une commission spéciale, composée des hommes les plus compétents, d'examiner cette question importante. Frappée, comme le gouvernement, des motifs de haute moralité qui pouvaient faire désirer la prohibition absolue de certaines matières, elle s'est livrée à une enquête attentive ; elle s'est entourée des lumières de tous les hommes spéciaux ; elle a réclamé et obtenu les avis de la Faculté de médecine, de l'École de pharmacie et de l'École vétérinaire d'Alfort. De ce travail il est résulté pour elle et pour moi-même la conviction qu'une prohibition absolue était impossible, que seulement l'emploi de l'arsenic (acide arsénieux) pouvait être interdit ou restreint dans plusieurs usages, et que des précautions spéciales pouvaient être ordonnées pour l'achat, la vente et l'emploi d'un certain nombre de substances toxiques, dont la nomenclature devait être jointe à l'ordonnance à intervenir.

La loi du 21 germinal an XI, comme l'édit de 1680, ne désignait, en effet, nominativement, comme substances vénéneuses, que l'arsenic, le réalgar et le sublimé corrosif; j'ai chargé successivement le Conseil de salubrité du département de la Seine, l'École de pharmacie et le Comité consultatif des arts et manufactures attaché à mon département, de dresser la liste des substances à soumettre au régime de l'ordonnance. Ce travail long et difficile a été fait avec le plus grand soin ; chaque article a dû être l'objet d'une étude spéciale pour en connaître l'emploi médical, pharmaceutique ou industriel. Un grand nombre ont été rangés sans hésitation dans cette nomenclature ; d'autres dont on ne se sert que pour la médecine des hommes ou des animaux ont été laissés en dehors, pour ne pas créer au travail national des entraves que ne commandait pas une nécessité absolue. L'expérience fera connaître quelles modifications ultérieures il sera nécessaire d'apporter à cette liste, et sa forme même permettra de les réaliser facilement.

Quant aux dispositions du projet d'ordonnance que j'ai l'honneur de soumettre à l'approbation de Votre Majesté, et qui sont destinées à remplacer les articles 34 et 35 de la loi du 21 germinal an XI, elles ont été l'objet d'une discussion approfondie au sein du conseil d'État ; mais je dois rendre particulièrement compte à Votre Majesté des motifs qui ont dicté les prohibitions que renferme cette ordonnance.

Dans quelques départements, on a depuis longtemps l'usage de préparer le blé de semence au moyen de l'acide arsénieux, dans l'espoir de détruire les séminules de quelques végétaux microscopiques, qui, se développant plus tard, produisent la carie, la rouille et le charbon ; ou bien d'empoisonner certains animalcules, tels que le vibrion du blé, qui, se rencontrant dans la semence, peuvent se propager par la tige, et par suite pénétrer dans l'épi et détruire une partie de la récolte.

Tous les renseignements recueillis tant par mon département que par la commission dont j'ai mentionné plus haut l'excellent travail, s'accordent à établir, d'une part, que l'emploi de l'acide arsénieux pour le chaulage du blé est une des applications de cette substance qui la font le plus fréquemment parvenir en des mains criminelles ; d'autre part, que si l'acide arsénieux réussit à détruire les insectes qui attaquent le blé de semence ou les animalcules qu'il recèle, il est à peu près démontré que son emploi pour la destruction des végétaux microscopiques reste sans efficacité ; enfin que des procédés nombreux, parfaitement connus et souvent éprouvés, tels que l'emploi du sulfate de cuivre, celui de la chaux mêlée de sulfate de soude, offrent à la fois l'avantage de mettre entre les mains de l'agriculture des moyens de détruire les végétaux et animaux microscopiques que renferme le blé de semence, et d'en favoriser souvent la germination et la végétation, sans exposer la société à aucun péril.

Ces considérations m'ont déterminé à proposer à Votre Majesté de proscrire d'une manière absolue l'emploi de l'arsenic pour le chaulage des grains.

La destruction des insectes et des animaux nuisibles s'opère généralement aussi au moyen de préparations arsenicales ; j'ai fait rechercher la possibilité d'y substituer d'autres matières, et déjà il a été constaté qu'en Suisse le *quassia amara* a remplacé avec un plein succès le *cobalt*, ou arsenic métallique, pour la destruction des mouches. Malheureusement, nous ne sommes pas encore arrivés au même résultat pour la destruction des animaux nuisibles, tels que les rats, mulots, etc., dont la multiplication porte souvent la désolation dans les exploitations rurales. Mais, en tolérant provisoirement pour cet usage la continuation de l'emploi de l'arsenic, j'ai pensé, avec la commission, qu'il était possible, sinon de faire disparaître entièrement les dangers de cette tolérance, au moins de les atténuer sensiblement en substituant à l'acide arsénieux, qui est aujourd'hui délivré en nature, une préparation arsenicale composée de manière, non-seulement à rendre toute méprise impossible, mais encore à prévenir, par sa consistance, son odeur, sa saveur et sa couleur, toute tentative de crime. L'École royale de pharmacie est chargée de composer cette préparation jusqu'à ce qu'il ait été possible de la remplacer par une autre matière; la formule de cette préparation, qui ne pourra être vendue que par les pharmaciens, sera inscrite au Codex.

Des considérations analogues s'appliquent à l'arsenic pour le traitement des animaux domestiques. Cette matière entre, avec un incontestable succès, dans le traitement des maladies cutanées des chevaux, des moutons, etc. Les études que j'ai ordonnées permettront, je l'espère, de trouver prochainement les moyens de la remplacer avec la même efficacité par une autre substance; mais jusque-là il était nécessaire d'en tolérer la vente. L'ordonnance soumise à Votre Majesté subordonne cette vente à des précautions semblables à celles qui sont prescrites pour la destruction des animaux nuisibles. Le concours éclairé du conseil des professeurs de l'École d'Alfort me permet de compter que le but sera atteint avec toute garantie pour la sûreté publique.

Les autres dispositions, Sire, s'expliquent et se justifient d'elles-mêmes. J'espère que l'ensemble du projet obtiendra l'assentiment de Votre Majesté; élaboré avec soin, il concilie autant que possible la liberté due aux travaux de la science et de l'industrie, avec les intérêts sacrés de l'humanité et de la morale publique, et j'ai la conviction qu'aidé de l'action ferme et vigilante de la justice, il tendra à donner à la société des gages de sécurité pour l'avenir.

L. Cunin-Gridaine.

ORDONNANCE DU ROI.

LOUIS-PHILIPPE, roi des Français, à tous présents et à venir.

Vu la loi du 19 juillet 1845, portant :

« Article 1er. Les contraventions aux ordonnances royales portant règlement » d'administration publique sur la vente, l'achat et l'emploi des substances » vénéneuses, seront punies d'une amende de 100 fr. à 3000 fr., et d'un emprisonnement de six jours à deux mois, sauf l'application, s'il y a lieu, de l'article 463 du Code pénal.

» Dans tous les cas, les tribunaux pourront prononcer la confiscation des » substances saisies en contravention.

» Art. 2. Les articles 34 et 35 de la loi du 21 germinal an XI seront abrogés, » à partir de la promulgation de l'ordonnance qui aura statué sur la vente des » substances vénéneuses. »

Sur le rapport de notre ministre secrétaire d'État de l'agriculture et du commerce, notre conseil d'État entendu,

Nous avons ordonné et ordonnons ce qui suit :

Titre 1er. — *Du commerce des substances vénéneuses.*

Art. 1er. Quiconque voudra faire le commerce d'une ou de plusieurs des substances comprises dans le tableau annexé à la présente ordonnance sera tenu d'en faire préalablement la déclaration devant le maire de la commune, en indiquant le lieu où est situé son établissement.

Les chimistes, fabricants ou manufacturiers employant une ou plusieurs desdites substances seront également tenus d'en faire la déclaration dans la même forme.

Ladite déclaration sera inscrite sur un registre à ce destiné, et dont un extrait sera remis au déclarant; elle devra être renouvelée, dans le cas de déplacement de l'établissement.

Art. 2. Les substances auxquelles s'applique la présente ordonnance ne pourront être vendues ou livrées qu'aux commerçants, chimistes, fabricants ou manufacturiers qui auront fait la déclaration prescrite par l'article précédent ou aux pharmaciens.

Lesdites substances ne devront être livrées que sur la demande écrite et signée de l'acheteur.

Art. 3. Tous achats ou ventes de substances vénéneuses seront inscrits sur un registre spécial, coté et parafé par le maire ou par le commissaire de police.

Les inscriptions seront faites de suite et sans aucun blanc, au moment même de l'achat ou de la vente ; elles indiqueront l'espèce et la quantité des substances achetées ou vendues, ainsi que les noms, professions et domiciles des vendeurs ou des acheteurs.

Art. 4. Les fabricants et manufacturiers employant les substances vénéneuses en surveilleront l'emploi dans leur établissement, et constateront cet emploi sur un registre établi conformément au premier paragraphe de l'article 3.

TITRE II. — *De la vente des substances vénéneuses par les pharmaciens.*

Art. 5. La vente des substances vénéneuses ne peut être faite, pour l'usage de la médecine, que par les pharmaciens et sur la prescription d'un médecin, chirurgien, officier de santé ou d'un vétérinaire breveté.

Cette prescription doit être signée, datée, et énoncer en toutes lettres la dose desdites substances, ainsi que le mode d'administration du médicament.

Art. 6. Les pharmaciens transcriront lesdites prescriptions, avec les indications qui précèdent, sur un registre établi dans la forme déterminée par le paragraphe 1er de l'article 3.

Ces transcriptions devront être faites de suite et sans aucun blanc.

Les pharmaciens ne rendront les prescriptions que revêtues de leur cachet et après y avoir indiqué le jour où les substances auront été livrées, ainsi que le numéro d'ordre de la transcription sur le registre.

Ledit registre sera conservé pendant vingt ans au moins, et devra être représenté à toute réquisition de l'autorité.

Art. 7. Avant de délivrer la préparation médicale, le pharmacien y apposera une étiquette indiquant son nom et son domicile, et rappelant la destination interne ou externe du médicament.

Art. 8. L'arsenic et ses composés ne pourront être vendus pour d'autres usages que la médecine, que combinés avec d'autres substances.

Les formules de ces préparations seront arrêtées, sous l'approbation de notre ministre secrétaire d'État de l'agriculture et du commerce, savoir :

Pour le traitement des animaux domestiques, par le conseil des professeurs de l'Ecole royale vétérinaire d'Alfort;

Pour la destruction des animaux nuisibles et pour la conservation des peaux et d'objets d'histoire naturelle, par l'Ecole de pharmacie.

Art. 9. Les préparations mentionnées dans l'article précédent ne pourront être vendues ou délivrées que par les pharmaciens, et seulement à des personnes connues et domiciliées.

Les quantités livrées, ainsi que le nom et le domicile des acheteurs, seront inscrits sur le registre spécial dont la tenue est prescrite par l'article 6.

Art. 10. La vente et l'emploi de l'arsenic et de ses composés sont interdits pour le chaulage des grains, l'embaumement des corps et la destruction des insectes.

TITRE III. — *Dispositions générales.*

Art. 11. Les substances vénéneuses doivent toujours être tenues, par les commerçants, fabricants, manufacturiers et pharmaciens, dans un endroit sûr et fermé à clef.

Art. 12. L'expédition, l'emballage, le transport, l'emmagasinage et l'emploi doivent être effectués par les expéditeurs, voituriers, commerçants et manufacturiers, avec les précautions nécessaires pour prévenir tout accident.

Les fûts, récipients ou enveloppes ayant servi directement à contenir les substances vénéneuses ne pourront recevoir aucune autre destination.

Art. 13. A Paris et dans l'étendue du ressort de la préfecture de police, les déclarations prescrites par l'article 1er seront faites devant le préfet de police.

Art. 14. Indépendamment des visites qui doivent être faites en vertu de la loi du 21 germinal an XI, les maires ou commissaires de police, assistés, s'il y a lieu, d'un docteur en médecine désigné par le préfet, s'assureront de l'exécution des dispositions de la présente ordonnance.

Ils visiteront, à cet effet, les officines des pharmaciens, les boutiques et magasins des commerçants et manufacturiers vendant ou employant lesdites substances. Ils se feront représenter les registres mentionnés dans les articles 1er, 3, 4 et 6, et constateront les contraventions.

Leurs procès-verbaux seront transmis au procureur du roi, pour l'application des peines prononcées par l'article 1er de la loi du 19 juillet 1845.

LOUIS-PHILIPPE.

TABLEAU DES SUBSTANCES VÉNÉNEUSES (ANNEXÉ A L'ORDONNANCE DU 29 OCTOBRE 1846).

Acétate de mercure.
Acétate de morphine.
Acétate de zinc.
Acide arsénieux; composés et préparations qui en dérivent.
Acide cyanhydrique.
Aconit et ses composés.
Alcool sulfurique (eau de Rabel).
Anémone pulsatille et ses préparations.
Angusture fausse et ses préparations.
Atropine.
Belladone et ses préparations.
Brucine et ses préparations.
Bryone et ses préparations.
Cantharides et leurs préparations.
Carbonate de cuivre et d'ammoniaque.
Cévadille et ses préparations.
Chlorure d'antimoine.
Chlorure de morphine.
Chlorure ammoniaco-mercuriel.
Chlorure de mercure.
Ciguës et leurs préparations.
Codéine et ses préparations.
Coloquinte et ses préparations.

Colchique et ses préparations.
Conicine et ses préparations.
Coque du Levant et ses préparations.
Cyanure de mercure.
Daturine.
Digitale et ses préparations.
Elatérium et ses préparations.
Ellébore blanc et noir et leurs préparations.
Émétine.
Émétique (tartrate de potasse et d'antimoine).
Épurge et ses préparations.
Euphorbe et ses préparations.
Fèves de Saint-Ignace; préparations qui en dérivent.
Huile de cantharides.
Huile de ciguë.
Huile de croton tiglium.
Huile d'épurge.
Iodure d'ammoniaque.
Iodure d'arsenic.
Iodure de mercure.
Iodure de potassium.
Kermès minéral.
Laudanum; composés et mélanges.
Laurier-cerise et ses préparations.
Liqueur arsenicale de Fowler.
Liqueur arsenicale de Pearson.
Morphine et ses composés.
Narcéine.
Narcisse des prés.
Narcotine.
Nicotianine.
Nicotine.
Nitrate ammoniaco-mercuriel.
Nitrate de mercure.
Opium.
Oxyde de mercure.
Picrotoxine.
Pignons d'Inde.
Rhus radicans.
Sabine.
Seigle ergoté; préparations qui en dérivent.
Solanine.
Soufre doré d'antimoine.
Staphisaigre.
Strychnine et ses composés.
Sulfate de mercure.
Tartrate de mercure.
Turbith minéral.
Vératrine.

CIRCULAIRE MINISTÉRIELLE DU 10 NOVEMBRE 1846, CONCERNANT LA VENTE DES SUBSTANCES VÉNÉNEUSES.

Monsieur le préfet, j'ai l'honneur de vous adresser quelques exemplaires d'une ordonnance royale, en date du 20 octobre dernier, destinée à régler les conditions relatives à la vente, l'achat et l'emploi des substances vénéneuses.

Le rapport au roi inséré au *Moniteur* du 31 octobre, et que j'ai fait réimprimer avec l'ordonnance, me dispense d'entrer dans de longs développements sur les motifs des principales dispositions de ce règlement; j'ai seulement à vous donner quelques explications sur son exécution.

Aux termes de l'article 2 de la loi du 19 juillet 1845, les articles 34 et 35 de la loi du 21 germinal an XI sont abrogés à partir de la promulgation de l'ordonnance elle-même qui, ainsi que l'article 1er de la loi du 19 juillet 1845, lequel détermine la pénalité applicable aux contraventions, doit avoir son effet à compter de la même époque. Il importe donc que les maires de toutes les communes où il existe, soit des droguistes ou fabricants de produits chimiques faisant le commerce d'une ou de plusieurs des substances désignées dans le tableau annexé à l'ordonnance, soit des établissements scientifiques ou industriels où l'on fait usage de ces mêmes substances, ouvrent, sans aucun retard, le registre destiné à recevoir les déclarations exigées par l'article 1er. Vous recommanderez qu'un extrait de ce registre, indiquant les déclarations reçues, vous soit adressé dans la quinzaine, et vous en ferez parvenir une expédition à mon ministère.

Les maires devront également s'assurer, soit par eux-mêmes, soit par les soins du commissaire de police, que tous les commerçants, chimistes, fabricants, manufacturiers ou pharmaciens qui vendent ou emploient des substances vénéneuses, tiennent le registre prescrit par les articles 3, 4 et 6.

L'article 14 indique comment cette constatation doit avoir lieu : il est évidemment impossible d'attendre, pour y procéder, la visite annuelle qui est confiée au jury médical. Pour vérifier le fait matériel de la tenue du registre, les maires ou commissaires de police n'ont pas même besoin d'être assistés d'un docteur en médecine désigné par l'autorité préfectorale; ils peuvent et doivent s'occuper seuls de cette vérification et en dresser procès-verbal, sauf à réclamer le concours d'un docteur en médecine désigné par le préfet, conformément à l'article 14, s'il s'élevait quelques questions dont la solution exigeât des connaissances spéciales.

En cotant et parafant le registre où doivent être inscrits les achats et l'emploi des substances vénéneuses, les maires ou commissaires de police auront soin de rappeler les dispositions des articles 11 et 12 de l'ordonnance, ainsi que la pénalité que l'article 1er de la loi du 19 juillet 1845 attache à toute contravention à ces prescriptions.

Vous ne négligerez aucun des moyens de publicité et d'influence qui sont à votre disposition, pour obtenir des médecins ou officiers de santé que toute prescription médicale dans laquelle il entre une ou plusieurs substances vénéneuses, soit signée, datée, et énoncées en toutes lettres les doses desdites substances, ainsi que le mode d'administration des médicaments. Les pharmaciens, seuls responsables, s'ils livraient des médicaments sur des prescriptions qui ne rempliraient pas ces conditions, pourraient en refuser l'exécution, et leur refus entraînerait des retards fâcheux pour les malades; les médecins comprennent trop bien leurs devoirs pour retarder, par une omission si facile à éviter, la délivrance des médicaments.

L'article 8 réserve aux seuls pharmaciens le droit de vendre des préparations arsenicales, soit pour le traitement des animaux domestiques, soit pour la destruction d'animaux nuisibles et pour la conservation des peaux et objets d'histoire naturelle; mais ces préparations ne pourront être livrées que sous une forme qui empêche d'en faire un criminel usage. Je ferai connaître prochainement les formules qui auront été adoptées par l'Ecole vétérinaire d'Alfort et par l'Ecole de pharmacie de Paris pour satisfaire à cette condition, conformément aux deux derniers paragraphes de l'article 8.

Vous n'ignorez pas que l'arsenic, qui a trop souvent servi comme moyen d'empoisonnement, avait presque toujours été acheté sous prétexte d'être destiné à la destruction des animaux nuisibles; aucun usage de l'arsenic ne doit donc être l'objet d'une surveillance plus rigoureuse. On vend, sous le nom de mort-aux-rats, diverses préparations dont la composition n'est pas toujours bien connue de ceux qui les vendent ni de ceux qui les achètent; il faut absolument interdire ce débit à tout marchand ambulant et non domicilié dans la commune où il fait son commerce. Toute préparation vendue sous la dénomination de mort-aux-rats, ou annoncée comme pouvant servir à la destruction de ces animaux, doit être analysée, afin de vérifier si elle ne contient point d'arsenic ou d'autre substance comprise dans le tableau annexé à l'ordonnance; si elle en contient, le vendeur sera poursuivi, conformément à la loi. La vente et l'emploi de l'arsenic pour le chaulage des grains sont prohibés par l'article 10. La science a trouvé des procédés plus sûrs et moins dangereux pour préparer les grains destinés à la semence; ces moyens, qui sont déjà assez généralement employés dans plusieurs départements et dont une expérience suffisamment prolongée a constaté l'efficacité, seront rappelés ou indiqués par une instruction particulière.

Tout ce que je viens de dire s'applique aux établissements existants; s'il se formait de nouveaux établissements dans lesquels on ferait usage de substances vénéneuses, les mêmes règles, les mêmes formalités devront être observées. Quand on se sera assuré que les registres exigés sont établis partout où ils doivent l'être, il restera à en surveiller la tenue. Pour les pharmaciens, les visites annuelles du jury médical seront généralement suffisantes, sauf les cas où il y aurait lieu de soupçonner quelque contravention. Si votre département était du nombre de ceux où l'insuffisance des allocations empêche de faire procéder, chaque année, à la visite des pharmacies, vous insisteriez fortement auprès du conseil général, dans sa prochaine session, pour qu'il vous donne les moyens d'assurer un service si essentiel à la sûreté publique. Vous demanderez au moins une allocation qui vous permette de rétribuer convenablement les médecins que vous pourriez désigner, en vertu de l'article 14, pour vérifier, dans chaque canton et dans chaque arrondissement, l'exécution des dispositions de l'ordonnance. Au reste, des mesures ne tarderont pas à être prises pour rendre obligatoires les dépenses dont il s'agit ici.

Je tiens, monsieur le préfet, à être exactement informé des résultats de ce nouveau règlement sur les poisons. A cet effet, je vous invite à m'adresser, tous les six mois, un état indiquant les contraventions dont il aura été dressé procès-verbal, et la suite qui aura été donnée à ces procès-verbaux.

L. Cunin-Gridaine.

DÉCRET DU 8 JUILLET 1850 CONCERNANT LA VENTE DES SUBSTANCES VÉNÉNEUSES.

Le président de la République.

Sur le rapport du ministre de l'agriculture et du commerce, vu la loi du 19 juillet 1845; vu l'ordonnance du 29 octobre 1846, portant règlement sur la vente des substances vénéneuses; vu les avis de l'École de pharmacie, du comité consultatif des arts et manufactures, du conseil de salubrité du département de la Seine et de l'Académie de médecine; le conseil d'État entendu, décrète :

Article 1er. Le tableau des substances vénéneuses annexé à l'ordonnance du 29 octobre 1846 est remplacé par le tableau joint au présent décret.

Art. 2. Dans les visites spéciales prescrites par l'article 14 de l'ordonnance du 29 octobre 1846, les maires ou commissaires de police seront assistés, s'il y a lieu, soit d'un docteur en médecine, soit de deux professeurs d'une Ecole de pharmacie, soit d'un membre du jury médical et d'un des pharmaciens adjoints à ce jury, désignés par le préfet.

Art. 3. Le ministre de l'agriculture et du commerce est chargé de l'exécution du présent décret. L.-N. BONAPARTE.

Tableau des substances vénéneuses à annexer au décret du 8 juillet 1850.

Acide cyanhydrique.
Alcaloïdes végétaux vénéneux et leurs sels.
Arsenic et ses préparations.
Belladone, extrait et teinture.
Cantharides entières, poudre et extrait.
Chloroforme.
Ciguë, extrait et teinture.
Cyanure de mercure.
Cyanure de potassium.
Digitale, extrait et teinture.
Émétique.
Jusquiame, extrait et teinture.
Nicotiane.
Nitrate de mercure.
Opium et son extrait.
Phosphore.
Seigle ergoté.
Stramonium, extrait et teinture.
Sublimé corrosif.

CIRCULAIRE MINISTÉRIELLE DU 29 JUILLET 1850 ACCOMPAGNANT L'ENVOI DU DÉCRET PRÉCÉDENT.

Monsieur le préfet, la nomenclature du tableau des substances vénéneuses annexé à l'ordonnance du 29 octobre 1846 a donné lieu à de nombreuses réclamations de la part des pharmaciens et de plusieurs sociétés de pharmacie; cette nomenclature a été revisée et réduite. Le nouveau tableau qui a été adopté se trouve à la suite du décret dont je vous envoie quelques exemplaires.

MM. les pharmaciens avaient vu avec peine que, dans les visites prescrites par l'article 14 de l'ordonnance du 29 octobre 1846, les médecins étaient seuls appelés à assister les officiers de police judiciaire; l'article 2 du nouveau décret donne satisfaction à leurs plaintes, en chargeant de cette attribution, soit un docteur en médecine, soit deux professeurs d'une École de pharmacie, soit, enfin, un médecin, membre du jury médical, et un des pharmaciens adjoints à ce jury.

Je vous invite, monsieur le préfet, à insérer ces nouvelles dispositions dans le recueil des actes administratifs de votre préfecture, à leur donner toute la publicité possible et à en assurer l'exécution. DUMAS.

CIRCULAIRE MINISTÉRIELLE DU 20 MAI 1853, CONTENANT DES INSTRUCTIONS SUR L'APPLICATION DE L'ORDONNANCE DU 29 OCTOBRE 1846 A L'EXERCICE DE L'ART VÉTÉRINAIRE.

Monsieur le préfet, les jurys médicaux appelés à faire la visite annuelle des pharmacies, des magasins de droguerie et d'épicerie, conformément aux prescriptions de la loi du 21 germinal an XI, et de veiller à l'exécution des règlements sur la vente et l'emploi des substances vénéneuses, ont plusieurs fois appelé l'attention de l'administration sur l'exercice de la médecine vétérinaire, et demandé si les dispositions de l'ordonnance du 29 octobre 1846, rendue pour l'exécution de la loi du 19 juillet 1845, sont applicables à ceux qui se livrent à l'exercice de cette profession.

Après avoir pris l'avis du comité consultatif d'hygiène publique, je vais examiner ici cette question et préciser, en ce qui la concerne, les applications à faire de l'ordonnance précitée.

Je rappellerai d'abord, monsieur le préfet, qu'aux termes du décret du 15 janvier 1813, les écoles vétérinaires délivrent des brevets qui confèrent le titre de médecin vétérinaire ou de maréchal vétérinaire, avec certains priviléges, à ceux qui en sont investis. Il y a, en outre, des maréchaux experts munis d'un certificat de capacité délivré, soit par un médecin, soit par un maréchal vétérinaire, conformément aux articles 15, 16 et 17 dudit décret. Il y a enfin des empiriques qui, sans aucun titre, se livrent au traitement des animaux domestiques, aucune disposition législative ne s'opposant jusqu'à présent à l'exercice de cette espèce d'industrie.

Cela posé, je rappellerai que l'article 5 de l'ordonnance du 29 octobre 1846 est ainsi conçu : « La vente des substances vénéneuses ne peut être faite, pour » l'usage de la médecine, que par les pharmaciens, et sur la prescription d'un » médecin, chirurgien, officier de santé, ou d'un vétérinaire breveté. » D'où il suit qu'à l'exception des médecins et des maréchaux vétérinaires, les individus, quels qu'ils soient, sans en excepter les maréchaux experts, qui emploient des substances vénéneuses pour le traitement des animaux domestiques, ne doivent acheter ces substances que chez les pharmaciens et sur les prescriptions d'un vétérinaire breveté, c'est-à-dire d'un médecin ou d'un maréchal vétérinaire.

Maintenant, les maréchaux experts ou les empiriques pourront-ils conserver, sans aucune précaution, les substances vénéneuses qu'ils se seront ainsi procurées dans les pharmacies? Ne seront-ils assujettis à aucune des règles prescrites par l'ordonnance du 29 octobre 1846 pour la vente et l'emploi des substances vénéneuses? Ces questions trouvent, par analogie, leur solution dans l'article 1er de cette ordonnance, ainsi conçu : « Quiconque voudra faire le commerce d'une » ou de plusieurs des substances comprises dans le tableau annexé à la présente » ordonnance, sera tenu d'en faire préalablement la déclaration devant le maire » de la commune, en indiquant le lieu où est situé son établissement.

» Les chimistes, fabricants ou manufacturiers employant une ou plusieurs » desdites substances seront également tenus d'en faire la déclaration dans la » même forme. »

Les maréchaux experts ou les empiriques dont il s'agit ici, ne sont, à la vérité, ni chimistes, ni fabricants, ni manufacturiers; mais ils doivent être considérés comme faisant réellement le commerce de substances vénéneuses, soit qu'ils administrent eux-mêmes les médicaments, en en comptant ou sans en compter le prix séparément de leur salaire, soit qu'ils se bornent à les délivrer, sur consultation, aux propriétaires des animaux malades. En effet, dans l'un et dans l'autre cas, les médicaments sont vendus ou administrés par un intermédiaire qui fait en cela commerce de substances vénéneuses, dans le sens de l'article 1er de l'ordonnance du 29 octobre 1846.

En résumé, monsieur le préfet, tous ceux qui font profession de se livrer au traitement des animaux domestiques, sans être munis d'un brevet de médecin ou de maréchal vétérinaire, doivent être soumis aux dispositions de l'ordonnance précitée, s'ils veulent se servir de substances vénéneuses. Conséquemment, ils sont tenus de faire la déclaration exigée par l'article 1er ci-dessus transcrit, sans être d'ailleurs dispensés de se soumettre aux articles 3, 4, 5, 11, 12, 13 et 14 de la même ordonnance. Il doit être, du reste, entendu que les médecins vétérinaires brevetés sont eux-mêmes soumis, comme les pharmaciens, aux dispositions des articles 11 et 14, qui prescrivent de tenir les substances vénéneuses dans un lieu sûr et fermé à clef, et qui soumettent les approvisionnements de ces substances à des visites spéciales.

Veuillez, monsieur le préfet, prendre les mesures convenables pour faire donner à la présente circulaire une publicité suffisante dans votre département, et pour la notifier notamment à l'École de pharmacie ou au jury médical, ainsi qu'aux autorités municipales et à MM. les pharmaciens en exercice.

HEURTIER.

La législation dont nous venons de faire connaître les éléments apportait trop d'entraves au commerce et à l'industrie pour être acceptée sans contestation. Et l'on a vu comment elle avait été modifiée sur certains points seulement par le décret du 29 juillet 1850. La pratique des embaumements, la vente de certaines préparations destinées, soit à la médecine vétérinaire, soit au chaulage des grains, soit à la destruction des animaux nuisibles, ont, à plusieurs reprises servi de prétexte à des réclamations que nous avons eu déjà l'occasion de rappeler. C'est en vue de satisfaire les divers intérêts engagés dans la question que, tout récemment, le gouvernement a ouvert une sorte d'enquête dans le but de réunir les éléments d'appréciation nécessaires à une solution plus conforme à l'état actuel de la science et des arts. Une circulaire ministérielle du 14 mars 1853 a invité les Écoles de pharmacie et les jurys médicaux à faire connaître si l'ordonnance est régulièrement exécutée, et si elle l'a été dès le moment de sa promulgation ; quelles sont les industries qui réclament contre cette ordonnance ; quelles sont celles qui ont souffert de son application. Les résultats de cette enquête actuellement soumis au Comité consultatif d'hygiène publique, doivent faire pressentir une modification prochaine de la législation qui concerne la vente et l'emploi des poisons.

C'est à la suite de cette enquête, et en vue de garantir plus sûrement encore la santé publique, que le ministre de l'agriculture et du commerce a prescrit les mesures exposées dans les deux circulaires suivantes.

CIRCULAIRE MINISTÉRIELLE DU 25 JUIN 1855, CONCERNANT LA VENTE DES SUBSTANCES VÉNÉNEUSES.

Monsieur le préfet, malgré les garanties résultant de la législation sur l'exercice de la pharmacie, malgré toutes les précautions des pharmaciens et la surveillance de l'administration, on a trop souvent à déplorer des empoisonnements par imprudence. Une des causes les plus fréquentes de ces accidents est la confusion que les personnes qui soignent les malades sont exposées à faire entre les médicaments destinés à être pris à l'intérieur et ceux réservés à l'usage externe. On s'explique la facilité avec laquelle ces regrettables méprises peuvent êt commises, quand on pense que les malades sont souvent entourés de plusieurs médicaments de diverses natures, destinés à des usages différents, et qui leur sont administrés par des personnes souvent peu éclairées. Il est vrai que, dans le but de prévenir la confusion, les pharmaciens ont ordinairement soin d'indiquer par ces mots : *usage externe*, que le médicament serait dangereux s'il était pris intérieurement. Mais, indépendamment de ce que cette précaution peut être souvent négligée, elle ne s'adresse qu'aux personnes qui savent lire, et elle n'a d'effet utile que lorsqu'elles ont la prudence de vérifier sur l'étiquette la nature et la destination du remède.

Désirant mettre un terme au danger que je viens signaler, j'ai consulté le Comité d'hygiène publique sur les mesures à prendre à cet effet, et, d'après son avis, je crois devoir adresser à MM. les préfets les instructions qui vont suivre.

Un moyen toujours efficace pour prévenir de funestes erreurs consisterait dans un signe de convention apparent, que chacun pût facilement reconnaître, et qui fût susceptible d'attirer l'attention et d'éveiller la méfiance des personnes illettrées. Plusieurs préfets ont pensé que le but serait atteint si l'on imposait aux pharmaciens l'obligation de placer sur les fioles ou paquets contenant des médicaments toxiques destinés à l'usage externe une étiquette de couleur tranchante, portant l'indication de cet usage.

Cette mesure, pratiquée déjà dans quelques pays étrangers, m'a paru mériter d'être adoptée dans tous nos départements. Les lois de police des 16-22 décembre 1789, 16-24 août 1790, 19-22 juillet 1791 ; celles des 21 germinal an XI, 18 juillet 1837, 19 juillet 1845 ; l'ordonnance du 29 octobre 1846 et le décret du 8 juillet 1850, sur la vente des substances vénéneuses, donnent à l'administration les pouvoirs nécessaires pour en prescrire l'application. Je crois donc devoir vous inviter à prendre un arrêté pour imposer cet usage d'intérêt public aux pharmaciens de votre département.

Le signe de convention dont il s'agit ne saurait être un préservatif qu'à la condition d'être partout uniforme. Autrement, on ne ferait qu'accroître le danger qu'on se proposerait de conjurer. Une personne, en effet, sachant que, dans le département où elle réside habituellement, telle couleur est caractéristique d'une substance toxique réservée à l'usage externe, serait tout naturellement portée à attribuer une autre signification à la couleur différente qui serait usitée dans un autre département, et cette personne se trouverait exposée ainsi à employer avec confiance à l'intérieur une substance vénéneuse. Peu importait la couleur à adopter, pourvu qu'elle fût partout la même. J'ai fait choix de la couleur *rouge orangé*, dont l'éclat est de nature à frapper les yeux. Sur ce fond, les mots « *médicament pour l'usage extérieur* » seront imprimés en noir et en caractères aussi distincts que possible. Il importe que l'étiquette rouge orangé porte uniquement ces mots. D'autres indications, des détails d'ornementation, pourraient avoir l'inconvénient de faire manquer le but, qui est d'attirer l'attention sur la signification de l'étiquette et sur les mots dont elle se compose. Pour mieux assurer l'uniformité, j'ai fait dresser des échantillons de la couleur et de la composition de cette étiquette. Le type en sera conservé dans les archives de mon ministère, et un certain nombre de ces échantillons sont joints à la présente circulaire; ils sont destinés à votre préfecture et aux sous-préfectures de votre département. Il sera bon que de semblables échantillons figurent dans les affiches que vous aurez à faire apposer.

Il est bien entendu, monsieur le préfet, que l'étiquette spéciale ne dispense pas de l'étiquette ordinaire, qui devra être imprimée sur papier blanc et porter le nom du pharmacien, la désignation du médicament, toutes les indications nécessaires à son administration, et qui pourra, en outre, représenter les attributs qui seraient propres à l'établissement et dont le pharmacien croirait utile de faire usage. La présence de ces deux étiquettes, dont les couleurs trancheront vivement l'une sur l'autre, sera de nature à fixer l'attention des personnes qui ne seraient pas initiées à l'avance à leur signification respective.

Afin que l'étiquette rouge orangé prenne promptement et sûrement dans le public son caractère distinctif, il convient qu'elle soit exclusivement réservée aux médicaments toxiques affectés à l'usage externe. Celles qui seront appliquées sur les autres remèdes externes non dangereux, ou sur ceux destinés à être administrés à l'intérieur, devront partout être imprimées en noir, sur papier fond blanc.

Je n'ai pas cru, monsieur le préfet, qu'il y eût lieu d'appliquer, ainsi que cela avait été proposé, la mesure aux droguistes et herboristes. En effet, en ce qui concerne les droguistes, aux termes de la loi du 21 germinal an XI, qui régit la vente des médicaments, ils ne peuvent vendre que des drogues simples, en gros; il leur est interdit d'en débiter aucune au poids médicinal (art. 23). Il résulte de là que le droguiste, à moins qu'il ne soit pharmacien, ne vend pas directement au malade. Il ignore complétement si la drogue qu'il vend sera appropriée à l'usage interne ou externe, si même elle servira à la pharmacie ou à l'industrie. Dès qu'elle est sortie de chez lui, dans les conditions fixées par l'ordonnance du 29 octobre 1846, sur les substances vénéneuses, il n'est plus responsable. Exiger de lui l'indication de l'usage à faire de la substance serait lui demander plus qu'il ne doit et ne peut faire. Quant aux herboristes, la vente des substances vénéneuses pour l'usage médical leur est implicitement interdite par l'ordonnance (art. 5, titre II). Ils ne peuvent vendre que des plantes vertes ou sèches; et ces plantes, qui ne s'emploient pas en nature, sont également destinées à être préparées par un autre que l'herboriste.

La formalité de l'étiquette spéciale (rouge orangé) ne saurait donc être imposée ni aux droguistes ni aux herboristes; mais elle doit l'être aux médecins des communes rurales, qui, à défaut de pharmacien, tiennent des dépôts de médicaments, ainsi qu'aux personnes qui dirigent les pharmacies des hospices et des bureaux de bienfaisance.

Il est permis, monsieur le préfet, d'attendre d'heureux résultats des dispositions qui précèdent, dans une matière qui touche de si près à la santé et à la sûreté publiques. Je ne doute donc pas que vous ne vous pénétriez de leur esprit, et que vous ne vous attachiez, d'une manière toute particulière, à en assurer l'exacte application. La visite annuelle des officines fournira le moyen de vérifier si les pharmaciens s'y conforment exactement. Je vous prie, monsieur le préfet, de m'adresser une expédition ou un exemplaire de l'arrêté que vous avez à prendre, et dont vous porterez les prescriptions à la connaissance de vos administrés par tous les moyens de publicité dont vous pouvez disposer.

Signé E. ROUHER.

CIRCULAIRE MINISTÉRIELLE DU 25 DÉCEMBRE 1857, CONCERNANT LA VENTE DES SUBSTANCES DANGEREUSES PAR LES ÉPICIERS.

Monsieur le préfet, par une imprévoyance que certains jurys médicaux ont eu l'occasion de constater, des droguistes et des épiciers ont coutume de renfermer dans des tiroirs mal clos, placés au-dessus de ceux où se trouvent des denrées médicinales ou alimentaires, des substances dangereuses, en particulier du sulfate de cuivre, dont il se fait un commerce assez considérable pour le chaulage des blés. Je n'ai pas besoin d'insister sur les graves inconvénients que cet usage peut entraîner.

Le sulfate de cuivre n'étant pas compris dans la nomenclature formulée dans le décret du 8 juillet 1850, on ne peut appliquer à ce produit chimique les dispositions de la loi du 19 juillet 1845 et de l'ordonnance du 29 octobre 1846, qui régissent le commerce des substances vénéneuses. Mais l'administration ne doit pas pour cela fermer les yeux sur un état de choses compromettant pour la sécurité publique. Il est, au contraire, de son devoir d'user de son influence et de ses conseils pour prévenir des accidents que les marchands eux-mêmes ont le plus grand intérêt à éviter.

Je pense donc, monsieur le préfet, qu'il y aurait lieu d'appeler l'attention des commerçants dont il s'agit sur les accidents que peut occasionner le manque de soin signalé, sur les peines correctionnelles et les réparations civiles auxquelles ils s'exposeraient, dès lors, s'ils mettaient en vente le sulfate de cuivre, ou toute autre substance notoirement dangereuse, bien que non soumise au régime spécial de l'ordonnance du 29 octobre 1846, sans prendre toutes les précautions nécessaires, et notamment sans employer des vases hermétiquement fermés, parfaitement distincts et suffisamment éloignés des récipients où sont renfermées, dans les laboratoires, boutiques et magasins, les denrées alimentaires ou médicinales.

En vous invitant, monsieur le préfet, à prendre, en ce sens les dispositions convenables, je laisse à votre appréciation le choix des moyens, qui peuvent consister en avertissements personnels, en avis par voie d'affiche, ou même en un arrêté de police municipale, suivant que les habitudes du commerce vous paraîtront compromettre plus ou moins gravement la santé des consommateurs, dans le département que vous administrez.

Je vous serai obligé de m'accuser réception de la présente circulaire et de me rendre compte, tant des mesures que vous aurez adoptées pour son exécution, que des motifs qui vous auront porté à leur donner la préférence.

Signé ROUHER.

Voy. PHARMACIE.

Bibliographie. — *Rapport sur la vente des substances vénéneuses*, par M. Bussy (*Bulletin de l'Académie de médecine*, 1848, t. XIII, p. 1395). — *Manuel légal des pharmaciens et des élèves en pharmacie*, par Guibourt. Paris, 1852.

VENTILATION. — Si l'on veut bien se reporter à l'étude que nous avons faite des causes et des effets de la viciation de l'air confiné, non-seulement on aura une juste idée de l'importance hygiénique du renouvellement de l'air dans les lieux habités, mais encore on verra sur quels principes doivent s'appuyer tous les systèmes destinés à opérer ce renouvellement, ou en d'autres termes, toutes les méthodes et tous les procédés de ventilation.

Ces principes se résument en quelques mots : procurer aux êtres vivants, d'une manière non interrompue, une suffisante quantité d'air respirable, c'est-à-dire d'air assez riche en oxygène, assez pur, assez chargé de vapeur d'eau, et à une température assez modérée pour entretenir librement les fonctions vitales, expulser l'air vicié par les causes naturelles ou accidentelles que nous avons énumérées ailleurs, chasser enfin ou purifier les produits nuisibles des divers travaux industriels, et, pour tout dire en un seul mot, assainir les lieux occupés par les hommes sains ou malades, par les animaux domestiques ou captifs.

Mais si la physiologie et l'hygiène nous enseignent les funestes effets du défaut d'aération, si la science nous indique les principes sur lesquels repose une bonne ventilation, c'est à l'art de l'ingénieur qu'il appartient de rechercher et d'apprécier les différents systèmes à l'aide desquels peuvent être obtenues les conditions si essentielles à la santé et à la vie. Nous ne méconnaîtrons pas cependant l'immense intérêt qui, même pour nous, s'attache à cette partie de la technologie. Les travaux importants d'un grand nombre de savants et de médecins sont là d'ailleurs pour témoigner de la place qu'elle occupe en hygiène. Aussi, sans prétendre les juger, nous nous efforcerons de donner un aperçu des principales méthodes de ventilation usitées aujourd'hui, en insistant principalement sur celles qui s'appliquent aux établissements publics dans lesquels vivent agglomérés un grand nombre d'individus, tels que hôpitaux, prisons, casernes, ateliers, etc.

Il n'est pas hors de propos de faire remarquer que l'importance d'une bonne ventilation est chaque jour mieux appréciée, et qu'un mouvement très digne d'être encouragé s'est manifesté à cet égard parmi les constructeurs auxquels ont fait appel les grandes administrations publiques ou privées. L'assainissement d'une foule d'industries insalubres est dû exclusivement à cette condition, qui forme, si l'on peut ainsi dire, aujourd'hui, la base de la jurisprudence des conseils de salubrité dans les grands centres de population.

Les résultats déjà obtenus sont considérables, et pourtant il ne semble pas que l'on soit encore généralement fixé sur la supériorité de tel ou tel système.

Anémomètre. — Avant de parler des appareils de ventilation et de leurs diverses applications, il faut entrer dans quelques détails sur l'instrument qui sert à en mesurer et à en comparer les résultats.

L'anémomètre de M. Combes, le seul qui soit employé partout pour mesurer la vitesse des courants d'air, parce que seul il est exact et facile à manœuvrer, consiste en un moulinet métallique avec quatre ailettes de mica, inclinées sur le sens du mouvement, comme les ailes d'un moulin à vent. Ce moulinet tourne avec un arbre d'acier porté par les deux bouts sur deux supports verticaux de cuivre, comme sur des poupées de tour, et muni d'une vis sans fin, qui fait tourner une première roue dentée. Celle-ci s'engrène par un petit pignon ajusté sur son axe, avec une seconde roue. Chacune de ces roues a cent dents, et leurs pignons sont calculés de manière que la première roue avance d'une dent quand le moulinet fait un tour, ce qui donne cent tours de moulinet pour un tour de cette roue, la seconde roue avance d'une dent quand la première a fait *un tour entier*, ou quand le moulinet a fait cent tours, en sorte que le moulinet a fait dix mille tours quand la seconde roue en fait un entier. Ces deux roues portent sur leur limbe extérieur des chiffres, indiquant de dix à dix le nombre des dents de roue. De plus, le support intérieur de l'axe du moulinet porte une petite aiguille horizontale qui sert de zéro à tout le système, et de point de départ à la première roue, et devant laquelle, au commencement de chaque expérience, on ramène le zéro de la première roue. Ce même support présente plus bas une autre aiguille qui correspond au zéro de la seconde roue. Ces deux aiguilles servent à lire les résultats des observations, c'est-à-dire le *nombre de tours* dont le moulinet a marché pendant une expérience. Pour opérer avec certitude et facilité, il faut pouvoir mettre l'appareil en marche ou l'arrêter à volonté, à instants fixes, même dans une capacité close. Un appareil de débrayage et d'embrayage, agissant au moyen de deux fils tenus par l'observateur, permet cette manœuvre.

Pour faire une observation anémométrique, on amène à zéro les deux roues en soufflant sur le moulinet dans un sens ou dans l'autre. Souvent, pour rendre les opérations plus promptes, l'anémomètre porte un moyen de débrayer l'axe du moulinet, ce qui permet d'amener instantanément les roues à zéro. Pour que les observations soient exactes, il faut que l'anémomètre soit engagé à quelque profondeur dans l'orifice où l'on veut mesurer la vitesse d'un courant d'air, et que cet orifice soit parfaitement régulier sur une assez grande longueur; sans cette précaution, le courant d'air éprouverait des contractions et des irrégularités qui s'opposeraient à toute certitude dans les résultats. Souvent même, quand on a un grand nombre d'observations semblables à faire, comme dans une prison ou un hôpital, et qu'il est difficile d'engager l'instrument dans les canaux de maçonnerie où l'on veut mesurer la vitesse des courants, on fait préparer un tuyau de tôle de section précise, qui s'ajuste par un de ses bouts sur les bords du canal où l'observation doit avoir lieu, en ayant soin de garnir le joint pour que l'air appelé du dehors ne pénètre pas à l'intérieur sans passer sur l'anémomètre ; celui-ci se place exactement au centre du tuyau au moyen d'une platine qu'on engage dans une ouverture ménagée à la paroi du tuyau où elle est tenue par une vis. Les deux fils doivent toujours sortir du tuyau et être libres dans leurs mouvements. Un des observateurs prend un de ces fils dans chacune de ses mains, le moulinet étant arrêté ; un second observateur tient à la main une montre ; si c'est une montre qui ne marque que les minutes, il observe le moment précis où l'aiguille des minutes passe exactement sur une des divisions, et il donne vivement le signal de débrayer le moulinet en tirant un des fils. Il prolonge l'observation trois ou quatre minutes pour compenser les incertitudes des fractions de temps du commencement et de la fin. Puis, à l'instant précis où l'aiguille marque le nombre de minutes voulu, il donne le signal d'arrêter l'anémomètre en tirant l'autre fil. On sort l'anémomètre du tuyau, et on lit facilement le nombre de tours qu'a faits le moulinet, en comptant, à partir du zéro, de combien les roues ont marché. Si la seconde roue a avancé de trois dents et la première de 12 divisions, cela donne 312 tours d'anémomètre. Une expérience doit toujours être recommencée, et l'on prend la moyenne des deux observations. Si l'on a une montre à secondes variables, c'est-à-dire dont l'aiguille des secondes s'arrête à volonté par un ressort, l'observateur met cette aiguille sur 12, et au moment où il lâche la détente, il commande de débrayer l'anémomètre, et à la fin de la minute ou des deux minutes, il commande l'arrêt. Pour déduire la vitesse réelle des courants d'air du nombre de tours observés, on se sert d'une formule spéciale à l'instrument même qu'on emploie, et qui se trouve écrite sur le couvercle de sa boîte ; dans cette formule très simple n représente toujours le nombre de tours observés, et v la vitesse réelle du courant.

M. le général Morin a fait de nombreuses observations avec un anémomètre qu'il a fait construire sur le principe de celui de M. Combes, mais en y ajoutant deux cadrans émaillés, des aiguilles doubles à godets, une troisième roue à minutes, et un appareil de pointage, de manière à pouvoir observer jusqu'à 500 000 tours, et prendre le nombre des tours du moulinet à des intervalles de temps déterminés. Cette disposition donne des observations prolongées, et surtout fractionnées par intervalles égaux, condition souvent importante à remplir, et rend nulle la légère erreur résultant, avec l'autre anémomètre, du temps nécessaire au moulinet pour prendre une vitesse régulière.

Des qualités et du volume de l'air de ventilation. — Nous n'avons pas l'intention de revenir sur les altérations dans la composition de l'air auxquelles doit remédier la ventilation, ni sur les qualités que doit offrir l'air respirable ; mais il est un point qui mérite de nous arrêter, et sur lequel a très judicieusement insisté M. Ph. Grouvelle.

TABLEAU DONNANT EN GRAMMES LE POIDS DE L'EAU CONTENUE DANS UN MÈTRE CUBE D'AIR A 15 DEGRÉS, POUR CHACUN DES DEGRÉS DE L'HYGROMÈTRE.

DEGRÉS de l'hygromètre à cheveu.	POIDS de l'eau en grammes contenue dans 1 mètre cube d'air à 15 degrés.	DEGRÉS de l'hygromètre à cheveu.	POIDS de l'eau en grammes contenue dans 1 mètre cube d'air à 15 degrés.	DEGRÉS de l'hygromètre à cheveu.	POIDS de l'eau en grammes contenue dans 1 mètre cube d'air à 15 degrés.	DEGRÉS de l'hygromètre à cheveu.	POIDS de l'eau en grammes contenue dans 1 mètre cube d'air à 15 degrés.
	Gram.		Gram.		Gram.		Gram.
1°	0,06	26°	1,62	51°	3,69	76°	7,13
2	0,12	27	1,70	52	3,79	77	7,32
3	0,17	28	1,77	53	3,89	78	7,51
4	0,23	29	1,84	54	4,00	79	7,71
5	0,28	30	1,91	55	4,10	80	7,90
6	0,35	31	1,98	56	4,29	81	8,11
7	0,41	32	2,06	57	4,33	82	8,33
8	0,47	33	2,13	58	4,45	83	8,55
9	0,52	34	2,21	59	4,56	84	8,76
10	0,59	35	2,28	60	4,68	85	8,98
11	0,65	36	2,36	61	4,81	86	9,22
12	0,71	37	2,44	62	4,95	87	9,47
13	0,77	38	2,52	63	5,08	88	9,71
14	0,82	39	2,60	64	5,21	89	10,00
15	0,90	40	2,71	65	5,35	90	10,20
16	0,96	41	2,77	66	5,47	91	10,46
17	1,03	42	2,85	67	5,04	92	10,72
18	1,09	43	2,94	68	5,79	93	10,98
19	1,15	44	3,03	69	6,94	94	11,23
20	1,21	45	3,11	70	6,09	95	11,49
21	1,29	46	3,21	71	6,25	96	11,77
22	1,35	47	3,30	72	6,43	97	12,05
23	1,42	48	3,40	73	6,60	98	12,34
24	1,49	49	3,51	74	6,77	99	12,62
25	1,55	50	3,58	75	6,93	100	12,90

Il est important, dans les salles de spectacle ventilées, et encore plus dans les hôpitaux, quand on veut régler leur ventilation avec leur chauffage, de savoir exactement quelle est la proportion d'eau que l'air doit contenir pour être dans les conditions les plus parfaites de salubrité. On ne trouve nulle part des chiffres certains sur ce point important. d'Arcet dit, dans son travail sur la ventilation des salles de spectacle, que, pour être tout à fait salubre, l'air doit être moitié saturé d'eau à la température de 15 ou 16 degrés centigrades, qu'il adopte pour les théâtres; ce qui correspond environ à 7 grammes d'eau par mètre cube d'air. Divers médecins pensent que l'air doit marquer 72 degrés à l'hygromètre dans une maison habitée, soit $6^{gr},43$ d'eau par mètre cube d'air, ce qui est complétement d'accord avec d'Arcet.

L'emploi de l'hygromètre doit, avec celui de l'anémomètre, se propager partout, et servir de règle aux médecins, aux ingénieurs et aux architectes, afin de déterminer les conditions les plus favorables de salubrité pour chaque nature d'établissement. C'est dans ce but que M. Grouvelle a dressé la table ci-dessus à l'usage de ceux qui auront à déterminer le degré hygrométrique le plus convenable dans chaque espèce d'établissement à chauffer et à ventiler.

Quant à la quantité d'air nécessaire au renouvellement de l'atmosphère des espaces confinés, elle varie suivant les conditions dans lesquels se trouvent placés les individus qui occupent chaque localité. Nous adoptons complétement les proportions suivantes d'air neuf à fournir par heure et par individu, indiquées par M. le général Morin comme nécessaires pour assurer complétement la salubrité des lieux auquels elles se rapportent :

Hôpitaux, 80 mètres cubes le jour et la nuit; 120 mètres cubes pour les salles de chirurgie aux heures de pansement; ateliers, 60 mètres cubes; casernes, 30 mètres cubes le jour et 60 mètres cubes la nuit, avec facilité de doubler en cas de besoin; prisons, 60 mètres cubes; théâtres, amphithéâtres, salles d'assemblée, etc., 60 mètres cubes; écoles, 30 mètres cubes. Il y a loin de ces chiffres, ajoute M. Morin, et la remarque est bien faite pour frapper les esprits, aux 6 mètres cubes réclamés par Péclet pour les salles d'écoles, et aux 10 mètres cubes que proposait Arago pour les cellules de la prison Mazas.

De la ventilation en général. — La ventilation est généralement divisée en *ventilation naturelle*, et *ventilation artificielle* ou *forcée*.

La première consiste simplement dans le renouvellement de l'air par les ouvertures naturelles des habitations à travers lesquelles s'établissent des courants plus ou moins actifs, suivant les différences qui existent entre la température extérieure et celle de l'intérieur. On comprend, sans qu'il soit besoin de longs développements, qu'elle soit le plus souvent insuffisante et ne puisse s'appliquer qu'à des lieux où ne se rencontrent ni un grand nombre d'individus, ni un grand nombre de causes de viciation réunies. Certaines règles très simples de construction peuvent, du reste, donner à la *ventilation naturelle* une direction qui en augmente et en assure la puissance. Nous nous bornerons, sur ce point, à renvoyer aux principes très nettement formulés dans la délibération du congrès de Bruxelles.

La *ventilation forcée* exige des méthodes et des procédés plus compliqués que nous ne pouvons ici passer tous en revue, mais qui peuvent être rapportés à deux groupes très distincts. Dans l'un, l'appel d'air neuf a lieu par la chaleur d'un foyer; dans l'autre, par différents appareils mécaniques agissant, soit par aspiration, soit par refoulement.

Le premier groupe est divisé, par M. Grouvelle, en quatre systèmes principaux, dont les applications sont trop nombreuses et trop variées pour que nous puissions même les énumérer.

1° Appel par un combustible brûlé directement dans le bas de la cheminée; 2° appel par un combustible brûlé directement à la partie supérieure, ou près de la partie supérieure de la cheminée; 3° appel par des appareils intermédiaires de transmission de chaleur, recevant leur chauffage d'un foyer placé à distance; 4° appel par la vapeur envoyée directement dans la cheminée.

Dans le second groupe se confondent : 1° les machines aspirantes; 2° les diverses espèces de ventilateurs; 3° les moteurs mécaniques agissant par refoulement.

Nous n'insisterons ici que sur les procédés les plus pratiques en disant quelques mots : 1° des ventilateurs; 2° des systèmes d'appel par les appareils de chauffage; 3° des machines à propulsion d'air. Mais nous voulons préalablement rappeler un principe posé par d'Arcet, et qui doit dominer tout système de ventilation destiné à l'assainissement. C'est que, lorsqu'il s'agit de purifier une atmosphère viciée par des gaz ou des vapeurs, il convient de faire l'appel d'air par la partie supérieure de la pièce; tandis qu'il faut, au contraire, diriger le courant par la partie inférieure quand il s'agit d'entraîner, par le renouvellement de l'air, des poussières plus ou moins lourdes. Ce principe trouvera dans l'hygiène des diverses industries de très nombreuses applications.

1° *Ventilateurs*. — Il y a deux systèmes principaux de *ventilateurs*, le ventilateur à palettes droites, et celui à ailes courbées de M. Combes. Le ventilateur est composé d'un axe tournant sur des supports, et recevant par une poulie le mouvement d'un moteur : sur cet axe sont ajustées un certain nombre de palettes à air. Le système tourne dans un tambour percé à son centre d'une ou de deux ouvertures, et ayant à la circonférence un tuyau de départ établi suivant la tangente au tambour, et à travers lequel s'échappe, à la circonférence, l'air qui a été aspiré par les ouvertures des centres, sous l'action du mouvement centrifuge de l'appareil qui tourne. En effet, pour bien fonctionner, cet appareil doit avoir une très grande vitesse.

Pour aspirer l'air contenu dans une capacité, on met le centre du tambour en communication avec cette capacité par un tuyau d'un diamètre au moins égal à celui de l'ouverture du tambour. Le mouvement de rotation que reçoivent l'axe et les palettes du ventilateur imprime à l'air contenu dans le tambour une vitesse et par suite une force centrifuge très grande qui le forcent à s'échapper par l'ouverture tangentielle pratiquée à sa circonférence extérieure ; il se fait ainsi un vide dans le système, et pour remplir ce vide, l'air à enlever s'y précipite à travers les ouvertures pratiquées au centre.

Les ventilateurs ont depuis longtemps les emplois les plus importants, tantôt comme machines aspirantes, tantôt comme machines soufflantes. C'est avec ces ventilateurs de 0,25 de largeur et de 1,20 de diamètre, et faisant 1000 à 1200 tours, que l'on souffle les cubilots à fondre la fonte destinée aux pièces mécaniques ou à d'autres objets. Les tarares à nettoyer les blés sont munis de ventilateurs ; on les emploie dans les poudreries pour faire traverser aux couches de poudre l'air chaud qui doit les dessécher. Ils ont été beaucoup employés dans les magnaneries, soit comme aspiration, soit comme refoulement, pour renouveler l'air vicié.

Les ventilateurs ont un avantage : ils sont simples et économiques d'établissement, coûtent peu d'entretien ; mais leurs conditions normales de construction, leurs produits, la puissance qu'ils exigent, et surtout le rapport du volume théorique au volume réel d'air débité à diverses vitesses, ne sont pas encore bien constatés. M. Morin a commencé des séries d'expériences sur cette question importante. On doit désirer vivement qu'il les complète.

2° Les grands systèmes de ventilation, quel que soit le principe sur lequel ils reposent, sont désormais reconnus indispensables dans les édifices, les palais, et dans tous les établissements publics, tels que les hôpitaux, les prisons, les casernes. Et l'on peut considérer comme un des progrès les plus importants qui se soient opérés dans l'hygiène publique l'importance que l'on attache actuellement à une large et bienfaisante aération.

Pour choisir un exemple, qui peut en même temps être proposé comme un modèle, nous citerons un extrait du programme du nouvel Hôtel-Dieu, rédigé, avec autant de sagacité que de précision, par M. Blondel, inspecteur général de l'assistance publique. Ce passage, qui s'applique particulièrement à un établissement hospitalier, fera cependant bien comprendre le but que, dans tous les cas, on doit se proposer d'atteindre dans la pratique, en laissant aux hommes spéciaux le soin d'apprécier les meilleurs modes d'exécution, et de les approprier aux diverses espèces de localités.

« L'application d'une ventilation forcée n'est point encore générale dans les établissements de l'administration de l'assistance publique, et, comme pour le chauffage, l'administration ne saurait indiquer quel est le meilleur système à employer. Une ventilation forcée demande une force motrice qui est utilisée, ou à aspirer l'air vicié des salles, ou à le chasser, en faisant entrer de l'air pur qui pousse l'autre au dehors; c'est la ventilation par *aspiration* et la ventilation par *propulsion*. Dans la première, on peut employer la différence de température entre l'air ambiant des salles et le conduit par lequel on veut l'aspirer; ou bien recourir à un moyen mécanique d'aspiration. Dans la seconde, les moyens mécaniques seuls sont applicables; on les utilise sous toutes les formes, machines hydrauliques ou à vapeur, machines à bras, à manége, et contre-poids, etc.

» La ventilation doit, en tous les cas, renouveler l'air d'une localité, sans établir de courant d'air sensible, et sans laisser aucune partie de l'air en stagnation. Le renouvellement de l'air dans les salles de malades, à en juger d'après les résultats obtenus jusqu'ici, doit être de 40 mètres cubes par personne et par heure. En été, elle est inutile; les malades préfèrent ouvrir les fenêtres plutôt que de voir renouveler l'air par un moyen accidentel. Elle doit s'appliquer spécialement aux salles de malades, aux cabinets d'aisances; elle peut s'étendre aux salles d'attente et aux amphithéâtres. Elle ne doit nécessiter aucun appareil d'un entretien ou d'une direction difficile, et doit s'obtenir à un prix modéré.

» La ventilation par aspiration a l'inconvénient de provoquer l'entrée de l'air extérieur par toutes les ouvertures et fissures des portes et des fenêtres. Il faut que les bouches d'aération fournissent largement l'air nécessaire. Celle par propulsion, au contraire, fait obstacle à l'arrivée de l'air du dehors.

» Les moyens mécaniques semblent préférables aux appels qu'on obtient par les différences de température, parce qu'on en règle plus facilement l'action, et qu'on peut en étendre ou en diminuer l'effet à volonté, suivant les besoins de chaque moment. »

Ces principes généraux une fois posés, nous allons exposer les systèmes qui, en ce moment, se disputent la préférence des hommes les plus compétents : d'une part, la ventilation liée au système de chauffage; de l'autre, la ventilation mécanique, et dans l'un et l'autre ordre des procédés divers. En ce moment même, un vaste et double spécimen existe, à Paris, dans le magnifique hôpital Lariboisière, dont la moitié est ventilée par le système d'aspiration, au moyen des appareils de chauffage à circulation d'eau chaude, et l'autre moitié par un moteur mécanique à propulsion se reliant à la machine à vapeur destinée au chauffage. Médecin de ce grand établissement, nous avons été à même de suivre cette expérience si digne d'intérêt, dont nous nous efforcerons de faire connaître ici les principaux résultats.

Les deux systèmes dont nous voulons donner un aperçu, et qui ont été d'une manière trop systématique, et, disons-le, trop passionnée, mis en opposition, sont ceux de Léon Duvoir et de Ph. Grouvelle. Nous avons pu en juger par nous-même les effets, et sans vouloir contester le mérite du premier ni la puissance de la ventilation qu'il peut atteindre, nous devons dire cependant que nous ne lui avons pas toujours trouvé cette supériorité que préconisent si haut quelques hygiénistes. Au Palais de justice notamment, où nos fonctions de médecin légiste nous appellent chaque jour, la température excessive d'une part, et, d'autre part, le défaut d'aération des latrines, ainsi que l'odeur trop souvent détestable des cellules du dépôt, que M. Boudin signale comme ventilées à 80 mètres cubes d'air par heure, sont de nature à faire douter, sinon de la réalité, du moins de la constance des résultats attribués à ce système. Ajoutons que nous avons pu, par les mêmes raisons, et non moins souvent, comparer ces résultats à ceux qui sont actuellement obtenus à Mazas, et que, introduit à toute heure dans les cellules de cette vaste prison, nous avons constaté que leur aération ne laisse rien à désirer, et que rien n'est fondé dans les plaintes intéressées qui ont pu être formulées contre ce système de ventilation.

Nous allons succinctement faire connaître chacun de ces procédés, d'après la description, en quelque sorte officielle, qui en a été faite.

Ventilation par le procédé de Léon Duvoir. — Considéré dans son ensemble, l'appareil de M. Léon Duvoir se compose d'une cloche à doubles parois, communiquant au moyen d'un tube vertical avec un réservoir supérieur, de la partie inférieure duquel partent autant de tubes descendants qu'il y a d'étages à chauffer. Les tubes aboutissent à des poêles, et de la partie inférieure de ces derniers partent des tubes de retour qui rejoignent la cloche. Tout cet appareil est rempli d'eau plus ou moins saturée d'un sel destiné à augmenter la capacité de l'eau pour le calorique; en d'autres termes, à retarder son ébullition, à ralentir son refroidissement, et à prévenir l'encrassement des tuyaux de conduite. Dans diverses circonstances, M. Léon Duvoir a substitué l'huile à l'eau, ce qui lui a permis de diminuer le calibre des tubes. La cloche, ayant la forme d'une bouteille, est placée à la cave et entourée d'une construction de briques pour prévenir toute déperdition du calorique. Elle surmonte le foyer. Le réservoir supérieur est placé dans le comble. L'eau de la cloche échauffée s'élève en vertu de sa moindre densité, et se trouve immédiatement remplacée par de l'eau froide arrivant par le tube de retour.

Voilà pour la circulation de l'eau. Passons à la ventilation qui, dans le système de M. Léon Duvoir, devient un puissant adjuvant du chauffage en hiver, de la réfrigération en été. Le réservoir supérieur est placé dans le comble, dans une espèce de chambre chaude, à laquelle aboutissent des tubes horizontaux, communiquant eux-mêmes avec d'autres tubes verticaux, ayant dans chaque pièce qu'il s'agit de ventiler : 1° une ouverture inférieure au niveau du sol, opérant en hiver l'extraction de l'air froid; 2° une ouverture supérieure près du plafond, opérant, en été, l'extraction de l'air le plus chaud. L'extraction de l'air froid en hiver offre l'avantage, non-seulement de diminuer les éléments de réfrigération, mais encore d'obliger l'air chaud à descendre d'une manière non interrompue pour se placer au niveau des organes respirateurs. L'extraction de l'air froid opérée, il ne reste qu'à introduire de l'air neuf au degré de température exigé. A cette fin, des prises d'air sont pratiquées à l'extérieur du bâtiment; ces prises d'air constituent l'orifice extérieur des gaînes enveloppant les tuyaux d'eau chaude, et destinées à introduire dans l'intérieur l'air neuf, échauffé au contact des tuyaux d'eau chaude. L'air chaud pénètre dans l'intérieur, d'une part par des ouvertures pratiquées au niveau du sol, de l'autre par la partie supérieure et centrale des poêles.

Ainsi, circulation d'eau chaude; extraction de l'air froid et vicié au niveau du sol; introduction de l'air chaud dans des canaux qui enveloppent les tuyaux d'eau chaude et qui débouchent, soit à la partie supérieure des poêles, soit au niveau du sol, mais toujours à une certaine distance des *bouches d'extraction* : tel est, en résumé, le système en hiver. Veut-on chauffer un seul étage, les tubes qui, partant du réservoir supérieur, communiquent avec les autres étages, sont fermés au moyen de clapets. De la sorte, tout le calorique est utilisé en faveur des seuls locaux qu'il s'agit de chauffer.

En été, on doit se proposer d'extraire des locaux l'air le plus chaud et de le remplacer par de l'air frais. A cette fin, on chauffe l'eau du réservoir supérieur, mais en ayant soin de fermer les tubes qui conduisent aux poêles à eau. L'eau du réservoir revient alors à la cloche au moyen d'un tube spécial, établi pour les besoins de l'été. On ferme les bouches d'extraction, situées au niveau du sol et servant en hiver à aspirer l'air froid, et l'on ouvre d'autres bouches pratiquées au niveau du plafond, afin d'extraire l'air le plus chaud. Lorsque la température n'est pas trop élevée, la portion d'air neuf qui pénètre dans l'intérieur, après avoir été en contact avec les tubes et les poêles remplis d'eau froide, suffit ordinairement pour produire la réfrigération désirée. Mais, dans les temps très chauds et dans divers pays, ce moyen serait insuffisant ; dans ces circonstances, M. Léon Duvoir se sert d'un grand cylindre tubulaire rempli d'eau sortant du puits, et communiquant supérieurement avec l'air extérieur, et inférieurement avec le local qu'il s'agit de rafraîchir. L'air extérieur s'engouffre dans l'ouverture supérieure, se refroidit au contact du cylindre, et se précipite dans l'appartement, sous la double pression de son poids et de l'appel provoqué par l'extraction de l'air intérieur. Ainsi, extraction de l'air chaud et introduction d'air frais, ce dernier pénétrant à la partie inférieure du sol, après avoir parcouru de haut en bas un cylindre tubulaire rempli d'eau de puits ; tel est, en résumé, le procédé de ventilation d'été employé par M. Léon Duvoir.

Ventilation par le procédé de Ph. Grouvelle. — Nous empruntons en partie, et sauf quelques rectifications, la description des procédés de M. Grouvelle au rapport rédigé par M. le docteur Guérard, au nom d'une commission chargée par M. le préfet de police d'étudier toutes les questions relatives à la situation physique et morale des détenus de la prison Mazas.

Voici en quels termes le système adopté pour le renouvellement de l'air était décrit dans notre rapport du 20 juillet 1850, époque à laquelle les fenêtres des cellules restaient constamment closes :

« L'air neuf s'introduit dans chaque cellule par trois orifices garnis d'une grille, et placés à des hauteurs différentes. Ces trois orifices communiquent avec une seule et même prise d'air ouverte dans le mur extérieur. L'air vicié s'engouffre dans le tuyau de la chute du siége d'aisances, dont le couvercle, lors même qu'il est abaissé, est maintenu à une distance convenable de la lunette, afin de ne pas gêner le passage de l'air qui doit s'y engager. Tous les tuyaux de chute, correspondant chacun à un tonneau distinct, sont placés sur une même ligne des deux côtés d'une cave, qui règne dans toute la longueur du bâtiment qu'elle dessert. Les six caves, comme les six corps de bâtiment, convergent vers un centre commun : elles sont fermées à leur bout de ce côté par un mur plein, si ce n'est dans la partie supérieure où l'on a réservé une ouverture qu'on peut rétrécir à volonté, au moyen de registres, qu'il est facile de manœuvrer du dehors. A l'autre bout, chaque cave est fermée par une double porte, soigneusement calfeutrée, dont la dernière s'ouvre sur le chemin de ronde. Enfin, les ouvertures de l'extrémité centrale des caves longitudinales viennent aboutir dans une cave en forme de portion d'anneau, creusée sous la rotonde de la prison. Cette dernière cave est murée à l'un de ses bouts, et elle communique vers sa partie moyenne avec une petite galerie touchant à la grande cheminée d'appel. »

Nous passons sous silence diverses dispositions ayant pour but de régler l'arrivée de l'air dans chaque cellule en particulier, et nous venons à l'exposé du mécanisme de la ventilation.

A la partie inférieure de la grande cheminée d'appel est placé un fourneau constamment allumé et destiné à élever la température de l'air. La colonne d'air chaud qui monte dans cette cheminée, par suite de cette élévation de température, fait appel à l'air de la cave : à mesure que celui-ci s'écoule vers la cheminée, il est remplacé par l'air des caves longitudinales, qui, lui-même, ne peut se raréfier sans que l'air des cellules, passant par les siéges d'aisances, vienne aussitôt pour rétablir l'équilibre de pression : mais, en même temps et par le même mécanisme, l'air neuf afflue dans les cellules.

Dans ses premières expériences, la commission avait reconnu que l'action du soleil ou du vent pouvait troubler cette circulation d'air. L'action du soleil pourrait, dans certains cas, donner lieu à une marche en sens contraire, c'est-à-dire à l'ascension par le tuyau de chute du siége d'aisances de l'air contenu dans les caves. L'action du vent activait outre mesure la ventilation dans les cellules soumises à son influence, en diminuant d'autant la ventilation dans les cellules situées sur la face opposée. C'est pour obvier à ces inconvénients que les prises d'air des cellules ont dû être pratiquées dans l'intérieur même des galeries. En sorte qu'aujourd'hui cette modification ayant été exécutée, l'influence perturbatrice du soleil et du vent se trouve complétement neutralisée.

L'air arrive donc, à présent, de l'extérieur dans les galeries, par des conduits mis à l'abri de l'action du soleil et du vent, et passe de celles-ci dans les cellules pour se rendre ensuite par le siége d'aisances dans les caves longitudinales, puis dans la cave annulaire, et enfin dans la cheminée d'appel. Mais, pour qu'il n'y ait aucune perturbation, les fenêtres des cellules doivent être closes, sans quoi elles pourraient, sous les conditions précitées du soleil et de certains vents, reproduire les inconvénients inhérents aux prises d'air extérieures. Lors donc que, par des causes sur lesquelles nous reviendrons plus loin, il a été établi que chaque détenu aurait la faculté d'ouvrir ou de clore à volonté la fenêtre de sa cellule, la commission a dû se préoccuper des moyens d'obvier à l'influence perturbatrice que cette ouverture pourrait exercer, du moins accidentellement, tant sur la ventilation des cellules où elle serait pratiquée que sur celle des galeries elles-mêmes. Il a été reconnu que le plus simple consistait à soustraire au système général de la ventilation de l'établissement les cellules dont les fenêtres seraient ouvertes et pendant toute la durée de cette ouverture. Pour cela, le détenu doit, au moment d'ouvrir sa fenêtre, fermer le siége d'aisances par un tampon disposé à cet effet; au contraire, il le retire après avoir fermé sa fenêtre.

Dans la nouvelle condition de fenêtres ouvertes, la ventilation se fait ainsi qu'il suit : en été, l'air frais venant de la galerie entre dans la cellule par les orifices grillés et les joints de la porte, l'air vicié s'échappe par la fenêtre. La différence de densité est plus que suffisante pour donner lieu à cette ventilation. Comme l'air neuf ne tarde pas à s'échauffer par le contact des parois de la cellule, en même temps qu'il se trouve vicié par son mélange avec les produits de la respiration et des émanations du détenu, il gagne promptement le plafond et s'échappe de manière à produire un tirage naturel assez puissant pour déterminer l'appel de l'air neuf. En hiver, la fenêtre reste fermée pendant les grands froids et durant les nuits, auxquels cas la ventilation est forcée, et l'appel de l'air vicié se fait par le siége d'aisances, suivant le mécanisme exposé plus haut. Mais lorsqu'elle est ouverte, un double courant d'air s'y établit : l'air neuf descend par les parties inférieures et latérales; l'air, vicié en raison de sa moindre densité, sort par la partie supérieure en rasant le plafond. Une autre portion d'air neuf vient directement de la galerie par les orifices grillés et les fentes de la porte.

Ventilation mécanique. — Les procédés de ventilation mécanique ont été dans ces derniers temps singulièrement perfectionnés; ils ont reçu, notamment au point de vue de la salubrité, des applications extrêmement heureuses que nous ne pouvons nous dispenser de faire connaître. Ils varient d'ailleurs beaucoup eu égard au moteur employé.

Le principe de ventilation à adopter, quand on peut utiliser la vapeur perdue des machines à vapeur pour chauffer des bains, fourneaux d'office, buanderie, salles de service, et par conséquent, avoir presque gratuitement le moteur nécessaire, c'est la *ventilation mécanique par insufflation.*

Ce procédé est appliqué sur la plus grande échelle à la ventilation de l'office des postes à Londres; aucun autre procédé ne pouvait être adopté là. M. Dumas, membre de l'Institut, l'a fait établir avec un plein succès à la chambre des représentants. En 1845, M. Peugnot a appliqué ce procédé à son aiguiserie d'Hérimoncourt, en y ajoutant des armatures sur les meules et chassant la poussière hors des ateliers par la ventilation. De 1836 à 1845, sur 10 ouvriers, 4 avaient été blessés par des éclats de meules, et 7 étaient devenus phthisiques. Depuis l'application de la ventilation à ce travail, sur 26 ouvriers, pas un n'a été blessé et un seul est mort phthisique. M. le général Morin a appliqué le même procédé à la manufacture d'armes de Châtellerault. MM. Thomas et Laurens, ingénieurs civils, l'ont employé pour assainir les ateliers de taillerie de cristaux de Baccarat, ateliers qui ont 200 mètres de développement, et sont occupés par deux files de tours à tailler et par 44 ouvriers environ. Ce taillage se fait à l'eau, les ouvriers ont donc les bras constamment mouillés, et sont plongés dans une atmosphère toujours humide et malsaine. Il a fallu envoyer dans chaque salle de l'air pur et sec en été et chaud en hiver. Cet air est pris sur les toits par deux ventilateurs mus par les deux turbines de l'établissement; en hiver, il se chauffe dans une salle que traverse un système de tuyaux de vapeur, et il est envoyé dans chaque atelier par un coffre de bois placé dans le grenier, et par des conduits descendants. L'air vicié est chassé au dehors par la pression de l'air neuf refoulé dans chaque salle, à raison de 12 mètres cubes par ouvrier.

A l'hôpital Lariboisière le même procédé est appliqué par MM. Thomas et Laurens à la ventilation de trois pavillons qui sont chauffés par le procédé de l'eau et de la vapeur de M. Ph. Grouvelle. L'air pur est pris au sommet du clocher par un canal vertical qui existe dans l'un des piliers, puis aspiré par un ventilateur que conduit une machine à vapeur horizontale. Il est enfin refoulé dans les bâtiments et les salles par un ventilateur qui agit alors comme machine soufflante, et au moyen d'une conduite de vent de tôle, montée dans le corridor souterrain des bâtiments et au moyen de canaux de maçonnerie réservés dans les murs; l'air est ainsi distribué à volonté dans toutes les salles. Des clefs ou des registres placés à chaque branchement servent à régler la quantité d'air injecté sur chaque point.

Avec ce procédé, l'air est toujours pur et frais, la quantité injectée est toujours rigoureusement définie et réglée, les salles sont assainies avec certitude. On n'est pas exposé à aspirer par les fenêtres, et sous l'action des vents, l'air vicié des bâtiments voisins. La ventilation est continue, même les fenêtres ouvertes, et en été on peut arrêter à volonté la ventilation d'une salle ou d'un bâtiment, ou arrêter la ventilation de l'établissement entier, lorsque, toutes les fenêtres étant ouvertes, cette ventilation devient inutile.

L'air est distribué à chaque étage par des canaux de maçonnerie recouverts de plaques de fonte, et dans lesquels passent les tuyaux de vapeur qui vont chauffer des poêles à eau placés dans chaque salle, et il est versé dans les salles par des grilles réservées dans des plaques de fonte et par les canaux intérieurs des poêles, canaux munis d'appendice de fonte pour briser les courants d'air et chauffer en hiver cet air avant qu'il débouche dans les salles avec de petites vitesses, comme nous l'avons dit. L'air vicié est évacué par des ouvertures d'appel placées en haut et en bas des murs de la salle et montant jusque sous le comble, d'où il est conduit par des gaînes dans une grande cheminée qui le porte à l'extérieur; une partie de l'air sort aussi par les joints des fenêtres et des portes. Le volume d'air demandé est de 60 mètres cubes par lit et par heure.

Le ventilateur qui doit fournir l'air aux trois pavillons de droite est conduit par une machine à vapeur horizontale de huit à dix chevaux, qui prend la vapeur sur les chaudières destinées à chauffer ces trois pavillons, au moyen de poêles à eau et à vapeur placés dans chaque salle. La vapeur perdue de la machine est employée en hiver, avec celle des chaudières, au chauffage des salles, des fourneaux d'office, des bains et de la buanderie; en été, elle sert à chauffer les bains, les fourneaux d'office et la buanderie : il en résulte que le moteur et par conséquent la ventilation sont obtenus gratuitement. Pour rafraîchir pendant l'été, on peut faire tomber une pluie légère qui s'évapore rapidement au contact du ventilateur en abaissant la température du courant d'air insufflé.

Les lieux d'aisances placés près de chaque salle sont énergiquement ventilés par un appel établi au moyen d'un canal souterrain qui se rend dans une cheminée d'appel qui monte des caves jusque sur les combles, et dans laquelle débouche le tuyau de fumée d'un fourneau à feu nu qui sert à tout le bâtiment.

Il convient de rapprocher de ce système le procédé de distribution d'air chaud et froid par un moteur hydraulique mis en usage avec un succès complet à l'hôpital du comté d'York, et dû au docteur Arnolt.

Ventilation par le procédé Van Hecke. — Le docteur Van Hecke s'est fait connaître d'abord par des appareils établis en Belgique, et notamment à la prison des femmes de Bruxelles, appareils à contre-poids dont l'extrême simplicité et les excellents résultats ont reçu l'entière approbation d'une commission des plus compétentes dont faisaient partie les savants MM. Vleminckx et Ducpétiaux. Le docteur Van Hecke avait fait établir, sur les combles de la prison des Petits-Carmes, une sorte de large cheminée de métal, contenant un appareil ventilateur, une hélice. Cette cheminée était mise en rapport par des conduits avec toutes les cellules; de plus, on amenait dans celles-ci d'autres tuyaux de descente communiquant avec le calorifère placé dans les caves. Le ventilateur est mis en mouvement au moyen d'un simple contre-poids qu'on remonte tous les matins à l'aide d'une manivelle, et pour chaque révolution qu'on fait faire à cette manivelle, l'appareil accomplit 1550 révolutions. Dans ce mouvement rapide, l'hélice attire et expulse l'air vicié des cellules, aussitôt remplacé par l'air pur qu'amène les conduits en communication avec le calorifère. Lorsque le calorifère est chauffé, c'est de l'air chaud qui arrive dans chaque cellule; en été, c'est l'air frais des caves. Ajoutons qu'une aiguille marque sur un cadran la quantité métrique d'air extrait et renouvelé.

Depuis ces premiers essais, M. Van Hecke, accueilli en France avec une grande faveur, y a fait plusieurs applications de son système qui, sans être tout à fait nouveau, donne cependant de très bons résultats pratiques. Le dernier appareil qu'il ait construit, celui qui peut être donné comme réalisant les principaux perfectionnements de l'idée de l'auteur, a été établi à l'hôpital Necker. C'est celui-là que nous croyons devoir indiquer en empruntant la description d'un des médecins de ce grand hôpital, M. le docteur Vernois.

Cet appareil est destiné essentiellement à la ventilation, accessoirement au chauffage en hiver, au refroidissement en été, et au service de bains liquides et bains de vapeur, sous la direction de l'inventeur, M. le docteur Van Hecke.

Une machine à vapeur de la force de deux chevaux et munie d'une roue à palettes, est située dans les caves et projette l'air dans trois chambres destinées à l'échauffement, et de là dans les divers étages.

Cet air, devenu impropre à l'hygiène, s'échappe ensuite par des cheminées qui aboutissent sur les toits.

La description de cet appareil, complexe dans ses détails, mais simple au fond, offre à considérer : 1° la prise d'air, le souterrain et ses trois embranchements; 2° les trois chambres correspondantes, leur mode de chauffage et les cheminées qui en partent pour s'ouvrir dans les salles; 3° les salles elles-mêmes, les bouches afférentes et efférentes de l'air en circulation; 4° la machine, sa fournaise et ses annexes; 5° la répartition du calorique et de la vapeur pour les bains.

La prise d'air a lieu à l'extrémité sud du bâtiment par une cheminée élevée de 3 mètres au-dessus du sol, et dont la cavité a 4 mètres de hauteur sur un de largeur. A son sommet, se voient deux ouvertures regardant l'ouest et l'est, parallélogrammes d'environ un mètre dans chaque sens; elles établissent une communication directe et continue avec l'atmosphère. Cette cheminée aboutit à un conduit voûté dirigé longitudinalement vers l'autre bout du bâtiment et abandonnant aux extrémités et à sa partie moyenne un embranchement pour chaque chambre. Le souterrain, d'abord d'une vaste circonférence, décroît à chaque embranchement qui conserve 1 mètre de hauteur sur 50 centimètres de largeur. Dans sa première portion se trouvent deux tambours ou cylindres de tôle, renfermant, l'un une roue à deux palettes opérant le refoulement de l'air, l'autre un système indicateur du volume d'air introduit en un temps donné.

Les chambres de chauffage, au nombre de trois, sont placées, l'une au milieu, les autres aux extrémités des caves : leurs parois de maçonnerie sont de 4 mètres carrés environ en surface chacune; elles offrent le sommet ou dôme d'un vaste fourneau dont la porte à charbon répond à côté dans la loge du chauffeur. De ce dôme part un tuyau de huit pouces de diamètre environ qui se coude un certain nombre de fois et donne naissance au milieu de la chambre à quatre séries de tuyaux superposés en carré. Le dernier se continue avec un conduit vertical qui s'engage dans le plafond, traverse les salles et gagne les toits en ligne directe. Cette masse de tuyaux occupe le centre : des orifices nombreux s'observent sur les parois; leur nombre diffère un peu dans chaque chambre. Dans la chambre du milieu il y en a trois : l'un, situé à la paroi inférieure, est la terminaison de l'un des embranchements du souterrain déjà décrit; le second, sans intérêt pour le but et le jeu de l'appareil, communique avec la loge du chauffeur, se ferme hermétiquement à volonté et a pour but de favoriser la surveillance; le troisième répond à la paroi supérieure et en même temps au centre exact de la salle Saint-Pierre ou du rez-de-chaussée. Ce dernier orifice est occupé au centre par le tuyau précédent, destiné à emporter la chaleur non épuisée et la fumée de la fournaise autour de l'orifice annulaire d'un cylindre par lequel s'engage la majeure partie de l'air chaud ; enfin tout à fait en dehors, l'ouverture, annulaire aussi, d'un autre cylindre plus grand qui enveloppe le précédent et reçoit le reste de l'air chaud.

L'air injecté dans le souterrain séjourne donc plus ou moins de temps dans cette chambre où les surfaces d'échauffement ont été si multipliées, s'élève vers le trou complexe du plafond par légèreté spécifique, et s'engage en partie dans le cylindre périphérique, en partie dans l'autre concentrique à celui-ci, mais excentrique au trou à fumée. Le premier, après un trajet de quelques centimètres, se termine aussitôt dans la salle Saint-Pierre; le deuxième, d'abord simple, se dédouble tout près du plancher du premier étage, en une portion périphérique qui finit annulairement dans la salle Saint-Jean, et une portion centrale (excentrique cependant au tube à fumée), qui continue son trajet vertical et s'ouvre dans la salle Saint-Ferdinand.

Les chambres des extrémités diffèrent de celle du milieu par le nombre de cheminées efférentes ; elles sont au nombre de quatre. L'une, analogue à la cheminée complexe plus haut décrite, se compose du tube à fumée et d'un seul cylindre dédoublé au niveau du deuxième étage, destiné par conséquent exclusivement aux salles Saint-Jean et Saint-Ferdinand ; deux autres, s'ouvrant aux angles du plafond, sont si courtes, que d'en bas on voit la salle Saint-Pierre et ses malades à travers la grille qui les ferme. La quatrième enfin, se subdivisant deux fois, fournit de l'air aux salles Saint-Jean et Saint-Ferdinand et aux lieux d'aisances du troisième étage.

Chaque salle reçoit l'air par cinq bouches. La principale, placée au milieu, est annulaire, de 6 centimètres environ de largeur. Elle occupe la périphérie du tuyau ou cylindre qui emporte plus haut l'air et la fumée ; une plaque de tôle à coulisse permet de régulariser ses dimensions. Elle est cachée aux regards par une sorte de boîte de fer recouverte de marbre et dans laquelle on fait sécher le linge. Les autres bouches sont situées, pour la salle Saint-Pierre, dans le plancher, sur la limite de la grande salle et du vestibule qui la limitent aux extrémités, mais pour les salles Saint-Jean et Saint-Ferdinand, sur le relief que forment les cheminées vers deux angles du vestibule. Elles sont quadrangulaires, mesurant 40 centimètres sur chaque côté et sont fermées par une grille. Les lieux d'aisances sont aérés par une bouche spéciale circulaire de 20 centimètres de diamètre, placée sur champ dans le mur.

L'itinéraire de l'air impur est très simple : il y a douze cheminées dans la salle, six de chaque côté ; chacune renferme trois conduits, indépendants sur tout leur parcours et correspondant à chaque étage. Chaque conduit présente une ouverture de sortie sur les toits et deux ouvertures d'entrée, dont l'une, placée à 1 centimètre du plancher, reste béante, sans porte ni grillage, tandis que l'autre, élevée de 4 mètres environ, reste habituellement fermée par une porte de tôle. La bouche béante inférieure est destinée à la ventilation permanente, la deuxième à un renouvellement intermittent et plus rapide de l'air des salles.

L'appareil projette de 60 à 120 mètres cubes d'air pur par heure et par lit, tandis que le chiffre demandé par le cahier des charges n'est que de 70 mètres. Il exécute le service des bains avec une célérité et une abondance de calorique supérieures à l'ancien système. A l'aide des registres, c'est-à-dire de ces plaques de tôle qui agrandissent ou diminuent le diamètre des bouches afférentes des salles, on régularise à volonté la proportion d'air.

Le système que nous venons de décrire a été appliqué déjà par M. Van Hecke dans des conditions très variées qui ont permis de juger par expérience des bons effets qu'on peut en attendre. L'hôpital Beaujon, l'hôpital Necker, l'asile impérial du Vésinet, l'hôpital de la Croix-Rousse, à Lyon, le vaisseau transport *l'Adour*, et d'autres navires en Belgique, un grand nombre d'établissements publics, écoles, asiles, cercles, la salle des représentants à la Haye, et enfin des magnaneries, notamment celle de madame veuve Griolet, à Sommières (Gard), sont aujourd'hui pourvus de ventilateurs Van Hecke, fonctionnent de manière à satisfaire aux exigences les plus diverses et les plus complexes.

Il n'est certainement pas sans intérêt de comparer entre eux, au point de vue de la dépense, les trois systèmse, que nous venons de faire connaître. Nous empruntons les chiffres que l'on va lire aux rapports officiels de l'administration de l'assistance publique.

1° *Quantité d'air renouvelé par heure et par malade.*

Duvoir (en ne tenant compte que de l'air venu par les carreaux)	30 mètres cubes.
Thomas et Laurens	90
Van Hecke	97

2° *Dépense de première installation par lit.*

Duvoir	480 francs.
Thomas et Laurens	808
Van Hecke	236

3° *Dépense annuelle par lit (entretien et fonctionnement).*

Duvoir	51 francs.
Thomas et Laurens	101
Van Hecke	28

4° *Prix de revient de l'unité de ventilation.*

(8760 mètres cubes d'air une fois donnés, ou 1 mètre cube fourni par heure toute l'année.)

Duvoir	3 fr.	36 cent.
Thomas et Laurens	1	76
Van Hecke	0	61

Nous avons terminé l'exposé des divers systèmes de ventilation. Mais il nous paraît utile de résumer les principes et les règles qui doivent présider à leur application. Et dans ce but nous ne croyons pouvoir mieux faire que de rapporter textuellement les conclusions votées, sur le rapport de M. Boudin, par l'assemblée générale du congrès d'hygiène de Bruxelles en 1852, sur la question suivante : *Quelles sont les règles essentielles qui doivent présider à la ventilation des édifices publics et des habitations particulières, et quels sont les pro-*

cédés qui paraissent susceptibles d'être spécialement recommandés à cet effet?

Des causes multipliées contribuent à l'altération de l'air confiné. Ce sont : 1° la respiration, la transpiration cutanée et pulmonaire, et les matières animales qu'elle entraîne avec elle; 2° les émanations qui résultent de l'évaporation des surfaces liquides ou mouillées des différents objets ou meubles, instruments ou appareils affectés à l'usage de l'homme sain ou malade; des produits excrémentitiels, gazeux, liquides ou solides, normaux ou morbides; et 3° les foyers de combustion et les appareils d'éclairage. Toutes ces causes altèrent l'air intérieur en absorbant l'oxygène qu'elles remplacent par l'acide carbonique, l'hydrogène carboné et autres gaz contraires à l'hématose, ainsi qu'en produisant de la chaleur et de la vapeur d'eau, sources de putréfaction des matières animales.

Remplacer l'air vicié par une atmosphère réunissant les conditions essentielles de respirabilité, tel est le moyen qu'il faut employer pour satisfaire aux prescriptions de l'hygiène; tel est aussi le but de la ventilation.

Les règles essentielles qui doivent présider à la ventilation peuvent se résumer dans les propositions suivantes :

a. L'air destiné à l'assainissement doit être normal.

b. Il doit être suffisant pour remplacer l'air vicié à mesure de sa production.

c. Le remplacement doit être insensible, c'est-à-dire s'opérer sans produire de courants nuisibles.

La chaleur animale, la chaleur artificielle, les machines, constituent les forces motrices de la ventilation. La puissance ou force motrice doit être : 1° continue; 2° indépendante, autant que possible, du concours actif de l'homme; 3° en raison directe des causes de viciation des lieux habités.

On peut ranger les différents systèmes de ventilation dans les deux catégories suivantes : *ventilation spontanée* ou *naturelle*, *ventilation artificielle*.

Ventilation naturelle. — Elle est fondée sur la diffusion des gaz et sur la différence de densité et d'élasticité entre l'air extérieur et l'air intérieur, différence produite par l'action de la chaleur solaire et par celle que dégage le corps de l'homme, ainsi que les appareils d'éclairage et de chauffage.

Elle est ordinairement insuffisante même dans les habitations privées, dans les locaux habités où il n'existe qu'un petit nombre de sources de viciation. Néanmoins les ouvertures naturelles, les portes, les fenêtres, les conduits de cheminées et certains moyens bien connus, comme carreaux mobiles, vasistas, cadre de toile métallique, plaques de zinc perforé, etc., peuvent suffire pour empêcher que l'air vicié ne séjourne dans la place et ne devienne nuisible.

Mais la circulation de l'air peut être empêchée par l'occlusion intermittente ou continue de ces ouvertures, et lors de certaines perturbations atmosphériques, telles que le refroidissement subit de la température extérieure, etc.

On a recours, dans ces cas, à certains moyens peu coûteux et très avantageux pour l'assainissement et l'aération des habitations privées, de même que des écoles, salles d'asile, dortoirs des casernes, et en général d'espaces clos occupés pendant une partie du jour ou de la nuit.

Un certain nombre de tuyaux coudés de $1^{m},80$ à 2 mètres de haut sont verticalement établis dans l'épaisseur des murs extérieurs. L'orifice inférieur, légèrement évasé, garni de toile métallique, aspire l'air extérieur. L'orifice supérieur ou interne, également revêtu d'un cadre métallique et pourvu d'un registre modérateur, répand l'air neuf dans le lieu confiné. Enfin l'air altéré dont l'élasticité est augmentée s'échappe par une ouverture en entonnoir, établie au milieu du plafond et communiquant avec un tuyau légèrement conique qui s'élève à 1 mètre ou $1^{m},50$ au-dessus du faîte du toit. Au lieu de tubes verticaux, on peut pratiquer dans le plancher un certain nombre de petites ouvertures disposées en rosaces, qui, communiquant avec l'extérieur par des conduits d'aspiration placés sous le parquet, déversent l'air de renouvellement, extrêmement divisé, dans la place.

Dans tous les cas, il faut :

Que l'entrée et la sortie de l'air soient aussi libres que possible ;

Qu'il y ait deux orifices, dont l'un, situé le plus haut possible, serve à l'élimination de l'air vicié, et l'autre, près du sol, à la prise d'air neuf ;

Que ce dernier, à l'abri de l'action directe des vents impétueux, s'ouvre au milieu de l'air le plus pur possible ;

Que le volume des voies d'entrée et de sortie, ventilateurs, conduits afférents et efférents, soit subordonné à la quantité d'air à introduire en un temps donné ;

Que le nombre des orifices soit suffisamment multiplié pour répandre et disséminer la masse d'air sans nuire à son renouvellement convenablement réglé ;

Que la surface de section du tuyau d'évacuation soit équivalente à la somme des surfaces de section des tuyaux d'entrée ;

Que les tuyaux de prise d'air soient ouverts à la même hauteur ;

Que le trajet horizontal des tuyaux tant afférents qu'efférents soit le plus court possible.

Ventilation artificielle. — Elle s'obtient soit par la chaleur artificielle, soit par des moyens mécaniques.

Elle se combine très utilement et le plus fréquemment avec le chauffage, et devrait également être combinée avec la réfrigération.

Elle est indispensable dans tous les espaces clos renfermant une population plus ou moins considérable, et pour lesquels les moyens de ventilation spontanée sont insuffisants.

Elle s'obtient facilement et très convenablement par le moyen suivant, dans tous les cas où il ne faut pas chauffer et ventiler tout à la fois.

Des ouvertures d'air étant convenablement ménagées, l'air vicié est évacué ou par la cheminée d'un foyer de cuisine, ou d'une machine à vapeur en activité, ou bien encore en allumant un grand feu même pendant les chaleurs. Au premier abord, il semblerait que la chaleur du foyer serait à craindre, mais la grande quantité d'air qui s'échappe par la cheminée, abaisse bien plus la température du local que la chaleur rayonnante du combustible ne l'élève.

Les moyens de ventilation mécanique sont très nombreux; ce sont ceux qui portent plus spécialement le nom de *ventilateurs*. Leurs formes et leur mode d'action dépendent des lieux et des industries auxquels ils sont appliqués.

En présence des expériences qui se poursuivent encore aujourd'hui en France, en Angleterre, en Belgique et dans d'autres pays, le congrès a été d'avis d'en attendre les résultats avant de se prononcer sur la valeur relative des principaux systèmes.

Mais, dès à présent, et comme conclusion pratique, il est impossible de ne pas faire de graves réserves au point de vue de l'influence hygiénique de la ventilation artificielle. L'assainissement des lieux habités réclame d'autres conditions. Dans les hôpitaux notamment, où l'on a réalisé à si grands frais le luxe de l'aération la plus riche que l'on puisse souhaiter, on n'a pas vu changer les lois ordinaires de la mortalité. La ventilation forcée n'assure pas toujours la dispersion des miasmes et ne préserve pas avec certitude des fâcheux effets de l'agglomération. De récentes expériences de MM. Réveil, Constantin Paul et Charvet donnent à craindre que les émanations qui vicient l'air des salles de malades ne résistent aux courants de l'air insufflé par les plus puissants ventilateurs.

Voy. AIR, ASSAINISSEMENT, CHAUFFAGE, FOSSES D'AISANCES, HABITATIONS, MINES.

Bibliographie. — *Traité de la chaleur considérée dans ses applications*, par E. Péclet, 3e édition. Paris, 1860. — *Dictionnaire des arts et manufactures*, article VENTILATION, par Grouvelle, 2e édition. Paris, 1854. — *Collection des mémoires de d'Arcet*, recueillie par Ph. Grouvelle. — *Observations on the ventilation and on the dependences of heat on the purity of the air which we respire*, par A. Meyler. London, 1818. — *Rapport sur le curage des égouts*, par Parent-Duchâtelet (*Ann.*

d'hyg. publ. et de méd. lég., t. II, p. 30). — *Application du système des fosses inodores au renouvellement de l'air dans la cale des vaisseaux*, par M. Keraudren (*Ibid.*, t. XII, p. 90). — *Note sur la nécessité d'augmenter le diamètre des prises d'air et des bouches de chaleur des poêles et des calorifères*, par d'Arcet (*Ibid.*, t. XXIX, p. 332). — *Note sur la ventilation des filatures*, par M. A. Guérard (*Ibid.*, t. XXX, p. 112). — *Observations sur la ventilation et le chauffage des édifices publics, et en particulier des hôpitaux, des prisons*, par A. Guérard (*Ibid.*, t. XXXII, p. 52, t. XXXVIII, p. 348, et t. XLIX, p. 14). — *Mémoire sur la ventilation dans les hôpitaux*, par Poumet (*Ibid.*, t. XXXII, p. 1). — *Considérations sur la théorie admise de certains appareils de ventilation*, par M. Lassaigne (*Ibid.*, t. XXXVI, p. 297). — *De la ventilation appliquée à l'hygiène militaire*, par le docteur Papillon (*Ibid.*, t. XLI, p. 371, et XLII, p. 1). — *Du chauffage et de la ventilation des édifices publics*, par M. H. Gaultier de Claubry et M. Deschamps (d'Avallon) (*Ibid.*, t. XLVIII, p. 302, et t. XLIX, p. 323). — *Nouvelles études sur le chauffage, la réfrigération et la ventilation des édifices publics, des hôpitaux, des églises*, par M. Boudin (*Ibid.*, t. XLVII, p. 240, t. XLVIII, p. 32, t. XLIX, p. 546; 2e série, 1854, t. I, p. 280). — *Notice sur les appareils de chauffage et de ventilation à circulation*, de L. Duvoir-Leblanc. — *On the heating and ventilation of buildings by means of apertures situated in the upper and lower portion of a flue*, by J. Noirsain, civil engineer (*Medical Times*, july 1851). — *Compte rendu du Congrès général d'hygiène de Bruxelles* (session de 1852). Bruxelles, 1852, p. 149. — *Rapport sur les deux systèmes de ventilation établis à titre d'essai dans la prison cellulaire des femmes, à Bruxelles* (*Ann. d'hyg. publ. et de méd. lég.*, t. L, p. 459). — *Instruction sur l'assainissement des écoles primaires et des salles d'asile*, par M. E. Péclet. — *Rapports et notes sur les travaux* de Ph. Grouvelle (*Chauffage et ventilation*), in-8. Paris, 1855. — *Rapport sur le système de ventilation de Van Hecke* (*Ann.*, t. L, p. 459). — Boudin, *Chauffage et ventilation des hôpitaux. Examen de quelques propositions renfermées dans la thèse de M. Grassi* (*Ann.*, 2e série, t. VI, p. 465). — Grassi, *Étude comparative des deux systèmes de chauffage et de ventilation établis à l'hôpital Lariboisière* (thèse de Paris, 1856). — *Réponse aux objections critiques de M. Boudin* (*Ann.*, 3e série, t. VI, p. 472). — *Étude du système de chauffage et de ventilation établi par le docteur Van Hecke à l'hôpital Beaujon*, par M. Grassi (*Ann.*, 2e série, t. VII, p. 67). — *Ventilation des navires*, par M. Grassi (*Ann.*, 2e série, t. VIII, p. 113). — *Sur la ventilation des salles de spectacle*, par A. Tripier (*Ann.*, 2e série, t. X, p. 67). — *Note sur le nouvel appareil de ventilation et de chauffage établi à l'hôpital Necker, d'après le système du docteur Van Hecke*, par le docteur Vernois (*Ann.*, 2e série, t. XI, p. 30). — *Étude des appareils de chauffage et de ventilation établis à l'hôpital Necker*, par C. Grassi (*Ann.*, 2e série, t. XI, p. 39). — *Réclamations relatives à la ventilation des hôpitaux*, par MM. Grassi et Grouvelle (*Ann.*, 2e série, t. XII, p. 158). — *Rapport sur le système de chauffage et de ventilation de M. le docteur Van Hecke*, par M. E. Husson. Bruxelles, 1860. — *Rapport de la commission sur le chauffage et la ventilation des bâtiments du palais de justice*, par le général Morin, in-4. Paris, 1861. — Voyez aussi dans le *Bulletin de l'Académie impériale de médecine* (t. XXVII, 1862), la discussion très intéressante qui a eu lieu sur l'*Hygiène des hôpitaux*.

VERNIS. — *Voy.* PLOMB.

VERRERIES, VERRIERS. — Les verreries, placées dans la première classe des établissements insalubres en raison de la grande fumée qu'elles dégagent et du danger d'incendie qu'elles présentent, n'offrent véritablement pas d'autres causes générales d'insalubrité.

Quant au travail même de la fabrication du verre, il rentre dans les opérations qui, exigeant une très haute température, placent l'ouvrier dans des conditions spéciales auxquelles d'ailleurs l'habitude fait plier la santé sans trop de difficultés. Les verriers n'offrent pas d'affections professionnelles qui leur soient propres et ne sont pas soumis à une mortalité exceptionnelle. Les variations de température qu'ils ont à supporter sont le principal inconvénient de leur travail qu'ils interrompent d'ailleurs, par suite du système des relais, de six en six heures. Ils ont seulement à résister à la soif, parfois très ardente, qu'ils endurent et qu'ils satisfont trop souvent avec d'abondantes quantités d'eau tiède fort malsaine. Quelques précautions et le choix d'une boisson acidulée ou légèrement alcoolisée remédient à ce danger.

Il convient de noter encore que l'action de la chaleur des fours se fait parfois sentir sur les yeux, et semble favoriser la production de l'amaurose. On a signalé aussi, mais sans preuves suffisantes, que les souffleurs de verre étaient exposés à des morts subites. Enfin, dans les cristalleries où l'on fait usage d'arsenic, les ouvriers se trouvent exposés aux graves inconvénients des vapeurs arsenicales.

VERS (DÉPOTS DE). — *Voy.* ASTICOTS.

VERS A SOIE. — *Voy.* SOIE.

VERT ANGLAIS. — *Voy.* ARSENIC.

VERT-DE-GRIS, VERDET. — La fabrication du verdet ou vert-de-gris, qui n'offre que très peu d'inconvénients, est classée maintenant dans la troisième classe des établissements insalubres. — *Voy.* CUIVRE, POISONS.

VERT DE SCHWEINFURT. — *Voy.* ARSENIC.

VÉTÉRINAIRE. — *Voy.* CONSEILS D'HYGIÈNE, ÉPIZOOTIES, RURALE (HYGIÈNE).

VIANDE. — *Voy.* BOUCHERIE, CHEVAL, SALAISONS, SUBSISTANCES.

VIDANGES.— La vidange des fosses d'aisances, l'un des objets les plus importants de la salubrité et jusqu'à ces derniers temps l'un des plus négligés, est loin encore d'être sortie de la voie de transformation dans laquelle elle commençait à s'engager lorsqu'a paru la première édition de ce livre; et sur cette question pendante nous devons encore nous borner à rassembler les documents les plus récents et les plus pratiques, qui formeront d'ailleurs le complément des détails contenus dans les articles FOSSES D'AISANCES et VOIRIES. Une double tendance se manifeste dans les systèmes de vidanges actuellement à l'étude : l'utilisation des matières propres à servir d'engrais; la désinfection des matières préalablement séparées en liquides et en solides.

Désinfection des matières contenues dans les fosses d'aisances. — Nous nous occuperons d'abord de ce second point. Il serait inutile de faire connaître les différents procédés qui, depuis celui de Chaumette, employé pour la première fois en 1815, ont été mis en pratique, soit pour la séparation des liquides et des solides, soit pour la désinfection de ces matières. Nous nous bornerons à dire, d'une manière générale, que tous les moyens de désinfection réellement efficaces ont été puisés parmi les agents solides ou liquides capables, tantôt d'absorber par un phénomène purement physique les gaz développés dans le cours de la fermentation putride, tantôt de décomposer chimiquement quelques-unes des matières dissoutes en formant des composés insolubles et fixes, partant inodores, avec la portion non utilisable de ces combinaisons, tandis que l'ammoniaque était engagée dans une combinaison saline soluble, susceptible d'être mise en usage par les agriculteurs. C'est de cette manière que nous classerons les différents composés que nous ferons connaître, et dont il nous serait facile d'étendre la liste en reproduisant l'énumération contenue dans le travail intéressant de M. Ernest Vincent.

Nous verrons aussi ajouter souvent aux matières fécales des agents dits antiseptiques, presque toujours odorants par eux-mêmes : acide pyroligneux très chargé de goudron, huile de pétrole, huile empyreumatique, essence de romarin, etc. Le rôle assez mal défini de ces matières nous semble être multiple ; elles paraissent devoir retarder la putréfaction des substances non encore décomposées que les agents désinfectants proprement dits ne pourraient pas atteindre, et dans quelques cas il nous paraît probable que leur odeur forte, mais peu expansible, sert à masquer les dernières traces de celle que l'on a intérêt à dissimuler.

Voici la liste de quelques-unes des substances proposées comme désinfectantes :

Charbon pulvérisé	Giraud	1805
Cendres de houille, de bois, mâchefer	Chaumette	1815
Sable	Duprat	1818
Noir animal	Frigerio	1829
Charbon animal et végétal décolorant et désinfectant	Serbat	1830

Tourbe non calcinée	Guibourt et Sanson	1833
Cendres de tourbe	D'Arcet	1840
Matières charbonneuses et noir animalisé	Maze	1842
Lignite en poudre	Jourdain	1843
Acétate de plomb, dissolution de fer dans les acides minéraux	Deboissieu	1762
Chlore	Guyton-Morveau et Dupuytren	1805
Protosulfate de fer impur	Miaut	1824
Chlorure de manganèse résidu de fabrication du chlore	Payen et Chevallier	1825
Chlorure de soude	Labarraque	1824
Sulfate de chaux	Siret	1827
Alun, sulfate d'alumine impur	Siret	1843
Sels et oxydes métalliques	Krafft et Sucquet	1839
Sulfate de zinc	Gagnage et Regnault	1844
Sulfate de peroxyde de fer	Baronnet	1845
Protochlorure de fer, perchlorure de fer, chlorure de zinc, pyrolignite de zinc	Dubois	1846

Dans beaucoup de cas, la chaux a été employée comme un moyen de désinfection, mais toujours associée à des absorbants physiques propres à fixer l'ammoniaque qu'elle dégage des matières fécales.

Une remarque qui s'applique à tous les moyens de désinfection que nous venons d'énoncer ci-dessus, c'est que leur efficacité plus ou moins grande naît généralement de leur mélange plus ou moins intime avec les masses considérables des matières peu homogènes sur lesquelles on a à opérer. Dans l'appréciation des procédés de désinfection, il ne faudra jamais conclure de l'expérience de laboratoire à l'application en grand; cette fausse manière de voir peut expliquer ce nombre infini de procédés appliqués à la solution d'un problème fort simple au point de vue chimique, et qui, après avoir été préconisés quelquefois avec tant de fracas, ont ensuite échoué misérablement. En effet, cette multitude de moyens se réduit aujourd'hui dans la pratique à un très petit nombre et presque exclusivement aux deux suivants.

L'opération de la désinfection des matières fécales, devenue désormais usuelle et rendue obligatoire, peut se décomposer en deux parties: l'une, qui précède l'apport à la voirie, et qui a lieu dans la fosse même ou dans les tonnes mobiles; l'autre, qui se continue à la voirie. La première a lieu, soit au moyen du sulfate de fer et de l'acide pyroligneux impur, à la dose d'un kilogramme de chaque par tonne mobile; soit, lorsque l'on doit couler sur la voie publique et qu'il est nécessaire d'éviter la coloration noire du sulfate de fer, à l'aide du sulfate de zinc parfumé avec l'essence de romarin, qui remplit ici le rôle nécessaire que nous avons indiqué précédemment.

Une ordonnance de police du 28 décembre 1850 est venue rendre obligatoire la désinfection des matières contenues dans les fosses d'aisances, et autoriser l'écoulement des matières liquides sur la voie publique et le dépôt des matières solides dans les locaux privés. Cette ordonnance a été confirmée dans ses principales dispositions par celle du 29 novembre 1854, dont nous croyons utile de donner le texte.

ORDONNANCE CONCERNANT LA DÉSINFECTION DES MATIÈRES CONTENUES DANS LES FOSSES D'AISANCES ET L'ÉCOULEMENT DES EAUX VANNES AUX ÉGOUTS.

Nous, préfet de police,

Vu : 1° Les ordonnances de police des 12 décembre 1849 et 8 novembre 1851, concernant la désinfection des matières contenues dans les fosses d'aisances de la ville de Paris ;

2° Le décret du 10 mars 1852;

3° La loi des 16-24 août 1790 et les arrêtés du gouvernement des 12 messidor an VIII et 3 brumaire an IX;

4° Les rapports du Conseil d'hygiène publique et de salubrité du département de la Seine, et notamment ceux du 19 mai 1854 ;

Considérant que, par suite d'expériences déjà anciennes et suffisamment répétées, il est reconnu qu'on peut désinfecter rapidement et économiquement les matières contenues dans les fosses d'aisances; qu'en outre, il est aujourd'hui démontré que cette désinfection peut être assez complète pour que les matières liquides, extraites des fosses, soient écoulées dans les égouts sans aucun inconvénient; que la division des matières dans les fosses fixes ou mobiles est peu coûteuse à établir, qu'elle est tout entière dans l'intérêt du propriétaire, et qu'elle permet d'obtenir une désinfection plus prompte et plus complète ;

Considérant enfin qu'il importe d'encourager les systèmes qui tendent, d'une part, à prévenir toutes causes d'insalubrité sur la voie publique, et, d'autre part, à faire disparaître les inconvénients que présente la vidange des fosses ;

Qu'à ces différents points de vue, l'écoulement direct et souterrain des eaux vannes dans les égouts complétera les améliorations apportées déjà dans cette partie du service ;

Vu la délibération de la commission municipale de Paris, en date du 20 décembre 1850, approuvée par M. le ministre de l'intérieur,

Ordonnons ce qui suit :

Art. 1er. Il est expressément défendu de procéder à l'extraction et au transport des matières contenues dans les fosses d'aisances, avant que la désinfection en ait été complétement opérée.

Il devra être procédé à cette désinfection, autant que possible, dans la nuit qui précédera l'extraction des matières, et toujours dans les limites de temps fixées par les règlements pour la vidange des fosses, sauf les exceptions que nous jugerons convenable d'autoriser.

Art. 2. Tout entrepreneur de vidange devra nous faire connaître son procédé de désinfection, et ne pourra l'employer qu'après que ce procédé aura été approuvé par nous, sur l'avis du Conseil de salubrité.

Art. 3. Les matières liquides désinfectées provenant des fosses à proximité des égouts ne pourront être écoulées dans ces égouts, lors de la vidange, qu'au moyen d'une conduite souterraine préalablement autorisée par M. le préfet de la Seine.

L'administration déterminera les conditions dans lesquelles cette conduite devra être établie pour prévenir tout écoulement qui ne serait point autorisé par la préfecture de police.

Ces dispositions seront obligatoires après la première vidange qui suivra la publication de la présente ordonnance.

Partout où il serait impossible d'établir une conduite souterraine, les matières liquides désinfectées pourront être écoulées au moyen d'un tuyau aboutissant à la bouche de l'égout le plus voisin.

Si l'éloignement de l'égout, ou toute autre circonstance, ne permet pas ce mode d'écoulement, les liquides seront transportés au dépotoir.

Les liquides des fosses pourront encore, *à mesure de leur production*, être écoulés directement et d'une manière permanente dans les égouts, au moyen d'une conduite souterraine, à la charge par les propriétaires de se pourvoir des autorisations nécessaires et de se conformer à toutes les conditions qui leur seront prescrites pour que ce mode d'écoulement n'ait aucun inconvénient, soit pour la salubrité, soit pour le service des égouts.

Art. 4. Tout entrepreneur qui voudra faire écouler les liquides dans les égouts, devra préalablement nous en faire la déclaration, en prenant l'engagement de payer à la ville, conformément à la délibération ci-dessus visée, 1 fr. 25 c. par mètre cube de matières solides ou liquides, extraites des fosses ; il devra se soumettre, en outre, à toutes les conditions qui lui seront imposées pour l'opération dont il s'agit.

Art. 5. Les entrepreneurs qui feront écouler les liquides dans les égouts pourront transporter les matières solides dans des locaux autorisés, où elles seront de nouveau désinfectées, s'il est nécessaire, de manière que la désinfection soit permanente; à défaut de quoi les matières seront enlevées et portées à Bondy, à la diligence de l'autorité et aux frais du contrevenant.

Art. 6. Quand les liquides ne seront point écoulés dans les égouts, ils devront, ainsi que les matières solides extraites de la même fosse, être transportés au dépotoir ou au port d'embarquement de la Villette, jusqu'à ce qu'il en soit autrement ordonné, et sauf d'ailleurs les exceptions que nous jugerions convenable d'autoriser dans l'intérêt de l'agriculture ou de l'industrie.

Art. 7. Les fosses mobiles continueront à être disposées de telle sorte, que la séparation des matières solides et liquides s'opère dans ces fosses, ainsi qu'il a été prescrit par l'ordonnance précitée du 8 novembre 1851.

Les fosses de maçonnerie devront également, lors de la première vidange, recevoir les dispositions ou appareils nécessaires pour y assurer la séparation prescrite pour les fosses mobiles.

Ces mêmes dispositions devront être immédiatement observées lors de la construction des fosses neuves.

Art. 8. Il est expressément interdit d'attendre que la fosse soit pleine pour en opérer la vidange ; on devra toujours laisser au moins le vide nécessaire pour l'introduction et le brassage des matières désinfectantes.

L'ouverture d'extraction de toute fosse, après la vidange, devra, jusqu'à fermeture définitive, être tenue couverte de manière à prévenir les accidents, et ce, par les soins du propriétaire.

Art. 9. Les ordonnances et arrêtés des 5 et 6 juin 1834, 23 septembre 1843, 26 janvier 1846, 24 mai et 12 décembre 1849, continueront de recevoir leur exécution en tout ce qui n'est pas contraire aux dispositions qui précèdent.

Art. 10. L'ordonnance de police du 8 novembre 1851 est rapportée.

Art. 11. Les contraventions à la présente ordonnance seront constatées par des procès-verbaux ou rapports, conformément aux lois et règlements, sans préjudice des mesures administratives qui pourront être prises contre les contrevenants, notamment le retrait temporaire ou définitif de l'autorisation des entrepreneurs.

Art. 12. La présente ordonnance sera publiée et notifiée aux entrepreneurs de vidange.

Le chef de la police municipale, les commissaires de police de Paris, l'inspecteur général de la salubrité et les officiers de paix en surveilleront et assureront l'exécution, chacun en ce qui le concerne.

Signé PIETRI.

Pour réaliser les prescriptions énoncées à l'article 8 de l'ordonnance qui précède, divers appareils ont été inventés parmi lesquels nous devons signaler celui qu'a imaginé M. Sauvé, et qu'il désigne sous le titre de *contrôleur des vidanges*, construit sur le modèle de l'aréomètre de Baumé. Il se compose d'un flotteur de terre cuite à tige de fonte recouverte de gutta-percha, qui peut être maintenu d'une manière fixe dans la fosse de manière que l'extrémité laissée libre et visible indique toujours le niveau des matières, et prévient ainsi cet excès de plénitude qui empêche, lors de la vidange, l'introduction et le passage des matières désinfectantes et qu'interdisen sévèrement les ordonnances de police. Cet appareil a été depuis cinq ans expérimenté avec succès.

Des opérations de vidange. — Quant aux opérations de la vidange en elle-même, elles ont été réglées avec une admirable précision dans une ordonnance toute récente, destinée aux communes rurales du département de la Seine, et qui par cette raison est encore mieux applicable aux diverses localités des départements où ce service ne serait pas encore régulièrement organisé. Ce document remarquable, dans lequel, sont reproduites les principales dispositions des ordonnances de 1831 et 1834, nous dispense de tout autre développement.

EXTRAIT DE L'ORDONNANCE DE POLICE DU 1er DÉCEMBRE 1853, CONCERNANT LES FOSSES D'AISANCES ET LE SERVICE DE LA VIDANGE DANS LES COMMUNES RURALES DU RESSORT DE LA PRÉFECTURE DE POLICE.

Nous, préfet de police, vu les renseignements transmis à notre administration par les maires des communes rurales du ressort de la préfecture de police, touchant les divers systèmes de fosses d'aisances et les procédés de vidange en usage dans leurs communes respectives ;

Ensemble les observations de plusieurs de ces fonctionnaires sur la nécessité d'un règlement général concernant la construction des fosses d'aisances, et le service de la vidange dans toutes les communes soumises à notre juridiction ;

Considérant qu'il importe de prescrire les mesures nécessaires pour prévenir les causes d'insalubrité résultant d'une mauvaise construction des fosses d'aisances dans lesdites communes, et les dangers de la vidange de ces fosses opérée par des personnes étrangères à ce genre d'industrie ou dépourvues des moyens d'exploitation suffisants ;

En vertu des arrêtés du gouvernement des 12 messidor an VIII et 3 brumaire an IX (1er juillet et 25 octobre 1800),

Ordonnons ce qui suit :

TITRE IV. — *De la vidange des fosses d'aisances.*

Art. 48. Il est enjoint à tous propriétaires de maisons de faire procéder sans retard à la vidange des fosses d'aisances, lorsqu'elles seront pleines.

Aucune vidange ne pourra être faite que par un entrepreneur dûment autorisé.

Art. 49. Nul ne pourra exercer la profession d'entrepreneur de vidange dans une des communes rurales du ressort de la préfecture de police, sans être pourvu d'une permission du maire de cette commune.

Cette permission ne sera délivrée qu'après qu'il aura été justifié par le demandeur : 1° qu'il possède les voitures, chevaux, tinettes, tonneaux, seaux et autres ustensiles nécessaires au service des vidanges ; 2° qu'il est muni des appareils de désinfection dont l'administration aura prescrit l'emploi ; 3° et qu'il a, pour déposer ses voitures, appareils et ustensiles pendant le temps où ils ne sont point employés aux opérations de la vidange, un emplacement convenable, situé dans une localité où l'administration aura reconnu que ce dépôt peut avoir lieu sans inconvénient.

Art. 50. La vidange ne pourra avoir lieu que pendant la nuit.

Les voitures employées à ce service, chargées ou non chargées, ne pourront circuler dans l'intérieur des communes que pendant le temps qui aura été déterminé par les maires de ces communes.

Toutefois l'extraction des matières ne pourra commencer, du 1er octobre au 31 mars, avant neuf heures du soir, et du 1er avril au 30 septembre, avant dix heures du soir, ni se prolonger, du 1er octobre au 31 mars, au delà de huit heures du matin, et du 1er avril au 30 septembre, au delà de sept heures du matin.

Art. 51. Toute voiture employée au transport des matières fécales portera devant et derrière un numéro d'ordre, et sera munie, sur le devant, d'une lanterne, qui devra être allumée pendant la nuit, et porter, sur le verre le plus apparent, le numéro d'ordre de la voiture.

Chaque voiture portera, en outre, une plaque indiquant le nom et la demeure du propriétaire.

Les maires assigneront à chaque entrepreneur de vidange la série des numéros d'ordre affectés à ses voitures, et détermineront les dimensions que devront avoir les numéros tant sur les voitures que sur les lanternes.

Art. 52. Les entrepreneurs faisant usage de tonnes seront tenus d'en fermer les bondes de déchargement au moyen d'une bande de fer transversale fixée à demeure à la tonne par l'une de ses extrémités, et fermée à l'autre avec un cadenas.

Les écrous et rondelles soutenant la ferrure seront rivés à l'intérieur des tonnes.

L'entonnoir de décharge sera fermé de manière à prévenir toute éclaboussure.

Il est interdit d'employer au service de la vidange et de faire circuler des tonnes dont les bondes de déchargement ne seraient point fermées de la manière prescrite par le présent article.

Les cadenas apposés aux tonnes ne pourront être ouverts et refermés qu'à la voirie, par la personne préposée à cet effet.

En conséquence, il est interdit aux entrepreneurs de confier la clef desdits cadenas à aucune autre personne.

Art. 53. Il sera placé une lanterne allumée en saillie sur la voie publique, à la porte de la maison où devra s'opérer une vidange, et ce, préalablement à tout travail et à tout dépôt d'appareils sur la voie publique.

Art. 54. On ne pourra ouvrir aucune fosse d'aisances sans prendre les précautions nécessaires pour prévenir les accidents qui pourraient résulter du dégagement ou de l'inflammation des gaz qui y seraient renfermés.

Lorsque l'ouverture sera nécessitée par un motif autre que celui de la vidange, l'entrepreneur en donnera avis dans le jour à la mairie.

Art. 55. La vidange d'une fosse d'aisances ne pourra avoir lieu sans que préalablement il en ait été fait, par écrit, une déclaration à la mairie, la veille ou le jour même de la vidange, avant midi.

Cette déclaration énoncera le nom de la rue et le numéro de la maison, les noms et demeure du propriétaire et de l'entrepreneur de vidange ; enfin, le nombre des fosses à vider dans la même maison.

Art. 56. Lorsque l'entrepreneur n'aura pas pu trouver l'ouverture de la fosse, il ne pourra en faire rompre la voûte qu'en vertu d'une permission du maire.

L'ouverture pratiquée devra avoir des dimensions prescrites par l'article 12 de la présente ordonnance.

Art. 57. Les propriétaires et locataires ne devront pas s'opposer au dégorgement des tuyaux.

En cas de refus de leur part, la déclaration en sera faite par l'entrepreneur à la mairie.

Art. 58. L'entrepreneur fournira chaque atelier d'au moins deux bridages et d'un flacon de chlorure de chaux concentré, dont il sera fait usage au besoin pour prévenir les dangers d'asphyxie.

Art. 59. Il ne pourra être employé à chaque atelier moins de quatre ouvriers, dont un chef.

Art. 60. Il est défendu aux ouvriers de se présenter sur les ateliers en état d'ivresse. Il leur est également défendu de travailler à l'extraction des matières, même des eaux vannes, et de descendre dans les fosses, pour quelque cause que ce soit, sans être ceints d'un bridage.

La corde du bridage sera tenue par un ouvrier placé à l'extérieur de la fosse. Nul ouvrier ne pourra se refuser à ce service.

Il est défendu aux entrepreneurs et chefs d'ateliers de conserver sur leurs travaux des ouvriers qui seraient en contravention aux dispositions ci-dessus.

Art. 61. Pendant le temps du service, les vaisseaux, appareils et voitures doivent être placés dans l'intérieur des maisons, toutes les fois qu'il y aura un emplacement suffisant pour les recevoir. Dans le cas contraire, ils seront rangés et disposés au devant des maisons où se feront les vidanges, de manière à nuire le moins possible à la liberté de la circulation.

Art. 62. Les matières provenant de la vidange des fosses seront immédiatement déposées dans les récipients qui doivent servir à les transporter aux voiries. Ces vaisseaux seront, en conséquence, remplis auprès de l'ouverture des fosses, fermés, lutés et nettoyés ensuite avec soin à l'extérieur avant d'être portés aux voitures ; toutefois les eaux vannes seront extraites au moyen d'une pompe.

Il est expressément interdit de faire couler des eaux vannes ou de jeter des matières solides sur la voie publique ou dans les égouts.

Art. 63. Après le travail de chaque nuit et avant de quitter l'atelier, les vidangeurs seront tenus de laver et nettoyer les emplacements qu'ils auront occupés.

Il leur est défendu de puiser de l'eau avec les seaux employés aux vidanges.

Art. 64. Le travail de la vidange de chaque fosse sera continué à nuits consécutives, en sorte que la vidange interrompue à la fin d'une nuit devra être reprise au commencement de la nuit suivante.

Lorsque les ouvriers auront été frappés du plomb (asphyxiés), le chef d'atelier suspendra la vidange, et l'entrepreneur sera tenu de faire, dans le jour, à la mairie, sa déclaration de suspension de travail.

Il ne pourra reprendre le travail qu'avec les précautions et mesures qui lui seront indiquées selon les circonstances.

Art. 65. Aucune fosse ne pourra être allégée sans une autorisation du maire.

Il est défendu aux entrepreneurs de laisser des matières au fond des fosses et de les masquer de quelque manière que ce soit.

Art. 66. Les fosses doivent être entièrement vidées, balayées et nettoyées.

Les ouvriers vidangeurs qui trouveront dans les fosses des effets quelconques, et notamment des objets pouvant indiquer ou faire supposer quelque crime ou délit, en feront la déclaration, dans le jour, soit au maire, soit au commissaire de police.

Art. 67. Il est défendu de laisser dans les maisons, au delà des heures fixées pour le travail, des vaisseaux ou appareils quelconques servant à la vidange des fosses d'aisances.

Les vaisseaux ou appareils contenant des matières, qui y seraient trouvés au delà desdites heures, seront aux frais de l'entrepreneur immédiatement enlevés d'office, et transportés à la voirie.

Art. 68. Néanmoins, toutes les fois que, dans l'impossibilité momentanée de se servir d'une fosse d'aisances, il sera reconnu nécessaire de placer dans la maison des tinettes ou tonneaux, le dépôt provisoire de ces vaisseaux pourra, sur la demande écrite du propriétaire ou principal locataire, être autorisé par le maire ou le commissaire de police.

Ces appareils devront être enlevés aussitôt qu'ils seront pleins ou que la cause qui aura nécessité leur placement aura cessé.

Art. 69. Hors le temps du service, les tonnes, voitures, tinettes et tonneaux ne pourront être disposés ailleurs que dans des emplacements agréés à cet effet par le maire.

Art. 70. Le repérage d'une fosse devra être déclaré de la même manière que sa vidange. Il sera effectué d'après le même mode et en observant les mêmes mesures de précaution.

Art. 71. Les eaux qui reviendraient dans toute fosse vidée et en cours de réparation devront être enlevées comme les matières de vidange.

Toutefois, lorsque la nature de ces eaux le permettra, et en vertu d'une autorisation spéciale du maire ou du commissaire de police, elles pourront être versées au ruisseau de la rue, pendant la nuit.

Art. 72. Aucune fosse ne pourra être refermée après la vidange, qu'en vertu d'une autorisation écrite qui sera délivrée par le maire ou la personne qu'il aura déléguée à cet effet.

Le propriétaire devra avoir sur place, jusqu'à ce qu'il ait reçu l'autorisation de fermer la fosse, une échelle convenable pour en faciliter la visite.

Art. 73. Dans le cas où la fosse aurait été fermée en contravention à l'article précédent, le propriétaire sera tenu de la faire rouvrir et laisser ouverte aux jour et heure indiqués par la sommation qui lui sera adressée à cet effet, pour que la visite en puisse être faite par qui de droit.

Art. 74. Aucune fosse précédemment comblée ne pourra être déblayée qu'en prenant, pour cette opération, les mêmes précautions que pour la vidange.

TITRE V. — *Dispositions communes aux entrepreneurs de vidange et aux entrepreneurs de fosses mobiles.*

Art. 86. Les voitures servant au transport des matières fécales ne pourront passer que par les rues qui auront été désignées dans la déclaration de vidange.

Si le maire a fixé un itinéraire, elles devront le suivre.

Tout stationnement intermédiaire de ces voitures, du lieu du chargement à la voirie, est expressément interdit.

Art. 87. Les voitures de transport de vidanges devront être construites avec solidité, entretenues en bon état et chargées de manière que les vaisseaux reposent toujours sur la partie opposée à leur ouverture.

Art. 88. Les vaisseaux ou appareils contenant des matières seront conduits directement aux voiries indiquées dans les déclarations de vidange ; ils seront constamment entretenus en bon état, de telle sorte que rien ne puisse s'en échapper ou se répandre.

Art. 89. En cas de versement de matières sur la voie publique, l'entrepreneur fera procéder immédiatement à leur enlèvement et au lavage du sol. Faute par lui de se conformer aux dispositions du présent article, il y sera pourvu d'office et à ses frais.

Art. 90. Dans le cas où un entrepreneur cesserait de satisfaire aux conditions imposées par les articles 50 et 78, sa permission lui sera retirée.

Nous devons mentionner des procédés nouveaux de vidange dont quelques-uns sont actuellement expérimentés sur une grande échelle et dans des conditions industrielles. Nous voulons parler des procédés de *vidange atmosphérique* qui, en principe, consistent à amener sur le bord de la fosse une tonne où l'on a fait et maintenu le vide, et où, dès que la communication est établie, les matières préalablement désinfectées se précipitent par la seule pression atmosphérique.

Dans l'un de ces procédés, on employait une voiture de vidange atmosphérique dans laquelle le vide était fait au moyen d'une pompe adaptée sur l'essieu de derrière, et manœuvrant par la force seule des chevaux pendant la marche du véhicule.

La construction de cette voiture répond à deux conditions essentielles de la salubrité des vidanges dans les grands centres de population : la rapidité et l'inodorité de l'opération. L'invention du système appartient à M. Datichy. Le grand avantage qu'il présente, c'est de maintenir le vide d'une manière assurée, et de rendre ainsi presque instantanée l'aspiration des matières, et la vidange sans dissémination de gaz méphitiques.

La société qui s'était fondée pour exploiter le système de M. Datichy n'a pu continuer ses opérations.

Il s'est fondé plus récemment une nouvelle société qui fonctionne à Paris, et qui applique le vide *hydro-barométrique* au curage des fosses d'aisances. Dans une usine placée aux portes de Paris, le vide est fait préalablement dans les tonnes exactement comme on le fait dans le baromètre que l'on veut remplir ; et il est maintenu par un système de robinetterie très perfectionné qui permet une fermeture hermétique.

Les avantages de ce dernier système sont l'extrême rapidité de l'aspiration, qui permet la vidange d'une fosse de 20 mètres en quarante minutes et l'absence de mauvaise odeur, l'extraction pouvant avoir lieu sans que la fosse soit ouverte.

Utilisation des produits et systèmes de vidanges par le drainage des habitations. — Nous avons déjà fait pressentir et nous montrerons plus tard, en parlant des voiries, que la suppression de la vidange des fosses d'aisances est le dernier terme de la question d'hygiène si grave qui nous occupe. Mais elle est liée à celle de la distribution de l'eau dans les habitations, et nous en donnerons une idée juste et complète, en citant un passage remarquable de l'un des grands rapports de M. le préfet de la Seine, sur les eaux de Paris.

Les modifications profondes qu'une large distribution d'eau à domicile doit faire apporter inévitablement au système employé pour les vidanges sont de nouvelles causes de changements radicaux dans le régime des égouts de Paris.

Les règlements veulent que les fosses d'aisances soient étanches ; elles ne perdent donc rien des liquides qu'on y jette. Il est facile de prévoir que, du jour où l'eau sera fournie abondamment à tous les étages des maisons, les fosses d'aisances se rempliront avec une extrême rapidité.

Déjà la vidange est une grave incommodité pour les habitants de Paris. Les procédés de désinfection qu'on emploie n'empêchent pas une odeur fétide de se répandre dans les rues ; les liquides, plus ou moins saturés de substances neutralisantes, dont on croit pouvoir tolérer l'écoulement dans les ruisseaux, sous la foi de cette opération préliminaire, promènent au loin leurs émanations nauséabondes, et vont ensuite exciter, par leur mélange avec les résidus de toute espèce qu'entraînent les égouts souterrains, une fermentation dont l'effet est de rendre plus intenses et plus délétères les vapeurs qui s'en échappent. L'arrivée de 200 voitures descendant chaque nuit dans la ville pour enlever le surplus des matières extraites des fosses le travail nocturne des vidangeurs, le chargement des tonneaux, le retour de ces foyers ambulants de miasmes insalubres à la Villette, où se trouve le dépotoir, emplissent Paris de bruit et vicient l'air qu'on y respire. Si le service devient plus fréquent, sans se modifier, les inconvénients en seront bientôt intolérables.

A cette objection, tirée de l'intérêt public, contre l'élévation de l'eau à tous les étages, les propriétaires en ajoutent une, tirée de leur propre intérêt. Chaque mètre cube de matières que contiennent les fosses d'aisances coûte environ 8 francs de vidange. Le volume total à extraire n'est pas moindre, en ce moment, de 200 000 mètres cubes par an, et il augmente suivant une progression constante. La cause principale de ce rapide et onéreux accroissement est l'habitude, qui se répand de plus en plus, de jeter dans les fosses de notables quantités d'eau. On conçoit que les propriétaires soient peu disposés à des dépenses quelconques pour faire parvenir l'eau à chaque étage de leurs maisons, lorsqu'ils prévoient qu'ils auront ensuite de grosses sommes à payer pour la faire sortir des fosses par des machines d'épuisement et à bras d'ouvriers.

Aussi, sur 6229 maisons d'habitation abonnées aux eaux de la ville, n'en est-li que 140 les recevant aux étages supérieurs. Beaucoup de propriétaires, qui se déterminent d'abord à faire monter l'eau dans tous les appartements de leurs maisons, y renoncent ordinairement, après quelques années d'expérience, pour se contenter d'un service à rez-de-chaussée.

On voit combien la question de la distribution des eaux à domicile se lie étroitement à celle des vidanges. On ne saurait aborder la première sans résoudre la seconde, c'est-à-dire sans ménager aux fosses d'aisances un écoulement naturel et à peu près gratuit.

Deux systèmes sont proposés.

Le premier consiste à projeter directement toutes les matières dans les égouts, en transformant les fosses en simples conduites. C'est le système anglais dans sa simplicité, avec les inconvénients qu'on y reconnaît aujourd'hui.

On pourrait sans doute y apporter une notable amélioration dans l'intérêt des populations riveraines de la Seine au-dessous de Paris. A la sortie de chaque égout collecteur, les eaux chargées de la boue des ruisseaux et des matières provenant des fosses d'aisances seraient poussées par des pompes foulantes vers des points divers de la campagne, comme le sont les vidanges, du dépotoir de la Villette aux bassins de la forêt de Bondy, pour y être transformées en engrais. Des essais de ce genre ont lieu en Angleterre sur une grande échelle.

Même ainsi corrigé, ce système aurait encore pour résultat inévitable l'infection des galeries d'égout, dont la pente ne peut être que très faible, d'après le relief du sol de Paris, et qu'aucune chasse d'eau, si forte qu'elle soit, ne lave et n'assainit jamais complétement.

Suivant le second système, on placerait dans chaque fosse un appareil séparateur, conservant les matières denses et laissant couler les liquides dans l'égout. L'extraction des matières denses se ferait par un moyen quelconque.

Une double considération doit faire repousser cette combinaison, qui paraît tout d'abord très ingénieuse. C'est précisément dans la partie liquide des vidanges que se trouvent, en plus grande proportion, des causes de fermentation putride, et en même temps les éléments ammoniacaux qui fertilisent les champs. D'ailleurs, les matières denses équivalent à peine au vingtième de la masse totale, et si, par cela même, l'extraction, réduite à leur enlèvement, devenait une opération très simplifiée, il faut reconnaître que son produit, au point de vue de la fabrication des engrais, serait tout à fait insignifiant.

J'avais pensé à une combinaison radicale, qui supprimerait toutes les fosses et ferait aboutir les tuyaux de descente à des conduites spéciales de dimension assez forte pour qu'elles ne fussent jamais engorgées. Ces conduites trouveraient place dans les galeries d'égout, et leur réseau serait soumis à l'action de machines aspirantes et foulantes qui rassembleraient les matières dans des réservoirs lointains, comme celui de Bondy, pour qu'elles y fussent traitées par les procédés en usage.

Ainsi, la crainte d'infecter les égouts et la Seine serait absolument écartée; mais on aurait à faire une énorme dépense pour le premier établissement des conduites spéciales. Le produit de l'engrais fabriqué répondrait-il à une si grande mise de fonds? C'est douteux. Dès aujourd'hui, en effet, quoique l'eau n'arrive qu'à bras dans la plupart des maisons, la quantité qu'on en projette dans les fosses est déjà tellement considérable, que l'exploitation des dépôts de Bondy n'est plus aussi avantageuse que par le passé. Si l'eau est amenée en abondance dans chaque demeure, les vidanges n'en seront-elles pas étendues au point de rendre encore moins favorables les résultats de leur transformation en engrais? C'est à craindre.

Le problème serait bien simplifié, si l'on pouvait faire opérer cette transformation dans les fosses mêmes, par des appareils ou filtres qui ne se borneraient pas à séparer les liquides des matières denses, mais qui retiendraient avec celles-ci toutes les substances chargées de miasmes, tous les principes fertilisants de ceux-là, et ne verseraient dans l'égout qu'une eau désormais inoffensive et inutile. Le départ des résidus s'opérerait au moyen de tinettes amenées souterrainement par la communication ouverte entre la fosse et l'égout, placées, une fois remplies, dans des waggons spéciaux, et transportées sur des rails adhérant aux banquettes de la galerie, comme dans l'égout collecteur de la rue de Rivoli, jusqu'à l'extrémité de la ville, où elles seraient dirigées vers des fabriques d'engrais.

L'invention de tels appareils, d'une application facile et d'une dépense modérée, ne paraît pas improbable dans l'état actuel de la science. Il suffira peut-être d'avoir précisé les termes du programme pour qu'elle se produise et vienne concilier les résultats, inconciliables en apparence, qu'il faut atteindre, et que je résume ainsi : procurer l'écoulement libre des eaux vannes sans infecter les égouts; retenir dans les fosses, sans aucun déchet, et y concentrer, sous un faible volume d'un facile transport, l'engrais puissant qu'elles renferment.

Quoi qu'il en soit, il importe de faire une étude complète des divers systèmes, afin de se prononcer, en pleine assurance, entre tous ceux qui seront reconnus praticables; et après avoir remédié, autant que possible, aux inconvénients de la combinaison jugée la moins défectueuse, de la prendre pour base des projets ultérieurs. Mais, dès à présent, deux points me semblent évidents :

1° La distribution de l'eau à domicile, exclusive des procédés de vidange, aussi onéreux que barbares, auxquels on a recours aujourd'hui, commande une évacuation économique et immédiate du contenu des fosses.

2° Pour atteindre ce but, quelque système qu'on adopte, il est rigoureusement nécessaire de donner aux galeries d'égout de Paris le développement et les dimensions convenables pour substituer partout la vidange souterraine à la vidange à ciel ouvert.

La question reprise plus tard donnait lieu aux remarques suivantes que nous citons encore.

Enfin, diverses dispositions permettront d'effectuer souterrainement les vidanges, selon le système recommandé par la délibération du conseil municipal, du 12 février 1856, et de délivrer ainsi la ville des bruits incommodes et des émanations fétides que le procédé aujourd'hui en usage y répand chaque nuit.

Pour l'application complète de ce système, il est d'abord nécessaire que toute maison soit mise en communication facile avec un égout voisin. Mais, aux termes du décret du 26 mars 1852, art. 6, « toute construction nouvelle dans une rue pourvue d'égout doit être disposée de manière à y conduire les eaux pluviales et ménagères. » La même disposition est applicable à toute maison ancienne, en cas de grosses réparations, et, en tout cas, dans un délai qui expirera en 1862.

En conséquence de ces prescriptions, les propriétaires des maisons construites ou réparées depuis six ans, ont établi, du pied de la façade de leurs bâtiments à l'égout voisin, des galeries transversales de 2 mètres 30 centimètres de haut sur 1 mètre 30 centimètres de large, pour y déverser les eaux pluviales et ménagères. Rien de plus facile que de prolonger ces galeries sous les maisons mêmes, et de les utiliser pour le départ des matières des fosses d'aisances. Quelque parti qu'on adopte pour le régime de ces fosses, il est hors de doute que la vidange souterraine en sera moins coûteuse pour les propriétaires que la méthode d'extraction actuellement suivie, et qu'elle affranchira la population d'une sujétion véritablement odieuse : 1324 maisons de Paris sont déjà pourvues de semblables galeries, dont la construction sera universellement obligatoire avant quatre ans. Chaque ouverture dans l'égout municipal sera marquée du numéro de la maison et fermée d'une grille de fer, à deux clefs dissemblables, dont l'une restera entre les mains du propriétaire, et l'autre sera remise aux agents du service.

Depuis 1854, la recherche du meilleur système de vidange a été poursuivie par l'administration, comme par la science et l'industrie, et de grands pas ont été faits vers une bonne solution. L'une des combinaisons indiquées alors consistait dans la suppression des fosses et la mise en communication directe des tuyaux de descente avec des conduites spéciales posées dans les égouts. Des pompes à vapeur, agissant par aspiration sur l'ensemble de ces conduites, devaient refouler les matières débitées par elles dans des réservoirs éloignés, pour qu'elles y fussent traitées et offertes à l'agriculture.

Deux objections s'élevaient.

La première était la dépense, supposée très considérable, des conduites spéciales à poser ; mais les ingénieurs savent aujourd'hui pratiquer, sous les banquettes des égouts, dans l'épaisseur même de la maçonnerie, des tubes en ciment d'un assez grand diamètre, très solides, imperméables, et dont les frais, ajoutés à ceux qu'entraîne la construction de l'égout même, sont très peu élevés.

La seconde objection était la quantité d'eau jetée dans les fosses, quantité déjà très grande, qui le sera bien plus encore, lorsque chaque maison et chaque étage seront approvisionnés avec abondance par les nouvelles eaux de distribution. Les vidanges, disait-on, en seront trop étendues pour être transformées en engrais utile et productif. Or, les expériences faites au nom d'une compagnie que la ville a subventionnée, dans la ferme de Vaujours, sur l'usage de l'engrais liquide, par M. l'ingénieur en chef Mille, et par M. Moll, professeur au Conservatoire des arts et métiers, ont constaté que, pour féconder le sol, cette sorte d'engrais doit être très largement étendu d'eau ; qu'employé sans cette précaution, il brûle, en quelque sorte, les récoltes ; qu'un arrosage fréquent, abondant, à la lance, comme celui qu'on emploie pour l'eau pure au bois de Boulogne, constitue le procédé le plus efficace en même temps que le moins incommode.

S'il en est ainsi, plus la propreté domestique mêlera d'eau aux vidanges, plus la préparation de l'engrais sera économique et rapide. Dans un rayon assez prolongé autour de Paris, les agriculteurs comprendront bien vite le parti qu'ils peuvent tirer de ce *guano*, beaucoup moins cher et tout aussi précieux que celui qu'on va chercher à travers l'Océan, et le problème sera bien près d'être résolu.

Mais une sérieuse difficulté subsiste encore : on doute que l'emploi des engrais liquides que débiteront quotidiennement les tuyaux d'évacuation des fosses de Paris, puisse avoir lieu avec une suffisante régularité; on craint que les intermittences de l'arrosage des prés et des champs, forcément suspendu pendant les froids et pendant les récoltes, ne rende nécessaire la construction de bassins de réserve bien autrement grands et tout aussi désagréables pour le voisinage que ceux de Bondy.

Une autre combinaison de vidange souterraine, celle qui me paraissait la plus désirable, reposait sur la conviction que l'on découvrirait un moyen de séparer, à peu de frais, dans les fosses mêmes, les éléments constitutifs de l'engrais, qui sont des causes d'infection pour ces réceptacles, des liquides qui les tiennent en suspension ou en dissolution, et que ceux-ci, devenus aussi inoffensifs qu'inutiles, pourraient être rejetés, soit dans des conduites spéciales, soit même dans les cunettes des égouts, sans qu'on eût à s'en préoccuper autrement, tandis que les principes fertilisants, concentrés sous un faible volume, seraient aisément recueillis dans les appareils séparateurs et transportés au loin pour recevoir une destination profitable.

Des essais ont été pratiqués. L'eau de chaux, dont l'emploi avait tout d'abord fait naître beaucoup d'espoir, paraît n'avoir qu'une efficacité incomplète pour précipiter les matières dont on veut se saisir. Les vidanges des Halles sont traitées depuis quelque temps par une dissolution de sels de magnésie. Les frais sont très peu considérables. Il semble jusqu'ici que la désinfection s'opère constamment, et que les liquides peuvent impunément s'écouler dans l'égout. Le résidu de l'opération est enlevé par des tinettes. La condensation des éléments d'infection utilisables comme engrais est-elle complète et satisfaisante ? C'est ce qu'il y a lieu d'examiner avec beaucoup de soin. Mais je crois que nous sommes sur la bonne voie, et que les prévisions que m'inspirait, en 1854, ma confiance dans les progrès de la science et de l'industrie, finiront par être pleinement justifiées. »

Pour résumer cette longue étude de la difficile question de la vidange des fosses d'aisances, et pour lui donner le véritable caractère qu'elle a encore, au moment où nous écrivons, nous croyons tout à fait opportun et convenable de citer le résumé des avis dont elle a été l'objet au sein du Conseil d'hygiène et de salubrité de Paris, qui a été si activement mêlé à tous les projets agités, à toutes les réformes réalisées dans ces derniers temps. Nous empruntons ce résumé au rapport général du savant secrétaire M. Trébuchet :

« Le Conseil n'a pas hésité à déclarer que les vidanges telles qu'elles se pratiquent, en suivant les prescriptions des ordonnances actuellement en vigueur, ont apporté toutes les améliorations compatibles avec l'état de choses existant ; qu'en conséquence, ce mode d'opérer, envisagé comme système transitoire, devait être maintenu.

« Nous croyons inutile d'insister sur ces améliorations, elles sont évidentes. Sans parler de la suppression de la voirie de Montfaucon et de l'écoulement de toutes les eaux vannes en amont de Paris, au pont d'Austerlitz, on ne peut nier que la vidange des fosses d'aisances ne s'opère aujourd'hui dans des conditions beaucoup plus satisfaisantes que par le passé. On ne peut avoir oublié ces nombreuses et lourdes voitures qui, la nuit, parcouraient Paris dans tous les sens, et jetant partout l'infection sur leur passage, encombraient la voie publique, causaient au sol une trépidation fatigante pour les habitations, et présentaient, réunies, toutes les causes d'insalubrité, d'encombrement et d'ennui pour la population ; ce matériel a presque entièrement disparu aujourd'hui. Ces progrès accomplis déjà permettent d'espérer la réalisation du programme vers lequel tendent tous les efforts du Conseil, et qui consiste à exonérer entièrement la ville de lourds, bruyants et infects transports; à délivrer la population de la capitale et de sa banlieue des amas de matières abandonnées à la putréfaction; à mettre à la disposition des agriculteurs l'énorme masse d'engrais que représentent les vidanges de Paris, et conséquemment ne plus mélanger aux eaux de la Seine les liquides extraits des fosses d'aisances.

» Depuis l'époque où le Conseil a exprimé cet avis (27 novembre 1857), aucun fait important n'est venu démontrer la nécessité de nouvelles modifications dans le service des vidanges. Du moins il n'en est pas parvenu à la connaissance du Conseil. Il persiste d'autant plus dans son opinion, qu'elle a été partagée par les hommes les plus compétents dans la question, que des principes, en tout point semblables aux nôtres, ont été développés dans deux rapports fort remarquables : le premier, rédigé à l'occasion d'un projet de traité entre la ville de Paris et M. William Scott, pour la concession de la voirie de Bondy et d'un service général des vidanges dans Paris, par une commission spéciale que présidait M. Dumas, président du conseil municipal de Paris et dont M. Vernois a été le rapporteur; le second, adressé à M. le ministre de l'intérieur, sur la construction et l'assainissement des latrines et fosses d'aisances dans les établissements dépendant de son département, et notamment dans l'Asile impérial de Vincennes, et où l'on trouve les renseignements les plus circonstanciés sur les différents systèmes de séparateurs et sur leur utilité.

» Mais, nous ne saurions trop le répéter, si le Conseil insiste sur le maintien provisoire de l'état de choses actuel, c'est que la pratique, ici d'accord avec la théorie, lui donne raison, et que les critiques dont il a pu être l'objet n'ont apporté, pour le remplacer, que des systèmes plus ou moins irréalisables.

» Sans doute le Conseil n'ignore pas que le système actuel des vidanges n'est pas ce qu'il y a de mieux au point de vue, non-seulement de la salubrité et de l'hygiène publique, mais encore au point de vue de l'agriculture. Le premier, il a fait observer ce qu'il y a de fâcheux dans cet écoulement à la Seine d'une masse aussi considérable de liquides infects, et nous parlons ici des liquides de toute nature que reçoit le fleuve, non-seulement par les égouts de Paris, mais encore par ses affluents supérieurs. Il ne peut méconnaître que la conservation de la pureté des eaux qui alimentent les populations ne soit un des principes les plus élémentaires de l'hygiène publique; or, tout en reconnaissant que, telles qu'elles sont aujourd'hui, les eaux de la Seine sont salubres, que la santé de Paris s'est constamment améliorée; qu'il ne faut pas perdre de vue que la collision de l'eau dans son parcours et son mélange à l'air y produit des modifications salutaires qui atténuent de beaucoup les effets qu'on pourrait redouter de la présence de liquides infects, le Conseil n'en fait pas moins les vœux les plus ardents pour que toutes les eaux dont nous venons de parler soient dirigées par des égouts latéraux en aval de Paris, même, si c'était possible, des communes placées sur la Seine. On pourrait ainsi ménager les moyens de faire des prises sur le trajet de la conduite, pour les cas où les agriculteurs voisins du parcours demanderaient des concessions. Nous espérons que les admirables travaux de canalisation exécutés dans Paris permettront d'obtenir ces heureux résultats, dans un avenir peu éloigné.

» Mais, en attendant, il restera toujours la question de la perte de ces liquides qui pourraient être utilisés pour l'agriculture. Ici l'administration ne peut seule résoudre la question. Elle tient d'ailleurs à la disposition des agriculteurs toutes les matières solides et liquides qu'ils jugeraient convenable d'employer; si elle perd les liquides, c'est que, dans le département de la Seine, peu de personnes en demandent pour l'agriculture.... Est-ce par suite de la cherté des transports? Est-ce par suite de la grande quantité d'eau mêlée aux urines, que ces liquides ne sont pas recherchés? Faut-il enfin attribuer cet état de choses aux préjugés des cultivateurs des environs de Paris, qui n'ont généralement confiance que dans les boues sortant de cette ville? Ce qui est certain, c'est qu'ils ne font aucun emploi des eaux vannes, et, ce qui le prouve, c'est cette grande accumulation de liquides qui se trouvaient à Montfaucon, qui se trouvent aujourd'hui à Bondy, et qui sont jetés en partie à la Seine.

» Quoi qu'il en soit, le Conseil ne peut que faire des vœux pour que les eaux vannes trouvent un emploi utile à l'agriculture, et pour que l'administration facilite, par tous les moyens qui sont en son pouvoir, la solution d'un problème qui jusqu'à ce jour, nous parlons de Paris, est constamment resté à l'état de discussion, et qui ne cessera pas d'être l'objet de nos plus constantes études.

» Déjà les préjugés des cultivateurs contre les engrais désinfectés s'effacent de plus en plus; les nombreuses expériences faites dans différentes localités, à Reims, au Jardin des plantes, etc., sur les engrais désinfectés avec les sulfates de fer, ne laissent rien à désirer; tout le monde sait aujourd'hui que la désinfection des solides par les poudres charbonneuses, les plus énergiques et les plus durables de toutes, n'altère en rien la qualité des engrais. Nous devons donc espérer que l'on arrivera à utiliser, pour l'agriculture, toutes ou presque toutes les matières extraites des fosses d'aisances; d'ailleurs, la science appliquée à l'agriculture ne peut-elle trouver, un jour, le moyen de transformer, peut-être dans le lieu même, toutes ces matières et d'en tirer des produits excellents, immédiatement utilisables pour l'agriculture et pour l'industrie?

» N'oublions pas de mentionner, en terminant, les bons résultats obtenus dans la ferme de Vaujours, par l'emploi de liquides provenant de la voirie de Bondy. Cette exploitation, encouragée dans le principe par M. le préfet de la Seine, et dirigée, avec autant de talent que de persévérance, par MM. Mill, ingénieur en chef des ponts et chaussées, et Moll, professeur au Conservatoire et membre de la Société impériale et centrale d'agriculture de France, deviendra très prochainement un établissement modèle, qui devra bien certainement faire faire un grand pas à la question qui nous occupe. »

Voy. Égouts, Engrais, Fosses d'aisances, Voirie, et la bibliographie de ces divers articles.

VIGNEAUX. — *Voy.* Sécheries de morues.

VIN. — La France est le pays le mieux partagé par la nature pour la production du raisin et en même temps le plus habile dans la fabrication du vin. En effet, les vins de France sont, de l'aveu de tous, une de nos principales richesses, c'est un des produits pour lesquels les autres nations sont devenues nos tributaires. Pour se faire une idée de l'importance de la production vinicole, il suffit de se rappeler qu'en France 2 millions d'hectares dans 76 départements sont plantés en vigne, et qu'il s'y vend, tant pour la consommation intérieure que pour l'exportation, une quantité de vins de toute espèce, s'élevant, année moyenne, à la valeur de plus d'un milliard de francs.

L'expérience a montré que la culture de la vigne est parfaitement appropriée aux climats tempérés; les huiles essentielles du raisin sont plus suaves dans les végétaux qui croissent sous des climats tempérés que dans les mêmes plantes se développant sous un climat plus méridional. La France occupe précisément la région qui convient, sa température n'étant ni trop ni trop peu élevée. Dans les contrées plus froides le raisin ne peut pas arriver à maturité, et par conséquent ne peut produire en quantité suffisante la substance sucrée, non plus que les essences utiles aux qualités alcooliques et aromatiques du vin. En France même, dans nos départements du Nord, la chaleur est insuffisante pour produire une maturité complète du raisin. C'est à nos départements méridionaux que la Providence a départi le climat complétement approprié qui présente toutes les conditions les plus favorables.

Les vins récoltés chaque année sont consommés en partie dans les lieux de production; ceux de nos meilleurs crus, les vins fins comme les vins ordinaires, sont exportés à l'étranger sur une grande échelle, ou font l'objet à l'intérieur d'un commerce important. Paris est l'un des grands débouchés de la production vinicole. Cette ville absorbe à elle seule des quantités considérables de vins, en même temps qu'elle est pour ce produit le centre d'un commerce actif avec toutes les parties du monde.

Pour apprécier à quelle nature de vins s'applique la consommation parisienne, il faut la considérer sous trois aspects : la consommation bourgeoise, celle des restaurateurs et celle des détaillants. Il est rationnel de les énumérer suivant les qualités ; mais, au point de vue des quantités, elles se présentent dans l'ordre inverse. La consommation bourgeoise s'alimente aux meilleurs crus ; elle emploie pour l'usage quotidien les bons vins ordinaires, et si, pour les vins fins, elle entre en concurrence avec l'étranger, elle en achète peu, à cause des hauts prix.

Les trois quarts de la consommation bourgeoise sont fournis par le Mâconnais et le Beaujolais. L'autre quart se compose de vins de Bordeaux et de quelques petites quantités de vins de la Côte-d'Or. Mais il est rare de rencontrer, sur les tables même les plus somptueuses de la bourgeoisie, les premiers crus de la haute Bourgogne et du Bordelais. S'ils y apparaissent sous cette étiquette, ils n'appartiennent généralement qu'aux seconds crus du pays.

Il faut ajouter au contingent des consommateurs de la bourgeoisie une partie des vins introduits en bouteilles, et qui, à part quelques vins choisis de Bordeaux et d'une quantité encore moindre de vins de la Côte-d'Or, consistent en champagne mousseux.

Le Parisien ne connaît généralement de ce dernier que le second pressurage des premiers crus ou les produits des seconds crus, la Russie s'assurant depuis longtemps le monopole des meilleurs champagnes.

Les vins ordinaires aussi bien que les vins fins qui sont consommés par les classes aisées, composent un ensemble qui, pour les quantités, égale les deux dixièmes de toute la consommation de Paris.

L'approvisionnement des restaurants se fait dans les mêmes crus que celui de la bourgeoisie. Parmi les restaurateurs de premier ordre, ceux qui soignent leur cave, se montrent jaloux de pouvoir offrir les crus les plus fameux. Les restaurateurs de second ordre se procurent en général des vins de bon ordinaire. Quant aux autres restaurateurs, on peut dire que la qualité des vins qu'ils servent à leurs clients est proportionnelle au rang qu'ils occupent dans la hiérarchie culinaire, et qu'elle va décroissant jusqu'au point où cette consommation vient se confondre avec celle du commerce de détail.

La consommation des restaurateurs correspond à peu près aux

trois dixièmes de la consommation totale; elle se divise comme il suit:

Dans les maisons de premier ordre, les vins ordinaires sont habituellement moitié mâcon, moitié bordeaux. Les vins demi-fins appartiennent au bordeaux pour les trois cinquièmes; les deux autres cinquièmes sont fournis par les mâcons et les beaunes. Dans les vins fins, les bordeaux peuvent être comptés pour deux tiers, peut-être même pour trois quarts. Le reste est complété par les vins de la Côte-d'Or et par le champagne. En ce qui touche les maisons de deuxième ordre, la consommation des vins de Mâcon est dans une plus grande proportion; elle peut être évaluée aux trois quarts environ, l'autre quart s'appliquant au bordeaux, au beaune et au champagne. Dans les maisons de troisième ordre, la consommation, pour quatre cinquièmes, consiste en vins coupés, enfûtés en jauge mâcon et vendus pour tels; le surplus est composé de vins de Mâcon plus ou moins naturels et de bordeaux ordinaires.

Les vins vendus au détail, c'est-à-dire à la mesure, sont, sans exception, le produit d'un mélange de différents vins. On emploie, pour cette opération, des vins légers qui ont la saveur des crus auxquels ils appartiennent, mais qu'il faut rehausser par des vins forts et colorés, pour leur donner le goût âpre et chaud, ainsi que l'apparence qui convient au consommateur. Dans la composition de ce qu'en termes de métier on appelle *soutirage*, il n'y a aucune base fixe; cependant il est possible d'indiquer les vins de diverses provenances qui sont ordinairement employés dans ces mélanges. Ainsi, les vins de la Loire, c'est-à-dire ceux du Cher, de Chinon, de Beaugency et d'Orléans, concourent à la confection des vins vendus au litre pour une part qui n'est point inférieure à deux dixièmes. Les bordeaux ordinaires, les vins de Gaillac, de Cahors et de la Charente fournissent, pour les mélanges, des quantités plus fortes encore; elles sont égales aux trois dixièmes. Les vins de la Charente ne s'expédient guère à Paris que lorsque les prix des vins des autres vignobles sont élevés, et, dans ce cas, ils y viennent sous la dénomination de vins de Bordeaux. Les vins de Mâcon communs, les vins de Renaison et d'Auvergne peuvent être comptés pour un dixième. Un autre dixième des quantités qui alimentent la consommation de détail provient de la basse Bourgogne. Les vins du Midi, à eux seuls, sont compris dans le tout pour deux dixièmes. Les vins de Marseille, de Narbonne et de Fitou sont ceux qui s'emploient le plus généralement; les roussillons forment à peu près un huitième de ce contingent. Quant aux vins de Tavel et de Saint-Georges, ils n'entrent que par exception dans la composition des vins vendus au litre; on les réserve particulièrement pour donner de la finesse et de la vinosité aux mâcons destinés à la vente à la bouteille. Enfin les vins blancs qui servent aux coupages forment le dernier dixième des quantités qui s'appliquent à la consommation du détail. Les vins d'Anjou et de Vouvray sont préférables à ceux de la Sologne. Le chablis et le maligny, les vins des coteaux de Vouvray et du Bordelais sont les seuls qui se vendent au litre en nature ; mais cette vente a beaucoup diminué, elle comprend tout au plus le vingtième des quantités vendues au détail, lesquelles égalent celles des deux autres consommations réunies, et comptent pour les cinq dixièmes du tout. A la suite de ces renseignements, M. Husson a placé un tableau des quantités des vins consommées à Paris de 1781 à 1786 et de 1801 à 1854 ; nous le transcrivons en entier :

Périodes.	Vins en cercles	Vins en bouteilles.	Quantités totales.
	Hectol.	Hectol.	Hectol.
De 1781 à 1786, moy. de 6 ans.	»	»	730 135
De 1801 à 1808, moy. de 8 ans.	912 754	4 398	917 192
De 1809 à 1818, moy. de 10 ans.	749 221	3 574	752 795
De 1819 à 1830, moy. de 10 ans.	900 432	4 137	904 569
De 1831 à 1840, moy. de 10 ans.	822 028	6 551	868 579
De 1841 à 1850, moy. de 10 ans.	990 912	8 511	999 423
De 1851 à 1854, moy. de 4 ans.	1 182 855	10 151	1 193 006
De 1851 à 1854 (y compris 251 604 hectolitres représentant les quantités annuellement consommées aux barrières par les habitants de Paris).	»	»	1 444 610

Ces relevés portent, comme on le voit, la consommation de Paris à 1 444 610 hectolitres, chiffre qui fait assez bonne figure, même à côté des 2 millions de barriques de bière consommées à Londres (quoique la contenance d'une barrique soit de 163 litres 56), attendu, comme nous l'avons dit plus haut, qu'il se grossit d'une addition d'eau assez considérable, qu'aucune donnée ne permet malheureusement de préciser, et que Paris est moins peuplé.

Des traités conclus avec l'Espagne et le Portugal rendent tellement onéreuse l'introduction en Angleterre des vins provenant des autres pays, que le porto et le xérès entrent pour les quatre cinquièmes dans la consommation générale, et que les boissons habituelles du royaume uni sont du gin, qui emporte la bouche, de la bière pesante et du porto non moins lourd. On ne s'étonne ni de cette préférence, ni du pauvre débouché que trouvent dans cette contrée les vins de France et d'Allemagne, lorsqu'on sait que ces vins payent un droit d'entrée qui dépasse souvent le prix d'achat. Et pourtant il n'arrive pas en Angleterre une pièce de xérès qui ne soit un composé de vingt ou trente récoltes, et le porto n'est nullement du vin naturel, mais un mélange de toutes sortes de choses, telles que du jus de sureau, du jus de pommes, de prunelles, une décoction de bois de Campêche, etc., avec un vin que produit (ou ne produit pas) le Portugal. En outre, M. Forrester, un des grands propriétaires vignerons de Portugal, a déclaré devant un comité institué, en 1852, pour examiner la question des droits, que pas une pièce de porto expédiée en Angleterre ne contenait moins de 3 gallons d'eau-de-vie sur 115, que la dose variait de 3 à 17 gallons, et que s'il en était autrement les Anglais n'en achèteraient pas. Le xérès se travaille tout aussi habilement, et l'on a lieu d'être surpris que, ces abus étant connus, l'importation de ces vins n'ait pas diminué.

On a calculé qu'en Europe, les pays vignobles exportaient annuellement 60 millions de gallons de vins; l'Angleterre en reçoit une bien faible partie. Cette branche de commerce est restée longtemps stationnaire, tandis que toutes les autres prenaient une extension rapide : de 1697 à 1785, l'importation s'est maintenue entre 2 et 3 millions de gallons par an; de 1786 à 1851, la quantité consommée s'est élevée de 4 à 11 millions de gallons. Les vins de Portugal ont eu le pas sur les vins d'Espagne jusqu'en 1830; depuis, la vogue a fait volte-face; la consommation de Londres n'a toutefois reçu aucune atteinte de ces revirements, et l'on peut la porter, en moyenne, pour tous deux, depuis un quart de siècle, à 6 250 000 gallons par an. Le vin du Cap est le seul, après les vins de la Péninsule, qui jouisse de quelque privilége; mais on lui a préféré depuis peu un vin de Sicile, appelé le marsala, qui est moins cher que le xérès et le madère, et dont le bouquet rappelle le xérès. Dans les vingt-cinq années qui se sont écoulées entre 1830 et 1854, l'Angleterre a importé 8 200 000 gallons de vins, qui se divisent ainsi :

	Gallons.
Vins d'Espagne	3 330 000
— de Portugal	3 000 000
— de France	500 000
— du Cap	400 000
— de Madère	230 000
— des Canaries	220 000
— du Rhin	70 000
— divers	480 000
	8 200 000

Londres revendique, pour sa part, les trois quarts de cette quantité; il en est de même pour l'importation des trois dernières années, laquelle est évaluée, sans désignation de sortes, à 6 793 304 gallons pour 1852; à 11 029 568 gallons pour 1853, et à 10 877 272 gallons pour 1854. Les vins blancs et les vins rouges se consomment dans des proportions à peu près égales.

En 1858 la quantité totale des vins importés dans le royaume uni était de 30 millions de litres. Ces vins se composaient pour la plupart de vins d'Espagne et de Portugal. Les vins de France qui n'y étaient compris que dans une proportion beaucoup moindre vont prendre sans doute une part plus large dans la consommation anglaise par suite de la réduction des tarifs.

De ces tables dressées par des hommes compétents et éclairés, il résulte que si la consommation du vin à Paris peut en quelque sorte se comparer à ce que Londres consomme de bière, cette ville consomme en vins plus du double de ce que Paris consomme de bière, puisque 7 millions de gallons équivalent à environ 318 041 hectolitres.

Les indications de M. Dodd sur les alcools ou esprits, liquides spiritueux obtenus par la distillation des matières sucrées extraites des plantes, des racines et des fruits, sont peu étendues; elles se bornent au gin et au whisky, et indiquent seulement 5 millions de gallons comme le chiffre de l'importation des spiritueux étrangers dans le royaume-uni. Le gin, qui se consomme principalement en Angleterre proprement dite et dans le pays de Galles, subit deux préparations, et passe des mains du distillateur dans celles du rectificateur avant d'être livré au commerce. L'esprit obtenu par le distillateur n'est pas du gin, mais celui-ci n'a pas le droit de le rectifier lui-même, et c'est le rectificateur qui le transforme en eau-de-vie anglaise, en gin, en esprit-de-vin, en absinthe ou en anisette. Londres consomme 4 millions de gallons de gin, et la consommation totale de l'Angleterre est de 10 millions de gallons, d'une valeur de 4 250 000 livres sterling. Le whisky, liqueur plus forte et plus pure que le gin, contient cependant moins d'alcool que ce dernier; on le fabrique et on l'apprécie surtout en Ecosse et en Irlande, où les distillateurs retirent, dit-on, 12 gallons de whisky pur de six boisseaux de malt. L'alcool entre dans la composition du gin dans une proportion de 12 à 25 pour 100, et dans celle de la bière, de l'ale, de l'hydromel, du poiré et du cidre, dans une proportion de 4 à 10 pour 100.

On tire l'*eau-de-vie* du jus de raisin et aussi des grains et des pommes de terre; le *rhum* se fait avec la mélasse de canne fermentée; le *tafia*, avec le jus de canne ou vesou; le *kirsch*, avec des cerises noires ou des merises; l'*absinthe*, en distillant de l'eau-de-vie sur les sommités d'absinthe, le *Calamus aromaticus*, la badiane, la racine d'angélique. Dans les Indes orientales, on obtient, du riz fermenté avec addition de cachou, une liqueur appelée rack. Le *gin* se fabrique avec l'eau-de-vie de grains distillée sur du genièvre; le *whisky*, avec la drèche. La fermentation des prunes et des pêches donne, en Dalmatie, le *marasquin de Zara*.

On a consommé moins de vin à Paris depuis quelques années, mais la consommation des spiritueux s'y est accrue; on en peut juger par ce relevé, que nous empruntons, comme tous les autres renseignements sur Paris, à M. Husson.

Spiritueux consommés à Paris de 1825 *à* 1854.

	Hectolitres.
De 1825 à 1830, moyenne de 6 ans.	69 071
De 1831 à 1835, moyenne de 5 ans.	72 315
De 1836 à 1840, moyenne de 5 ans.	91 538
De 1841 à 1845, moyenne de 5 ans.	110 762
De 1846 à 1850, moyenne de 5 ans.	116 200
De 1851 à 1854, moyenne de 4 ans.	137 318
De 1851 à 1854 (y compris 5728 hect. représentant les quantités annuellement consommées aux barrières par les habitants de Paris).	150 047

Là encore la consommation de Paris se trouve en rapport avec celle de Londres, car la population de cette dernière ville, dont l'étendue est si incertaine, dépasse au moins d'un tiers celle de Paris, et peut-être qu'en faisant la part de cette différence, non-seulement les disproportions existant entre les chiffres que nous avons cités s'effaceraient, mais encore on serait amené à reconnaître que Londres consomme, proportionnellement, moins que Paris.

Nous croyons, pour nous borner à ce qui est du domaine de l'hygiène publique, dans une matière aussi étendue et d'une application aussi journalière, pouvoir nous réduire à l'étude générale des altérations naturelles que les vins peuvent subir et des fraudes pratiquées sur le vin, ainsi que des moyens de les déceler.

Nous devons mentionner auparavant les accidents qui peuvent être le résultat du grand dégagement d'acide carbonique qui s'opère pendant la fermentation des vins; ainsi on a signalé des asphyxies complètes par cette cause, lorsque sans précaution des hommes s'exposent aux émanations des cuves auxquelles vient souvent se joindre un certain degré d'ivresse produit par la vapeur alcoolique.

Le vin de raisin est un composé d'une grande quantité d'eau; d'alcool, dont la quantité varie depuis les 0,07 jusqu'aux 0,25 du vin distillé; d'une matière extractive qui existe dans tous les vins, et qui diminue à mesure qu'ils vieillissent; d'une huile essentielle ou volatile, à laquelle tient le bouquet particulier à chaque vin, d'une nature fugace et qui est dissous par l'alcool; d'une matière colorante contenue dans l'enveloppe du raisin, qui ne se dissout qu'après le développement de l'alcool, qui se précipite à mesure que le vin vieillit ou quand on l'expose à la chaleur du soleil, et qu'on peut séparer, en y versant de l'eau de chaux; d'un ou plusieurs acides, libres ou unis à diverses matières alcalines et terreuses. On peut dire que c'est l'alcool qui maintient tous ces principes dans une mixtion parfaite, car aussitôt qu'on l'a enlevé par la distillation, la liqueur n'est plus qu'un mélange trouble et hétérogène; le vin commence même à se troubler dès qu'il est exposé à une température qui prépare, pour ainsi dire, l'alcool à sa disgrégation.

Les analyses chimiques modernes ont montré combien la composition des vins naturels est variable; on peut en juger par les nombreuses différences qui se constatent dans leur goût et dans leur couleur. Les substances qu'on peut y rencontrer en outre de celles que nous avons déjà mentionnées sont les suivantes : matière mucilagineuse extractiforme; acides acétique, tannique, carbonique; matière colorante bleue, matière colorante jaune; sucre, œnanthène; binitrate de potasse, tartrate de chaux, d'alumine et de fer, chlorure de sodium, de potassium, de calcium et de magnésium, sulfite de potasse et de chaux.

Les lies méritent aussi l'attention, en raison des usages auxquels on les emploie. Elles servent en effet, dans quelques pays, à la fabrication de l'acétate de cuivre. Quand on les a épuisées, ainsi que le tartre des tonneaux et tout le résidu du vin, on les sèche et on les brûle; il résulte de leur combustion, dans laquelle les acides végétaux sont décomposés, ce qu'on nomme dans le commerce *cendres gravelées*, usitées dans plusieurs industries, notamment dans la teinture, et dont nous avons précédemment parlé.

Des altérations naturelles que les vins peuvent subir. — Les vins peuvent présenter des altérations spontanées, des vices naturels qui varient suivant leur nature intime et d'après des conditions très complexes, telles que l'exposition ou la nature du sol, le plant, la fabrication, etc.

Quelques défauts naturels des vins peuvent être corrigés par des procédés que la chimie indique, et qu'il importe de connaître.

En règle générale, il y a des soins que l'on doit prendre pour que les vins, dans les caves où ils sont déposés, s'altèrent le moins possible. Il faut tout d'abord que le vin soit placé dans des caves assez profondes pour que la température de l'air s'y maintienne sans variations sensibles. On doit éviter une humidité prononcée, en même temps que trop de sécheresse. Les caves doivent être construites de manière à ne pas éprouver les trépidations que le mouvement des voitures occasionne; ce mouvement accélère la fermentation, qui arrive trop tôt à son terme. Or, quand un vin est arrivé à ce point qu'il ne peut plus y avoir de fermentation, que toute la matière sucrée s'est transformée en sucre, en alcool et en acide carbonique, il perd sa valeur et passe à l'*amer*. Parmi les soins généraux à prendre, il y a encore celui qui consiste à remplir bien exactement les vaisseaux où le vin se conserve. La présence de l'air dans un fût occasionne plusieurs sortes d'altérations ; il faut donc remplir le fût aussi souvent que cela est nécessaire, pour compenser l'évaporation qui peut se faire.

L'air laissé en contact avec le vin y développe un acide, y fait naître des moisissures qu'on appelle les *fleurs* du vin. Cependant on est obligé parfois de placer les vins dans des conditions tout autres que celles qui viennent d'être indiquées. Par exemple, au lieu de les laisser dans des caves établies selon toutes les règles d'une bonne construction et d'une aération favorable, on peut être obligé, ou de les déposer dans des celliers dont la température est très variable, ou de les faire voyager au loin. Sous une température trop basse, le vin s'altère rapidement ; c'est pourtant quelquefois un moyen d'amélioration pour certains vins, par exemple, pour ceux qui sont trop chargés en bitartrate de potasse. En les exposant à la gelée, on entrave la fermentation ; ils se trouvent ainsi naturellement clarifiés et peuvent devenir beaucoup meilleurs. En général, c'est plutôt une température trop élevée qui est pour les vins une cause d'altération. Il y a toutefois certains vins très riches en tannin, qui ont, par cela même, une saveur astringente, et qui peuvent gagner là où d'autres perdent.

Parmi les principales altérations naturelles que les vins peuvent subir, se présente d'abord l'*acidité*, elle vient quelquefois d'un défaut de maturité des grains ; mais, en général, on doit l'attribuer à une fermentation trop accélérée, ou à ce qu'il y a de l'air dans la barrique, de sorte que l'alcool, par l'effet de l'oxygène de l'air, s'est transformé en acide acétique. Comme alors il y a moins d'alcool et plus d'acide, le goût du vin est changé. Pour améliorer le liquide ainsi altéré, le moyen qu'on indique consiste à y ajouter du tartrate neutre de potasse. Ce dernier sel se sépare spontanément par le repos à l'état cristallin. Nous avons déjà parlé d'un défaut spontané du vin qu'on a appelé l'*astringence*. Les vins qui contiennent une très grande quantité de tannin, comme certains vins de Bordeaux, ne peuvent être consommés qu'au bout d'un temps assez long. Si l'on ne veut pas attendre, il faut corriger le vin, pour cela on emploie le *collage*. On met dans une pièce de vin cinq ou six blancs d'œufs battus avec de l'eau, ou 15 gram. de gélatine que l'on délaye dans de l'eau tiède : l'albumine ou la gélatine s'unit aux principes astringents du vin, forme, dans toute la masse du liquide, un composé insoluble, floconneux, qui se dépose et entraîne avec lui les substances en suspension, en même temps qu'il entraîne aussi une partie de la matière colorante. Ce procédé de clarification, bon pour les vins rouges, ne peut convenir pour les vins blancs, qui, au lieu de contenir un excès de tannin, n'en contiennent pas assez. La clarification des vins blancs se fait avec de la colle de poisson, et l'on emploie spécialement à cet usage la colle produite par une membrane de la vessie natatoire d'une espèce d'esturgeon. Pour une pièce de vin, il faut environ 5 grammes de colle de poisson sèche qu'on délaye pour en faire 2 décilitres de liquide. On bat ce liquide dans la pièce à l'aide d'un bâton; alors les membranes dont cette colle se composent, se gonflent et produisent comme un réseau dans les mailles duquel toutes les matières qui troublent le vin sont emprisonnés; puis ces mêmes membranes sont concentrées par l'alcool qui est dans le vin, et elles descendent au fond de la pièce, entraînant avec elles les matières en suspension.

Le défaut de l'astringence qui nécessite le collage peut être aussi atténué par un mélange de vin blanc et de vin rouge. Ce n'est pas là une falsification, c'est le moyen de former un bouquet mixte qui peut être très agréable au consommateur. Quand le vin manque de couleur, on y supplée par l'addition d'un autre vin très coloré, et si les deux aromes sont de nature à se combiner, il n'y a là qu'un procédé tout à fait innocent. Il y a même des localités où, dans ce but spécial de coloration, on cultive un vin appelé, pour cette raison, *teinturier*, qui contient de la matière colorante dans tout son tissu et sert à donner aux vins trop pâles une couleur plus foncée. Quand le vin *passe à l'amer*, c'est que la fermentation est trop avancée; alors, suivant l'expression des vignerons, *la vie du vin* est finie. Pour un cas aussi grave il n'y a qu'un palliatif, il consiste à couper par moitié ce vin trop vieux avec un vin très nouveau. On colle le mélange et on le met en bouteilles. Le vin qu'on obtient ainsi peut encore avoir une bonne saveur, mais il ne peut être gardé longtemps, et pour les dégustateurs, toujours très habiles à le reconnaître, il n'a qu'une valeur médiocre. Quand, au lieu d'être très vieux, le vin a le défaut d'être trop jeune, on le mêle avec un vin plus ancien, et le mélange est susceptible de durer longtemps sans altération. Les vins *piqués* sont ceux qui ont passé à l'acide d'une manière plus ou moins prononcée. Quand il y a un courant d'air dans la pièce, le vin se couvre de moisissures, et bientôt il contracte un goût de moisi qui le perd absolument; on ne peut plus alors que le distiller pour en extraire l'alcool.

Quelquefois le vin prend une couleur violette où le bleu domine sur le rouge, il devient ce qu'on appelle *bleu*. Cela tient à ce qu'il a éprouvé une fermentation par suite de laquelle une partie du tartrate de potasse s'est transformée en carbonate, dont la réaction alcaline altère la couleur du vin. Pour détruire cet effet, on ajoute au vin de l'acide tartrique en quantité suffisante pour rétablir l'acidité et la nuance primitives.

La maladie de la *pousse* attaque surtout les vins mousseux ; elle est le résultat d'une fermentation trop active et tumultueuse qui, se développant dans les tonneaux, donne naissance à une grande quantité d'acide carbonique. Si l'on met en bouteilles le vin arrivé à ce degré de fermentation, on s'expose à la rupture d'un grand nombre de verres et à une perte très considérable. La pousse est une cause de dommages énormes dans la fabrication du vin de Champagne. Pour éviter cet inconvénient, il faut essayer le vin avant qu'il ait fermenté, afin de savoir la quantité de sucre qu'il contient; l'essayer ensuite à divers intervalles pour voir la quantité de sucre qui a été transformée en alcool et en acide carbonique. On connaît ainsi la tension qui peut exister dans les bouteilles, et, selon la quantité d'acide carbonique qui est indiquée par le dosage du sucre, on arrête la fermentation ou on la laisse suivre son cours. Quelquefois, quand on a pris trop de précautions contre la maladie de la *pousse*, le vin contracte une maladie contraire. Il est atteint d'*inertie*, c'est-à-dire que la fermentation s'arrête, et le vin que l'on destinait à devenir mousseux ne l'est pas. On corrige ce défaut et l'on parvient à déterminer un mouvement de fermentation en élevant la température du lieu, ou en ôtant le vin de la cave pour le placer dans un cellier exposé au midi. La *graisse* est une autre altération qui rend le vin filant, en lui faisant éprouver une fermentation visqueuse. Cela est dû à la présence d'une matière azotée, la gliadine, qu'on élimine en ajoutant au vin une petite quantité de tannin. On peut également employer les fruits du sorbier, quand ils ont atteint leur maximum d'astringence. Ce mélange n'a aucunement le caractère d'une falsification, c'est un principe végétal qui manquait au vin et qu'on y ajoute.

D'autres altérations tiennent souvent aux localités où le vin se conserve. Le bois des tonneaux, les bouchons des bouteilles s'altèrent par trop d'humidité; quand le bouchon est moisi à l'intérieur, le moisi se communique bientôt à l'intérieur de la bouteille. On évite cette moisissure, cette altération des tonneaux, en plaçant le vin dans des caves pas trop humides et suffisamment aérées, pas trop sombres non plus; car sous l'influence de la lumière, la petite végétation qui constitue la moisissure se développe moins. Les altérations que les bouchons peuvent subir, sont évitées au moyen d'une capsule d'étain. Primitivement, on couvrait les bouchons avec une capsule de plomb, mais on reconnut que souvent à l'intérieur elle était remplie de carbonate de plomb qui s'était formé sous la double influence de l'acidité du vin et de l'acide carbonique. Le carbonate de plomb était très positivement une cause d'empoisonnement. Avec l'étain il n'y a rien de semblable à craindre.

M. Guibourt a fait connaître la formation d'une matière particulière dans le vin de Bordeaux, formation dont les causes sont tout à fait inconnues, mais qui, d'après ce chimiste, ne sauraient être imputées à une falsification du vin. Cette substance, qu'il a eu occasion d'examiner dans différents échantillons de vin, apparaît sous la forme de corps ovoïdes, moitié gros comme des baies de berberis et ayant beaucoup de ressemblance avec elles; ils sont amincis en pointe aux deux extrémités, et quelquefois mamelonnés comme un citron à l'une d'elles. Enfin, ils sont liés entre eux par un prolongement partant de leurs extrémités, et qui paraît être la continuation et l'épiderme des corps ovoïdes. De cette manière, ces corps ovoïdes sont rouges et transparents avec des indices d'un tissu fibreux. Il n'y a aucune apparence de semence à l'intérieur, quelques grains présentent au centre une agglomération de matière plus compacte, opaque et noirâtre. Ils offrent une certaine résistance à l'écrasement et paraissent formés d'une matière glutineuse assez consistante. Cette masse écrasée, délayée dans de l'eau et examinée au microscope, présente une apparence fibreuse et paraît composée d'une infinité de petites fibres courtes, soudées, à surface inégale agglutinée ensemble. On aperçoit en outre un certain nombre de globules ronds formés d'une enveloppe transparente et de granules intérieurs qui ne paraissent pas différer de la substance de la masse. Les parties opaques du centre de quelques-uns de ces corps ovoïdes n'offrent pas une autre composition, seulement la matière paraît très condensée et comme formée en membranes, mais l'organisation en est semblable, c'est-à-dire fibro-gélatineuse ainsi que celle des globules disséminés. Enfin l'enveloppe même des corps ovoïdes, ou son épiderme, est uniquement formée de la même matière fibro-gélatineuse très condensée, sans aucun indice de cellules ou de fibres organisées.

Des fraudes et mixtions pratiquées dans le vin, et indication des moyens propres à les déceler. — Parmi les substances alimentaires, le vin est peut-être celle qui, malgré les répressions sévères de la police, a éprouvé et éprouve encore le plus de falsifications. Ces falsifications sont très anciennes, comme le témoigne une ancienne ordonnance de 1371, et dont voici la teneur : « Pour empêcher les mixtions et autres abus que les taverniers commettent dans le débit de leurs vins, il est permis à toutes personnes qui prendront du vin chez eux, soit pour boire sur les lieux, soit pour emporter, de descendre à la cave et aller jusqu'au tonneau pour le voir tirer en leur présence, et fait défense au tavernier de l'empêcher, à peine de quatre livres parisis d'amende pour chaque contravention, dont le dénonciateur aura le quart. »

On falsifie le vin en y ajoutant de l'*eau*, du *cidre* ou du *poiré*, de l'*alcool*, du *sucre*, de la *mélasse*, des *acides tartrique*, *acétique*, *tannique*, de la *craie*, de l'*alun*, du *sulfate de fer*, du *carbonate de potasse et de soude*, des *matières colorantes étrangères*, des *amandes amères* ou des *feuilles de laurier-cerise*, pour donner un goût de noisette. On fait aussi du vin avec des *lies*. Le pressurage des lies provenant des vins collés produit un vin qui ne peut être livré à la consommation sans inconvénient. Ce vin, contenant des matières animales, fermente, acquiert souvent un goût putride très sensible que les dégustateurs savent bien reconnaître. L'alcool obtenu par la distillation de ces vins a un goût et une odeur désagréables qui les caractérisent le plus souvent.

On débite souvent des vins fabriqués de toutes pièces, et l'on vend quelquefois dans le commerce, sous le nom de vin, un liquide qui ne renferme pas une goutte de vin, formé simplement en faisant fermenter dans une certaine quantité d'eau, des baies de genièvre, des semences de coriandre et du pain de seigle sortant du four et coupé par morceaux. Après la fermentation on tire à clair, et si la liqueur n'est pas suffisamment colorée, on y ajoute une infusion de betteraves rouges. On a vendu également comme du vin un liquide fabriqué avec de l'eau, du vinaigre de vin du Midi et du bois de Campêche. On vend aussi des quantités considérables de vins blancs mousseux fabriqués dans divers pays sous le nom de vin de Champagne. C'est une concurrence illégale contre le vin de Champagne véritable, et une fraude, parce qu'on trompe l'acheteur sur la nature de la marchandise. Ces liquides devraient être appelés façon de Champagne, ils seraient alors achetés pour ce qu'ils valent. Quoi qu'il en soit, l'administration a raison de sévir sévèrement contre ces fabrications artificielles de boissons qui ne peuvent en général que devenir la cause d'accidents graves. (*Voy.* BOISSONS.)

Le vin était autrefois sophistiqué avec de la *litharge* pour corriger son acidité. Quelques personnes mettent en doute ce genre de falsification, en se fondant sur ce que les préparations solubles de plomb, et notamment l'acétate, sont décomposés immédiatement par le vin, l'oxyde de plomb précipitant la matière colorante de ce liquide. Ce fait est exact, car on décolore complétement le vin de cette manière; mais cependant le vin qui contient du plomb, pour ne pas perdre sa couleur d'une manière bien sensible, renferme assez de substances toxiques pour empoisonner. Dès le XIIIe siècle, la découverte des arts chimiques avait fait ajouter au vin, pour le falsifier, du plomb, du fer et de l'alun. Les ordonnances anciennes en rapportent des exemples : on y lit, entre autres, que quelques vignerons du bourg d'Argenteuil avaient mêlé dans leurs vins de la litharge pour leur donner une couleur plus vive, plus de feu et pour en diminuer la verdeur ; que plusieurs personnes qui burent de ces vins s'en trouvèrent fort mal, et que, d'après une expertise dressée par le doyen de la Faculté de Paris, les coupables furent condamnés à trente livres d'amende envers le roi. Cette falsification dangereuse, qui était bien plus fréquente autrefois, est fort heureusement peu pratiquée aujourd'hui, et nous ne nous en occuperions pas si les tribunaux français n'avaient eu à des époques récentes l'occasion d'appliquer des peines sévères à des individus qui s'en étaient rendus coupables. Un fait de cette nature s'est présenté il y a quelques années à Compiègne. Là plusieurs soldats du camp étant tombés malades, on rechercha la cause, et l'on reconnut que leur maladie pouvait être attribuée à l'usage d'un vin vert adouci par une préparation saturnine d'acétate de plomb. Au reste, le vin peut contenir des *sels de plomb* qui ne sont dus ni à l'emploi de la litharge, ni à celui de la céruse ou de l'acétate de plomb, mais : 1° à ce que des vins ont coulé sur des comptoirs dont la table est formée d'alliage où le plomb est en grande quantité ; 2° à ce que lors du rinçage des bouteilles, des grains de plomb ont pu s'engager dans le fond de ces dernières ; 3° à ce que le vin dans quelques maisons est monté à l'aide d'une pompe dont les tuyaux de plomb restent en contact avec le liquide.

M. Chevallier a cité l'accident arrivé, en 1840, dans la maison des jésuites de Dôle. Une douzaine d'élèves, ayant quitté la ville sous la conduite d'un supérieur, se dirigèrent en promenade vers leur maison de campagne. Là, pour rafraîchir les jeunes gens, un domestique apporta une bouteille de vin. Huit d'entre eux, qui en burent avec le supérieur, ne tardèrent pas à être pris d'affreuses coliques ; trois heures après, le supérieur lui-même succombait. Cet empoisonnement a été attribué à la décomposition de quelques plombs restés au fond des bouteilles. On ne saurait trop insister sur la nécessité de substituer à l'emploi du plomb celui de grains de fonte qui peuvent sans danger servir à cet usage. Les vins altérés par une quantité considérable de préparations saturnines, sont sucrés, styptiques, et peu chargés en couleur ; ceux, au contraire, qui ne contiennent qu'une petite quantité de plomb, ne peuvent produire aucune sensation particulière. On peut aisément démontrer la présence du plomb dans les vins, en y ajoutant une solution d'acide sulfhydrique, qui y produit un précipité noir floconneux de protosulfure de plomb. On recueille le précipité sur un filtre, et, après l'avoir lavé et fait sécher, on le brûle avec le filtre dans une capsule de porcelaine. La cendre qui en provient, traitée par l'acide nitrique faible et bouillant, donne une dissolution incolore, qui, évaporée à siccité, laisse un résidu blanc, d'une saveur sucrée et astringente. Ce résidu, dissous dans de l'eau distillée, fournit un liquide qui précipite en blanc par l'acide sulfurique, la potasse et l'ammoniaque; l'iodure de potassium y produit un précipité jaune doré; le chromate de potasse, un précipité jaune orange, etc. Il en est de même pour le cuivre. Les vins peuvent, en dehors de toute fraude, contenir une plus ou moins grande quantité de ce métal, qui provient, soit de ce que le vin s'écoule à travers un tuyau de cuivre, soit de ce que le vin est additionné d'eau contenant un sel de cuivre en dissolution. On sait, en effet, que l'on rencontre souvent, dans l'eau-de-vie, du cuivre, qui vient, soit de la conservation du liquide alcoolique dans des estagnons de cuivre étamés anciennement, ou attaqués par l'acide acétique qui s'est formé au sein du liquide, soit de la négligence avec laquelle on entretient les vases distillatoires.

La situation dans laquelle se trouve le commerce des vins nécessite journellement des expertises judiciaires, dans lesquelles le chimiste et le dégustateur doivent jouer un grand rôle. La falsification ayant acquis une sorte de perfectionnement qui la rend tous les jours d'autant plus redoutable, il y a non-seulement à se tenir en garde contre les substances nuisibles qui portent une atteinte immédiate à la santé, comme les matières du règne minéral, mais encore contre celles qui exercent une action plus lente, mais non moins funeste. En effet, les boissons fabriquées avec des esprits de mauvaise qualité, avec du vinaigre, avec des résidus de toute espèce en fermentation, n'occasionnent pas toujours un mal instantané, mais on conçoit facilement que leur usage habituel puisse à la longue altérer la santé du consommateur.

Jusqu'à présent, la dégustation seule a pu faire reconnaître la falsification du vin par l'eau ou le *mouillage du vin*. Mais malgré toute l'habileté des personnes qui ont depuis longtemps exercé leur palais à ce genre de recherches, ce moyen de recherches offre peu de précision. L'addition du cidre et du poiré dans le vin se pratique quelquefois. Elle peut être facilement reconnue par la dégustation, par l'odeur particulière et prononcée d'éther, d'acide acétique que possède l'alcool obtenu en distillant ce vin frelaté. Le *vinage* est une opération qui consiste à ajouter de l'alcool au vin. Une loi affranchit de tous les droits les eaux-de-vie versées sur les vins, pourvu que la quantité employée n'excède pas la proportion de 5 litres d'alcool pur par hectolitre de vin, et que les vins soumis à cette opération ne contiennent pas plus de 21 centièmes d'alcool pur. Ce mélange est facilité en vue de donner aux vins faibles la force et les qualités qui leur manquent pour pouvoir se conserver et supporter les transports. Mais ce n'est là qu'une source d'abus, et le vinaigre est le point de départ de toutes les falsifications, car si l'alcool appelle l'eau, l'eau appelle le bitartrate de potasse.

Le vinaigre est devenu aujourd'hui le moyen de falsifier le plus généralement usité et le plus profitable à ceux qui l'emploient. Il suffit, en effet, de faire venir des vins du Midi, qui sont très hauts en couleur, qui ont déjà été vinés aux lieux de provenance. On les vine encore plusieurs fois, soit hors barrière, soit à l'entrepôt, avec des eaux-de-vie de qualité inférieure et souvent pernicieuse; lorsqu'ils contiennent 40 et quelquefois 60 pour 100 d'alcool, on les fait entrer dans Paris, où ils n'acquittent que les droits ordinaires exigés pour le vin. Cette grande vinosité sert à masquer de copieuses additions d'eau mélangée de vinaigre, de telle sorte que de 1 hectolitre de vin, la fraude en fait 2, 3 et même 4, qui n'ont payé pour les droits d'entrée que comme 1 hectolitre. Ce genre de falsification est d'autant plus dangereux qu'il est le plus difficile à atteindre. De plus, il faut observer que, si le vin, fortement alcoolisé et ramené à un degré naturel au moyen d'eau, n'est point positivement insalubre, il n'agit pas cependant sur l'organisme comme le vin naturel; ainsi il ne désaltère pas, il donne de la sécheresse dans la bouche, et détermine promptement une ivresse bruyante et malsaine. On ajoute quelquefois de l'alun aux vins, dans le but de rehausser leur couleur et de leur donner une saveur âpre et particulière qu'on estime dans quelques espèces. Or, cette saveur, qui est sans danger lorsqu'elle est due à une cause naturelle, est très nuisible lorsqu'elle est ainsi obtenue par des moyens factices. Pour reconnaître cette falsification, on peut avoir recours à plusieurs moyens dont nous ne citerons que le suivant. Lorsqu'on ajoute, suivant M. Bérard, une petite quantité d'eau de chaux à un vin naturel, le mélange, abandonné quarante-huit heures à lui-même, donne des cristaux de tartrate de chaux; l'addition de l'alun s'opposant entièrement à cette cristallisation, si elle ne se forme pas, on peut en conclure que le vin contient de l'alun, surtout si l'on unit à ces caractères ceux qui résultent de la saveur et de la réaction avec le chlorure de baryum, etc.

Les vins aigris, dont l'acidité a été saturée en partie par les carbonates de potasse, de soude ou de chaux, contiennent une certaine quantité d'acétate de ces bases. On reconnaît le vin dont on a saturé l'acide par du carbonate calcaire, à ce qu'il donne constamment un précipité d'oxalate de chaux, lorsqu'on y verse un excès d'oxalate d'ammoniaque. A la vérité, le vin naturel, contenant aussi une petite quantité de tartrate de chaux, donne également lieu à un précipité; mais, dans ce dernier cas, le dépôt est à peine sensible, tandis que, dans le premier, il est très abondant.

La *coloration artificielle* des vins a donné une grande extension à l'usage de certaines préparations, notamment du *vin de teinte* ou vin de Fismes, du nom du lieu où on le prépare, qui est surtout employé en Champagne. L'alun forme la base de cette liqueur qui a été proscrite à la suite d'une enquête faite par le Comité consultatif d'hygiène publique. Elle n'est en effet qu'un moyen de favoriser et de masquer les falsifications, ainsi que le prouve le fait suivant.

Au mois de mai 1857, l'autorité saisissait, dans les magasins de M. L...., marchand de vins en gros à Bercy, 149 fûts et une très grande cuve contenant du vin falsifié et cinq autres fûts renfermant de la teinte de Fismes.

MM. Lassaigne, Réveil et Juette, chargés d'examiner ces liquides, ont constaté que les cinq fûts pleins de teinte de Fismes présentaient tous les caractères de ce produit préparé avec le jus d'hièble concentré et additionné d'alun, dans la proportion de 30 grammes par litre, et que tous les vins des fûts et celui de la cuve contenaient une quantité de cette teinte qui s'élevait de 4 à 5 pour 100.

Les experts reconnurent, en outre, que ces vins étaient allongés d'eau dans une proportion de 33 pour 100, et que l'emploi de la teinte de Fismes avait pour but de la masquer au goût et d'augmenter la couleur de ce mélange.

Leur rapport enfin se terminait par ces mots : « Il ne nous paraît pas rationnel de tolérer dans les vins l'introduction de cette teinte de Fismes, parce que l'alun qui s'y trouve est un principe étranger aux vins naturels, comme la couleur qu'il accompagne dans cette teinte, et que l'emploi de cette dernière aux doses sus-indiquées constitue une fraude dans les circonstances présentes. Bien que la proportion d'alun signalée dans ces vins soit incapable de produire immédiatement des effets manifestes, il n'est pas moins vrai que l'usage habituel d'un pareil mélange pourrait être nuisible à la santé. »

Le tribunal de la Seine a rendu un jugement qui condamne le marchand de vin à l'amende et à la prison, et ce jugement a été confirmé par arrêt de la cour du 10 septembre 1857.

On connaît plusieurs procédés pour distinguer la matière colorante naturelle des vins des matières colorantes qu'on peut y ajouter; mais, suivant M. Fauré, la gélatine serait l'agent le plus propre à reconnaître la coloration factice des vins rouges. L'affinité qui existe entre la matière colorante des vins et le tannin est si intime, qu'on ne peut précipiter l'un sans l'autre à l'aide de la gélatine, qui est sans action sur les sucs de fruits ou des décoctions employées par les fraudeurs, comme les sucs de fruits de sureau, d'hièble, de mûrier, de phytolacca, des décoctions de bois de Campêche, de Fernambouc, de fleurs de coquelicots, etc. Dans ces sucs tannifiés traités par une dissolution de gélatine, il ne se précipite que la matière astringente ajoutée, accompagnée d'une faible quantité de matière colorante.

Nous devons une mention particulière à un mode de traitement des vins qui, répandu dans un centre de production considérable, dans le midi de la France, a été récemment l'objet d'attaques plus vives que fondées, qui ont appelé l'intervention de la justice et ont éveillé à un haut degré l'attention de l'administration supérieure. Il s'agit du *plâtrage* des vins. La question dont le Comité consultatif d'hygiène publique vient de terminer l'étude mérite d'être exposée avec quelques détails. Nous citerons donc les documents principaux qui s'y rapportent, et qui lui ont en quelque sorte donné naissance en la portant devant les tribunaux et la cour de Montpellier.

RAPPORT FAIT A LA CHAMBRE DE COMMERCE DE MONTPELLIER PAR M. BÉRARD, SUR LE PLATRAGE DES VINS.

Monsieur le président, la chambre de commerce de Montpellier, mue par un sentiment que tout le commerce de nos contrées saura apprécier, a fait l'honneur à MM. Cauvy, Chancel et à moi, de nous consulter sur la question de savoir si l'introduction du plâtre dans la vendange, pendant la vinification, peut communiquer au vin des qualités délétères, et constituer ainsi une fraude punissable par la loi. Nous nous sommes livrés, pour étudier cette importante question, à une série d'expériences chimiques qui nous ont permis de la résoudre. Nous allons avoir l'honneur de vous rendre compte de notre travail.

La première pensée qui se présente à l'esprit, quand on veut étudier la question qui nous est posée, c'est d'analyser comparativement un vin naturel et le même vin mis en contact avec le plâtre, assez longtemps pour que leur action mutuelle puisse avoir lieu. Mais ici l'analyse devait avoir un caractère particulier que nous devons expliquer. Le plâtre est une substance minérale, et même il subit, avant d'être livré au commerce, une calcination qui le délivrerait de toute substance organique si par hasard il avait pu en contenir naturellement. Avec cette constitution, il est évident qu'il ne peut ajouter au vin avec lequel on le met en contact que des substances inorganiques. Si le vin plâtré contient donc quelque substance qui lui soit fournie par le plâtre et qui puisse le rendre malfaisant, ce doit être une substance inorganique. Notre analyse devait donc, pour répondre convenablement à la question qui nous est posée par la chambre de commerce, avoir pour but de déterminer les substances inorganiques contenues dans un vin naturel, et celles que renferme le même vin après avoir été plâtré.

Or, pour donner à une analyse de ce genre à la fois plus de certitude et plus de facilité, nous avons cherché à éliminer du vin toutes les matières organiques par la calcination et l'incinération ; et vous verrez, d'ailleurs, que, de la nature des cendres produites par un vin, la science nous permet facilement de remonter aux véritables combinaisons salines renfermées dans cette liqueur.

En conséquence, nous avons d'abord fait choix d'un vin récolté dans les environs de la ville, du côté de Castelnau. Nous avions la certitude que ce vin était naturel ; il est de la récolte de l'an passé, d'une bonne qualité, contenant 11 pour 100 d'alcool absolu, ce qui est le rendement moyen des vins du pays.

Une certaine quantité de ce vin, exactement mesurée, a été d'abord évaporée à siccité dans une capsule de porcelaine ; l'extrait obtenu a été exactement enlevé et réuni dans une petite capsule de platine, qui a été placée dans le moufle du fourneau de coupelle, où elle a été successivement élevée à une température rouge, et on l'a laissée dans ces conditions jusqu'à ce que l'incinération ait été complète. Alors les cendres ont été exactement pesées, et nous avons trouvé qu'un litre de notre vin donnait exactement 2gr,048 de cendres.

D'un autre côté, on a mêlé une certaine quantité de ce vin avec du sulfate de chaux parfaitement pur, préparé dans notre laboratoire, dans la proportion de 40 grammes par litre ; on a agité de temps en temps ce mélange pendant quatre jours, et, après un repos d'une nuit, on a décanté le vin avec soin : il était parfaitement limpide. On l'a réduit en cendres par le procédé que nous avons indiqué plus haut, et nous avons trouvé qu'un litre de vin plâtré ainsi, avec le plâtre chimiquement pur, donnait 2gr,740 de cendres.

Enfin une quantité pareille de même vin a été mise en contact dans un flacon, avec du plâtre blanc de Lasalle, dans la proportion de 40 grammes par litre. Le mélange a été agité pendant quatre jours, et, après un repos d'une nuit, le vin a été décanté : il était parfaitement limpide, et un volume déterminé a été réduit en cendres, comme les deux précédents. Un litre de vin ainsi préparé a donné 3gr,112 de cendres.

Nous n'entrerons pas ici dans les détails du procédé que nous avons suivi pour la détermination des substances contenues dans ces trois diverses cendres. Nous nous sommes, en effet, conformés, pour arriver à cette détermination, aux principes indiqués dans les traités d'analyse chimique. Nous nous bornerons, en conséquence, à présenter le tableau des substances que nous avons trouvées dans ces cendres, et de leur proportion.

	COMPOSITION DES CENDRES.	UN LITRE de vin du pays naturel, sans addition.	UN LITRE du même vin mis avec du sulfate de chaux pur.	UN LITRE du même vin mis avec du plâtre blanc de Lasalle.
		Gram.	Gram.	Gram.
SOLUBLES.	Sulfate de potasse	0,260	1,240	1,828
	Carbonate de potasse	1,092	0,040	0,040
	Phosphate de potasse	0,064	0,015	0,000
INSOLUBLES.	Silice et oxyde de fer	0,080	0,080	0,080
	Phosphate de chaux et de magnésie et alumine	0,376	0,980	0,908
	Chaux	0,064	0,064	0,064
	Magnésie	0,044	0,108	0,084

Voici maintenant les conséquences auxquelles ces analyses conduisent. Pour qu'on puisse en apprécier toute la portée, il faut rappeler ici que toutes les substances inorganiques contenues dans le vin doivent nécessairement se retrouver dans les cendres.

L'inspection seule de ce tableau montre d'abord que le vin plâtré, soit avec le sulfate de chaux chimiquement pur, soit avec le plâtre blanc de Lasalle, ne contient aucune substance inorganique qui ne se trouve déjà dans le même vin non plâtré.

2° Le vin plâtré ne contient qu'une quantité insignifiante de plâtre ; car, en admettant, ce qui est d'ailleurs vraisemblable, que la plus grande partie de la chaux indiquée dans les cendres existât dans le vin à l'état de sulfate de chaux, ce ne serait jamais qu'une faible proportion, qui serait d'ailleurs la même pour les trois vins. *Par conséquent, sous le rapport de la quantité de plâtre, le vin plâtré ne se distinguerait pas du vin qui ne le serait pas.* Ce résultat, qui paraîtra sans doute extraordinaire aux personnes étrangères à la science, s'explique au contraire facilement pour les chimistes, comme nous allons le démontrer.

3° Les cendres de ces trois vins ne contiennent que des traces d'alumine, et par conséquent le vin plâtré et le vin naturel ne contiennent ni l'un ni l'autre de l'alun. Les chimistes qui avaient annoncé dans les vins la présence de ce sel avaient commis une erreur, en prenant pour de l'alumine les phosphates de chaux et de magnésie que nous indiquons dans la composition des cendres. Ces phosphates existent naturellement dans le vin et ne peuvent y être introduits par le plâtrage, car les plâtres naturels ne contiennent pas de phosphates.

4° La différence la plus saillante que nous trouvons entre les cendres du vin plâtré et celles du vin qui ne l'a pas été, c'est que les cendres du vin naturel contiennent une forte proportion de carbonate de potasse et une faible proportion de sulfate de potasse, tandis que le même vin plâtré fournit une cendre riche en sulfate de potasse et pauvre en carbonate de la même base.

Nous allons expliquer cette différence, qui, d'ailleurs, nous permettra de nous faire une idée exacte de la réaction du vin sur le sulfate de chaux, et par conséquent sur le plâtre.

Le carbonate de potasse que nous avons trouvé dans les cendres des vins n'existait pas réellement dans les vins qui les ont fournies ; il s'y trouvait, et un chimiste ne peut soulever à cet égard le plus léger doute, à l'état de bitartrate de potasse ou de crème de tartre. Ce sel, par l'acte de la calcination et de l'incinération, a été transformé en carbonate de potasse, et même, d'après la loi des équivalents, on peut conclure que le vin naturel, dans les cendres duquel nous avons trouvé par litre 1gr,095 de carbonate de potasse, contenait sous le même volume 5gr,064 de bitartrate de potasse en cristaux. Cette forte proportion ne peut paraître exagérée quand on songe que le vin est réellement saturé de crème de tartre, puisqu'il en laisse déposer avec le temps dans les vases dans lesquels on le conserve.

Cela étant admis, quand un vin contenant ce sel est mis en contact avec le plâtre, quoique le sulfate de chaux soit peu soluble, une portion cependant doit inévitablement aussi entrer dans le vin. Or, les chimistes savent parfaitement que lorsque le bitartrate de potasse et le sulfate de chaux se trouvent à la fois dans une même dissolution, il y a alors double décomposition et formation de deux nouveaux sels : le tartrate de chaux, qui se précipite, et le sulfate de potasse, qui reste en dissolution. Ainsi, quand la petite quantité de sulfate de chaux que le vin peut prendre a été dissoute, la réaction dont nous venons de parler s'opère, puis une nouvelle quantité de sulfate de chaux se dissout encore pour subir la même décomposition, et ainsi de suite, tant que le sulfate de chaux qui se dissout trouve du tartrate de potasse dans le vin.

Cette double décomposition est déterminée, d'après les lois de Berthollet, par l'insolubilité du tartrate de chaux ; de sorte que si le vin n'était pas une liqueur acide, et si par suite le tartrate de potasse qui y existe s'y trouvait à l'état de tartrate neutre, et non pas de bitartrate, comme il y est réellement, la réaction dont nous venons de parler serait complète, et le résultat de l'action du plâtre sur le vin serait d'en faire disparaître le tartrate de potasse pour le remplacer par du sulfate de potasse, qui resterait en dissolution, et du tartrate de chaux, qui se précipiterait et se séparerait avec les lies.

Mais le vin est une liqueur acide : il doit cette réaction au bitartrate de potasse, et probablement aussi à d'autres acides organiques. Le tartrate de chaux qui est insoluble dans l'eau, dans une pareille liqueur n'est plus complétement insoluble, et, par conséquent, la double décomposition que son insolubilité rendrait complète n'est plus alors que partielle. Voilà pourquoi, dans le vin plâtré, tout le bitartrate de potasse n'a pas disparu, et qu'il en reste encore qui produit du carbonate de potasse dans les cendres. La quantité de ce sel que le plâtre laisse dans le vin est donc variable, et d'autant plus considérable que la réaction a été moins complète.

Nous devons ajouter que la double décomposition que nous signalons ici s'opère entre le sulfate de chaux et le tartrate de potasse neutre, de sorte qu'un de ses résultats doit être encore de mettre à nu le second équivalent d'acide tartrique, qui distingue le bitartrate de potasse du tartrate neutre, et de le rendre libre dans le vin.

Cette réaction que nous venons de décrire entre les sels qui existent naturellement dans le vin et le sulfate de chaux qui y arrive par l'opération du plâtrage, est, sans contredit, le résultat dominant du plâtrage des vins. Nous pensons l'avoir exposé assez clairement pour que tout le monde comprenne maintenant que, lorsqu'on met le plâtre dans le vin, l'action chimique qui s'y produit n'a pas d'autre résultat que de substituer, dans une portion de bitartrate de potasse qui se trouve naturellement dans ce liquide, l'acide sulfurique du plâtre à l'acide tartrique, de manière à transformer ce sel en sulfate de potasse. Cette transformation est d'autant plus considérable que le plâtre et le vin sont restés plus longtemps en contact. En second lieu, par suite de cette décomposition, une partie de l'acide tartrique qui constituait la crème de tartre devient libre.

Il faut ajouter à cet effet principal et dominant quelques effets secondaires, et qui s'exercent trop en petit pour altérer la qualité du vin. Ainsi un peu de sulfate de magnésie est introduit par le plâtre qui en contient, et le phosphate de potasse que le vin contient naturellement se transforme, par l'action du plâtre, en phosphate de chaux et en phosphate de magnésie.

D'après ces données, il est facile de conclure que le plâtrage ne peut donner au vin aucune qualité malfaisante. Son effet principal est d'y substituer le sulfate de potasse au tartrate de la même base. Or, le tartrate et le sulfate de potasse sont deux sels très légèrement purgatifs, qui sont l'un et l'autre, surtout à la dose à laquelle ils peuvent se trouver dans les vins, dépourvus de toute action délétère, et la substitution de l'un à l'autre est tout à fait indifférente pour l'économie.

Cette conséquence des théories chimiques, qui se trouve si bien confirmée par les expériences nombreuses que nous venons de faire, en même temps qu'elle fixe les esprits sur l'innocuité du plâtrage des vins, peut nous expliquer les principaux résultats de cette pratique devenue aujourd'hui très générale.

Quelques personnes pensent que le plâtrage augmente la couleur des vins. Les agriculteurs et les négociants qui nous ont paru avoir le mieux étudié les effets de cette pratique nous ont assuré que leurs observations les avaient conduits à admettre que le plâtrage rend la couleur des vins, non pas plus foncée, mais plus brillante, plus rouge, plus vermeille ; or ce serait là l'effet direct de l'acide tartrique que le plâtre rend libre dans les vins.

Une autre qualité qu'on attribue aux vins plâtrés, c'est d'être plus limpides et de conserver cette limpidité. Il est facile de comprendre comment le plâtre introduit dans le vin peut lui communiquer ces qualités. Le plâtre tel qu'on l'emploie est calciné ; il a alors une grande tendance à s'unir à une certaine quantité d'eau, et, après l'avoir absorbée, comme il n'est pas soluble, il tend à se séparer du milieu dans lequel on l'a mis en cristallisant. Cette propriété doit, dans les circonstances où l'on plâtre la vendange, lui enlever d'abord une petite quantité d'eau, ce qui augmente un peu en réalité les proportions d'alcool, et, après s'être ainsi hydraté, le plâtre se sépare du liquide en cristallisant, et entraîne avec lui toutes les substances qui étaient en suspension dans le vin, par un procédé analogue à tous ceux qui sont en usage pour clarifier les vins.

On pourrait peut-être, monsieur le président, opposer aux considérations que je viens d'avoir l'honneur de vous exposer, qu'elles sont basées sur l'action que le vin tout formé a exercée sur le plâtre ou le sulfate de chaux pur, tandis que cela ne se passe pas tout à fait ainsi dans le plâtrage des vins, puisque cette pratique consiste à ajouter du plâtre à la vendange, après quoi on la laisse fermenter pour qu'elle se transforme en vin. Il est vrai que nous n'avons pas pu opérer dans les conditions dans lesquelles se pratique le plâtrage ; mais les principes de la science nous autorisent à penser que, dans les deux cas, les résultats seraient les mêmes, sous le rapport sous lequel nous considérons ici cette opération. Ce qui nous en fournit la preuve, c'est que, ayant été chargés par les tribunaux d'analyser plusieurs vins plâtrés, et en ayant soumis en outre à nos recherches d'autres qui nous ont été fournis par des propriétaires sur l'assertion desquels nous pouvons entièrement compter, nous leur avons trouvé une composition tout à fait analogue à celle des vins qui ont séjourné plusieurs jours sur le plâtre ; seulement, dans les vins plâtrés pendant la vendange, du moins dans ceux qui nous ont été soumis, l'action du plâtre ne paraît pas avoir été aussi complète que dans nos expériences.

Cette identité dans les résultats ne nous empêchera pas de faire, à la récolte prochaine, des expériences directes. Déjà un propriétaire à qui des recherches sur la maladie de la vigne ont valu une des distinctions scientifiques les plus honorables a promis de nous fournir tous les moyens de faire les expériences comparatives les plus concluantes.

Mais, en attendant ces nouveaux travaux, destinés particulièrement à dissiper les scrupules, même les moins fondés, mais toujours respectables dans une matière si délicate, nous nous croyons, nous, suffisamment éclairés pour déclarer que le plâtrage des vins, tel qu'on le pratique généralement dans le Midi, est une opération qui ne peut communiquer au vin aucune qualité nuisible à la santé de ceux qui en font usage.

La cour impériale de Montpellier, dans son audience du 11 août 1856, a pris une décision qui intéresse le commerce des vins, surtout dans le Midi, dans l'arrêt suivant :

« En ce qui touche Joseph Beilhol :

» Attendu que Beilhol a été poursuivi sous la prévention d'avoir, de complicité avec Mazeran, mis en vente une certaine quantité de vin qu'il aurait su être falsifié et contenir des mixtions nuisibles à la santé ;

» Que le tribunal de Saint-Affrique a puisé la preuve et les éléments de ce délit dans la déclaration faite par Beilhol lui-même qu'à l'époque des vendanges, il avait répandu, dans des proportions déterminées, du plâtre réduit en poudre sur les raisins provenant de sa récolte, et que de ces raisins ainsi plâtrés, foulés ensuite, versés dans la cuve et livrés à la fermentation, était sorti le vin dont la mise en vente a donné lieu au procès ;

» Qu'il s'agit de savoir si ces faits rentrent, comme l'ont pensé les premiers juges, dans l'application des lois des 27 mars 1851 et 5 mai 1855 ;

» Attendu que la pensée du législateur, en cette matière, a été, suivant son expression, de punir la fraude, rien que la fraude ; qu'il a voulu atteindre et frapper les sophistications clandestines, faites en vue d'un gain illégitime, destinées à tromper l'acheteur sur la qualité ou sur le poids de la marchandise vendue ; les mélanges pernicieux que l'hygiène autant que la morale condamne ; mais que de la responsabilité pénale qui s'attache à ces félonies mercantiles, à ces altérations mensongères ou funestes, le législateur a déclaré formellement exclure et affranchir les opérations licites qui, par leur but, leur notoriété, repoussent toute suspicion, les procédés de fabrication loyalement et utilement employés dans les arts, dans l'industrie ou dans le commerce ;

» Qu'il faut évidemment ranger dans cette catégorie l'opération connue sous le nom de plâtrage des vins, opération pratiquée par Beilhol dans l'espèce ;

» Que c'est là, en effet, un mode souvent employé dans la préparation et le traitement des vins, ayant pour objet leur amélioration ;

» Que ce procédé, en usage chez les anciens, a fait le sujet des études, des travaux, des discussions des savants modernes, chimistes, œnologues ou viticulteurs : conseillé par les uns, rejeté par les autres, toléré par tous ;

» Que si le mélange de sulfate de chaux avec les matières constitutives du vin devait en changer ou vicier la nature, s'il y avait dans son emploi un caractère de fraude ou de nocuité, des hommes illustres, tels que Chaptal, Dumas et autres, n'auraient pas manqué d'en signaler les dangers ; et l'expérience plus forte que les livres en aurait proscrit l'usage ;

» Attendu qu'il suit des considérations qui précèdent, que le fait imputé au prévenu, et en général le plâtrage des vins, ne saurait constituer, aux yeux de la loi, une falsification, ni être considéré, comme une mixtion nuisible à la santé ;

» Que telles sont d'ailleurs les conclusions nettement formulées du rapport de MM. les professeurs Bérard, Chancel et Cauvy, rapport versé au procès ; et qu'en présence de cette autorité de la science auxiliaire de la justice, le doute ne paraît pas possible ;

» Attendu, dès lors, que Beilhol est en voie de relaxe ; qu'il y a donc lieu de faire droit à son appel et de réformer le jugement attaqué ;

» En ce qui touche Mazeran, partie civile :

» Attendu que Beilhol étant acquitté, la cour n'a pas à statuer sur les dommages-intérêts réclamés par la partie civile ;

» Que le jugement doit même être réformé sur ce point ;

» Que Mazeran, en sa qualité de partie civile, doit être condamné en tous les dépens ;

» Qu'il y a lieu toutefois d'ordonner en sa faveur la restitution du vin saisi ;

» Et attendu que les frais excédant 300 francs, la durée de la contrainte par corps doit être fixée ;

» Par ces motifs, la cour, faisant droit à l'appel relevé par Joseph Beilhol, réforme le jugement dont est appel, relaxe ledit Joseph Beilhol de toutes les condamnations prononcées contre lui, fins et conclusions contre lui prises, tant par le ministère public que par la partie civile, à raison de la prévention dirigée contre lui ;

» Ordonne, en faveur de Paulin Mazeran, la restitution des vins saisis ;

» Déclare n'y avoir lieu de statuer sur la demande en dommages-intérêts formée par Mazeran, partie civile ;

» Condamne par corps ledit Mazeran aux frais de la procédure, etc. »

Le conseil général de l'Hérault, prenant en main cette grave question, a émis le vœu que nous devons citer :

« Considérant les inconvénients majeurs qui résultent pour le commerce et l'agriculture de l'incertitude où viennent les jeter les poursuites judiciaires qui ont été exercées contre les vins plâtrés, et des appréciations contradictoires auxquelles le plâtrage des vins a donné lieu de la part des cours impériales de Montpellier et de Lyon, malgré le rapport fait en 1856 par trois éminents chimistes des facultés de Montpellier, et une délibération du Conseil d'hygiène publique de la même année, desquels il résulte que le plâtrage des vins ne présente aucun danger pour la santé publique ;

» Considérant, en outre, que le plâtrage des vins à la cuve constitue dans les départements riverains de la Méditerranée un usage très ancien, dont l'origine remonte à l'époque de la domination romaine ; que cet usage est plus ou moins répandu dans les vignobles étrangers, et notamment en Espagne, en Italie, en Grèce et dans les îles de l'Archipel ;

» Qu'une expérience séculaire chez les populations méridionales a démontré que les vins plâtrés n'offrent pour la santé de ceux qui les consomment aucun inconvénient ; que le plâtre exerce une action favorable sur la couleur, le dépouillement et la conservation des vins, ce qui explique pourquoi le commerce préfère souvent pour ses opérations les vins plâtrés à ceux qui ne l'ont pas été ;

» Considérant qu'en présence de pareils faits, il importe de faire cesser le plus tôt qu'il sera possible une incertitude si dommageable à d'immenses intérêts,

» Emet le vœu :

» Que S. Exc. le ministre de l'agriculture, du commerce et des travaux publics fasse résoudre le plus promptement possible la question du plâtrage des vins, sous le rapport de la salubrité publique, par une commission composée de chimistes, de médecins et de viticulteurs, et qu'il décide si le plâtrage des vins est une opération permise, ou si elle doit être défendue comme insalubre. »

Ce vœu du Conseil général de l'Hérault a été entendu, et le ministre éclairé auquel il s'adressait a chargé le Comité consultatif d'hygiène attaché à son département de reprendre l'étude de cette importante question. Des expériences entreprises par M. le professeur Wurtz à cette occasion ont mis en lumière le peu de gravité des modifications qu'apporte le plâtrage dans la composition des vins. Les chiffres qui suivent, que nous extrayons des procès-verbaux d'analyse de notre savant collègue, en fournissent une preuve éclatante :

Les dépôts trouvés dans le vin desséché à 100 degrés ont été,

pour du vin de 1858 non plâtré.		0gr,020
—	plâtré à 5 kil. pour 1000 litres . . .	0gr,198
—	plâtré à 8 kil. pour 1000 litres . . .	0gr,199

Quant à la quantité conparative du sulfate de potasse et de la crème de tartre :

Vin de Montpellier de 1858 non plâtré :		Sulfate de potasse. .	0gr,5	par litre.
—	—	Tartrate de potasse.	3gr,5	—
Le même, plâtré à 5 kil. par 1000 litres :		Sulfate de potasse. .	2gr,9	—
—	—	Tartrate de potasse.	1gr,9	—
Le même, plâtré à 8 kil. par 1000 litres :		Sulfate de potasse.	4gr,9	—
—	—	Tartrate de potasse.	2gr,7	—

De sorte que la moitié environ de plâtre ajouté aux vins se transforme en sulfate de potasse aux dépens de la crème de tartre.

Si nous résumons cette question du plâtrage des vins, nous devons reconnaître, avec les avant rapporteur du Comité d'hygiène, M. Bussy, que, dans l'état actuel de nos connaissances et d'après toutes les données que nous possédons sur la matière, ni l'analyse chimique, ni l'expérience directe, n'autorisent à considérer le vin dans la préparation duquel on fait intervenir le plâtre comme pouvant, dans l'usage ordinaire, apporter un trouble appréciable dans la santé. Il n'y a à ce point de vue aucune raison d'en interdire la vente et la libre circulation, et ce vin ne saurait légalement être assimilé à une mixtion nuisible à la santé.

Il est bien entendu qu'il ne s'agit ici que du vin pris dans les conditions ordinaires et comparativement au vin préparé par les procédés dans lesquels on n'emploie pas le plâtre. Il est bien entendu encore qu'il s'agit du vin tel que le livrent les cultivateurs, et non pas des mélanges qu'on pourrait produire à dessein en forçant volontairement et contre toute nécessité les proportions de sulfate de chaux. Cette opinion a été adoptée généralement, et nous citerons comme l'ayant appuyée de son autorité, M. Glénard, secrétaire du Conseil d'hygiène de Lyon, qui, dans un travail spécial, a conclu que, au point de vue de l'hygiène, les vins plâtrés doivent être considérés comme sans danger sur la santé ; et qu'au point de vue de la médecine légale, le plâtrage, pratiqué comme je l'ai dit, ne peut être considéré, ni dans l'intention, ni dans le fait, comme une sophistication.

Voy. ALCOOL, BOISSONS, FALSIFICATIONS, SUBSISTANCES.

Bibliographie. — A. Baccius, *De naturali vinorum historia.* Romæ, 1596, in-fol. — *Art de faire le vin*, par Chaptal, 3e édition. Paris, 1839, in-8. — *Art de faire le vin*, par Fabroni. Paris, 1801, in-8. — *Traité sur l'usage et les effets des vins dans les maladies*, par Lobenstein-Lebel. Strasbourg, 1817, in-8. — *Dictionnaire des falsifications*, par A. Chevallier. — *Des substances alimentaires*, par Payen. — *Observations sur les comptoirs d'étain et de marbre dont se servent les marchands de vin*, par Parent-Duchâtelet. — *Procès-verbal d'expertise pour l'examen des liquides saisis chez un marchand de vin*, par MM. Bussy et Boutron-Charlard (*Ann. d'hyg. et de méd. lég.*, 1re série, t. XVII, p. 425). — *De l'abus des boissons spiritueuses*, par le docteur Rœsch (*Ibid.*, t. XX, p. 5). — *Des falsifications des substances alimentaires et des moyens chimiques de les reconnaître*, par Garnier et Harel. Paris, 1844. — *De la conservation des vins et des alcools*, par M. Fauré (*Journal de pharmacie.* Paris, 1848). — *Œnologie française*, par Cavoleau. Paris, 1827. — *Topographie de tous les vignobles connus*, par Julien, 4e édition. Paris, 1848. — *Manuel du sommelier*, par le même. Paris, 1845, in-12. — *Traité théorique et pratique de la vinification*, par Dubief. Paris, 1845. — *Traité sur les vins de la France*, par Batillat. Paris, 1847, in-8. — *Traité sur les vins du Médoc et les autres vins rouges et blancs du département de la Gironde*, par W. Franck. Bordeaux, 1845, in-8. — *Analyse chimique des vins de la Gironde*, par J.-F. Fauré. Bordeaux, 1850, in-8. — *Falsification des vins par l'alun*, par Roussin (*Ann. d'hyg. et de méd. lég.*, 2e série, t. XV). — Lassaigne, *Observations nouvelles sur les caractères physiques et chimiques que présentent les vins rouges additionnés d'alun, suivies d'un procédé pour constater la présence de faibles proportions de sel en solution dans les vins rouges et blancs* (*Ann.*, 2e série, t. V, p. 414). — *Rapport sur les vins plâtrés fait à la commission supérieure et consultative des subsistances*, par Michel Lévy. Paris, 1854 (*Recueil de mémoires de médecine et de chirurgie militaires*, 2e série, t. XIII). — A. Chevallier, *Note sur la coloration artificielle des vins* (*Ann.*, t. V, 2e série, p. 5). — Chevallier, *Sur l'examen chimique des vins considéré sous le rapport judiciaire* (*Ann.*, 2e série, t. VII, p. 374). — A. Chevallier, *Du plâtrage des vins et de ses effets sur l'économie* (*Ann.*, 2e série, t. X, p. 79). — V. Rendu, *Ampélographie française.* Paris, 1857. — *Rapport sur le plâtrage des vins*, par MM. Bérard, Chancel et Cauvy. Montpellier, 1859.

VINAIGRE. — Le vinaigre est obtenu par la fermentation acide des liquides alcooliques, tels que vins de toute nature, eaux-de-vie de mélasse, de pomme de terre, de grains, mélasses, glycoses ou sirops de fécule, moût de malt d'orge, de froment ou de seigle, bière, cidre, poiré, eaux de lavage des formes à sucre dites eaux de bac, lies de vin, baquetures recueillies sur les comptoirs des marchands de vin. Les vinaigres varient dans leurs propriétés en raison du liquide qui a servi à les préparer. Ils contiennent tous une plus ou moins grande quantité d'acide acétique formé aux dépens de l'alcool qui existait dans le liquide avant la fermentation. Le meilleur vinaigre est celui que l'on tire du vin; pour le distinguer des autres, on le désigne sous le nom de *vinaigre de vin*. Il est blanc jaunâtre, ou rouge, suivant qu'il a été produit par du vin blanc ou par du vin rouge. Ces vinaigres de vin sont principalement fabriqués à Orléans; il en vient aussi de l'Allier, du Gâtinais, de la Bourgogne et du Bordelais. Dans le Nord, on fait plus particulièrement usage de vinaigres provenant de la fermentation acétique de la bière, du cidre et du poiré. Ces vinaigres portent le nom du liquide d'où ils tirent leur origine. Ils sont peu riches en acide acétique, et par conséquent d'une conservation plus difficile. Il y a deux manières de préparer le vinaigre au moyen des vins. La plus ancienne consiste à mettre le vin en contact avec du vinaigre déjà formé, et à laisser la fermentation s'opérer lentement au contact de l'air, à une température de 70 à 75 degrés : l'acide déjà existant, et souvent un ferment spécial, 1/1000 de moût d'orge germée par exemple, activent la transformation du liquide alcoolique. L'atelier où s'opère la fermentation acétique est ordinairement un cellier à murs épais, où la température peut se maintenir sans exiger trop de combustible; l'air y est lentement renouvelé par des ouvertures que l'on ferme à volonté. On emploie, pour exposer le liquide à l'acétification, des futailles ordinaires à vin, contenant 230 litres environ et solidement cerclées de fer; elles sont percées dans leur fond, aux deux tiers de leur diamètre, d'un large trou de bonde servant au renouvellement de l'air. On remplit ces tonneaux au tiers de leur capacité avec du vinaigre, auquel on ajoute 10 litres de vin qu'on veut acidifier; puis on laisse réagir pendant huit jours et l'on ajoute encore 10 litres de vin, addition qu'on répète deux fois aux mêmes intervalles de temps. Le vin blanc, plus riche en substance azotée, s'acidifie plus facilement. Les vins récemment fabriqués s'acétifient plus difficilement que les vins vieux; ils retiennent trop de matière sucrée. Les vins pauvres en alcool fermentent plus rapidement, mais ils donnent des vinaigres faibles.

D'après M. Chevallier, les acides acétiques du commerce sont altérés quelquefois par la présence de sels de chaux, d'acétate et sulfate de soude, de l'acide sulfureux, de matières empyreumatiques, du caramel, du plomb, du zinc, du cuivre et de l'arsenic.

Les sels de chaux contenus dans les vinaigres proviennent de ce qu'ils ont été décolorés par du charbon animal non lavé ou mal lavé; ils ont en outre perdu une partie de leur force, une partie de l'acide servant à dissoudre le carbonate et le phosphate de chaux contenus dans le charbon animal non lavé. La présence de l'acide sulfureux dans le vinaigre est importante à constater, à cause de son avidité pour l'oxygène et de sa transformation assez prompte en acide sulfurique, corps très délétère. L'acide sulfureux se rencontre surtout dans l'acide acétique produit par la décomposition d'un acétate au moyen de l'acide sulfurique. Il est, au reste, chassé par une faible chaleur, ou bien en colorant d'avance l'acide par quelques gouttes de sulfate d'indigo, et y ajoutant un hypochlorite qui ne produit une décoloration qu'après la transformation probable de l'acide sulfureux en acide sulfurique. On reconnait facilement la présence des sels de plomb, de cuivre, de zinc, par les divers réactifs qui décèlent ces métaux. M. Chevallier rapporte que, lors des visites faites en 1848 dans les officines des pharmaciens de Paris, il a été trouvé, dans l'une d'elles, du vinaigre distillé qui était fortement chargé d'un sel de plomb. Ce vinaigre avait été distillé dans une cornue de verre, dont le col s'adaptait à un serpentin que l'on croyait être d'étain fin, tandis qu'il était fait avec un alliage de plomb et d'étain. Il en est de même du vinaigre des *baquetures*, où l'on a quelquefois constaté aussi la présence d'un sel de cuivre.

L'arsenic qui peut se rencontrer dans l'acide acétique provient de l'acide sulfurique employé pour décomposer l'acétate de soude. Ce fait est important à connaître, attendu qu'assez souvent les marchands en détail, pour dissimuler la faiblesse de leurs vinaigres, en rehaussent l'acidité à l'aide de vinaigre de bois.

D'après M. Chevallier, les principales falsifications du vinaigre sont les suivantes : On le coupe avec de l'eau, on rehausse les vinaigres faibles par l'acide sulfurique, l'acide chlorhydrique, l'acide nitrique, l'acide tartrique, l'acide œnolique. On donne plus de montant au vinaigre en y faisant macérer des substances âcres (semence de moutarde, poivre long, pyrèthre, graines de paradis, piment de la Jamaïque). On le coupe avec des vinaigres inférieurs, tels que les vinaigres de glycose, de bière, de cidre, de poiré, le vinaigre de bois ou acide pyroligneux. Enfin on a cherché à augmenter sa densité par l'addition de chlorure de sodium ou d'acétate de chaux. Certains falsificateurs aussi ignorants que crédules ont acheté des secrets, des recettes pour donner plus de force au vinaigre, quelques-uns même croient ainsi perfectionner leur marchandise.

La circulaire suivante complétera les détails dans lesquels nous venons d'entrer, en donnant un aperçu des fraudes qui consistent dans la vente de compositions factices données pour du vinaigre naturel de vin.

CIRCULAIRE MINISTÉRIELLE DU 10 OCTOBRE 1855, SUR LA VENTE DES VINAIGRES FACTICES.

Monsieur le préfet, la pénurie et la cherté extraordinaire du vin ont porté beaucoup de fabricants à remplacer le vinaigre de vin par d'autres substances, telles que l'acide acétique plus ou moins étendu, que l'on obtient par la fermentation d'un grand nombre de liqueurs alcooliques, et l'acide pyroligneux, provenant de la distillation du bois. Il y a aujourd'hui plusieurs recettes pour produire des vinaigres factices, c'est-à-dire sans vin, et des brevets d'invention ont été pris pour des préparations de ce genre.

L'administration ne me paraît pas devoir s'opposer à ces innovations, lorsqu'il est bien constaté qu'elles ne sont pas de nature à compromettre la santé des consommateurs. Il n'est pas, en effet, dans l'esprit de la législation, qui prohibe les falsifications, de mettre obstacle aux progrès de l'industrie, et d'interdire la substitution aux denrées antérieurement usitées de compositions réclamées par les besoins de la consommation, loyalement avouées par le commerce et acceptées par le consommateur. Elles peuvent même être encouragées, dans une certaine limite, lorsqu'elles ont pour résultat de suppléer à l'extrême rareté d'un produit de première nécessité et d'en diminuer le prix. Ce que la loi prescrit, c'est la fraude, et il est du devoir de l'autorité de veiller à ce que la confiance ne soit pas trompée par des substitutions dissimulées ou par des mélanges ayant pour conséquence d'affaiblir la qualité de la marchandise vendue. Lorsque des faits de ce genre se produisent, l'intérêt des consommateurs, comme celui des négociants honnêtes, exige qu'ils soient réprimés. Il est à peine utile d'ajouter que toute préparation nuisible doit être sévèrement prohibée.

Après m'être concerté avec M. le garde des sceaux ministre de la justice, j'ai, en conséquence, l'honneur de vous inviter, monsieur le préfet, à prévenir vos administrés des peines auxquelles s'exposeraient les fabricants et marchands en vendant pour du vinaigre naturel de vin des vinaigres fabriqués avec des substances autres que le vin, ou en livrant des vinaigres de vin affaiblis pour du vinaigre pur. Cette dernière fraude paraît consister dans le mélange d'une partie de vinaigre de vin avec une ou deux parties d'eau et l'addition de deux ou trois centièmes de sel marin, qui donnent au mélange la densité du vinaigre naturel et la faculté de se conserver.

Vous aurez à déférer aux tribunaux les délits de l'une ou l'autre espèce qui vous seraient signalés, pour qu'ils soient poursuivis par application de la loi des 27 mars, 1er avril 1851, ou, au besoin, de celle du 5 mai 1855. Vous devez en outre donner des instructions aux membres des jurys médicaux, afin qu'ils veillent à ce qu'il ne soit vendu aucune composition dont la recette ne serait pas parfaitement connue, ou qui, étant employée aux doses et dans les conditions où l'on fait usage du vinaigre destiné à l'alimentation, serait de nature à porter préjudice à la santé.

Je vous prie de m'accuser réception de la présente circulaire, et de me rendre compte des dispositions que vous aurez prises par suite des instructions qui précèdent.

Signé E. ROUHER.

Bibliographie. — *Essai sur le vinaigre, ses falsifications, les moyens de les reconnaître, d'apprécier sa valeur*, par MM. Chevallier et Gobley (*Annales d'hygiène*, t. XXIX, p. 55). — *Dictionnaire des falsifications*, par Chevallier. — *Fraude dans la vente des vinaigres factices* (*Ann.*, 2e série, t. V, p. 209). — *Mesures de précautions que l'on doit prendre contre les fabriques de vinaigre*, dans le *Compte rendu des travaux du Conseil de salubrité du Rhône*. Lyon, 1860, p. 410.

VINASSES. — *Voy.* DISTILLERIES, SUCRE.

VISIÈRES. — Les fabriques de visières et feutres vernis, par suite des mauvaises odeurs et des dangers d'incendie, sont rangées dans la première classe des établissements insalubres.

VOIRIES. — Le mot *voirie* ou *voierie*, dans les anciennes coutumes, ne signifie pas autre chose que *voie*, *chemin*, *rue commune*, et d'une façon plus restreinte, la *charge* et la *juridiction* de l'officier de police ou édile appelé *voyer* (*viarius*), ou l'ensemble des règles de droit applicables à cet objet. C'est en ce sens que le langage administratif a consacré la division de *grande* et *petite voirie*, suivant l'importance des voies de communication. Mais il est un autre sens, et c'est précisément celui dans lequel nous avons à employer ce mot, dont l'origine est difficile à démêler. Chacun sait, en effet, qu'on appelle encore du nom de *voirie* une place publique vaine et vague, située dans le voisinage des grands chemins, où l'on porte les boues, charognes et autres immondices des villes et bourgs. Or, y a-t-il lieu de chercher, pour ce sens particulier du mot *voirie*, une étymologie particulière et différente de celle de *viarius* ou *viaria?* M. Davenne, auteur d'un *Traité de la voirie urbaine*, regarde comme assez probable que, par une assimilation qui remonte à des temps assez reculés de notre histoire, on a pu confondre les gémonies de la haute justice seigneuriale, auxquelles étaient réunis les dépôts de tous les objets immondes, avec les grands chemins au bord desquels les gibets étaient assez généralement situés pour effrayer les voleurs qui en faisaient le théâtre de leurs rapines. Faut-il accepter de préférence l'étymologie un peu trop poétique et recherchée de Ménage, qui fait dériver de *vulturia* le nom des lieux où les vautours trouvaient leur pâture? Ou enfin faut-il ne voir là qu'une extension de sens du mot *viaria*, un détail de la charge du *voyer*, qui devait veiller à tenir la voie nette et assigner la place où seraient portées les ordures et immondices? Cette dernière explication, adoptée par Trévoux, nous paraît la plus simple et la plus plausible ; c'est à elle que nous nous rangerons.

Au point de vue de la salubrité et de l'hygiène publique, la question des voiries doit être ramenée aux termes suivants : Quels sont les moyens en usage pour évacuer hors des villes, décomposer ou transformer de la manière à la fois la moins insalubre, la plus utile et la plus décente, les masses de débris organiques putréfiés ou qui résultent de la vie animale dans les grands centres de population?

Ces débris peuvent être distribués en trois classes :

Immondices : a. Débris des halles et marchés, de l'économie domestique, boues, etc.

Excréments : b. Excréments humains. *c.* Excréments des animaux domestiques.

Cadavres d'animaux : d. Cadavres des animaux domestiques non comestibles. *e.* Cadavres humains.

D'où la division des voiries en : 1° *voiries d'immondices*, 2° *voiries de matières fécales*, 3° *voiries d'animaux morts*, qui doivent être successivement étudiées, eu égard à la nature des matières, à leur origine, et aux conditions à remplir pour les rassembler, les décomposer ou les transformer. Il est bien entendu que le dernier groupe, celui des cadavres humains, doit être mis à part.

Considérations générales et historiques. — Mais avant d'entrer dans les développements que comporte l'étude des diverses voiries, il importe de présenter quelques remarques générales qui sont indispensables pour faire bien comprendre l'état actuel de la question et en déterminer exactement les limites.

Dans toute agglomération d'hommes, les besoins les plus impérieux de la vie donnent naissance à une quantité de produits de décomposition, immondes ou excrémentitiels, dont toute société policée doit chercher à se débarrasser, non-seulement dans l'intérêt de la propreté et de la salubrité des villes, mais certainement aussi par une sorte de respect de soi-même qui porte l'homme à éloigner de lui les corps privés de vie et les objets immondes ou infects, qui sont de nature à offenser les sens ou la pensée. Aussi ce qu'il y aurait en apparence de plus souhaitable serait d'arriver à faire disparaître complétement ces différentes matières. C'est là en effet ce qui a lieu, ainsi que nous le verrons dans un grand nombre de localités. Mais si l'on considère que ces débris recèlent en eux une foule de principes que l'agriculture et les arts peuvent utiliser, soit directement, soit indirectement, et savent rendre éminemment féconds, on comprendra qu'un intérêt nouveau s'attache à ces matières confondues sous le nom d'immondices, et que leur conservation et leur emploi présentent une haute importance. Les voiries n'ont donc pas seulement pour but d'en débarrasser la voie publique ou les habitations, elles forment de véritables entrepôts où l'industrie va puiser les matériaux qu'elle saura appliquer de mille façons utiles. Mais ce n'est pas là encore le dernier progrès à accomplir. S'il était possible de donner à ces matières immondes un emploi immédiat, et de ne plus les laisser attendre dans des dépôts la destination qu'elles doivent recevoir, on aurait certainement réalisé avec la suppression des voiries une des améliorations les plus incontestables dans les conditions de la salubrité.

Nous pouvons donc, dès à présent, faire pressentir quelles seront les phases que doit traverser l'histoire des voiries. Ou les matières immondes disparaîtront plus ou moins complétement, ou elles seront conservées, tantôt sans précautions et sans triage préalable, tantôt dans des dépôts séparés et disposés avec plus ou moins d'art; ou enfin elles subiront certaines métamorphoses artificielles qui les mettront en état d'être employées au moment même où elles seront enlevées. Le dernier terme ne sera sans doute pas atteint : par des raisons que nous développerons bientôt, la suppression absolue des voiries dans les localités où l'on voudra ne pas perdre les matières utilisables ne paraît pas pouvoir être jamais possible; mais il y aura dans ces établissements des transformations successives qui, suivant les progrès de l'industrie, modifieront d'une manière plus ou moins profonde les conditions d'insalubrité qu'elles présentent. Il est facile de voir combien cette question s'agrandit, puisque désormais l'assainissement des voiries dépend de l'emploi qui sera fait des produits qu'elles renferment. C'est là, nous ne craignons pas de le dire, une face nouvelle du sujet. Mais il en résulte une extrême difficulté, due principalement aux différences capitales qui existent dans les diverses localités, et à la multiplicité des détails dans lesquels nous serons forcés d'entrer pour donner seulement un aperçu de ce qu'ont été les voiries, de ce qu'elles sont actuellement, et de ce qu'elles seront demain peut-être.

Avant de parler des diverses espèces de voiries, il convient d'appeler l'attention sur deux points essentiels, qui se rattachent à la partie historique de la question. C'est, d'une part, l'absence totale de voiries dans certains pays et à certaines époques; et, d'une autre part, le défaut de triage et le mélange, dans un même lieu, de tous les produits. L'importance capitale de ces circonstances, au point de vue de la salubrité générale des villes, ressortira de l'exposé que nous allons faire des origines et des modes divers de constitution des voiries.

Il est très difficile, d'après le petit nombre de renseignements qui nous sont parvenus, de se faire une idée exacte de ce que devenaient les immondices dans les cités antiques et même à Rome. On ne saurait douter cependant du soin apporté à la salubrité de la ville dans les temps les plus reculés et jusque sous les rois. Tite-Live signale, parmi les travaux que le second Tarquin fit exécuter, la grande *cloaque*, réceptacle de toutes les immondices de la ville : « Foros in » circo faciendos, cloacamque maximam, receptaculum omnium » purgamentorum urbis, sub terram agendam : quibus duobus ope- » ribus vix nova hæc magnificentia quidquam adæquare potuit. » Il est souvent question, dans les auteurs qui ont traité de l'édilité romaine et dans les inscriptions, des *curatores viarum*, *curatores cloacarum urbis*. Il semble même que les immondices fussent parfois enlevées et déposées en monceaux ; car Cicéron parle d'individus qui « luta et limum aggerebant ». Mais ce qui paraît beaucoup plus certain, c'est que tous les débris immondes de la ville étaient entraînés dans le fleuve, comme on le voit encore dans tant de localités modernes.

Il n'est pas sans intérêt de rapprocher sur-le-champ de ce fait les conditions actuelles de la salubrité dans une foule de villes qui, soit en France, soit à l'étranger, n'ont pas de voiries, et qui écoulent directement les immondices dans les eaux des rivières ou dans la mer. Nous citerons notamment dans notre pays Nantes, où, jusqu'à ces derniers temps et avant la réforme qui est actuellement en voie de réalisation, les matières étaient conduites à la Loire par des canaux appelés *toucs*. L'eau manquait souvent pour faciliter l'écoulement, aussi était-il fort irrégulier, et lors des fortes averses, il régnait dans plusieurs quartiers une odeur infecte. Il en est de même dans la plupart des ports de l'Océan. A Avignon, à Marseille, et presque dans tout le Midi, les matières fécales et les urines, reçues dans des tonneaux qui parcourent la ville deux fois par jour, sont transportées à la mer. A Londres, et dans un grand nombre de villes d'Angleterre, à Bruxelles également, les voiries sont remplacées par un système général de drainage qui passe sous chaque maison. Les communs, cuisines, offices, etc., se trouvent toujours en contre-bas du sol, et toutes les eaux ménagères, de même que les vidanges, se rendent tout de suite dans des tuyaux garnis d'écluses que l'on ouvre à certaines heures, et qui aboutissent à la Tamise pour Londres, à la Senne pour la capitale de la Belgique, et à d'autres lieux de décharge pour d'autres villes. La grande quantité d'eau jetée dans les lieux d'aisances facilite l'écoulement. Ce système, qui simplifie beaucoup le nettoiement des villes, a le grand inconvénient de perdre des matières d'une grande valeur pour l'agriculture. Il est extrêmement probable que les mœurs anglaises ont été longtemps un obstacle considérable à l'utilisation des matières fécales; mais dans ces derniers temps les plus grands efforts ont été faits, surtout en Écosse et en Irlande, pour en tirer parti.

Dans les pays chauds, où l'on produit, en général, moins de matières fécales, et où la sécheresse et les insectes les réduisent plus promptement à l'état de matières inodores, le mode d'écoulement est néanmoins pratiqué dans des localités très importantes. A Trébizonde, où le terrain est très incliné, les matières des cloaques s'écoulent naturellement par le milieu des rues, qui présentent une espèce de canal découvert formant à la fois le ruisseau et l'égout. Il faut certainement rapprocher, de ces systèmes dans lesquels on fait disparaître les immondices, la perte des matières des fosses d'aisances dans les puits absorbants. Ainsi, à Paris, dans le faubourg Saint-Jacques, les conduits de certaines maisons se rendent à d'anciennes carrières où l'on ne pénètre pas et dont on ne connaît même pas la position. Nous n'avons pas à nous occuper de ces différents procédés d'évacuation des débris organiques qui ont été conseillés jusqu'à ces derniers temps pour Paris même, et qui sont précisément l'opposé des voiries.

Mais là où, soit par incurie, soit par économie, soit par toute autre cause, les immondices n'étaient pas entraînées ou perdues, il a fallu pourvoir à leur enlèvement. Telle est l'origine des voiries, que nous allons suivre jusqu'au moment où la séparation fut prescrite entre les diverses espèces de matières immondes.

La fétidité des boues qui couvraient le sol a été la cause du premier acte public qui a eu en vue la salubrité de Paris, nous voulons parler du pavage ordonné par Philippe-Auguste en 1184. On lit dans Rigord : « Philippus rex Parisiis aliquantulum moram faciens, dum » sollicitus pro negotiis regni agendis in aulam regiam (*le palais en* » *la Cité*) deambularet, veniens ad palatii fenestras unde fluvium » Sequanæ pro recreatione animi quandòque inspicere consueverat, » rhedæ equis trahentibus per civitatem transeuntes fœtores intole» rabiles lutum revolvendo procreaverunt. Quod rex in aula deambu» lans ferre non sustinens, arduum opus sed valde necessarium exco» gitavit, quod omnes prædecessores sui, ex nimia gravitate et operis » impensa, aggredi non præsumpserant. Convocatis autem burgen» sibus cum præposito ipsius civitatis, regia auctoritate præcepit » quod omnes vici et viæ totius civitatis Parisii duris et fortibus lapi» dibus sternerentur. » Mais si la fétidité des boues a donné dès le XIIe siècle l'idée du pavage, il n'était pas encore question des voiries.

Dans le principe, les habitants de chaque rue, obligés au balayage du devant de leurs maisons, louaient en commun un tombereau qui conduisait les ordures aux champs. C'est en 1348 qu'une ordonnance du prévôt de Paris prononça pour la première fois des amendes contre le défaut de nettoiement. En 1348 et en 1356, le roi Jean confirma l'ordonnance du prévôt : Nul ne doit nourrir pourceaux chez soi, à découvert ou en lieu caché, ni laisser pareilles bêtes errer par les rues, à peine de 60 sous d'amende et d'occision des porcs. Sont seuls exceptés les religieux de Saint-Antoine, à cause du cochon, attribut de leur patron. En temps de pluie, défense d'arrêter ou de détourner l'eau, ou de balayer avant que la pluie soit passée. Défense aux maçons de faire amas de gravois et décombres dans les rues, et aux habitants de faire amas de matières puantes, à peine de 60 sous d'amende. En 1395, l'inobservation des ordonnances fit ajouter contre les contrevenants, à l'amende de 60 sous, la prison au pain et à l'eau. Malgré la sévérité des ordonnances, les voituriers, au lieu de conduire les ordures aux champs, dans la plaine Saint-Denis ou dans la plaine de Gentilly, avaient pris l'habitude de vider leurs tombereaux dans l'intérieur de la ville, au milieu des places un peu vastes. A la fin du XIVe siècle, la place Maubert était tellement encombrée et infectée, que les marchands de la halle, qui occupaient le milieu de la place, cessèrent d'y venir, chassés par la puanteur. Plusieurs maisons étaient inhabitées; dans d'autres régnaient des maladies pestilentielles. C'est en 1389 seulement que la place fut purifiée, et la dépense couverte au moyen d'une taxe imposée aux voisins et aux marchands. En 1392, défense de porter sur la place de Grève, pendant la nuit, et d'y amasser les *fientes des latrines* et les boues des égouts, à peine de 40 sous d'amende. En 1396, institution d'un corps de voituriers chargés d'enlever dans des tombereaux les immondices de la ville et de les conduire, moyennant 10 deniers parisis par tombereau, aux différentes voiries placées hors des portes de la ville. Le lieu le plus communément affecté à cet usage, depuis l'origine, était Montfaucon. En 1399, Charles VI ordonna que toutes les personnes, même les *princes du sang*, les écoliers, gens d'Église ou de robe, doivent faire nettoyer à leurs frais le devant de leurs hôtels, enlever les immondices, charognes, etc., les faire conduire hors la ville, et ce sous peine de grosses amendes ou de saisie des biens. Ces ordonnances sont renouvelées pendant tout le cours du XVe siècle. En 1506, le parlement impose pour la première fois une taxe générale et permanente sur les bourgeois pour les frais d'enlèvement des boues et de nettoiement des rues de Paris. En 1539, François Ier publie une grande ordonnance sur la police des rues, où il met en ordre et développe les prescriptions des temps antérieurs. Une ordonnance de Henri IV, en 1608, renouvela et compléta celle de François Ier.

Un arrêt du conseil de 1639 donne la liste des voiries de Paris existant à cette époque. Il y en avait sept, situées : à la porte Saint-Antoine, à la porte du Temple, à la porte Saint-Lazare, à la porte Montmartre, à la porte de la Conférence (quai de Billy), à la porte Saint-Victor, et pour le faubourg Saint-Germain, dans le Pré aux

Clercs. Il est fait défense formelle de conduire les immondices partout ailleurs que dans ces voiries, et tous les propriétaires sont tenus de construire immédiatement des fosses et des égouts dans leurs maisons. Lorsque le prévôt Hugues Aubriot eut terminé, en 1383, la deuxième enceinte fortifiée, les habitants formèrent un dépôt de décombres et d'immondices, à droite, en dehors de la porte du Temple; ce dépôt devint si considérable par la suite, qu'il finit par dominer le rempart. En 1670 et 1671, les remparts ayant été démolis et leur emplacement converti en boulevard, on fit des plantations d'arbres sur cette ligne, et l'on y établit une chaussée pavée, en laissant enfouies sous le sol les immondices qui s'y trouvaient. Un grand nombre d'autres points furent successivement convertis en voiries dans différentes parties de la ville. Avant 1674, à Paris, les seigneurs hauts justiciers étaient obligés de fournir des voiries suffisantes pour contenir les vidanges de l'étendue de leurs justices, et s'ils n'avaient pas d'emplacement suffisant, on les contraignait d'en acheter. En 1674, toutes les justices particulières furent réunies à celles du Châtelet. L'édit du mois de mars de cette année, qui met à la charge du roi l'entretien des voiries, fixe les règles d'établissement de celles-ci. On distingue alors deux sortes de voiries : pour les boues, et pour les matières fécales et charognes; elles doivent être placées loin des maisons de la ville et des faubourgs, et des grands chemins.

Mais ces amas d'immondices et de gravois, nommés *buttes*, *voiries*, *monceaux*, *mottes*, placés d'abord à l'extérieur des murs, se trouvèrent ensuite, par incurie, maintenus dans l'intérieur même de la ville, et, comme on sait, cette circonstance peut expliquer, jusqu'à un certain point, l'inégalité du sol dans les anciens quartiers de Paris.

Cette séparation des voiries d'immondices et des voiries de matières fécales est inconnue dans un grand nombre de villes modernes et presque dans toutes nos campagnes.

Nous empruntons à M. le docteur Willemin le tableau hideux que, durant son séjour en Égypte comme médecin sanitaire, il traçait du Caire. « Ce qui frappe, avant tout, les yeux du médecin qui recherche les vices hygiéniques de cette grande et insalubre cité, c'est l'extrême malpropreté qui règne dans les rues comme dans l'intérieur des édifices. Les immondices, les débris de toutes sortes, sont parsemés dans les rues et surtout dans ces nombreuses impasses où elles aboutissent. Le sol, qui n'est ni pavé ni macadamisé, est revêtu d'une épaisse couche de matières végétales et animales en décomposition. Cette espèce de limon formé d'ordures et de terre pétris ensemble augmente incessamment d'épaisseur. Aussi le terrain s'exhausse-t-il insensiblement; à ce point que, dans un grand nombre de rues, les portes des maisons sont en partie enterrées; il n'est pas rare que le sol de quelques pauvres boutiques soit de quelques pieds plus bas que celui de la rue, ce qui donne à ces étroites loges l'apparence de l'entrée d'un caveau. Sur un sol de cette nature, on comprend aisément quel peut être l'arrosage prescrit pendant les chaleurs de l'été deux fois par jour, mais qu'on exécute, il est vrai, assez irrégulièrement.

» L'eau qu'on y répand ne sert qu'à cimenter ces débris où l'élément fécal prédomine. Au moment de la première évaporation, il s'élève de cette glaise des miasmes d'une extrême fétidité. C'est également ce qui arrive lorsqu'une de ces pluies, rares dans le pays, vient à humecter les rues, les terrasses, les anciens cimetières. (Il est un de ces cimetières, situé au N.-E. de la place, dont, chaque fois que par un temps de pluie j'ai traversé ce lieu, qui est devenu un passage, j'ai été frappé de la fétidité des exhalaisons qui en émanent.) D'autres emplacements où l'infection est en quelque sorte permanente, ce sont les impasses, les petites places qui servent ou de marché ou de lieu de station pour ces milliers d'ânes et de chameaux tenus à la disposition du public. L'urine de ces animaux, imprégnant continuellement le sol tout couvert de matières fécales, y forme de véritables cloaques, dont l'odeur est des plus fétides. Un médecin distingué avait regardé depuis longtemps l'urine des ânes et des chameaux, si nombreux au Caire, et dont le sol est sans cesse humecté, comme une cause du développement de la peste.

» Les immondices s'élèvent au bord même du fleuve dont elles forment la berge; si on les jetait deux pas plus avant, le Nil les entraînerait, et l'on éviterait ainsi ce foyer d'infection. Au reste, la ville est entourée en tous sens d'amas d'ordures semblables. C'est surtout au côté sud que l'on rencontre une véritable colline formée de ces débris amoncelés. C'est là en Égypte la plaie de presque tous les lieux habités. »

Malheureusement cette plaie s'étend dans bien d'autres pays, et nous aurons à la signaler dans le cours de ce travail.

Voiries d'immondices. — Sous la dénomination commune d'*immondices*, on comprend généralement les résidus organiques et minéraux qui couvrent la voie publique, c'est-à-dire les boues, les débris des halles et marchés, des cuisines, et d'une foule de petites industries qui ne sauraient être énumérées.

On comprend par ce seul énoncé qu'il soit absolument impossible d'indiquer la composition exacte des immondices que peut produire une grande ville. Ce qu'il est permis de dire seulement, c'est que l'on y trouve mêlés des excréments d'animaux et des débris de charognes, des végétaux dont quelques-uns sont très sulfurés et très azotés, comme les choux et les haricots, des lambeaux de tissus, des tessons de verre et de poterie, des cendres, et enfin des fragments de fer provenant de l'usure des fers de chevaux et des roues de voitures.

Ces matières ont été pendant longtemps, à Paris, déposées soit dans les voiries générales, soit dans des lieux spéciaux dont on retrouve encore des traces nombreuses. M. Trébuchet fait remarquer qu'à mesure que la ville s'est agrandie, la quantité de boue à enlever s'est accrue; et que cet accroissement a obligé de multiplier les lieux destinés à les recevoir en dépôt; ces lieux se sont trouvés peu à peu au milieu des habitations, et il a fallu successivement en choisir d'autres plus éloignés. Il y a trente ans on comptait encore en service les voiries de la barrière de Montreuil, de la rue de Ménilmontant, de la rue de Château-Landon, de la rue de la Voirie, de la barrière des Fourneaux, de la barrière d'Enfer, de l'ancienne barrière des Deux-Moulins. Ces voiries furent peu à peu supprimées et remplacées, il y a peu d'années, par trois grands dépôts d'immondices formés à l'entrée de Vincennes, à Montrouge et à Clichy; ces établissements, qui soulevaient à juste titre les plus vives réclamations des localités environnantes, ont eux-mêmes disparu; et depuis le nouveau cahier des charges de l'entreprise du nettoiement, il n'y a plus de voiries à boue. Les immondices enlevées de Paris par les cultivateurs des environs qui ont sous-traité avec l'entrepreneur sont presque immédiatement employées à l'engrais de leurs terres. On enlève chaque jour de Paris de 500 à 600 mètres cubes de boues.

L'article 21 du cahier des charges que nous venons de mentionner, et qui remonte au mois de juin 1831, est ainsi conçu : « Toutes voiries existantes sont supprimées. Les produits du nettoiement doivent être transportés à 2000 mètres des barrières, sur des terrains dont l'entrepreneur doit se pourvoir à ses frais, risques et périls, en se conformant aux lois et règlements relatifs aux établissements insalubres. »

Toutes ces immondices, emportées soit par bateaux, soit dans des tombereaux, vont directement dans les campagnes qui environnent la ville, et où, sous le nom de *gadoues*, elles sont employées comme engrais. Les anciennes voiries urbaines et publiques sont donc actuellement transformées en dépôts privés, disséminés dans les champs et dans les communes rurales, où leurs émanations se répandent en liberté. C'est là d'ailleurs le système usité dans la plupart des départements agricoles en France, et dans les principales villes d'Europe, en Belgique notamment. Mais les immondices sont ordinairement soumises, avant d'être enlevées, à un triage qui est admirablement opéré par les chiffonniers, dont les magasins constituent secondairement de véritables dépôts d'immondices dont les effets doivent être rapprochés de ceux des voiries.

Des conditions d'insalubrité des voiries d'immondices. — Les immondices réunies en masses considérables subissent une véritable fermentation putride dont les produits présentent au plus haut degré les caractères des émanations infectes réputées insalubres; ces inconvénients ont pu, dans certains cas, acquérir une telle gravité que les populations ont fait entendre les plaintes les plus énergiques, et que les Conseils de salubrité ont eu maintes fois à se prononcer sur des réclamations relatives à de semblables dépôts. Elles se sont produites notamment contre les dépôts de boues, d'immondices et de fumiers, formés dans les communes rurales du département de la Seine, sur des champs avoisinant la voie publique, aux environs des habitations et même jusque dans les cours des fermes et des maisons des villages, et le Conseil de salubrité a constaté qu'elles étaient justes et fondées, surtout pour certaines localités, telles que les communes d'Asnières et de Gennevilliers. Ces dépôts d'immondices en fermentation exhalaient une odeur infecte, des flaques d'eau croupissantes baignaient la base de ces tas de boues et d'immondices ramassées dans la ville. Ces engrais restaient souvent plusieurs mois dans un même lieu avant d'être employés, attendu qu'il est de l'intérêt des cultivateurs de ne les jeter sur la terre que lorsqu'ils ont subi une fermentation suffisante, et qu'ils sont *faits*, suivant leur expression. « Les réflexions sont inutiles pour démontrer jusqu'à quel point un tel état de choses pouvait compromettre la salubrité des communes où, la culture exigeant une quantité notable de ces engrais, l'air était vicié par ses émanations, et l'habitation de certaines localités était devenue intolérable. »

En 1825, l'administration fut pour ainsi dire forcée par les habitants de la rue de Ménilmontant de supprimer la voirie qui existait dans cette rue. Une véritable émeute eut lieu dans ce quartier : les nombreux habitants des environs de la voirie, las de ne pas voir leurs plaintes écoutées, avaient pris le parti de se faire justice eux-mêmes. Ils fermèrent la voirie et en expulsèrent les tombereaux. Les motifs singulièrement exagérés de ces violences reposaient sur l'insalubrité des émanations de la voirie qui, disait-on, auraient donné la mort à un grand nombre de personnes, qui corrompaient tous les aliments et empêchaient même les boulangers de donner à leur pain toutes les qualités désirables. Les boues, ne pouvant plus être portées dans la voirie de Ménilmontant dont je viens de parler, furent dirigées sur celles de Montreuil, qui, continuant toujours à recevoir celles du quartier, pour lequel elle était destinée, ne tarda pas à être à un tel point encombrée, que les immondices s'élevèrent de 4 à 5 mètres au-dessus du niveau de la route. On se trouvait alors en été, la chaleur était intense, et les orages se succédaient à peu de jours d'intervalle, ce qui détermina une fermentation très active dans cette masse d'immondices; il s'ensuivit un dégagement abondant d'effluves putrides et infects qui se répandirent dans les habitations voisines. Nous ne saurions omettre que Parent-Duchâtelet s'est livré sur ces faits à une enquête dans laquelle il s'est efforcé d'en atténuer considérablement la portée.

A une autre époque, les fouilles de l'église Bonne-Nouvelle, qui se creusaient pendant les grandes chaleurs de l'été, ont donné naissance au développement de miasmes très dangereux pour les ouvriers, et même pour le voisinage. Cela provenait de ce que l'emplacement sur lequel a été bâti le quartier Bonne-Nouvelle était fort anciennement celui d'une voirie, dont le sol se composait des immondices infectes que l'on enlevait des rues de la ville. Des lotions et des fumigations appropriées ont été prescrites, et le danger a disparu.

Il n'est pas douteux que ces dépôts d'immondices récents ou anciens ne puissent donner lieu à ces émanations putrides dont nous avons cherché à apprécier l'action sur la santé.

Les effets ne sont pas moins marqués dans les magasins de chiffons qui, nous l'avons dit, sont des espèces de voiries particulières. En effet, parmi les objets recueillis par les chiffonniers, il n'en est aucun dont l'accumulation donne lieu, autant que les chiffons sales et les os, à une odeur fétide et insupportable pour le voisinage. De là la prescription imposée constamment par les Conseils d'hygiène, de recevoir ces derniers bien secs, de les placer à la cave dans un tonneau fermé d'un couvercle à charnière, et de les enlever deux fois par semaine. Quant aux chiffons, ils doivent être lavés au fur et à mesure des livraisons, et séchés, autant que possible, hors des magasins. Il est défendu d'effectuer ce lavage dans le ruisseau de la rue. Quelquefois même, lorsque la position du dépôt l'exige, on a soin de préciser que l'établissement ne recevra que des chiffons blancs. Enfin, les locaux consacrés à l'industrie dont il s'agit doivent toujours être vastes et percés d'un nombre d'ouvertures suffisant pour que l'air s'y renouvelle avec facilité. Le Conseil de salubrité de la ville de Paris n'approuve guère la formation de semblables dépôts que dans les quartiers où les habitudes des voisins, les industries qu'ils exercent, etc., en éprouvent le moins de gêne possible. Malgré toutes ces restrictions, il peut encore se faire que l'incommodité résultant de leur présence soit telle, que le Conseil en demande la clôture, c'est ce qui est arrivé pour un établissement de ce genre situé rue du Champ-de-l'Alouette, quartier Saint-Marcel, contre lequel s'élevaient les réclamations de plus de vingt-cinq propriétaires du voisinage. Leurs maisons étaient envahies jour et nuit par les émanations infectes de ce dépôt, et plusieurs locataires avaient pris le parti d'aller demeurer ailleurs, n'ayant pas d'autre moyen de s'y soustraire.

Les effets que peuvent produire les émanations infectes de ces dépôts sont parfois extrêmement redoutables, lorsqu'ils ne sont pas tenus avec soin et entourés des précautions qui viennent d'être rappelées. On en trouve un exemple bien remarquable dans le récit des accidents formidables dont a failli être victime l'un des hommes qui ont le plus fait pour la médecine publique dans notre pays.

« Ollivier (d'Angers) étant allé pour visiter un magasin de chiffons tenu par le sieur Maurice, rue Saint-Germain-l'Auxerrois, demanda à voir une cave voûtée, sans communication avec l'air extérieur, si ce n'est par la porte d'entrée, qui est ordinairement fermée, cave dans laquelle le locataire renferme les os qui lui sont apportés par les chiffonniers. On le conduisit dans ce lieu. Il remarqua que le sol et la voûte étaient humides, et que les murs étaient d'un noir verdâtre; que l'air dans lequel brûlait la lumière était infect et avait une odeur nauséabonde. Mais à peine fut-il au milieu de la cave, qu'il fut pris de vertiges : il ressentit des nausées et des envies de vomir qui le forcèrent à s'éloigner sur-le-champ et à regagner l'entrée de la cave et l'escalier qui y conduit. Sorti de la cave, son état s'améliora; cependant il ressentit un malaise pendant le reste de la journée. Étant invité à dîner en ville, il crut cependant se trouver assez bien pour se rendre à ce dîner : il mangea même avec appétit; mais à peine le dîner était-il terminé, qu'il ressentit des pincements de ventre très douloureux autour du nombril; les pincements se faisaient sentir d'abord par intervalles éloignés, ensuite ils se firent ressentir davantage et d'une manière plus rapprochée : Ollivier fut forcé de se courber sur lui-même, de s'accroupir. Les pincements devenant plus multipliés et étant suivis d'un anéantissement général, il se fit transporter chez lui. Les secousses de la voiture n'augmentèrent pas sensiblement la douleur; mais à peine fut-il arrivé, qu'il éprouva un vomissement qui lui fit rejeter une portion des aliments qu'il avait pris. Les vomissements furent suivis de sueurs froides, de déjections liquides, de syncopes continuelles. De nouveaux vomissements donnèrent lieu à l'expulsion du reste des aliments; ils furent suivis de nausées, de syncopes, de sueurs froides, d'évacuations liquides très fétides. Les évacuations se succédèrent jusqu'à quinze fois, depuis sa rentrée jusqu'à cinq heures du matin; à cette heure, les sueurs froides devinrent plus abondantes; il y eut des évacuations sanguines par les selles. Les pincements de ventre, qui n'ont pas cessé de se renouveler par intervalles, sont aussi intenses, mais moins prolongés.

Le malade éprouve un sentiment de brisure général; les nausées cessent, mais il y a toujours des évacuations fétides, en partie jaunâtres, en partie sanguinolentes. Ces symptômes ont persisté le 4 et le 5, et ce dernier jour il y eut encore huit évacuations alvines sanguinolentes. Dans la soirée du 5, les pincements cessèrent de se faire ressentir; le rétablissement se fit ensuite successivement : il était complet le 10. Cependant, le jeudi, Ollivier, ayant voulu sortir, fut saisi d'un accès de fièvre qui le força de rentrer : l'accès dura douze heures. » (*Annales d'hygiène*, 1832, t. VIII, p. 216.)

On peut dire néanmoins, d'une manière générale, que les voiries d'immondices, lorsqu'elles sont construites suivant certaines règles dans un emplacement convenablement choisi, n'offrent pas d'inconvénients bien sérieux. C'est un fait que les Conseils d'hygiène publique et de salubrité des départements ont eu plus d'une fois l'occasion de constater. Celui des Bouches-du-Rhône a montré à cet égard une grande sollicitude, et celui de la Gironde a signalé, par l'organe de son rapporteur, M. Arnozan, l'innocuité du dépôt d'immondices où sont portées les boues de la ville de Bordeaux. La description qu'il en donne et les observations qu'elles lui suggèrent peuvent utilement trouver place ici comme spécimen de ce qui peut se présenter dans un grand nombre d'autres localités.

« La propriété a son entrée sur le chemin de Tivoli; son étendue est de 3 hectares environ, partagée en trois parallélogrammes à peu près égaux et complétement clos. A gauche est une prairie; à droite est un terrain consacré en partie à recevoir les boues, et dont le reste est exploité en sablière; le centre est l'emplacement destiné à recevoir les tombereaux et les immondices qui n'ont pu être embarquées; il est traversé dans toute sa longueur par une chaussée pavée, aboutissant aux écuries. Ce local est aussi sur le plateau qui domine le versant du coteau du Bouscat; le sol en est sablonneux, ferme, sec et perméable. Il est impossible de percevoir aucune espèce d'odeur; les amas d'immondices ne sont qu'au nombre de deux, presque secs, mesurant à peu près 6 mètres carrés de superficie sur un de hauteur. Les boues, que l'on recueille principalement en hiver, forment dans l'enclos qui leur est affecté des monceaux d'une plus grande étendue; leur surface, comme leur intérieur, n'a offert aucune exhalaison putride; on y reconnaît seulement, quand on les flaire de près, l'odeur spéciale de la terre. Ces amas n'ont pas tous la même ancienneté, quelques-uns sont récents, et cependant nous n'avons aperçu entre eux de différence que dans la quantité d'humidité. Cette observation nous indique que les boues ne contiennent pas de matières putrescibles, si ce n'est en très minime proportion. Lors de la visite, les résultats des recherches furent parfaitement les mêmes, et l'on acquit alors, comme précédemment, la conviction que cet établissement n'est pas insalubre. A cette occasion, la commission rechercha si les servitudes, les magasins, les écuries, ne pourraient pas donner lieu à quelques émanations malsaines ; mais ces divers services de l'entreprise sont soumis à une surveillance, à un ordre et à une bonne administration qui en éloignent toute apparence d'incommodité, et qui sont autant de garanties en faveur de cet établissement.

» L'endroit où l'on réunit ce que les conducteurs de tombereaux ramassent dans les bourbiers de la ville se compose de vieux débris de fer, de verre cassé, de chiffons ou guenilles, etc. Tous ces objets, triés à leur arrivée et déposés dans un local situé au fond de l'établissement, sont exempts de mauvaises odeurs, grâce aux précautions que l'on a prises là comme partout. Ainsi les chiffons, les guenilles, tout ce qui est susceptible d'être décomposé par l'humidité, est étendu sur de vastes treillages et n'est mis en magasin qu'après une entière dessiccation ; les os sont immédiatement pesés et transportés chez les industriels qui en font le commerce.

» Quelques protestations accusent cet établissement d'avoir occasionné les maladies putrides dont seraient morts plusieurs animaux dans les environs. La seule inspection des lieux fait repousser une pareille allégation. »

Règles relatives à l'établissement des voiries d'immondices. — Ces dernières observations de la commission du Conseil de salubrité de la Gironde nous conduisent à résumer les règles pratiques qui doivent être suivies dans l'établissement des voiries d'immondices.

L'insalubrité dépend en grande partie de la nature des immondices. On a vu en effet que l'infection produite par les voiries était d'autant plus grande que celles-ci contenaient des matières plus putrescibles. Le triage des immondices peut, jusqu'à un certain point, remédier à cet inconvénient ; mais il ne faut pas perdre de vue que la valeur de celles qui sont consommées à l'engrais tient principalement aux débris de substances animales qu'elles renferment en abondance et dont l'odeur prédomine dans la gadoue.

Quant aux dépôts en eux-mêmes, ils sont le plus souvent, ils étaient toujours autrefois établis à ciel ouvert, et formaient des monceaux ordinairement très considérables. Les anciennes voiries à boues de Paris étaient disposées de manière à faciliter l'arrivage et le déchargement des tombereaux. Elles présentaient une jetée en pente douce, garnie d'une espèce de parapet, soutenue par des murs solides, et haute quelquefois de plus de 20 pieds sur une longueur d'autant plus grande que la voirie devait recevoir plus d'immondices. Le fond était pavé, afin que les voitures chargées pussent s'y mouvoir facilement. Enfin l'eau qui sort des immondices devait trouver un écoulement facile. M. Chevallier a proposé, soit l'établissement de bâtiments fermés, surmontés de cheminées d'aérage, dans lesquels les boues seraient déposées et où elles pourraient même être désinfectées, soit l'enfouissement prolongé des immondices qui seraient converties en terreau.

Il y a lieu de faire remarquer encore que les boues fraîches ou vertes ont été longtemps réputées beaucoup moins bonnes, comme amendement, que celles qui ont subi la fermentation; d'où l'usage de les conserver pendant plusieurs mois avant de les employer. C'est là certainement une des conditions d'insalubrité les plus évidentes, et que l'on doit combattre en interdisant l'amoncellement prolongé des matières à l'air libre.

Nous ne pouvons mieux faire, pour compléter cette partie de notre sujet, que de citer l'ordonnance de police qui dans le département de la Seine a réglé ces diverses questions.

ORDONNANCE CONCERNANT LES DÉPÔTS D'ENGRAIS ET D'IMMONDICES DANS LES COMMUNES RURALES (8 NOVEMBRE 1839).

Nous, etc., considérant qu'il est habituellement formé dans les campagnes aux environs de Paris un nombre considérable de dépôts d'engrais, composés de boues, d'immondices ou de débris de matières animales, qui, sans constituer précisément des voiries, répandent cependant des exhalaisons infectes ;

Considérant qu'il importe de préserver les habitations et les routes de l'influence insalubre que peuvent produire de telles exhalaisons, sans nuire aux avantages que les cultivateurs retirent de l'emploi de ces engrais;

Vu les nombreuses réclamations qui nous ont été adressées à cet égard, etc.;

Ordonnons ce qui suit :

Article 1er. Tous dépôts de boues et immondices, autres que ceux qui, formant des voiries, sont soumis aux formalités prescrites pour les établissements insalubres de première classe, ne pourront être faits dans le ressort de la préfecture de police, sans notre autorisation.

Art. 2. Dans aucun cas, il ne sera accordé d'autorisation de former de semblables dépôts dans l'intérieur des cours, jardins ou autres enclos contigus aux habitations, non plus que sur des emplacements qui seraient à une distance moindre de 200 mètres de toute habitation, et de 100 mètres de routes royales et départementales, ainsi que des chemins vicinaux.

Cette distance pourra être réduite dans le cas où les chemins vicinaux ne serviraient qu'à l'agriculture.

Art. 3. Lors de l'emploi des boues et immondices à l'engrais des terres, ces matières seront étendues sur le sol dans les vingt-quatre heures qui suivront leur apport aux champs.

Art. 4. Les dispositions prescrites par les articles précédents ne sont point applicables aux dépôts de fumier ordinaire de cheval, de vache et de mouton.

Art. 5. Les contraventions seront constatées et poursuivies devant les tribunaux compétents, conformément aux lois et règlements.

Voiries de matières fécales. — *Considérations générales et historiques.* —Les voiries de matières fécales ont une importance beaucoup plus grande que les précédentes. Elles sont pour ainsi dire dès à présent, et sont destinées à devenir plus tard les seules voiries; les seules surtout qui, malgré des espérances hautement proclamées, ne pourront très probablement jamais être supprimées dans les grands centres de population, en raison de la quantité énorme des produits qu'elles reçoivent et des obstacles que l'on rencontrera sans doute toujours dans l'utilisation immédiate de la totalité de ces produits; ajoutons en raison de la valeur vénale considérable de l'engrais qu'ils fournissent.

Les voiries de matières fécales sont constituées par le dépôt des déjections solides et liquides de l'homme.

Les excréments des animaux domestiques ne sont pas transportés à ces voiries. Ceux des herbivores, qui contiennent une proportion relativement moindre de substances azotées et sulfureuses, ont une odeur très supportable; on attribue même à leurs émanations des propriétés salutaires. Leur consistance, également très différente, est moins visqueuse, et ils sont ordinairement mêlés à une certaine quantité de litière. Par ces raisons, leur conservation temporaire dans les habitations et leur évacuation ne commandent pas l'établissement d'un système spécial. Quant aux carnivores ou omnivores, chiens, chats, cochons, rats, souris, leurs excréments sont comparables à ceux de l'homme, au moins par leur odeur infecte, mais il n'y a pas lieu de s'en préoccuper en raison de leur quantité insignifiante. De sorte que les excréments des animaux domestiques ne sont pas en général compris dans les voiries de matières fécales, et se confondent avec les diverses immondices.

Les excréments humains sont très azotés, très sulfurés, et par suite très infects. Après avoir été recueillis et concentrés temporairement dans les fosses que l'on cure périodiquement, ils demandent, pour être évacués hors des habitations et conservés en vue de leur emploi agricole, des précautions toutes particulières. Ils doivent en outre subir un traitement et une transformation qui s'opèrent en grand ou s'achèvent dans les voiries, soit publiques, soit privées, où l'on doit s'efforcer de neutraliser l'extrême putrescibilité des matières ou d'en effectuer la décomposition dans les conditions les moins incommodes et les moins insalubres.

Nous avons vu comment les matières fécales, réunies presque partout aux simples immondices dans les voiries, avaient fini à Paris par en être distraites vers la fin du XVIIe siècle. En 1726, il y avait dans cette ville trois voiries pour les matières fécales : celles de Montfaucon, du faubourg Saint-Germain et du faubourg Saint-Marceau, dite la voirie de l'Enfant-Jésus, où devaient être portés en outre les bêtes mortes, les abats de bestiaux, les os, le sang, etc. Toutes ces matières ne pouvaient être enlevées des fosses pour le fumage des terres qu'après trois ans de dépôt, terme infiniment trop prolongé; et par ordonnance du 31 mai 1726, il était fait défense expresse aux gens de campagne d'en prendre sans permission de l'autorité. Des trois voiries qui viennent d'être mentionnées, les deux premières ont été supprimées, et depuis 1781 celle de Montfaucon est restée pendant de longues années la seule où l'on ait continué à transporter les matières fécales. A toutes époques, et de tous les côtés, de telles plaintes ont retenti contre cet établissement; ce nom est demeuré un type si souvent et si hautement invoqué d'infection et d'insalubrité, que nous croyons utile de reproduire ici la description vraiment frappante qu'en a donnée Thouret.

La voirie Montfaucon est ainsi appelée du nom du lieu où elle est située. Sa position est au nord-est de Paris, à peu de distance au delà des murs de la nouvelle enceinte de la ville. Le terrain sur lequel elle est située est un monticule formé par des carrières; les excavations nombreuses qu'on y a faites en les exploitant, en ont bouleversé la surface, mais il n'en est résulté qu'une disposition du local plus convenable au service auquel on l'a destiné. En effet, sa pente, qui se présente à l'ouest, est partagée en différents plateaux, sur lesquels sont creusés les bassins, ce qui permet de faire couler le liquide des uns dans les autres. De ces bassins, deux sont situés au haut du monticule ou butte; ils servent à la décharge des matières tant solides que liquides, que l'on apporte de Paris à la voirie; ils sont placés latéralement dans la direction du nord au midi. Lorsqu'un de ces deux bassins supérieurs est totalement rempli, on y laisse séjourner quelque temps les matières pour que le départ s'en fasse. Les matières solides et pesantes se précipitent au fond où elles forment un sédiment de 8 à 10 pieds de hauteur; au-dessus surnage le liquide, qui forme une couche de 12 à 15 pieds, et qui est bientôt recouverte par une croûte de 2 à 3 pieds d'épaisseur de matières solides, légères, qui s'élèvent à la surface, où elles se durcissent à l'air. Pendant ce séjour des matières dans le bassin entièrement rempli, le deuxième sert à la décharge journalière, et lorsqu'on présume qu'elles sont séparées convenablement, on en fait écouler le liquide ou les vannes au moyen d'un aqueduc construit à l'angle nord-ouest de celui de ces deux bassins qui est placé au nord.

Ce liquide est reçu dans l'un des autres bassins qui sont inférieurs. De ces derniers, deux sont situés sur un plateau qui se rencontre vers la partie moyenne de la pente du monticule; ils sont placés aussi latéralement dans la direction du nord au midi : l'un, auquel communique l'aqueduc ci-dessus désigné, est très peu considérable; l'autre l'est beaucoup plus.

C'est à ces différents bassins qu'était bornée la voirie de Montfaucon, à l'époque où celle de l'Enfant-Jésus fut supprimée. La nécessité de l'agrandir, pour la rendre susceptible de suffire seule à tout le service, détermina à y faire quelques nouvelles dispositions. On y ajouta un nouveau bassin, formé par l'excavation d'une carrière, pour recevoir les vannes et les laisser déposer. Ce bassin, qui est placé immédiatement au-dessous du dernier dont nous venons de parler, dans la direction de l'est à l'ouest, et dont l'étendue est très considérable, ainsi que sa plus grande profondeur, a été vidé en entier cette année, par le procédé dont nous parlerons par la suite.

Bientôt après, la grande quantité de vannes accumulées dans ces bassins, les ayant remplis au point de faire craindre de les voir s'épancher sur les possessions voisines, on sentit la nécessité de former un nouveau réservoir pour les contenir. Ce fut à cet usage que furent destinés les terrains pris à loyer, et rendus depuis aux propriétaires, étant jugés inutiles. On en creusa la surface d'environ 2 pieds, et les terres provenant de cette excavation furent employées à former une digue ou berge de 5 à 6 pieds d'élévation, qui fut plantée d'une haie vive et d'une lisière d'arbres. On avait donné à ce bassin une grande surface, dans le dessein qu'on eut alors, ainsi que nous l'avons dit, d'y faire évaporer les vannes. La berge ou digue devait les retenir et s'opposer à leur écoulement sur les terrains du voisinage.

Le liquide des vannes, en coulant des bassins de décharge dans les bassins inférieurs, entraîne une grande quantité de matières qu'il tient suspendues ou dissoutes. Elles coulent sous la forme d'un fluide épais, d'une couleur d'un vert brun ou obscur, la même que celle des matières formant le dépôt des bassins, et elles se couvrent, dans les endroits où elles sont battues avec l'air par un grand mouvement, de masses très considérables d'une mousse épaisse et comme solide, d'un gris jaunâtre, et qui s'élèvent à une très grande hauteur : ces vannes exhalent alors l'odeur la plus infecte, et les ouvriers qui se trouvent exposés sous le vent à leurs vapeurs courent les risques d'être frappés du plomb et de tomber asphyxiés. Quand elles sont parvenues dans un des bassins destinés à les recevoir, elles y forment, par leur séjour, un dépôt très considérable; les matières solides légères s'élèvent à la surface, où elles forment, par ce fait et par l'effet de l'évaporation, une nouvelle croûte solide et très dense, de 2 pieds environ d'épaisseur. Au fond se précipitent les parties les plus pesantes que le liquide avait entraînées, et qui y forment un dépôt d'une matière homogène, qui se tranche à la bêche, qui a l'aspect et la consistance d'une argile molle, colorée en vert brun, et qui, dans les exploitations pour le dessèchement, paraît former la partie la plus productive de l'entreprise. Ce dépôt est très abondant, et montre de quelle grande quantité de matière le fluide des vannes est chargé lorsqu'on les épanche dans la préparation de la poudrette, ou *terre végétative*, comme l'a qualifiée la Société d'agriculture de Rouen. L'un des rapporteurs a remarqué que la coloration verte de ces matières solides ne se perd totalement que sous l'influence d'un dessèchement complet. Il en conclut que cette couleur, qu'il croit due probablement à la bile altérée par l'action des acides, se perd, soit par un rapprochement différent des principes, soit par l'évaporation de quelque matière fugace et volatile.

De plus, il a remarqué que l'odeur se perdait également en proportion avec le dessèchement; qu'en général, cette odeur est infiniment moindre que celle de la vanne, dans laquelle paraît spécialement résider la fétidité.

Relativement à la chaleur qui se développe dans les matières amoncelées, on a pu constater cette élévation de température jusqu'à 80, 90, 95 degrés, et même la combustion s'est produite une fois dans des poutres de l'établissement de Montfaucon.

Les amas considérables avaient une odeur assez analogue à celle de la tourbe et à celle de tan ou de cuir brûlé.

La vapeur qui s'exhale en creusant la surface de ces amas est grasse et onctueuse, le contact de cette vapeur sur les poutres des murs environnants avait produit un effet semblable à celui qui aurait résulté de la fumée d'une certaine quantité de suie qui aurait brûlé lentement. Enfin, ces résidus ont été avantageusement employés comme engrais à Caen et à Rouen.

Nous ne nous étendrons pas sur les conditions d'insalubrité de Montfaucon, et nous nous abstiendrons de détails qui n'auraient plus aucun intérêt, aujourd'hui que non-seulement cette grande voirie n'existe plus, mais que, de plus, des changements en quelque sorte radicaux ont modifié de fond en comble et à la fois les conditions de salubrité de la vidange des fosses d'aisances et celles des voiries de matières fécales. Nous dirons seulement que l'immense cloaque de Montfaucon, dont ne diffèrent pas au point de vue hygiénique les voiries construites sur le même modèle, dans quelque lieu qu'elles existent, après avoir résisté pendant des siècles aux incessantes attaques que l'agrandissement de Paris avait rendues dans les derniers temps de plus en plus ardentes, a enfin disparu complétement en 1849. Quelques années auparavant, une voirie supplémentaire avait été établie dans la forêt de Bondy. Mais le choix de l'emplacement avait suscité, comme cela arrive toujours en pareil cas, des objections qui ne doivent pas résister à l'expérience et aux perfectionnements qui ont été apportés dans cette partie de la salubrité.

Il faut dire, cependant, que si la voirie actuelle diffère si profondément des anciennes, ce n'est là qu'un progrès très récent, réalisé par un ensemble de moyens que nous allons exposer aussi clairement qu'il nous sera possible de le faire.

État actuel de la voirie des matières fécales de la ville de Paris. — La ville de Paris ne possède aujourd'hui qu'une seule voirie pour les matières fécales, qui se compose actuellement de deux parties : 1° d'un dépotoir situé au port d'embarquement de la Villette, et qui sert au déversement et au départ des matières extraites par la vidange des fosses ; 2° d'une voirie sise dans la forêt de Bondy, à laquelle sont conduites, d'une part, les matières liquides par un tuyau souterrain ; d'une autre part, les matières solides par bateaux naviguant sur le canal. Nous allons décrire rapidement la disposition de ce double établissement, dont le premier surtout peut être cité comme un modèle de parfaite exécution et de salubrité, et qui ne peut manquer d'être imité. Déjà à Manchester et dans quelques cités manufacturières de la Grande-Bretagne, on applique le système de l'évacuation des matières liquides mues par la vapeur dans des conduits souterrains.

Dépotoir de la Villette. — L'établissement se compose d'un bâtiment central et de deux pavillons : le bâtiment central contient au rez-de-chaussée neuf galeries parallèles de 30 mètres environ de longueur, voûtées, et au-dessous desquelles règnent trois citernes de 3 mètres de profondeur, indépendantes les unes des autres, et correspondant, l'une aux compartiments antérieurs des galeries, l'autre aux compartiments du centre, la troisième aux compartiments de sortie.

Les citernes elles-mêmes sont divisées chacune en neuf cases par les murs qui supportent à la fois les voûtes des citernes et les pieds-droits des galeries. Mais les neuf cases d'une même citerne sont mises en communication entre elles au moyen de portes disposées de manière à se contrarier, et à forcer ainsi les matières liquides versées dans une des cases extrêmes à parcourir le plus de trajet possible pour arriver dans la case de l'autre extrémité. Ces citernes ont un radier général dans lequel est préparé un caniveau dont la pente est en sens inverse de l'écoulement des liquides dans les citernes.

Au-dessus de la citerne du milieu et dans les reins de demi-voûtes en arc de cloître, pratiquées à l'une des extrémités des voûtes en berceau qui recouvrent toutes les cases, se trouve une galerie d'égout, dans laquelle débouchent des conduits pratiqués au milieu du passage dans le compartiment du milieu des galeries, et à l'orifice de chacun de ces neuf conduits est adapté un boyau ou manchon en forme d'entonnoir.

Trois tuyaux de fonte sont noyés dans les voûtes des citernes et placés dans le sens de leur longueur; des tubulures adaptées à ces tuyaux ont leur orifice ouvert au sommet des voûtes des citernes. Les trois tuyaux aboutissent sous le foyer d'une machine à vapeur placée dans le pavillon du côté du canal. Sous les galeries, et à 2 mètres en avant du côté du nord-est, sont placées des bordures de granit destinées à guider les voitures de vidange lorsqu'elles traversent les galeries.

Le pavillon dont nous venons de parler renferme deux machines à vapeur de 10 à 12 chevaux, servant à faire mouvoir chacune trois pompes aspirantes et foulantes, et de plus, au-dessus de la machine, un réservoir d'eau de l'Ourcq. A la suite du pavillon sont placées dans une fosse à ce préparée deux chaudières à vapeur.

L'aspiration des pompes est disposée à quatre branches pour aspirer à volonté, soit les liquides contenus dans l'une ou l'autre des trois citernes, soit de l'eau de l'Ourcq prise dans le port. Les aspirations ne débouchent que dans la case la plus voisine de chacune des citernes, et par conséquent à l'extrémité opposée à celle où se fait le versement.

Les machines à vapeur mettent en mouvement un ventilateur qui aspire l'air des compartiments intérieurs des galeries, pour l'envoyer dans les foyers des machines à vapeur et y entretenir la combustion.

Le pavillon sud-ouest contient le logement de l'inspecteur, et de plus, au-dessous du sol, une cave creusée à 2 mètres en contre-bas du radier des citernes, et communiquant, par trois tuyaux munis de robinets, avec le fond des caniveaux pratiqués dans le radier des citernes. Cette cave n'a de communication libre qu'avec le compartiment central des galeries.

L'établissement tel qu'il vient d'être décrit, est destiné à recevoir les versements des matières liquides enlevées des fosses par le moyen des pompes, et à envoyer les liquides à la voirie de Bondy par une conduite établie sur le revers de la digue du canal de l'Ourcq.

Le travail se divise en travail de jour et travail de nuit. Ce dernier, qui est de beaucoup le plus considérable, s'opère sur les tonnes roulantes de la vidange nocturne. Le premier est exclusivement consacré aux tonneaux des fosses mobiles.

Pour opérer le versement, les voitures, portant les tonnes de 2 mètres cubes de capacité, sont amenées par trois chevaux sur la face nord-est du bâtiment central, et placées dans la direction d'une des galeries. Arrivées là, elles sont arrêtées, et l'on dételle les deux chevaux de devant; dès que cette opération est faite, les deux chevaux font le tour du bâtiment pour revenir sur la face opposée du bâtiment, et le cheval de brancard traîne seul la voiture pour la faire pénétrer dans la galerie vis-à-vis de laquelle on l'a placée. Cette traction est rendue facile par la pente de $0^m,01$ par mètre donnée au pavé.

Alors le boyau de cuir dont nous avons parlé précédemment étant adapté à l'orifice de vidange de la tonne, on ouvre la bonde, on incline la tonne en arrière, et l'on verse ainsi tout son contenu dans l'égout qui règne au-dessus des reins de la voûte en arc de cloître de la citerne du milieu, et fait arriver les matières dans celle des trois citernes qui a été vidée la nuit précédente. Après que l'on a vidé la tonne, on détache le boyau de cuir, on lave la bonde, on la replace, et l'on fait sortir la voiture en lui faisant poursuivre son chemin dans la galerie où elle a pénétré.

Malgré les précautions que l'on vient de décrire, il pourrait peut-être encore s'exhaler de l'odeur au dehors de l'établissement; pour prévenir cet inconvénient, dès que la première voiture de vidange arrive, on fait marcher le ventilateur aspirant, qui force l'air extérieur à pénétrer dans l'établissement, pour de là aller se brûler dans le foyer de la chaudière avec les gaz odorants qui ont pu se dégager pendant le versement. Les gaz qui peuvent se dégager des citernes, soit par la fermentation des matières qui y séjournent, soit par l'effet du déplacement d'air produit par le versement des matières, vont également traverser le foyer et s'y brûler.

La machine à vapeur, qui marche pendant toute la durée du versement des matières, met en mouvement les pompes destinées à refouler dans une conduite jusqu'à Bondy les matières liquides contenues dans les citernes. Cette opération faite en vase clos dans un intérieur ne peut produire aucun dégagement de gaz.

Lorsque les liquides d'une des citernes ont été enlevés par les pompes, on descend dans cette citerne, et avec des balais on pousse vers l'extrémité opposée aux pompes les dépôts qui ont pu se former. Ces dépôts, ainsi accumulés dans la case extrême, sont versés ou poussés par un tuyau dans des tonnes placées dans la cave à ce disposée, sous le logement de l'inspecteur. A mesure que ces tonnes sont remplies, lavées et désinfectées, on les élève avec un treuil, et on les fait arriver dans la galerie supérieure la plus voisine, pour de là les envoyer par un petit chemin de fer sur le bord du port d'embarquement, où on les prend pour les embarquer et les transporter à Bondy.

Les tonneaux mobiles qui arrivent au dépotoir pendant le jour sont, au fur et à mesure de leur arrivage, directement vidés dans les citernes par les orifices qui ont été indiqués.

Moyennant cette combinaison de moyens simples et certainement très efficaces, tout dégagement sensible d'odeur au dehors de l'établissement est impossible, et les habitations du voisinage ont moins à souffrir de ce versement intérieur fait en grande partie la nuit, que du chargement et du déchargement incessant de tonnes jour et nuit en plein air, au moyen de grues, comme on l'avait projeté autrefois, quand on ne prévoyait pas l'accroissement énorme du volume des matières à transporter. En effet, ce volume, qui était en 1815 de 45 000 mètres cubes, en 1828 de 90 000 mètres cubes, en 1841 de 180 000 mètres cubes, a pris dans ces derniers temps des proportions bien plus considérables encore.

En 1850, 600 461 récipients ont apporté au dépotoir 256 931 mètres cubes de matières, dont 230 869[m.c.],31 liquides ont été chassés par la conduite, et 26 123 solides emportés par bateaux à la voirie.

En 1851, année où a commencé à être mis en vigueur, à partir du 1er janvier, le système de désinfection des fosses et de l'emploi des matières solides dans les voiries particulières, le mouvement du dépotoir a été de 583 097 récipients, 246 461[m.c.],21 de matières, dont 218 351[m.c.],59 chassés par la conduite, et 28 028[m.c.],17 emportés par bateaux.

Nous pouvons faire remarquer, dès à présent, combien est minime la différence du volume des matières apportées au dépotoir et déversées à la voirie, depuis l'introduction du nouveau système de vidanges. Aussi il n'est pas sans intérêts de joindre ici quelques chiffres qui indiquent la proportion du liquide écoulé sur la voie publique et des matières solides enlevées. Or, pour les cinq mois de juin, juillet, août, septembre et octobre 1850, il y a eu :

	Liquide écoulé.	Matières solides enlevées.
Juin.	2790 mètres cubes.	1607 mètres cubes.
Juillet.	4740	736
Août.	2620	942
Septembre. . . .	4558	2155 (1)
Octobre.	4859	1966

C'est au dépotoir même que l'un des principaux entrepreneurs de vidange fait opérer la désinfection des tonnes de fosses mobiles, dans lesquelles, après les avoir lavées, on jette le mélange désinfectant, qui consiste en 1 kilogramme de sulfate de fer et 1 litre d'acide pyroligneux impur; quantité qui doit suffire, non-seulement à la désin-

(1) La proportion considérable des matières solides, pour ce mois, tient à ce que momentanément certaines voiries particulières avaient été interdites.

fection préalable de la tonne, mais à celle des matières qui doivent y être déposées.

Voirie de Bondy. — Ainsi que nous l'avons dit, le dépotoir de la Villette n'est en quelque sorte que le vestibule de la voirie de Bondy. Ces deux établissements sont unis par le tuyau de conduite de 30 centimètres de diamètre, qui transporte de l'un à l'autre les matières liquides. Ce tuyau lui-même fait partie intégrante du système, et il n'est pas inutile d'insister sur les dispositions qu'il présente. En effet, parmi les motifs invoqués dans l'enquête, et sur lesquels se fondait l'opposition aussi ardente qu'injuste qu'a soulevée le projet de construction du dépotoir, l'un des plus spécieux était le danger présumé de la rupture des tuyaux de conduite, l'infiltration des matières dans le sol, et même leur mélange avec les eaux du canal. Or, depuis que le système fonctionne, il n'y a pas eu une seule rupture; mais seulement au début et à deux reprises, un engorgement, et, par suite, un arrêt dans l'écoulement. Encore est-il juste de faire remarquer que ces accidents étaient dus à une pratique qui a cessé depuis. Les *rachèvements*, c'est-à-dire les matières restantes au fond des fosses en réparations et nécessairement mêlées de sable, de plâtre et de gravois, étaient déversés au dépotoir, et les débris étrangers qu'ils contenaient ne pouvaient manquer d'engorger le tuyau. Actuellement, ces rachèvements sont directement transportés à Bondy. De plus, pour découvrir plus sûrement le siége de l'engorgement ou l'arrêt d'écoulement, et y remédier avec plus de facilité, un manomètre placé près de la machine indique la marche du liquide; et des robinets établis de distance en distance sur la longueur de la conduite permettent de trouver exactement le point sur lequel doivent porter les réparations.

Quant à la voirie elle-même, elle est située un peu au-dessus du village de Bondy, sur les bords du canal et au milieu de la forêt qui l'encadre de toutes parts, formant ainsi une sorte d'abri naturel contre ses émanations. Elle occupe une très vaste surface (1 kilom. de longueur environ), et se compose de plusieurs parties que nous allons décrire succinctement, sans parler des bâtiments d'habitation de l'inspecteur et du garde.

Au milieu s'élève une chaussée construite en débarcadère sur le canal, et munie de grues et de treuils. C'est là que s'opère le débardage des onze à douze cents tonnes de 8 à 12 centimètres cubes (environ 1 hectolitre) qui arrivent chaque jour par trois bateaux dont le premier touche au port vers huit heures du matin. Les matières contenues dans les tonnes sont le plus souvent demi-solides. Cependant, quand elles proviennent de fosses qui, n'étant pas étanches, sont restées très longtemps sans être vidées, elles sont tout à fait solides, et offrent même parfois une telle dureté, que les débardeurs sont forcés de se servir d'une sorte de pioche pour les faire sortir des tonnes. Les matières sont directement versées dans un des bassins dont la surface est presque de niveau avec la chaussée de débarquement.

Ces bassins, qui n'ont guère plus de 1 1/2 à 2 mètres de profondeur, s'étendent de chaque côté de la chaussée où ils forment deux séries distinctes qui sont successivement exploitées. Chacune d'elles se compose de quatre bassins communiquant les uns avec les autres, mais à des niveaux de moins en moins élevés, de manière que le déversement des liquides s'opère par décantation. On ne remarque qu'une petite quantité d'écume à la surface des bassins; circonstance bien différente de ce qui existait à Montfaucon, où une croûte très épaisse recouvrait la couche liquide, et qui est due sans doute à l'utilisation des vannes par les fabriques de produits ammoniacaux, au peu de profondeur des bassins, mais surtout à la désinfection préalable. C'est dans le second bassin que s'ouvre, au moyen d'un double robinet, le canal de conduite qui vient du dépotoir. L'écoulement des matières a lieu chaque jour pendant six heures. Tous les liquides qui arrivent sont conduits dans une fabrique de sels ammoniacaux établie au nord de la voirie, par un canal à ciel ouvert. Et ce n'est qu'après avoir été épuisés, ou, pour nous servir de l'expression technique, après avoir été usés, qu'ils sont repris par une conduite de retour qui les entraîne à la Seine, où ils se perdent à la hauteur de la Briche près Saint-Denis. Les eaux contenues dans chaque bassin sont de moins en moins concentrées, et les matières solides qui restent après l'évaporation sont exploitées en poudrette, c'est-à-dire par l'extraction des bassins, la dessiccation et le tamisage. Elles se concentrent parfois assez dans les bassins pour s'y durcir au point que l'on ne peut les enlever qu'à l'aide de la pioche. On aura une idée de l'importance de ce produit, quand on saura qu'il y avait, au moment de notre visite sur le bord des bassins de Bondy, des masses de poudrette d'une valeur de près de 4 millions.

Douze ouvriers sont employés au débardage des tonnes et à l'exploitation de la poudrette. Leur journée dure quelquefois plus de quinze heures, et leur salaire est de 3 fr. 35 cent. Mais il y faut joindre les bénéfices quelquefois considérables que leur procure le produit des objets plus ou moins précieux qu'ils trouvent dans les tonnes. On est frappé de l'énorme quantité de bouchons qui jonchent la surface du premier bassin; et il est assez curieux de voir cette circonstance devenir l'objet d'une industrie toute spéciale. Des individus en grand nombre s'aventurent sur le sol à peine solidifié du bassin pour ramasser ces liéges qui servent ensuite, nous assure-t-on, à confectionner les têtes de volants et les bouchons de petite dimension destinés à la pharmacie.

Nous avons décrit l'état ancien et actuel de la voirie des matières fécales de la ville de Paris ; nous croyons qu'il n'est pas sans intérêt, pour compléter cet exposé, de citer quelques documents officiels qui se rapportent à la suppression de Montfaucon et l'établissement du dépotoir de la Villette, et dans lesquels on trouvera plus d'une donnée utile au point de vue de la salubrité.

Cette grave mesure a donné lieu à une enquête très importante et très approfondie, dans laquelle les communes intéressées, le conseil municipal de la ville de Paris, le conseil de salubrité du département de la Seine, le comité consultatif des arts et manufactures, le conseil de préfecture et le conseil d'État ont eu successivement à donner un avis à l'occasion du projet remarquable présenté par M. Mary, alors ingénieur de la ville. Ce projet, après plusieurs années, a enfin été adopté au grand bénéfice de ceux même qui s'y étaient opposés avec le plus d'acharnement. Les pièces que nous allons citer sont les suivantes : 1° un extrait des registres des procès-verbaux des séances du conseil municipal de la ville de Paris ; 2° le procès-verbal de la commission scientifique appelée à donner son avis sur la question ; 3° le rapport de M. Mary, contenant la discussion des principales objections adressées au projet ; 4° un extrait du rapport fait au conseil de salubrité par M. Payen.

EXTRAIT DES REGISTRES DES PROCÈS-VERBAUX DES SÉANCES DU CONSEIL MUNICIPAL DE LA VILLE DE PARIS (SÉANCE DU 23 DÉCEMBRE 1842).

Le conseil, vu le mémoire, en date du 4 novembre 1842, par lequel M. le préfet de la Seine lui soumet les mesures à prendre et les travaux à exécuter pour le transport, par le canal de l'Ourcq, de la totalité du produit des vidanges de Paris ; ensemble, les rapport et estimation de l'ingénieur en chef du service municipal ;

Vu le nouveau mémoire du 9 décembre courant, par lequel M. le préfet de la Seine, de l'avis unanime d'une commission spéciale qu'il a consultée d'après le désir de la commission du conseil chargée d'examiner la proposition ci-dessus visée, propose la création d'un dépotoir comme annexe du port d'embarquement des vidanges, et d'une conduite pour envoyer la portion liquide des matières, au moyen d'une machine à vapeur, à la voirie de Bondy ;

Considérant, en ce qui concerne le canal, que le transport total des tonnes établirait une navigation extraordinaire qui serait actuellement de plus de 200 000 tonneaux par an, qui s'accroîtrait chaque année, et qui serait nécessairement gênante pour le commerce et pour les voyageurs qui fréquentent le canal ;

Qu'un pareil transport de jour et de nuit pourrait, sur toute son étendue, répandre dans l'air l'infection des tonnes de vidange ;

Qu'il exigerait un service très difficile pour le maniement de 600 tonnes par nuit ; qu'il serait forcément interrompu pendant les chômages du canal, et qu'il en résulterait une dépense considérable pour la ville, pour les vidangeurs et pour les propriétaires de maisons ;

Qu'enfin quelque précaution que l'on prît, il pourrait avoir le grave inconvénient de discréditer dans le public les eaux du canal, par leur contact permanent de jour et de nuit avec un pareil service ;

Considérant, en ce qui concerne l'établissement d'une conduite, que la commission spéciale a été unanimement d'avis que ce projet était admissible et qu'on devait lui donner la préférence sur le transport total par bateaux, attendu que la plus grande partie du volume des matières est liquide ; que ce volume était, en 1815 de 45 000 mètres cubes par an, en 1828 de 90 000, et en 1841 de 180 000, et s'est ainsi quadruplé en vingt-cinq ans par l'augmentation du volume des eaux jetées dans les fosses d'aisances ; que cette portion de liquide s'accroît continuellement, sans que l'on puisse prévoir le terme de cet accroissement ; que cette partie liquide est extraite des fosses par les vidangeurs au moyen de pompes et de tuyaux ; qu'enfin une conduite souterraine aura l'avantage de débarrasser le canal, d'éviter l'infection permanente sur le trajet et de diminuer considérablement les dépenses ;

Considérant, au sujet du point de départ de cette conduite et du dépotoir à créer, que la voirie de Montfaucon est près de Paris, entre les communes de Belleville et de la Villette, et dans une orientation telle que les vents dominants en répandent l'infection sur les populations voisines ; que ces populations souffrent depuis longtemps d'un pareil voisinage, et doivent d'autant plus compter sur l'éloignement complet de tout service de vidange, que, par plusieurs délibérations antérieures, le conseil municipal a adopté cette suppression ;

Considérant que l'établissement du dépotoir à Montfaucon aurait l'inconvénient de rendre nécessaire un nouveau transport des matières non liquides, après la séparation pour leur embarquement ;

Considérant que le port d'embarquement est consacré au départ de toutes les matières ; qu'il est situé à 1500 mètres plus loin de Paris que la voirie de Montfaucon, dans une orientation qui, par les vents les plus fréquents, n'en portera pas les exhalations sur les populations voisines ; que d'ailleurs, au moyen des précautions indiquées dans le projet, l'établissement qu'il s'agit de créer aura infiniment moins d'inconvénients que le service actuel et même que l'embarquement de toutes les tonnes ;

Considérant que le nouveau mode proposé n'est qu'un perfectionnement notable apporté au système d'embarquement, à cause de l'augmentation toujours croissante de la partie liquide des vidanges, et qu'en conséquence le dépotoir est une annexe, un complément indispensable du port, et sans lequel le service du transport des vidanges deviendrait impossible dans quelques années ;

Considérant qu'en reportant ce dépotoir sur un autre point, ce serait créer de nouvelles difficultés pour son établissement, augmenter les inconvénients du trajet des voitures et des tonnes, changer leur direction déjà établie, l'étendre sur des parties de la commune de la Villette qui en sont affranchies, et se donner la difficulté nouvelle, soit de créer un nouveau port d'embarquement, soit de ramener au port actuel la portion des matières à embarquer après la séparation des liquides ;

Considérant que l'établissement de la conduite exigera moins de temps qu'il n'en aurait fallu, dans le système du transport total par le canal, pour l'agrandissement du port et pour l'augmentation du matériel des vidangeurs, et qu'ainsi le nouveau projet aura encore l'avantage de permettre plus tôt la suppression de tout versement à Montfaucon ;

Considérant, en ce qui concerne les dispositions du dépotoir projeté, qu'elles sont établies de manière à atténuer, autant que possible, les inconvénients d'une semblable construction ; que cet établissement ne sera ouvert que pendant la seconde moitié de la nuit ; enfin, qu'il ne pourra pas être un empêchement pour l'industrie de créer, dans le voisinage, des fabriques ou des usines quelconques ;

Considérant, en ce qui touche la conduite qu'il conviendra de suivre, l'avis de la commission spéciale consultée par M. le préfet ;

Délibère : Le projet de dépotoir annexé au port d'embarquement de la voirie de Bondy, et celui d'une conduite pour le départ de la portion liquide des matières provenant des vidanges de Paris, sont approuvés conformément à la proposition ci-dessus analysée et dans la limite d'une dépense totale de 400.000 fr.

La portion liquide des vidanges sera envoyée à la voirie de Bondy par ladite conduite, au moyen d'une machine à vapeur ; il ne sera transporté par bateaux, sur le canal, que la portion plus dense qui ne pourrait pas couler par la conduite.

Les bateaux de transport devront être pontés et construits de façon qu'en aucun cas les eaux ne puissent être rejetées dans le canal.

Pour établir la conduite, on emploiera, à titre d'essai, des tuyaux de grès étirés à la presse hydraulique, et à leur défaut, pareillement à titre d'essai, des tuyaux de tôle étamée et bitume, de l'invention du sieur Chameroy. Dans ce dernier cas, la couche intérieure devra être composée d'asphalte naturel.

M. le préfet de la Seine est invité à solliciter avec diligence l'approbation du gouvernement, et à mettre promptement à exécution les travaux urgents qui font l'objet de la présente délibération.

PROCÈS-VERBAL CONTENANT L'AVIS D'UNE COMMISSION SPÉCIALE SUR LES MOYENS PROPOSÉS POUR LE TRANSPORT A LA VOIRIE DE BONDY DES MATIÈRES PROVENANT DES VIDANGES DE PARIS (22 NOVEMBRE 1842).

La commission convoquée par M. le préfet de la Seine est composée de MM. Gay-Lussac, Dumas, d'Arcet, membres de l'Académie des sciences ; Cavenne, Kermaingant, Devilliers, inspecteurs généraux des ponts et chaussées ; Arago, Sanson Davillier, membres du conseil municipal.

MM. Mary, ingénieur en chef du service municipal, et Trémisot, chef du bureau à la préfecture de la Seine, ont d'abord rappelé les faits suivants. L'administration municipale, dans le but de supprimer le plus tôt possible la voirie de Montfaucon, s'occupe de compléter les moyens de transporter à celle de Bondy toutes les matières provenant de la vidange des fosses d'aisances à Paris. En 1815, le volume de ces matières était, par an, de 45 000 mètres cubes ; en 1828 il a été de 90 000 mètres, en 1841 de 180 000 ; en sorte que dans l'espace de vingt-cinq ans, ce volume a été quadruplé. Le service actuel de chaque jour de travail peut s'élever à 600 mètres cubes.

Cette progression rapide dure encore, sans que l'on puisse exactement en prévoir le terme. Plusieurs causes la déterminent, parmi lesquelles il faut surtout remarquer : 1° l'obligation où M. le préfet de police met aujourd'hui tous les propriétaires qui font vider leurs fosses de les rendre parfaitement étanches, ce qui n'existe pas dans les anciennes maisons ; 2° le système des lieux d'aisances avec réservoirs d'eau ; 3° le perfectionnement de l'hygiène et de la propreté domestique, l'usage des bains à domicile, l'abondance d'eau que la distribution générale établie par la ville de Paris permet à chacun d'obtenir chez soi à peu de frais, etc.

L'administration s'est d'abord arrêtée au transport des vidanges à la voirie de Bondy, par bateaux, sur le canal de l'Ourq.

Ce moyen exige l'emploi d'environ 450 tonnes de 2 mètres cubes chacune, dont 300 pleines seraient, chaque nuit, conduites sur 16 ou 18 bateaux partant du port d'embarquement spécial de la voirie, situé au delà de la Petite-Villette, sur le côté droit du canal. Les tonnes vides seraient ramenées pendant le jour par les mêmes bateaux, et replacées, la nuit suivante, sur les voitures des vidangeurs, à mesure qu'ils en apporteraient des nouvelles à conduire à la voirie.

Aux époques du chômage du canal de l'Ourcq (le terme moyen, par la gelée, en est de dix-neuf jours par an), on serait obligé de transporter par voitures les vidanges jusqu'à la voirie, située à 11 000 mètres environ de la barrière. Au lieu de trois et même de quatre voyages par nuit, chaque équipage ne pourrait alors en faire qu'un seul ; mais il faut remarquer, d'un autre côté, que la vidange est peu active pendant les gelées : on ne fait guère que des alléges aux fosses pleines.

En étudiant les dispositions qui resteraient à prendre pour assurer ce mode de transport, l'ingénieur en chef du service municipal, considérant que la plus grande partie du cube des vidanges est de l'eau, et que ce liquide, qui en forme actuellement plus des quatre cinquièmes, ira toujours en augmentant, a conçu et présenté le projet d'établir une conduite de tôle et bitume de 28 centimètres de diamètre pour y faire couler jusqu'à la voirie de Bondy cette portion liquide des matières.

Il existe déjà un projet adopté et en cours d'exécution, pour l'établissement d'une semblable conduite, sur 6300 mètres de longueur à partir de la voirie, pour en ramener les eaux vannes à une rigole d'assainissement qui longe le canal Saint-Denis.

La nouvelle conduite, d'après la première pensée de M. Mary, serait partie de Montfaucon : comme la distance totale est de 11 100 mètres, il aurait fallu, pour rejoindre la conduite que l'on pose en ce moment, et qui ferait le double service, y ajouter une longueur de 4800 mètres.

Dans ce système, les vidangeurs auraient continué de conduire la plus grande partie de leurs chargements à Montfaucon. Ils auraient versé les matières dans une double fosse voûtée, construite avec des dispositions convenables pour la séparation, par le repos pendant plusieurs jours, de la partie liquide, et son écoulement par la conduite, au moyen d'une pression naturelle de 15 mètres de hauteur de ce point au-dessus de la voirie de Bondy. Le produit de cinq jours, accumulé dans l'une des fosses, se serait écoulé en vingt-quatre heures, et, après chaque écoulement, la conduite aurait été, au moyen d'un réservoir alimenté par les sources des prés Saint-Gervais, remplie d'eau claire.

Pour éviter l'expansion des exhalaisons au dehors, ce projet comportait l'établissement de hangars fermés où les voitures de vidanges auraient été introduites pour le dépotement. Ces hangars auraient été ventilés, ainsi que la fosse, par l'appel d'un foyer de machine à vapeur et d'une haute cheminée. Enfin, cet établissement, entouré de murs élevés et de plantations, n'aurait été ouvert que pendant la seconde moitié de la nuit.

Ce qui produit l'infection actuelle de Montfaucon, les bassins, les séchoirs où les matières séjournent à l'air libre, fermentent et développent sur 9 arpents de surface un volume immense de gaz, sont, par ce projet, comme en tout cas, supprimés ; mais cette localité aurait conservé la servitude du concours des voitures de vidanges, du déversement des matières et de l'établissement des fosses et des hangars de dépotement.

Ce projet n'a point été voté par le conseil municipal, qui a persisté dans l'ancienne intention de faire effectuer par le canal le transport de la totalité des matières, et de débarrasser entièrement Montfaucon.

Cependant, en examinant les dispositions proposées par l'ingénieur en chef et par l'administration pour l'établissement définitif de ce transport, la commission du même conseil, frappée des graves inconvénients qu'il présente, a demandé à M. le préfet de faire examiner par une commission spéciale d'ingénieurs pris dans le conseil général des ponts et chaussées, de chimistes membres de l'Académie des sciences et de deux membres du conseil municipal, la possibilité de l'écoulement, par une conduite, de la portion liquide des vidanges.

C'est pour accéder à ce désir que M. le préfet, de l'aveu du gouvernement, a formé la présente commission. Les questions sur lesquelles il la prie de donner son avis à l'administration sont les suivantes :

1° Doit-on persister dans le projet de transporter par le canal, à la voirie de Bondy, la totalité des matières provenant des vidanges de Paris ?

2° Le projet d'envoyer par une conduite la portion liquide de ces vidanges est-il admissible ?

3° En cas d'affirmative, où doit-on fixer le point de départ ?

4° Quelles sont les autres dispositions nécessaires pour atténuer les inconvénients d'un semblable établissement ?

Après une longue discussion, à laquelle tous ont pris part, les membres de la commission, sous la réserve, pour chacun, de l'appréciation diverse des motifs et considérations ci-dessous développés, ont adopté les avis suivants à l'unanimité :

1° Sur la question du transport total des matières par le canal :

Considérant qu'une navigation extraordinaire, qui serait actuellement de 180 000 tonneaux par an, et dont l'augmentation rapide serait un fait inévitable, deviendrait nécessairement gênante pour le commerce et pour les voyageurs qui fréquentent le canal ;

Qu'un pareil transport de jour et de nuit pourrait, sur toute son étendue, répandre dans l'air, d'une manière presque permanente, l'infection qui s'exhale souvent des tonnes de vidange ;

Qu'il exigerait un service compliqué pour maniement des tonnes, et qu'il serait forcément interrompu par le chômage du canal ;

Qu'enfin ce mode de transport aurait le grave inconvénient de pouvoir nuire aux eaux qui sont distribuées dans Paris et les discréditer aux yeux du public ;

La commission est d'avis :

Qu'il convient de restreindre autant que possible le transport des matières de la vidange par le canal de l'Ourcq, et d'embarquer les tonnes dont on ne pourra pas envoyer autrement le contenu à la voirie dans des bateaux pontés, dont les eaux ne puissent jamais être rejetées dans le canal.

2° Sur la question de l'efficacité d'une conduite pour l'écoulement de la partie liquide des vidanges :

Considérant que la plus grande partie du volume de ces matières est liquide, que cette portion va continuellement en augmentant, sans que l'on puisse prévoir le terme de cette augmentation ; qu'elle provient, surtout, de la plus grande quantité d'eau jetée dans les fosses d'aisances ; que cette partie est déjà extraite de ces fosses par les vidangeurs, au moyen de pompes et de tuyaux ;

Considérant qu'il sera possible de produire par une machine à vapeur une force suffisante pour envoyer ces matières à la voirie de Bondy par une conduite comme M. Mary l'a proposé ; que cette conduite aura l'avantage considérable de débarrasser le canal, d'éviter l'infection sur le trajet et de diminuer considérablement les dépenses de transport ;

La commission est d'avis :

Que le projet d'une conduite pour l'écoulement de la partie liquide des matières est admissible, et que l'administration municipale doit lui donner la préférence sur celui du transport total par bateaux.

3° Sur la question relative au point de départ de la conduite :

Considérant que, malgré toutes précautions, il ne sera pas possible d'affranchir entièrement le voisinage des inconvénients de l'arrivée sur un même point et du dépotement de toutes les tonnes de vidange ;

Considérant que la voirie de Montfaucon est près de Paris, entre les communes de Belleville et de la Villette, au milieu d'une population nombreuse, qui s'accroît encore chaque jour, qui souffre depuis longtemps d'un pareil voisinage, et qui doit d'autant plus compter sur l'éloignement complet de tout service de vidange que, par plusieurs délibérations, le conseil municipal de Paris a déjà adopté cette suppression ;

Considérant que le port d'embarquement a été créé pour servir au départ de toutes les matières ; qu'il est déjà consacré à ce service ; qu'il est à 1500 mètres plus loin de Paris que la voirie de Montfaucon ;

La commission est d'avis qu'il ne faut pas établir le point de départ de la conduite de Montfaucon, mais en faire une annexe du port d'embarquement, en le plaçant au delà de ce port, du côté des fortifications, de manière que le trajet actuel des voitures de vidange ne soit pas changé pour y arriver.

4° Quant aux autres dispositions, en ce qui touche la matière de la conduite :

Considérant que la couche intérieure de bitume et l'étamage de la tôle pourront être, avec le temps, attaqués et dissous par le gaz ammoniacal qui se dégagera des matières fécales ;

La commission est d'avis qu'on pourrait essayer les tuyaux de grès fabriqués à la presse hydraulique, et n'employer, aussi comme essai, les tuyaux de tôle étamée et bitume que s'il n'était pas possible de se procurer des premiers. Le bitume naturel doit être, en ce cas, préféré au bitume de gaz.

En ce qui concerne la disposition des hangars pour le déversement des vidanges :

La commission pense qu'ils devront être remplacés par des galeries voûtées et divisées en trois compartiments fermés, à la suite l'un de l'autre, de manière que, chaque voiture étant entrée dans le premier, on puisse en fermer la porte extérieure avant d'ouvrir celle du compartiment du milieu, où la tonne sera ensuite introduite pour y être vidée dans la fosse, les deux portes de chaque côté étant hermétiquement closes. La sortie devra avoir lieu avec les mêmes précautions que l'entrée.

Les galeries et la fosse devront être ventilées, non-seulement par l'appel du foyer de la machine à vapeur et d'une cheminée très élevée, mais encore au moyen d'un mécanisme spécial de ventilation.

La commission pense, en outre, qu'il serait utile de faire répandre par un semblable mécanisme une poudre désinfectante dans l'intérieur de l'établissement.

Elle croit aussi qu'il serait nécessaire de faire saupoudrer les tonnes de la même poussière.

Au moyen de ces précautions et des autres précautions du projet de M. Mary, la commission pense que l'établissement qu'il s'agit de créer, qui sera d'ailleurs fermé pendant le jour et pendant la première partie de la nuit, n'aura pour le voisinage que l'inconvénient inévitable, dans tous les systèmes présentés, du concours de toutes les voitures de vidange sur un même point.

RAPPORT DE L'INGÉNIEUR EN CHEF DU SERVICE MUNICIPAL SUR LES OBSERVATIONS AUXQUELLES A DONNÉ LIEU L'ENQUÊTE SUR LE DÉPOTOIR DE MATIÈRES FÉCALES PROJETÉ A LA VILLETTE (23 JUIN 1843).

L'enquête ouverte à la Villette sur le projet d'établissement d'un dépotoir pour l'envoi par une conduite à Bondy, des liquides provenant des fosses d'aisances de Paris, a donné lieu à plusieurs oppositions et à des adhésions que nous allons passer successivement en revue.

Les oppositions les plus vives viennent de M. le maire de la Villette et des habitants de cette commune ; elles sont toutes fondées sur cette hypothèse que l'établissement projeté répandra autant d'exhalaisons insalubres que les bassins actuels de Montfaucon ; que, par conséquent, tous les environs souffriront autant de son voisinage que de celui de la voirie actuelle.

Une seule des oppositions contient un essai de critique des moyens proposés pour prévenir les inconvénients du transvasement des liquides.

Le rédacteur pose d'abord comme un principe éternel l'impossibilité de détruire une odeur, de brûler de l'hydrogène sulfuré.

Il conclut ensuite de la désapprobation avec laquelle aurait été reçue la proposition faite en 1810 pour brûler les matières fécales, que l'on repoussera également le projet d'écouler les liquides par une conduite.

Enfin, il affirme qu'il sera impossible de réaliser cet écoulement des liquides par une conduite, attendu, dit-il, que la conduite posée en 1809 ou 1810, pour écouler les eaux vannes de Montfaucon dans l'égout du canal Saint-Martin, reste enfoncée sous le sol après avoir coûté 150 000 francs.

Les opposants, et M. le sous-préfet de Saint-Denis avec eux, proposent, pour remédier aux inconvénients qu'ils signalent, le transport de tous les récipients, soit par le canal, soit par un chemin de fer à établir sur la digue droite de ce canal, soit enfin par la route.

Le conseil municipal de la Villette rappelle, à ce sujet, les délibérations dans lesquelles le conseil municipal de Paris a successivement discuté les moyens de transport, et en conclut que l'on doit revenir à l'emploi de l'un de ces moyens, ou à tous les trois, si cela est nécessaire.

Les adhésions données au projet soumis à l'enquête sont un peu plus explicites que les oppositions. Les adhérents estiment que si l'établissement était créé à Montfaucon, comme on l'a proposé, il faudrait reprendre là les matières solides déposées dans les citernes, pour les mener au port d'embarquement ; qu'ainsi il y aurait deux lieux distincts affectés à ce service ; que d'ailleurs les dispositions projetées donnent toute garantie sur les résultats à en attendre ; mais que si, par impossibilité, des dégagements de gaz avaient lieu par la cheminée, il n'en résulterait aucun inconvénient pour la Villette, parce que, élevées beaucoup au-dessus des maisons, les exhalaisons seraient chassées par les vents d'ouest dans une direction opposée à celle de cette commune.

Dans toute cette affaire, les opposants à la mesure proposée raisonnent comme s'ils étaient dans une position ordinaire, c'est-à-dire comme si la commune de la Villette n'était pas grevée d'une servitude, et d'une servitude extrêmement fâcheuse, celle du voisinage des bassins de Montfaucon. Ils oublient que c'est pour faire cesser les plaintes de cette commune et de toutes les localités environnantes qu'on a cherché les moyens de déplacer le grand foyer d'infection de Montfaucon, et de l'établir sur un point où il ne peut porter préjudice à des propriétés privées.

C'est dans cette vue qu'a été choisi l'emplacement de la voirie de Bondy ; mais ce choix fait, et l'établissement créé, on s'est trouvé arrêté par les difficultés que l'on a rencontrées, lorsqu'il s'est agi d'y faire arriver la totalité des matières extraites des fosses d'aisances de Paris.

La première qui s'est fait sentir a été celle des récipients ; on en a essayé de plusieurs formes et dimensions, mais on n'a rien trouvé de satisfaisant, parce que les tonneaux de capacité moyenne mis en expérience auraient nécessité une main-d'œuvre inexécutable. Postérieurement, et depuis l'invention des vidanges à la pompe, les entrepreneurs ont employé des tonnes de 2 mètres de capacité, avec lesquelles le service aurait pu se faire il y a quelques années, mais non sans de graves inconvénients, car les grosses tonnes, incessamment détachées de leurs trains, auraient nécessairement éprouvé de fréquentes avaries dans les rues de Paris.

Nous avions cependant supposé l'emploi de ces tonnes dans les propositions que nous avions faites pour le transport, soit par bateau, soit par chemin de fer. Mais si le transport à l'aide des tonnes de 2 mètres cubes de capacité était exécutable il y a plusieurs années, il ne l'est plus aujourd'hui, à cause de l'accroissement prodigieux du cube des vidanges, accroissement résultant, et de l'établissement des fosses étanches, et surtout des habitudes de propreté introduites dans toutes les classes de la société. On conçoit, en effet, qu'avec un cube de 45 000 mètres, comme en 1815, ou même de 90 000 mètres, comme en 1828, on pouvait exécuter un transport ou par bateau ou par chemin de fer ;

mais avec les 180 000 mètres de 1841, et les 350 000 mètres que l'on peut prévoir dans douze ou quinze ans, il n'y aurait pas de transport possible. D'ailleurs, en existât-il, si l'on songe à la nature de la matière transportée, à l'odeur qu'exhalent les récipients, à la nécessité de les faire circuler le jour pour qu'ils rentrent vides la nuit, on comprendra que l'on ait reculé devant une mesure qui substituerait à la voirie de Montfaucon une voirie ambulante de trois lieues de longueur ; on comprendra également que nous n'ayons pas persisté dans la proposition que nous avions faite de placer le dépotoir à Montfaucon, c'est-à-dire de conserver pour un même service deux établissements éloignés l'un de l'autre de 1500 mètres ; on comprendra enfin que, pour éviter tous les inconvénients que nous venons de signaler, nous ayons conçu le projet d'un établissement qui n'offrira aux voisins d'autre gêne que celle que l'on ne peut éviter dans aucun système, c'est-à-dire le passage nocturne de toutes les voitures de vidange.

Quant à l'établissement même, si l'on veut bien lire la description qui a été jointe au projet d'enquête, on verra que toutes les dispositions sont prises pour qu'aucune odeur ne puisse se répandre au dehors. Nous allons les rappeler sommairement :

Lorsque l'on videra une tonne, elle sera placée dans le compartiment intérieur du dépotoir, et de doubles portes fermées pendant cette opération empêcheront toute communication de l'intérieur à l'extérieur.

Afin de diminuer les chances de dégagement de gaz, la bonde de vidange adaptée au fond des tonnes sera munie d'un cercle saillant avec rebord annulaire, au moyen duquel on fixera hermétiquement à ces tonnes un gros boyau de cuir attaché par son autre bout à la galerie qui recevra les matières versées. Ce ne sera qu'après la pose de ce boyau que la bonde d'évacuation et la bonde d'aérage seront ouvertes, de sorte que le dépotage des tonnes ne donnera pas lieu à un dégagement de gaz plus fort que celui résultant de l'ouverture momentanée de la lunette d'une fosse d'aisances ordinaire.

Cependant, pour qu'aucune accumulation de gaz infectant ne puisse se faire dans le compartiment intérieur, on y entretiendra constamment en suspension une poussière de noir animal propre à détruire l'odeur, et un ventilateur en aspirera constamment l'air pour alimenter le foyer de la machine à vapeur qui servira à refouler les liquides à Bondy. De sorte qu'après avoir détruit l'odeur, on produira un courant d'air du dehors en dedans, et que l'établissement, fût-il infecté, ce qui ne peut pas être, aucune odeur ne pourra s'échapper au dehors.

Quant aux gaz aspirés par le ventilateur, ils passeront dans le foyer de la machine à vapeur : là le gaz hydrogène sulfuré sera brûlé, et les vapeurs ammoniacales, déjà naturellement moitié plus légères que l'air, seront ou décomposées ou lancées dans l'atmosphère à une assez grande hauteur pour n'être pas plus incommodes que celles qui s'échappent de l'établissement créé par M. Mallet, au centre de la Villette.

Les matières solides restées dans les fosses en seront enlevées au moyen de tuyaux placés *ad hoc* dans les points bas de chacun des compartiments, et seront versées ou poussées directement dans des tonnes disposées dans un emplacement à ce destiné sous le logement du gardien. Ce sera là une sorte de vidange ordinaire ; mais comme elle sera faite dans un local fermé, n'ayant d'issue que dans le dépotoir, que les gaz qui s'y formeraient monteraient dans ce dépotoir et seraient aspirés par le ventilateur, on voit que cette manipulation ne pourra pas plus incommoder les voisins que le versement des matières dans les fosses.

Les dispositions que nous venons de décrire sont simples ; leur efficacité est palpable ; tous les hommes impartiaux qui en ont pris connaissance les ont approuvées, elles permettent de faire la vidange même pendant les gelées ; et cependant, au lieu de cela, les opposants à l'établissement projeté demandent que l'on opère le transport, soit par le canal, soit par un chemin de fer, soit par la grande route, car il n'y a pas un quatrième moyen.

Dans l'une ou l'autre de ces trois combinaisons, il faut tripler le matériel des vidangeurs, et pour les deux premiers, il faut rendre les tonnes amovibles, c'est-à-dire les disposer de manière qu'elles puissent être détachées des trains et rattachées sans difficulté ; il faut donc tripler un matériel infect et infectant, et courir les chances de renversement et de rupture des tonnes sur la voie publique ; il faut pour couvrir ces frais de matériel, de chevaux et de charretiers, augmenter de beaucoup le prix des vidanges ; il faut qu'un transport actuellement nocturne se fasse de jour, et que par conséquent les yeux et l'odorat aient à souffrir dans toute l'étendue de l'espace compris entre Paris et Bondy ; il faut suivant l'opinion unanime des entrepreneurs de vidange, que pour les temps de gelée on ait une voirie à la porte de Paris, ou que l'on cesse alors toute vidange, ce qui est impossible ; il faut enfin que les eaux qui servent actuellement à tous les besoins d'une grande partie de la population de Paris soient compromises par le transport incessant de tonnes de vidange.

Et tout cela, pourquoi ? pour porter à Bondy un liquide plus ou moins chargé de matière fécale, mais qui coule parfaitement dans les tuyaux, comme on l'a éprouvé récemment, et que l'on peut par conséquent envoyer à Bondy par une conduite, sans inconvénient pour personne, et pour ainsi dire sans aucun frais.

Malgré toutes les considérations que nous avons fait valoir en faveur de l'établissement projeté, il se rencontrera peut-être encore des personnes timides qui diront : Mais que feriez-vous si le dépotoir infectait les propriétés voisines? Nous n'hésitons pas à dire : on l'abandonnerait. Une ville qui a sacrifié plusieurs millions pour supprimer Montfaucon ne reculerait certainement pas devant la perte qu'elle ferait sur un établissement dont la création ne lui aurait coûté que 232 000 francs, et qui pourrait être utilisé pour une industrie quelconque.

Ce n'est pas ici un spéculateur qui cherche à faire sa fortune sans s'inquiéter du tort qu'il pourra faire à ses voisins ; c'est la première ville du monde qui cherche la solution d'une question difficile, et qui, persuadée de l'efficacité des moyens qu'elle se propose d'employer, demande l'autorisation nécessaire pour les mettre à exécution.

Il résulte des détails dans lesquels nous venons d'entrer, que les oppositions faites contre la création du dépotoir projeté au port d'embarquement ne sont fondées que sur des craintes vagues que rien ne justifie ;

Que cet établissement, présenté par les opposants comme un nouveau Montfaucon, ne ressemble en rien à ce cloaque infect, et n'y ressemblerait même pas quand on n'y prendrait aucune des précautions indiquées pour empêcher le dégagement des gaz ;

Qu'enfin le transport par eau, réclamé par les opposants, aurait le quadruple inconvénient de grever de servitude, non-seulement les alentours du port d'embarquement, mais encore toutes les localités traversées par les bateaux chargés des tonnes; d'accroître le prix de la vidange en forçant d'augmenter démesurément le matériel; de rendre la vidange impossible pendant les gelées, et surtout d'être devenu à peu près inexécutable par suite de l'accroissement énorme du cube des liquides.

Nous espérons donc que la ville de Paris sera autorisée à créer un établissement dont l'administration municipale n'a adopté le projet qu'après s'être assurée, par l'approbation unanime des savants, des ingénieurs, des membres du conseil des bâtiments civils, que les dispositions projetées permettraient de supprimer Montfaucon de la manière la moins onéreuse pour les populations voisines.

EXTRAIT DU RAPPORT FAIT AU CONSEIL DE SALUBRITÉ, LE 29 SEPTEMBRE 1843, SUR LA DEMANDE D'ÉTABLIR AU PORT D'EMBARQUEMENT DE LA VILLETTE UN DÉPOTOIR DES VIDANGES, PAR UNE COMMISSION SPÉCIALE COMPOSÉE DE MM. D'ARCET, OLLIVIER (D'ANGERS), LECANU, BUSSY, PAYEN (RAPPORTEUR).

Monsieur le préfet, la commission spéciale chargée de soumettre au Conseil de salubrité le projet de rapport sur la demande précitée que vous avez renvoyée à son examen, s'est assemblée plusieurs fois afin de discuter et d'approfondir toutes les questions qui pouvaient surgir de cette demande des oppositions et des adhésions qu'elle a rencontrées.

Admettant tout d'abord les motifs graves d'utilité publique qui ont décidé le conseil municipal à voter l'éloignement de l'énorme foyer d'infection dû aux manipulations des poudrettes, et regardant comme une nécessité aujourd'hui indispensable le transport à Bondy de ce dégoûtant travail, la commission a cru devoir examiner s'il convenait que le point de départ du liquide et des solides fût le même, comme la demande l'indique, ou s'il serait préférable de diviser le départ en deux localités, l'un servant à l'embarcation des solides à l'endroit désigné dans la demande, l'autre s'appliquant aux liquides et pouvant être choisi au lieu même où la voirie de Montfaucon existe. Cette dernière opinion fut soutenue par la minorité de la commission, et bien qu'en la discutant avec soin durant deux séances la commission soit peut-être allée au delà des limites qui lui étaient tracées, nous avons pensé qu'en un sujet si important il valait mieux étendre que restreindre le champ de nos observations. Nous croyons donc devoir vous rendre compte de l'opinion de la minorité sur cette sorte de question préjudicielle et des motifs qui ont amené le vote définitif de la majorité.

L'établissement du dépotoir, a-t-on dit, quelque précaution que l'on prenne, aura pour le voisinage des inconvénients, et il vaut mieux le fonder là où existe une servitude beaucoup plus grave : alors on aura amélioré l'état des choses en cette localité, et l'embarquement seul des matières solides s'opérant à la petite Villette où il se fait aujourd'hui pour les produits des fosses mobiles, on aura changé peu de choses dans cette deuxième localité, en sorte que tous les intérêts seront satisfaits et que personne n'aura à se plaindre.

Voici maintenant les motifs qui ont empêché la majorité d'adopter cet avis :

1° En divisant l'établissement de dépotage et d'embarquement, on en rendrait l'administration et la surveillance plus coûteuses, plus difficiles et moins efficaces.

2° Les inconvénients possibles de quelque odeur, ne fût-ce qu'accidentellement, seraient légers dans la localité de la petite Villette, éloignée des habitations, distante de plus de 1000 mètres au delà de Montfaucon des murs de Paris, ne recevant que sur des terres en culture l'influence des vents qui règnent presque toute l'année, et qui d'ailleurs ne se dirigeraient que vers des établissements industriels.

3° En de telles circonstances, le dépotoir doit à la petite Villette augmenter la valeur des terrains vacants; il diminuerait la valeur des propriétés bâties auprès de la capitale.

4° L'accès des voitures chargées est difficile vers Montfaucon, surtout dans l'hiver, en raison de la hauteur à laquelle se trouve placé Montfaucon ; il est facile en tout temps dans le trajet direct à la localité choisie.

5° Toutes les matières solides déposées dans les réservoirs du nouvel établissement devraient être dirigées par un service spécial de voitures qui traverseraient des rues plus ou moins encombrées pour se rendre au port d'embarquement, créant ainsi un double transport et une véritable servitude dans tous les quartiers intermédiaires.

6° La suppression de la voirie actuelle profitera d'ailleurs évidemment à la commune de la Villette, qui est elle-même en ce moment sous l'influence de cette ancienne et si grave servitude.

7° Enfin, et cette raison est décisive, si malgré toutes les précautions qui seront prises dans la construction de la conduite, une cause accidentelle, imprévue, la faisait rompre à une distance quelconque du dépotoir, la réparation serait facile et n'entraînerait aucun danger sur le point choisi, puisqu'elle suit le talus extérieur de la digue du canal du côté des champs, tandis que si la conduite part de Montfaucon, sa rupture dans la petite Villette aurait les plus graves inconvénients au milieu des quartiers habités que forcément elle devrait traverser pour arriver au canal.

La majorité de la commission regarde donc la localité choisie pour l'établissement du dépotoir comme de beaucoup préférable à celle de Montfaucon.

La commission, après avoir éliminé cette difficulté première, a soumis à un examen très attentif le projet qu'elle avait sous les yeux, les plans et pièces diverses à l'appui, les améliorations qu'il serait encore possible d'y apporter : sur tous ces points ses membres furent unanimes dans les votes qu'ils ont émis.

Le projet d'établissement de dépotoir conçu, rédigé et dessiné par un de nos collègues, M. Mary, ingénieur en chef, a déjà été l'objet d'un examen au sein d'une commission désignée par M. le préfet de la Seine, sur la demande du conseil municipal.

Cette commission avait indiqué plusieurs précautions qui furent introduites dans le projet et reçurent aussi l'approbation du conseil municipal.

C'est le travail ainsi préparé que nous allons vous faire connaître, en y ajoutant l'indication de quelques améliorations que nous avons concertées entre nous et que notre collègue, M. Mary, admet comme utiles et faciles à réaliser. Après cet exposé des moyens qui doivent être mis en pratique, la discussion des faits allégués par les opposants et les adhérents aura une base plus certaine, et nous vous soumettrons notre avis à cet égard.

(Ici le rapport reproduit les projets et la discussion développée par M. l'ingénieur en chef Mary dans la pièce précédente. Il se termine ensuite par les considérations suivantes.)

L'établissement projeté ne nous semble en aucune façon justifier les appréhensions des opposants; il est certain au contraire que sa création et les diverses mesures qui s'y rapportent supprimeront sans retour les graves servitudes qui pèsent aujourd'hui sur les propriétés de ces opposants eux-mêmes et de tous les environs de la voirie actuelle.

Sans doute on doit désirer vivement que le déplorable système de fabrication des poudrettes dans de vastes emplacements disparaisse un jour de la localité de Bondy où il va être repoussé et de toute autre; on doit espérer que les améliorations de procédés de vidange et de désinfection concourront avec les applications agricoles perfectionnées à faire employer directement et sans putréfaction inutile les produits des vidanges, en se conformant aux données de la science que la pratique a déjà sanctionnées.

Mais aujourd'hui l'établissement en question nous semble de nature à délivrer immédiatement les localités rapprochées de Paris et celles même d'où partent les oppositions, des énormes quantités d'émanations infectes du vaste foyer de Montfaucon.

L'emplacement choisi nous paraît bien situé; en conséquence, nous proposons d'accorder l'autorisation de construire l'établissement projeté, à la condition expresse que toutes les mesures recommandées ici seront réalisées.

La commission s'est préoccupée de la conduite au moyen de laquelle les matières liquides doivent être renvoyées à Bondy, et son rapporteur, pour s'éclairer sur ce sujet, a visité avec le plus grand détail l'établissement où ont été fabriqués les tuyaux de tôle et bitume de la conduite déjà posée pour l'évacuation des urines de Bondy, conduite qui doit servir également à l'envoi des matières dans cette voirie. Il croit devoir consigner ici le résumé de ses observations.

Les tuyaux, de 2 mètres 50 centimètres de longueur, sont fabriqués avec des feuilles de tôle d'un seul morceau, et de 2 millimètres d'épaisseur. La première opération à laquelle on procède est le décapage et l'étamage d'une des faces et des lisières de l'autre face. L'étamage se fait avec un alliage d'étain, de plomb en forte proportion, d'antimoine, de cuivre et de zinc, ce qui donne à la couche appliquée sur la tôle une épaisseur plus considérable que dans l'étamage ordinaire.

Ces feuilles ainsi préparées sont roulées au moyen de trois cylindres, puis clouées et soudées sur toute la longueur de la suture, de manière à former des tuyaux présentant un diamètre un peu plus considérable.

Dans cet état, on passe l'extrémité la plus large dans un bout de laminoir, de manière à former une espèce d'emboîtement de $0^m,06$ environ de profondeur. C'est dans cet évasement que l'on coule un pas de vis femelle avec un alliage fort résistant et très adhérent à la tôle étamée. Un pas de vis mâle est coulé avec plus de facilité encore à l'autre extrémité du tuyau. Ces pas de vis se terminent par des ourlets saillants entre lesquels doit être comprimée la corde imprégnée d'une composition onctueuse de cire, de plomb à zinc et d'axonge, lorsque l'on met la conduite en place.

Quand les tuyaux sont ainsi préparés, on les soumet à une pression d'épreuve de 20 atmosphères.

Pour garantir de l'oxydation la paroi extérieure, on la recouvre d'une couche de bitume de $0^{m},02$ d'épaisseur dans laquelle on fait pénétrer du gravier. La paroi intérieure est à son tour enduite d'une couche de 3 millimètres environ de bitume parfaitement lisse et brillante.

Ainsi toutes les parties de la tôle sont mises à l'abri de l'oxydation à l'intérieur par l'étamage et le vernis de bitume, à l'extérieur par la couche épaisse de bitume.

Des tuyaux ainsi fabriqués ont été placés dans les bassins de Montfaucon et de Bondy ; et, retirés après huit et dix mois de séjour, ils n'ont présenté aucune espèce d'altération. Ce bitume était aussi brillant qu'au moment de son application sur la tôle.

Votre commission juge que ce mode de fabrication et ses épreuves donnent toute garantie sur le succès de la conduite employée comme elle doit l'être sous une pression d'une atmosphère et demie.

Voiries particulières. — On a vu que l'ordonnance de police du 8 novembre 1851 permettait le transport et le dépôt des matières solides désinfectées dans des locaux autorisés, véritables voiries de matières fécales exploitées par l'industrie privée. Mais cette autorisation n'est accordée qu'à la condition de désinfecter de nouveau les matières, de telle sorte que la désinfection soit permanente. Dans le but de favoriser cette fabrication des engrais animaux, et plus encore d'intéresser les entrepreneurs à la généralisation des procédés et du système de désinfection préalable des vidanges, l'administration de la préfecture de police, suivant l'idée qu'avait suggérée anciennement Parent-Duchâtelet, avait sollicité de l'autorité supérieure le déclassement des dépôts de matières fécales qui, passant de la première dans la deuxième catégorie des établissements insalubres, eussent été affranchis des formalités les plus rigoureuses de l'autorisation. Mais sur l'avis du comité consultatif des arts et manufactures, ce changement dans le classement des établissements de voiries n'a pas été accordé par le ministre compétent; et ceux-ci restent, quant à présent, placés dans la première classe et soumis à la surveillance et aux conditions préalables qu'exigent les formes de l'instruction pour les établissements réputés les plus insalubres ou les plus incommodes.

Néanmoins, tout en approuvant hautement cette sage réserve, nous devons rechercher comment sont constitués ces établissements, dont plusieurs, bien que non encore autorisés définitivement, se sont fondés aux environs de Paris, notamment ceux de M. Richer, dans le parc de Bercy, et de M. Encontre, à la Chapelle.

Les matières les plus solides, recueillies après l'écoulement des liquides sur la voie publique, et désignées sous le nom de *botelage*, sont transportées à l'établissement où, après avoir été soumises à des procédés de désinfection, qui constituent l'une des principales conditions de salubrité que nous aurons à examiner, elles sont converties en poudrettes ou en compost pour être débitées comme engrais. On a pu voir par les chiffres que nous avons rapportés et qui marquent le mouvement du dépotoir, que, malgré la concession faite à l'industrie privée, la quantité des matières que celle-ci exploite est bien peu considérable, puisque la différence des quantités de matières solides portées à Bondy, en 1850, avant l'organisation nouvelle, et, en 1851, après la mise en vigueur de l'ordonnance, n'est guère que de 2000 mètres cubes. Il faut faire remarquer à cet égard, que l'exploitation par les entrepreneurs de vidange est loin d'avoir encore reçu tout le développement qu'elle doit atteindre. Ainsi la voirie de Bercy n'utilise guère pour la fabrication des engrais que la dixième partie des matières vidangées par la compagnie Richer. Cela tient en partie à ce que l'enquête administrative n'est pas encore terminée, et que l'autorisation n'est que provisoire. Mais, de plus, il s'en faut de beaucoup, et il en sera toujours ainsi dans la pratique, que la désinfection dans les fosses d'aisances puisse être assez complète et assez générale pour que toutes les matières solides se trouvent dans les conditions fixées par l'ordonnance de police, en état d'être transportées autre part que dans la voirie publique.

Citernes à engrais. — Dans le nord de la France, comme d'ailleurs dans un grand nombre de pays étrangers, les matières extraites des latrines sont directement portées dans des fosses bien closes où elles séjournent plus ou moins longtemps, pour être ensuite, sans autre préparation, directement enlevées et répandues sur le sol. Ces fosses, qui, dans la Flandre française, sont désignées sous le nom de *citernes à engrais*, sont assimilées à de véritables voiries de matières fécales, et rangées comme telles dans la première catégorie des établissements insalubres et incommodes. Il n'y a cependant pas une complète analogie entre les dépôts ordinaires de vidanges et les citernes à engrais. Dans les premiers, les matières à l'état demi-solide sont accumulées en grande masse pour être réduites, soit spontanément, soit artificiellement, sous forme pulvérulente, et elles exhalent librement pendant toute la durée de cette opération leurs principes volatils et gazeux dans l'atmosphère ; dans les secondes, les matières, toujours liquides, sont déposées dans des réservoirs clos, souterrains, et proportionnellement de très faible dimension ; elles ne subissent pendant leur séjour dans les citernes aucun changement, et sont jetées fluides sur le sol à fertiliser : le seul inconvénient qu'elles présentent réside dans des émanations fétides qui s'échappent seulement lors du chargement et du déchargement de l'engrais.

Aussi est-ce avec juste raison que le Conseil central de salubrité du département du Nord s'est presque chaque année élevé avec force contre le classement des citernes, en faisant ressortir l'utilité de ces annexes obligées de toute exploitation rurale flamande, et l'importance qu'il y aurait, dans l'intérêt de l'agriculture, à dégager l'instruction des demandes qui les concernent des longues et dispendieuses formalités qu'elles exigent dans l'état actuel des choses. Sur un rapport de M. Brigandat, des instances nouvelles, tendantes à reporter de la première dans la seconde classe les caves à engrais, ont été adressées, sous la date du 3 juillet 1843, à M. le préfet, avec prière de les transmettre à l'autorité supérieure. Par lettre en date du 4 décembre 1843, M. le ministre de l'agriculture et du commerce a fait connaître que : « Les citernes ou caves, très nombreuses dans le département du Nord, rentrent dans la catégorie des dépôts de matières provenant de la vidange des latrines ou des animaux destinés à servir d'engrais, et doivent être maintenues, avec ceux-ci, dans la première classe, conformément à l'ordonnance royale du 9 février 1825. Tout changement entraînerait à sa suite, ajoute M. le ministre, une foule d'abus qu'il vaut mieux prévenir que d'avoir à réprimer. D'ailleurs, cette proposition n'est pas nouvelle, et toutes les fois qu'elle s'est produite, elle a été jugée inadmissible. Seulement, lorsqu'il s'agit de citernes à engrais, hermétiquement fermées, telles enfin qu'elles existent dans le Nord, le conseil d'État est disposé à user de tolérance dans les permissions à accorder, comme le prouvent plusieurs ordonnances rendues récemment. Je ne puis donc, monsieur le préfet, que vous inviter à continuer de faire instruire les demandes en autorisation d'établissements de cette nature, dans la forme que prescrivent, pour les ateliers insalubres de première classe, le décret du 15 octobre 1810 et l'ordonnance réglementaire du 14 janvier 1815. »

L'insuccès des sollications du conseil ayant été en partie attribué au peu de développement des motifs péremptoires, suivant lui, qui devaient faire prononcer la réforme réclamée, il fut décidé qu'un rapport plus circonstancié serait encore produit sur ce sujet, afin de faire statuer de nouveau et en plus parfaite connaissance de cause, sur la modification déjà tant de fois proposée.

Cette question est trop neuve et d'un trop grand intérêt pratique, pour que nous ne nous empressions pas de citer un extrait du rapport de M. Loiset.

« Le Conseil central de salubrité s'est, depuis longtemps et dans diverses circonstances, vivement préoccupé de l'influence fâcheuse que pouvait exercer sur les progrès agricoles l'assimilation des citernes à engrais, en usage dans une grande partie du Nord, à la première classe des établissements incommodes ou insalubres ; mais ses réclamations, quelque pressantes qu'elles aient été, sont restées sans résultat, et l'autorité supérieure, répondant aux dernières observations qui étaient adressées à ce sujet, déclarait que ces sortes d'établissements rentrent dans la catégorie des matières provenant de la vidange des latrines ou des animaux destinés à servir d'engrais, et devaient être maintenus avec ceux-ci dans la première classe, conformément à l'ordonnance royale du 9 février 1825 ; elle ajoutait, que tout changement, sous ce rapport, entraînerait à sa suite une foule d'abus qu'il vaut mieux prévenir que réprimer, et que, d'ailleurs, toutes les fois que cette proposition s'était produite, elle avait été jugée inadmissible.

» Vous n'avez pas cru que cette décision, déjà plusieurs fois renouvelée, fût pourtant irrévocable, et vous avez pensé qu'il convenait, dans l'intérêt de la prospérité des campagnes, de reproduire derechef des instances tendantes au déclassement de ces accessoires obligés de nos exploitations rurales flamandes, en appuyant ces instances de détails circonstanciés, qui pussent mieux faire apprécier que par le passé l'utilité, la justice, et surtout l'importance de la modification sollicitée ; vous avez même fixé la plus prochaine demande dont vous seriez saisis pour autorisation de citernes à engrais, comme devant conférer au commissaire qui en serait chargé la mission d'exposer les considérations qui tendraient à ce but : c'est pour obéir à cette prescription que je vais avoir l'honneur de vous entretenir de faits qui, pour être très vulgaires dans nos localités, n'en sont pas moins dignes d'être médités dans l'intérêt de la prospérité rurale de la France entière.

» Vous savez, messieurs, que si l'ancienne châtellenie de Lille a tant de célébrité dans les fastes de l'agriculture, si elle est justement considérée par les agronomes comme le berceau et la source des assolements perfectionnés, elle le doit surtout à l'art, qui, dès les époques les plus reculées, a toujours distingué ses cultivateurs pour créer, multiplier et faire un emploi habile des agents de fertilisation ; les ressources immenses qu'ils ont su tirer des engrais liquides, et notamment du produit des vidanges, ont été l'objet de l'admiration de tous les auteurs qui ont décrit les secrets de leurs belles et productives cultures.

» Désignés sous les noms de *courtes graisses,* de *gadoue*, ou simplement de *tonneaux*, ces engrais liquides sont précieusement recueillis dans les campagnes comme dans les villes qui entourent Lille. A cet effet, les écuries et les étables sont pourvues de réservoirs de maçonnerie destinés à recevoir les urines; les fosses d'aisances sont également citernées avec soin, de manière à prévenir l'infiltration des parties liquides et à maintenir les vidanges dans un état de fluidité complète. L'extraction de ces matières est fréquemment opérée; elles sont transportées dans des caves de maçonnerie situées à des distances variables des fermes et sur les bords d'une route ordinairement pavée, à l'extrémité du plus grand champ de l'exploitation. Le fond de la cave est pavé de grès, et les quatre murs et la voûte cylindrique qu'ils portent sont faits de briques, puis enduits d'une couche épaisse de chaux hydraulique qui les rend imperméables. On laisse à ces caves deux ouvertures, l'une dans l'épaisseur de la voûte et dans le milieu, l'autre dans le mur du nord : la première sert à introduire et à enlever les substances; elle se ferme avec un volet épais de chêne, portant cadenas; la seconde, plus petite, dirigée au nord, donne accès à l'air.

» Le transport des matières ne peut avoir lieu dans les villes qu'aux heures fixées par des règlements de police locale; il se fait à l'aide de chariots ordinairement chargés d'une dizaine de tonneaux, et ceux-ci ont une contenance d'environ 2 hectolitres : arrivés sur les lieux, les tonneaux sont vidés dans les citernes, où on laisse l'engrais liquide séjourner souvent plusieurs mois et fermenter lentement avant de le répandre sur les terres.

» Les fosses contiennent moyennement de 600 à 700 tonneaux; les plus grandes vont jusqu'à 1100 ou 1200, et ne dépassent conséquemment pas 2400 hectolitres, ou 240 mètres cubes; parfois il en existe deux ou trois adossées les unes aux autres. D'après des relevés officiels faits en 1843 par l'administration municipale de Lille, la quantité d'engrais liquide, fournie annuellement à l'agriculture par cette ville, s'élèverait à 558 228 tonneaux (1); ce qui ferait supposer, pour la totalité de l'arrondissement, une quantité au moins égale à 2 292 197 tonneaux de *courtes graisses* : or, d'après l'estimation de nos cultivateurs, 10 tonneaux étant l'équivalent d'une voiture de fumier, cette masse énorme de matière fertilisante représenterait 230 000 voitures de fumier, ce qui donnerait, pour nos 80 000 hectares productifs de l'arrondissement de Lille, deux voitures 9/10es par hectare, c'est-à-dire près de moitié en sus de la fumure moyenne par hectare fournie par la population animale de toute la France.

(1) Ce nombre paraîtrait exagéré, si l'on ne savait pas que les servantes, dans le but d'accroître les profits qui résultent pour elles de l'abandon qu'on leur fait de la vente des vidanges, sont dans l'usage de les allonger en y ajoutant beaucoup d'eaux ménagères et même de l'eau pure.

» On se tromperait beaucoup, si l'on admettait que le système flamand d'opérer les vidanges n'est, sous le rapport agricole, que d'une faible économie, comparativement au système généralement employé en France pour la même opération. A Paris et ailleurs, sauf les ingénieux perfectionnements introduits récemment dans leur érection et dans leur exploitation, les fosses d'aisances sont encore généralement construites de manière, soit à perdre complétement les produits, soit au moins à laisser filtrer la partie la plus liquide des matières qu'elles sont destinées à recevoir; de là une première source de diminution dans la quantité de cet engrais; d'un autre côté, les produits gazeux de la fermentation n'étant plus retenus par la masse fluide, se dégagent dans l'atmosphère, y deviennent une cause d'incommodité et d'insalubrité pour l'homme et les animaux, et constituent, pour la culture, une nouvelle perte à ajouter à la première; enfin, après leur extraction, ces résidus, parvenus à un état de demi-solidité, sont exposés en masse considérable à une évaporation plus ou moins prolongée, et subissent ensuite le traitement qui doit les réduire à l'état pulvérulent, sous lequel ils sont désignés par le nom de poudrette; mais cela ne peut se faire sans que les émanations ammoniacales, agents puissants de stimulation et de nutrition pour les végétaux, soient encore perdues dans l'atmosphère, à laquelle elles transmettent, dans un rayon d'une grande étendue, des propriétés, sinon toujours délétères, du moins aussi désagréables que repoussantes.

» L'infatigable activité de l'habitant du Nord a su prévenir l'immense déperdition de ce principe fertilisant. Dans ses pratiques, il a précédé les théories récentes de nos plus habiles chimistes sur les engrais; il a compris qu'en retenant et dissolvant les produits volatils de la décomposition des matières animales, il pouvait fournir au végétal les éléments les plus immédiatement assimilables, ceux dont l'absorption importait le plus à l'abondance et à la perfection des récoltes. L'observation et l'expérience, devançant pour lui la science, lui ont donc permis d'utiliser complétement une force de production agricole d'une grande énergie, mais presque inconnue partout ailleurs, et dont le judicieux emploi serait de nature à changer la face de l'agriculture française.

» Sous le rapport hygiénique, la méthode flamande de traiter les vidanges, sans être exempte de tout inconvénient, n'en présente pas moins une grande supériorité sur le mode employé dans le reste de la France et dans les États limitrophes : on en trouvera la démonstration par la comparaison des divers procédés propres à chaque système.

» Dans l'arrondissement de Lille, la fluidité des vidanges permet leur extraction des latrines, sans descendre dans les fosses, ce qui écarte tout danger d'asphyxie ; tandis que partout ailleurs, et hors le cas des perfectionnements mentionnés plus haut, cet accident frappe trop fréquemment et parfois mortellement les ouvriers chargés de ce travail.

» Quant au transport de ces matières, il est analogue dans l'un et l'autre mode, et il est soumis à des prescriptions réglementaires presque semblables dans toutes les communes urbaines.

» Mais c'est surtout quant au dépôt des vidanges qu'il existe, suivant les lieux et au point de vue de la salubrité, des différences considérables. Disséminées ici dans des milliers de sortes de vases clos souterrains, où elles sont abandonnées au repos et à une basse température qui ralentit leur fermentation, elles n'y occasionnent pas plus d'incommodité que les latrines ordinaires de nos habitations ; tandis que là où ces matières sont accumulées par masses considérables, en plein air, exposées à toutes les influences météorologiques et soumises à des manipulations diverses, circonstances qui concourent à donner à leurs émanations une grande intensité, elles produisent cette horrible infection qui se résume dans le nom si connu de *Montfaucon*.

» Comme témoignage du peu de gravité des inconvénients attachés aux citernes à engrais, telles qu'elles sont construites dans le Nord, il suffit d'analyser les nombres repris dans le tableau suivant :

TABLEAU des demandes en autorisation pour la construction de caves à engrais soumises au conseil central de salubrité du département du Nord, depuis sa création.

		Report. . .	7
1829.	1	1837.	1
1830.	»	1838.	2
1831.	1	1839.	»
1832.	»	1840.	1
1833.	2	1841.	3
1834.	2	1842.	7
1835.	»	1843.	4
1836.	1	1844.	1
	7	Total. . .	26

» Ces demandes se répartissent par arrondissements comme suit :

Arrondissement de Lille.	22
Arrondissement d'Hazebrouck.	4

» Malgré les solennités de l'enquête de première classe, sur ces vingt-six demandes, il n'en est que trois qui aient soulevé des oppositions. Dans la première, on réclamait que la citerne fût portée à 30 mètres d'un cabaret voisin; dans la seconde, on se bornait à solliciter un éloignement de 16 mètres; enfin dans la dernière, il s'agissait d'une cave à engrais qui devait être construite au-dessous d'une habitation contiguë à une autre maison, construction qui fut pourtant régulièrement approuvée.

» Ces appareils des exploitations rurales flamandes ne sont pas également répandus dans tout le département du Nord; les arrondissements de Douai, Cambrai, Valenciennes et Avesnes en sont généralement dépourvus; ceux de Dunkerque et Hazebrouck en possèdent un grand nombre; mais c'est particulièrement dans l'arrondissement de Lille qu'ils sont tellement multipliés, que chaque manoir en possède plusieurs. C'est ce qui a fait dire à un agronome, à la fois homme d'État et poëte, François de Neufchâteau, que le dieu Sterculius y avait plus d'autels que d'habitations et autant de desservants que d'habitants.

» Cependant, par l'effet des progrès de l'art agricole, la pratique des engrais liquides ne reste pas stationnaire; elle se propage de proche en proche, et permet d'exercer la plus heureuse influence sur le développement des richesses rurales du nord de la France, si la routine et les préjugés n'apportent pas d'obstacles à son adoption.

» C'est particulièrement l'assimilation des citernes à engrais à la première classe des établissements incommodes ou insalubres, qu est de nature à retarder ce mouvement améliorateur; non-seulement les longues et dispendieuses formalités que les affaires de cette catégorie ont à subir sont onéreuses et fatigantes pour les cultivateurs, mais elles ont de plus le grave inconvénient de faire surgir de nombreuses oppositions partout où ces sortes d'établissements ne sont pas anciennement connus et n'y ont pas acquis, pour ainsi dire, un droit de cité. Il en résulte que pour la création d'une simple annexe d'exploitation, on a à triompher des mêmes difficultés que s'il s'agissait de la translation du clos si célèbre qui sert de réceptacle aux vidanges de Paris.

» Vainement objecterait-on que les citernes à engrais rentrent nécessairement, d'après la législation en vigueur, dans les dépôts provenant des vidanges. Nous avons démontré que les principales conditions de leur existence ne présentent aucune similitude avec ces derniers; que, dans un cas, les substances, tout à fait liquides, sont retenues en repos et en petites quantités dans des espaces clos et frais, d'où elles ne laissent exhaler que peu d'odeur et à une faible distance; tandis que, dans l'autre cas, réunies à l'état demi-solide, en plein air et par masses considérables, subissant d'ailleurs diverses manipulations, elles répandent au loin des émanations fétides insupportables.

» La crainte des abus qu'on semble redouter du déclassement des caves à engrais n'est pas mieux fondée; car si certaines industries ont vu s'abaisser les barrières de leur classification primitive, moyennant l'accomplissement de conditions déterminées, il a bien pu arriver que celles-ci ne fussent pas de nature à passer fructueusement dans la pratique, ou qu'elles aient été impunément écartées par les fabricants, de manière à laisser les inconvénients de leurs usines dans toute l'intensité qui les avait de prime abord fait ranger dans une autre catégorie; mais il n'en saurait évidemment être de même ici; car, d'une part, l'expérience de plusieurs siècles s'est prononcée sur l'inanité des citernes à engrais, et les différences qui les séparent des dépôts des matières provenant des vidanges sont aussi faciles à exprimer qu'à constater.

» Sans donc vous arrêter au rejet de la proposition que vous avez plusieurs fois réitérée, et que les faits relatés ci-dessus élèvent à la hauteur d'une grave et importante question, tout à la fois agricole et hygiénique, vous persisterez dans les vues d'utilité publique qui vous ont déterminés à réclamer de l'autorité compétente que les citernes à engrais, telles qu'elles sont construites dans le département du Nord, soient enfin portées de la première dans la deuxième catégorie des établissements dangereux et insalubres. »

Ce remarquable rapport n'eut pas, près de l'autorité supérieure, plus de succès que les précédentes réclamations; et, par une lettre ministérielle du 5 octobre 1846, le classement des citernes à engrais dans la première catégorie fut maintenu. Cependant le Conseil de salubrité, fermement convaincu qu'il s'agissait, dans cette question, des plus graves intérêts, a renouvelé à plusieurs reprises ses démarches près de l'administration, et a de nouveau, en 1850, appelé l'attention du ministère sur les demandes qu'il avait précédemment formées.

Nous ne terminerons pas sur ce point sans signaler l'analogie qui existe entre ces citernes à engrais de nos départements du Nord et les fosses qui existent dans certaines parties de la Belgique, en Écosse, dans d'autres lieux encore, voire même en Chine. Nous citerons enfin, comme une particularité curieuse, ce qui se passe en Irlande. Là où la tourbe est tellement abondante qu'elle recouvre une surface de trois millions d'acres, on l'utilise pour construire de grandes fosses destinées à recevoir les matières fécales. Cette tourbe, préalablement calcinée, les désinfecte complétement, et constitue, ainsi mélangée, un compost dont la valeur comme engrais est très considérable. Il y a là, à la fois réunis, le système des citernes à engrais et celui de la désinfection des matières, dont nous aurons plus loin à examiner l'influence dans l'assainissement des voiries de matières fécales.

Conditions d'insalubrité des voiries de matières fécales. — Les différentes espèces de voiries de matières fécales que nous venons de décrire présentent des conditions communes d'insalubrité qu'il nous reste à indiquer. Nous devons toutefois faire observer que nous entendons parler seulement de l'insalubrité relative qui résulte des émanations plus ou moins putrides qu'exhalent ces cloaques. Sous cette réserve, les conditions que nous avons à examiner se rapportent 1° à la topographie des voiries, 2° à la nature des matières, 3° au système de vidanges, 4° au mode d'exploitation des voiries.

1° L'emplacement sur lequel est établie la voirie est une condition capitale. Outre qu'elle ne doit être ni trop distante ni trop rapprochée du centre de population dont elle dépend, on comprend que les vents habituellement régnants dans la localité puissent exercer une influence considérable sur la dissémination et les effets des émanations putrides qui s'en échappent. Lors de la longue et intéressante enquête à laquelle a donné lieu l'établissement du dépotoir de la Villette, le conseil municipal de Paris, qui comptait dans son sein Arago, réfutant les objections du comité consultatif des arts et manufactures, fait ressortir l'importance de cette considération et rappelle que la grande Villette recevrait en plein les émanations de Montfaucon, par les vents du sud, qui règnent soixante-trois jours par an, et la petite Villette par les vents du sud-ouest, qui soufflent soixante-sept jours; tandis que le dépotoir, en lui attribuant tous les inconvénients imaginaires prédits par les opposants, et dont l'expérience a démontré l'inanité, n'enverrait guère ses émanations au centre de la grande Villette que par les vents d'est et de nord-est, qui ne règnent respectivement à Paris que vingt-trois et quarante jours par an; et que la petite Villette ne ressentirait ces mêmes effets que par les vents du nord et du nord-est, qui ne soufflent respectivement que quarante et quarante-cinq jours.

Le sol sur lequel sont répandues les matières peut, suivant qu'il est perméable ou non perméable, sec ou humide, modifier de la manière la plus directe les conditions hygiéniques et économiques des voiries. La principale objection, et la plus fondée qui ait été faite au choix de l'emplacement de la voirie de Bondy, était tirée de la nature extrêmement humide du sol, dont les eaux menaçaient de venir se mêler aux vannes des bassins, qui, loin de diminuer par l'évaporation spontanée, auraient au contraire augmenté. Du reste, ces inconvénients ont été notablement atténués par les travaux de conduite qui ont été exécutés depuis l'origine. La perméabilité du sol aurait cette grave conséquence de faciliter les infiltrations qui, même au point de vue de l'assainissement des voiries, offrent, ainsi que nous le verrons, des dangers réels. A Montfaucon, par exemple, les eaux vannes filtraient à travers les fissures et les crevasses des bancs de plâtre où étaient creusés les puisards ; arrivées à la couche de glaise qui soutient ces bancs, elles se répandaient dans tous les puits du faubourg du Temple et en infectaient les eaux.

2° La nature des matières et l'état dans lequel elles arrivent aux voiries influent d'une manière extrêmement marquée sur la putridité et la violence des émanations. Lorsqu'elles sont directement apportées au dépôt, au sortir des fosses, et sans avoir subi ni séparation ni désinfection, ainsi que cela se pratiquait dans les anciennes voiries il y a encore peu d'années, on conçoit que la putridité acquière cette effroyable intensité que Montfaucon présentait à un si haut degré.

Mais il est une particularité très curieuse qui, encore aujourd'hui, peut faire comprendre l'influence de la nature des matières sur l'insalubrité des voiries : c'est la différence qui existe dans la consistance et dans l'odeur des matières fécales, suivant leur provenance. Les vidangeurs et les ouvriers employés au débardage de la voirie ont fait, à cet égard, les remarques les plus singulières : ainsi, on reconnaît parfaitement à Bondy les vidanges qui viennent de certains établissements hospitaliers, et les jours où ces produits arrivent à la voirie sont marqués par un redoublement d'infection insupportable. Il y a des quartiers de la ville dont les matières sont parfaitement reconnaissables à leur consistance et à leur puanteur. Celles des faubourgs et des lieux habités par les classes inférieures présentent une épaisseur considérable due à l'absence presque complète d'eau de lavage versée dans les latrines. Nous tenons de M. Richer, qu'il ne lui a jamais été possible d'obtenir la désinfection des fosses d'aisances dans les quartiers de cavalerie, tandis qu'il y arrivait facilement dans les casernes d'infanterie. Faut-il admettre, ainsi que cela est de notoriété dans les ateliers de vidange et de voirie, que les déjections des hommes de la cavalerie sont rendues plus ammoniacales par la plus grande consommation d'eau-de-vie que leurs moyens pécuniaires leur permettent? Le séjour dans les écuries et les émanations des fumiers n'expliqueraient-ils pas d'une manière plus satisfaisante la putridité particulière des latrines dont il s'agit? Je serais d'autant plus porté à adopter cette opinion, que, suivant la remarque de M. Richer, les latrines de certains corps d'infanterie d'élite qui partagent les quartiers de la cavalerie sont également réfractaires à la désinfection.

3° Les voiries ont été modifiées encore dans leurs conditions principales par les changements survenus dans les systèmes de vidanges. La séparation préalable des matières, l'arrivage isolé des solides et des liquides, et surtout la désinfection préalable, ont pour effet nécessaire de diminuer l'infection que les modes contraires suivis jusqu'à ces derniers temps ne pouvaient manquer de rendre excessive. Ce n'est pas ici le lieu d'insister sur les conséquences directes des nouveaux procédés de vidange; mais il suffit d'avoir indiqué la part qui leur revient dans l'état actuel des voiries. Ainsi, sans anticiper sur ce que nous dirons des procédés de désinfection et de leurs effets, nous rappellerons que la séparation préalable des matières diminue considérablement la masse à évaporer et abrége le travail de dessiccation des produits contenus dans les bassins de la voirie. On ne peut omettre, pour être complet sur ce point, de signaler ce que le mode de transport par le tuyau souterrain pour les liquides, par les bateaux pour les matières solides, par la vidange-poste ou par les tonnes mobiles, a apporté de simplification dans le service des voiries.

4° Enfin, nous devons signaler comme plus importante encore l'influence qu'exerce sur la salubrité le mode d'exploitation des voiries, c'est-à-dire l'emploi que l'on y fait des matières, soit solides, soit liquides. Il n'est rien, certainement, de plus essentiel, et c'est de ce côté qu'ont porté tous les perfectionnements qui se sont accomplis récemment dans cette branche importante des établissements publics. Si l'on se reporte à l'état des voiries avant l'application des procédés de désinfection et d'utilisation des produits, on trouve réunies les causes d'insalubrité les plus actives. Les matières solides, abandonnées à elles-mêmes, subissaient lentement toutes les phases de la fermentation putride décrite par Thouret, et répandaient dans l'air des torrents de vapeurs infectes avec lesquelles s'échappaient les principes les plus utiles à l'engrais. Quant aux liquides que n'entraînait pas l'évaporation, ou bien ils se perdaient dans des puisards absorbants, ou bien ils étaient emportés jusqu'à la rivière. Ainsi, avant 1823, les eaux vannes se rendaient, par l'égout de ceinture, en aval de Paris; mais, par un déplorable renversement des principes les plus simples, lorsque le canal Saint-Martin eut été ouvert, les liquides furent reportés au midi et conduits, par un égout latéral se jetant dans la Seine, en amont de Paris, de façon à traverser la ville dans toute son étendue. Les inconvénients de la perte des eaux vannes dans les puisards ont été signalés avec une grande énergie par la commission de la Société royale de médecine. Nous les avons déjà rappelés.

Dans les voiries actuelles encore exploitées d'après les anciennes méthodes, les circonstances générales que nous venons d'exposer n'ont pas changé, et nous pouvons les retracer en peu de mots.

Les matières extraites des fosses sont quotidiennement déversées dans de vastes bassins à ciel ouvert et d'une profondeur moyenne de 1 mètre 50 centimètres. Une fois pleins, ces bassins ne se vident plus, le trop-plein seul s'écoule au fur et à mesure, jusqu'à l'époque à laquelle commence la fabrication. Du terreau usé, de la tourbe, des cendres de tourbe, et d'autres matières inertes, sont jetés dans ces bassins à mesure qu'ils s'emplissent. Cette opération a pour but d'augmenter la quantité d'engrais, ce qui a toujours lieu aux dépens de leur qualité.

La fabrication, qui commence en avril pour finir en août, époque de l'année pendant laquelle la dessiccation peut s'opérer, cette fabrication, disons-nous, consiste à épuiser le liquide d'un bassin et à extraire, du fond, les matières épaisses qui s'y trouvent; puis à les étaler sur les terrains voisins des bassins, et à les diviser au moyen de la herse. Quand ces matières sont sèches, elles sont écrasées, passées à la claie, et enfin amoncelées en véritables montagnes jusqu'à ce qu'elles soient vendues à l'agriculture.

Il résulte de ces dispositions que les bassins à ciel ouvert répandent leurs exhalaisons à une distance plus ou moins grande, suivant la direction et la violence des vents, la présence ou le défaut d'abris, la sécheresse où l'humidité de l'air pendant l'époque à laquelle se fait le séchage; la surface de terrain couverte de ces matières est plus que triplée, ce qui explique l'augmentation d'insalubrité de ces établissements pendant les quatre mois d'été.

Les matières pulvérisées et mises en tas s'échauffent, la fermentation s'y développe, les gaz s'évaporent, et l'engrais perd considérablement et de sa qualité et de sa quantité.

Quant aux matières inertes qui se trouvent mêlées dans les bassins aux matières fécales, elles réduisent la puissance fécondante de l'engrais; il y a telles petites voiries de la banlieue où l'on fabrique des poudrettes dans lesquelles il n'entre pas plus de 5 pour 100 de matières fécales.

L'analyse des poudrettes de plusieurs de ces établissements a donné un dosage d'azote à peine appréciable.

Ces détails suffiront pour faire apprécier les principales causes d'insalubrité des voiries de matières fécales.

Influence des émanations des voiries de matières fécales sur la santé. — Toute voirie de matières fécales constitue un foyer des plus actifs d'émanations putrides qui souvent se répandent dans l'air, dont elles altèrent jusqu'à un certain point la pureté, et qui sembleraient devoir exercer l'influence la plus marquée sur les végétaux et les animaux qui y sont exposés. Nous nous sommes expliqué déjà à plusieurs reprises sur les difficultés et les incertitudes que présente l'étude de ces influences. Cependant nous ne pouvons nous dispenser d'examiner, autant que cela est possible, quelle est leur nature, quel est leur degré d'activité lorsqu'elles ont leur origine dans les dépôts de matières fécales.

En ce qui touche l'altération de l'air, bien qu'il n'existe pas encore de démonstration bien nette du rôle que jouent dans la salubrité d'une localité les variations de certains principes qui se trouvent dans l'atmosphère en très faible proportion, mais d'une façon presque constante, il était très intéressant de rechercher si quelques faits analytiques n'étaient point enregistrés dans les annales de la science relativement à la composition de l'air dans les voiries. Aucune analyse n'a été publiée sur ce sujet qui, néanmoins, nous paraît avoir un intérêt réel. Il est évident que si l'on voulait entreprendre des recherches sur ce point, il serait nécessaire d'avoir recours, non aux procédés eudiométriques même les plus perfectionnés, mais à la méthode de Brunner, qui a été employée avec tant de succès, dans ces dernières années, par ce chimiste et par M. Boussingault. On comprend qu'il faudrait agir sur des masses très considérables de gaz atmosphérique pour saisir et noter d'une façon exacte les variations en plus ou en moins de l'hydrogène sulfuré, des hydrogènes carbonés, de l'ammoniaque. On aurait nécessairement à se préoccuper de l'espace dans lequel les modifications de la composition de l'air sont sensibles; de la variation des altérations suivant les différentes conditions météorologiques de la saison.

Nous nous bornons à ces indications sur un point de la science complétement inexploré, et qui se rattache si étroitement à une autre question non moins intéressante et encore controversée, à savoir, l'innocuité ou l'influence nuisible de l'acide sulfhydrique dans l'air de certaines localités.

Quel que soit en somme le degré d'altération de l'atmosphère au voisinage des voiries de matières fécales, celle-ci se manifeste-t-elle par quelques phénomènes appréciables dans l'état des êtres qui vivent au sein de cette atmosphère? Nous n'hésitons pas à poser en fait que les émanations qui s'exhalent de ces voiries n'exercent aucune action fâcheuse sur la santé des hommes non plus que sur la végétation. Les principes de Parent-Duchâtelet sont bien exactement vrais sur ce point.

Nous avons décrit la situation de la voirie de Bondy au milieu de la forêt. Les arbres qui l'entourent, et notamment un magnifique rideau de peupliers qui s'étend du côté de l'occident, sont dans le meilleur état. Quant à l'herbe des talus qui borde les bassins et qui est baignée par les matières liquides, elle est jaune, flétrie, détruite.

L'action des émanations des voiries sur l'homme n'est certainement pas nuisible. Les ouvriers débardeurs ne présentent absolument aucune trace de maladies ou d'infirmités qui puissent être rapportées à l'influence des exhalaisons. C'était l'opinion formelle de Parent-Duchâtelet, et M. Patissier dit n'avoir pas observé que les fabricants d'urate et de poudrette fussent affectés de maladies particulières. Deux espèces d'accidents seulement paraissent les atteindre assez fréquemment. D'une part, ils sont fort exposés à se blesser avec les tessons, les fragments de verre, ou les objets acérés qui sont plongés au milieu des matières. Et les coupures qui en résultent se cicatrisent très difficilement et sont même très sujettes à s'enflammer, pour peu que les hommes continuent à travailler. On a vu de ces blessures durer plus de trois mois. Ces complications sont dues sans doute au contact irritant de matières très ammoniacales.

Il leur arrive encore assez fréquemment, lorsqu'ils sont occupés à vider le premier bassin, celui où sont déposées les matières les plus concentrées et les plus denses, d'être frappés par la mite ou du moins par une fluxion très aiguë sur les yeux. Mais celle-ci disparaît en général dans l'espace de vingt-quatre heures, sous la simple influence de lotions d'eau fraîche. Cependant nous avons remarqué que les ouvriers les plus anciens ont les yeux très rouges et le bord ciliaire des paupières rouge et dépouillé de cils. Il ne paraît pas d'ailleurs que la désinfection préalable des vidanges ait rien changé à cet état de choses.

Un fait extrêmement remarquable et propre à montrer ce que l'on doit penser de l'action des émanations des matières fécales nous a été rapporté par M. Chevreux, inspecteur de la ville à Bondy, qui l'a observé sur lui-même. Lorsqu'il est venu prendre possession de l'emploi qu'il occupe aujourd'hui, sa santé était complétement détruite. Il avait rapporté de la Sologne, où il avait conduit d'importants travaux, des fièvres qui avaient miné sa constitution; et une attaque très grave de choléra avait achevé de lui enlever toutes ses forces. Il songeait à quitter définitivement son service, depuis longtemps interrompu, lorsqu'il vint à Bondy. Il n'y était pas depuis quinze jours, que sa santé se remettait. Un prompt et entier rétablissement, qui ne s'est jamais démenti, lui a donné la conviction que le séjour de la voirie, loin de lui avoir nui, lui avait été extrêmement salutaire. Nous sommes, pour notre part, très disposé à admettre la probabilité du fait.

A un point de vue plus restreint, les matières contenues dans les bassins des voiries ne pourraient-elles pas produire quelques résultats avantageux sur certains états morbides dont les préparations ammoniacales peuvent favoriser la résolution? On ne doit pas oublier l'observation de Thouret, relative à l'effet salutaire que produiraient les eaux de lavage des tinettes de Montfaucon sur le javart des chevaux.

Assainissement des voiries de matières fécales. — Nous sommes maintenant en mesure de poser quelques principes relativement à l'assainissement des voiries de matières fécales. Mais hâtons-nous de faire remarquer que l'hygiène est moins intéressée dans cette question qu'il pouvait le sembler au premier abord, et qu'il s'agit plutôt peut-être d'une incommodité à faire disparaître que d'une cause active d'insalubrité à combattre. L'obscurité qui règne encore sur la véritable influence que peuvent exercer ces cloaques ne permet pas cependant de négliger tout ce qui tient au moyen d'atténuer ou de détruire les inconvénients qu'ils présentent.

Si nous faisons aux voiries des matières fécales l'application des principes que nous énoncions dans notre étude générale des voiries, nous reconnaîtrons que les règles relatives à leur bonne installation concernent : 1° la disposition générale de l'établissement; 2° la désinfection des matières et leur transformation en produits utiles. Il faut ajouter que le but que l'on doit en dernier lieu s'efforcer d'atteindre à l'aide de ces divers moyens, est la suppression presque complète, sinon absolue, des voiries de matières fécales.

Nous ne reviendrons pas sur les principes relatifs à la disposition générale de l'établissement. Nous avons décrit le dépotoir de la Villette et la voirie de Bondy, qui réalisent, quoi qu'on en ait dit, un système mixte assez satisfaisant, et qui pendant longtemps encore devra être forcément maintenu. Nous avons indiqué les conditions d'insalubrité résultant de l'emplacement, de la nature du sol, et d'autres circonstances diverses : c'est dire que ces conditions devront être l'objet d'une étude très approfondie et être étudiées avec la plus grande attention. Mais il convient d'insister ici sur la nécessité d'une surveillance incessante de toutes les parties de l'établissement, et surtout d'une propreté excessive. Nous tenons de M. Duval, directeur du dépotoir de la ville de Paris, que depuis que les eaux du canal y sont arrivées en abondance, et que les lavages ont pu être multipliés avec un véritable luxe, un changement très appréciable s'est opéré dans les conditions générales de l'établissement. Par les mêmes motifs, l'aération devra être rendue aussi facile que possible, et même augmentée au besoin à l'aide de moteurs mécaniques.

Mais la condition capitale de l'assainissement des voiries est la désinfection des matières fécales, qui constitue sans contredit un des points les plus importants de la question qui nous occupe. On le comprend facilement, si l'on veut noter que les principaux inconvénients qui résultent de la fermentation putride des matières fécales sont dus aux gaz fétides qui se développent pendant toute sa durée. Mais à la désinfection doit se joindre l'utilisation plus ou moins prompte, plus ou moins complète, des combinaisons azotées qui résultent de l'altération des matières fécales, et qui sont surtout précieuses pour l'agriculture, à laquelle elles fournissent les plus riches engrais; aussi ne sera-t-on pas étonné de voir marcher concurremment, dans une foule de cas, la désinfection et le perfectionnement de la préparation des engrais humains.

Nous devons nous attacher à donner au moins une idée de l'emploi utile qui peut être fait de ces matières, soit pour la *préparation des sels ammoniacaux*, soit pour la *fabrication des engrais*, soit enfin, comme cela a été tenté, pour la *production d'un gaz pour l'éclairage*.

On a vu que, d'après l'état actuel des voiries, il existe une cause d'insalubrité ou d'incommodité, dont les procédés actuels de désinfection diminuent sans doute les effets, mais qu'ils ne peuvent annuler complétement : nous voulons parler des eaux vannes. Ces liquides, jusque dans les dernières années, étaient, après la séparation complète des matières solides, écoulés dans les grands égouts qui vont se perdre dans la Seine. Nous n'avons pas ici à nous occuper de l'influence possible de leur mélange sur la qualité des eaux du fleuve employées comme boisson. Il est néanmoins facile de concevoir que, pour quelques localités, ce déversement immonde devait ne pas être sans inconvénients. On sait que l'eau de la Seine prise en aval de la ville, et plus encore sur les points du rivage où aboutissent les égouts, est loin d'offrir une aussi grande pureté, et contient une grande quantité de bicarbonate et de sulfate de chaux, d'azotates alcalins, et surtout de matières organiques notablement plus considérables que celles qui ont été puisées en amont.

Et d'ailleurs, comme l'a fort bien dit Thouret dans un rapport sur la question même qui nous occupe : « Des principes d'infection qui échappent aux analyses peuvent cependant exister. L'art n'embrasse point encore dans toute son étendue les opérations de la nature, et, sur l'un des premiers objets de salubrité qui intéressent les hommes, il faut d'autres certitudes que des preuves négatives de ce genre pour bannir les doutes et mettre à portée de prononcer. D'après ces réflexions, le versement des eaux infectes de la vidange des fosses à la Seine ne peut être regardé que comme devant avoir des suites au moins douteuses. »

La richesse de ces eaux vannes en produits ammoniacaux, en fournissant un appât à l'industrie, est devenue l'origine d'une fabrication importante en même temps qu'une cause nouvelle d'assainissement. Déjà Thouret avait exprimé le vœu qu'on pût les employer à quelques usages économiques, tels qu'à la formation du salpêtre ou aux nitrières artificielles. Quelque temps avant la suppression de la voirie de Montfaucon, une fabrique s'était établie où se préparaient, au moyen des eaux vannes, des quantités considérables de sels ammoniacaux. Les urines impures, traitées par la chaux dans des appareils distillatoires, fournissaient de l'ammoniaque employée à neutraliser directement de l'acide sulfurique ou à décomposer du sulfate de fer. Le résidu calcaire des cornues, chargé des chlorures et des phosphates de l'urine, pouvait être utilisé dans l'agriculture pour l'arrosage des prairies artificielles. Le sulfate d'ammoniaque et les autres sels ammoniacaux étaient livrés au commerce après purification plus ou moins complète, suivant les besoins de l'industrie. A Montfaucon, l'utilisation des urines putréfiées n'a jamais été complète, et une fraction considérable de ces liquides a constamment été versée par les égouts dans la Seine avec les eaux mères de la fabrique.

A Bondy, grâce au progrès de l'exploitation, aucune portion des matières liquides n'est perdue ; toutes celles qui arrivent par la conduite du dépotoir, encore très chargées de matières, sont dirigées par un canal à ciel ouvert, et usées dans la fabrique voisine de produits ammoniacaux. Les eaux mères sont seules ramenées dans la Seine par un conduit de retour qui débouche près de Labriche.

Il nous a paru intéressant de connaître exactement la composition de ces eaux, qui sont, en dernière analyse, le seul résidu liquide des matières fécales portées à la voirie, afin d'apprécier, autant que cela peut être possible, quels sont les produits qui sont versés dans la Seine. Une bouteille de ces eaux mères puisée par nous au sortir de l'usine a été examinée par notre savant collègue M. le professeur J. Regnauld.

Les eaux qui s'écoulent de la fabrique de sels ammoniacaux, et qui sont versées dans la Seine, exhalent encore, mais faiblement, l'odeur désagréable des eaux vannes des voiries. Leur coloration est ocreuse; au contact de l'air, ces eaux deviennent d'un brun noirâtre très foncé. Par l'ébullition, elles ne se troublent pas, mais leur odeur désagréable s'exalte singulièrement. En se concentrant, elles dégagent évidemment ces principes odorants fétides que l'on observe par l'évaporation des urines même récentes. Ces matériaux ne paraissent donc pas se détruire dans la fermentation putride que l'urine a subie. On les retrouve encore de la façon la plus nette en versant dans le liquide quelques gouttes d'acide sulfurique, et en élevant légèrement la température. 500 grammes de liquide nous ont donné un résidu extractif noirâtre pesant 13^{gr},50. Ce résidu est composé d'une proportion de chlorure d'ammonium (sel ammoniac) notable, de traces de chlorure de calcium et des principes extractifs colorés. Nous avons acquis par l'analyse qualitative la certitude que ces eaux ne contiennent aucune trace de phosphates, ni de sulfates. Comme nous l'avons déjà dit, en fait de composés minéraux, les seuls que nous ayons rencontrés, sont le sel ammoniac et le chlorure de calcium. Nous pensons, quoique les renseignements nous aient manqué sur ce point, que les liquides que nous avons rapportés de Bondy provenaient de la fabrication du sel ammoniac. Il est probable que ces derniers détritus de la curieuse exploitation des matières versées dans les voiries varient dans leur composition, suivant les sels que l'on prépare dans la fabrique annexée à l'établissement.

Les matières solides destinées à la fabrication des engrais sont transportées dans des dépôts où elles doivent être désinfectées de nouveau et transformées en engrais. Ces établissements, dont la bonne tenue intéresse à un si haut point l'hygiène publique, sont pour l'administration une source intarissable de difficultés. Les localités où l'on établit les voiries les repoussent avec une persévérance, quelquefois même avec une violence qui témoignent assez des nombreux inconvénients qui les accompagnent. Cependant le Conseil de salubrité du département de la Seine a autorisé plusieurs établissements de voirie, de dépôt de matière fécale, d'engrais factice, à la condition que ces matières seraient dûment désinfectées par des mélanges convenables ; mais, dans la presque totalité des cas, on a négligé la condition imposée en raison du temps, du soin qu'exige le mélange, en raison également d'une circonstance qui n'avait pas pu être prévue, c'est la dépréciation que présente la matière désinfectée lorsqu'on la vend comme engrais.

Cette dépréciation elle-même peut bien n'être que l'effet d'un préjugé; mais elle peut aussi être fondée dans beaucoup de cas, car on conçoit très bien qu'une addition trop considérable de matière inerte doive nuire à la qualité de l'engrais, et il est à présumer que quelques fabricants d'engrais ont pu abuser de la recommandation de faire des mélanges au point d'altérer considérablement la valeur de leur produit : quoi qu'il en soit, l'éloignement des acheteurs pour les engrais désinfectés, le soin qu'exige cette désinfection, font que cette condition expresse est rarement ou incomplétement observée. Les établissements dont il s'agit donnent lieu à des plaintes d'autant plus vives, d'autant plus fondées, qu'ils ont été, sur la foi d'un procédé bon en lui-même, mais qu'on ne pratique pas convenablement, autorisés dans des localités où l'on n'aurait certainement pas toléré les voiries ordinaires, et cependant ils en offrent, pour la plupart, tous les inconvénients.

Il faut cependant faire une exception en faveur des procédés singulièrement perfectionnés qui ont été appliqués tout récemment dans la voirie de Bercy sous la direction intelligente de M. Richer. Au moment où le botelage, c'est-à-dire les matières demi-solides provenant immédiatement de la vidange, arrive à l'établissement, on les mélange avec une certaine espèce de schiste carbonifère et une terre ferrugineuse à laquelle on ajoute de l'acide pyroligneux. La désinfection et la solidification sont ainsi complétées. On place alors la pâte dans des moules, de manière à obtenir des briquettes que l'on praline en les saupoudrant de charbon de bois très divisé, dans le but de retenir les gaz et les produits ammoniacaux, qui, dans la préparation ordinaire de la poudrette, s'échappent au grand détriment des propriétés de l'engrais. Ces procédés très heureusement combinés doivent être encore améliorés, et la fabrication, prenant plus d'extension, s'opérera de la manière suivante.

Les voitures contenant les matières déjà désinfectées entreront sous les hangars, au fur et à mesure de leur arrivée; elles y seront débardées sur des gâchoirs où des ouvriers les mêleront immédiatement aux ingrédients que nous venons d'indiquer ou à des engrais déjà secs, jusqu'à un certain degré de solidification. Arrivées à cet état, elles seront immédiatement converties en briquettes ou tourteaux tubulaires au moyen de moules spéciaux et de presses. De là ces briquettes ou tourteaux seront déposés dans une étuve où leur dessiccation s'opérerait très rapidement sous l'influence d'une ventilation puissante d'air chaud. Ces briquettes ou tourteaux, une fois séchés, seront empilés, et les intervalles tubulaires ménagés dans chacun d'eux, après avoir puissamment aidé à leur dessiccation en multipliant leur surface, contribueront encore à leur conservation tant en qualité qu'en quantité, par la possibilité que l'air y trouve à circuler dans toute leur masse. L'étuve sera chauffée par un calorifère, qui servira en même temps à la ventilation du grand hangar de fabrication.

La suppression des voiries de matières fécales, qui, à tant d'égards, est désirable, n'est peut-être pas d'une manière absolue impossible à réaliser. Mais elle suscite tant de difficultés pratiques, que l'on doit regarder au moins comme très éloignée la réalisation complète de cette grande réforme. Nous avons déjà laissé entrevoir quelques-unes des principales raisons qui s'y opposeront : d'une part, la difficulté de désinfecter partout et assez complétement pour couler les liquides sur la voie publique, difficulté dès à présent démontrée par l'expérience de chaque jour; la nécessité qui en résulte de conserver une voirie où l'administration puisse faire transporter les matières que l'entrepreneur n'aura pas utilisées; enfin, à Paris, la condition, peut-être trop onéreuse pour ce dernier, du ontrat qui l'oblige à payer le tarif de 1 fr. 25 c. par mètre cube de matières, non pas seulement en raison de la quantité versée sur la voie publique, mais sur la totalité du contenu de la fosse, circonstance qui peut bien ralentir le zèle des industriels, que l'on a voulu au contraire stimuler. Il y a donc, on le voit dans la pratique, des difficultés de plus d'un genre, qui rendent très problématique, sinon à jamais impossible, la suppression totale des voiries de matières fécales.

Voiries d'animaux morts. — Les voiries d'animaux morts sont destinées à recevoir les cadavres des animaux domestiques non comestibles, qui sont, dans nos climats, les chevaux, les ânes, les chiens et les chats, et auxquels il faut joindre, au point de vue qui nous occupe, les animaux comestibles qui, par suite de quelque cause particulière, ne peuvent être admis dans la consommation de la boucherie.

Lorsque les forces de ces animaux sont épuisées par l'âge ou la maladie, on doit les abattre; et les plus simples considérations d'économie, de salubrité, et l'on peut dire aussi de morale, indiquent que cette opération doit être faite dans des établissements spéciaux: 1° pour utiliser leurs débris sans perte; 2° pour éviter la dissémination des miasmes putrides, auxquels donne lieu toute opération sur des animaux morts, et empêcher même la production de ces miasmes par des méthodes de traitement systématiques applicables seulement à des masses de produits; 3° pour éloigner des yeux de la population des spectacles toujours dégoûtants. De là la création des ateliers d'équarrissage dans les villes civilisées. Mais comme cette création a dû précéder, et a précédé en effet de beaucoup l'invention des méthodes de traitement les plus convenables pour éviter le concours naturel de la putréfaction, on a été conduit à annexer en quelque sorte les ateliers d'équarrissage aux voiries ou réceptacles des matières fécales et des charognes, en raison de leur insalubrité commune. Bien que cette réunion n'ait plus lieu actuellement, et que les procédés employés pour l'utilisation des cadavres aient diminué beaucoup l'importance des voiries d'animaux morts, celles-ci méritent encore de fixer l'attention comme annexes nécessaires des ateliers d'équarrissage.

Il y aura lieu par conséquent d'examiner quels sont les produits retirés de ces ateliers, et quels sont ceux de ces produits qu'il est nécessaire ou convenable d'élaborer sur place. Nous aurons donc à examiner sommairement les différentes industries de première transformation des résidus animaux.

Parent-Duchâtelet, qui a fait de cette question le sujet d'une de ses plus belles études, a consigné dans son travail tous les documents relatifs à l'histoire de l'équarrissage. Nous en extrayons les détails qui ont principalement trait aux voiries d'animaux morts.

Nous avons vu déjà, dans l'histoire générale des voiries, que, dès les premiers temps où ces dépôts furent établis, les charognes, c'est-à-dire les cadavres d'animaux abandonnés, étaient confondues avec les autres immondices. Mais les animaux non comestibles et destinés à être abattus ont dû, dès le principe, être envoyés aux écorcheries dont il est fait mention à la fin du XIVe siècle, dans la grande ordonnance de Charles VI, et il est bien certain que ces écorcheries étaient tout à fait distinctes des tueries de bestiaux. Le règlement de police élaboré par le chancelier L'Hospital, et rendu exécutoire par lettres patentes du 21 novembre 1577, permit aux écorcheurs de s'établir hors des villes et près de l'eau. Il est fait mention, dans un brevet royal de 1645, des voiries où devaient être transportés les chevaux et bêtes mortes écorchées. Le privilége accordé par ce brevet ne fut pas renouvelé, et l'équarrissage, devenu libre, donna lieu à des abus sans nombre; les animaux furent écorchés et conservés morts dans une foule de locaux particuliers. Des ordonnances répétées, qui datent des premières années du XVIIIe siècle, enjoignent de la manière la plus formelle à tous les équarrisseurs et autres de porter toutes les carcasses d'animaux dans les décharges ordinaires, c'est-à-dire à Montfaucon. Malgré ces prescriptions, des voiries particulières subsistèrent dans différents quartiers, jusqu'à ce qu'un nouveau privilége vînt pour un temps concentrer les dépôts d'animaux morts à Javelle. Mais ceux-ci ne tardèrent pas à être réunis aux voiries de matières fécales.

Celui de Montfaucon a été l'objet de plusieurs rapports fort intéressants, et qui font connaître d'une manière très exacte l'état véritablement repoussant qu'offraient ces établissements. Nous en citerons quelques passages.

« Auprès du bassin de décharge de la voirie, il existe un établissement destiné à l'équarrissage des chevaux morts. La nature de ce travail, la hauteur du lieu qui rend difficile de se procurer de l'eau, causent une malpropreté inévitable. Ce travail devrait peut-être se suspendre pendant les temps très chauds; mais ces corps récemment morts sont rapidement dépouillés en plein air, et les débris de cadavres sont enfouis.

» Les hommes chargés de ces travaux dissèquent exactement les animaux, tous les muscles sont enlevés. Cette chair doit servir exclusivement, dit-on, à la nourriture des chiens?

» Le principal abus de cet établissement est celui d'exposer dehors les entrailles des animaux pour y attirer les mouches, et faire naître cette espèce de vers qu'on nomme *asticots*, et qu'on vend aux pêcheurs.

» Cette putréfaction exhale une odeur infecte. Si cet usage n'est pas défendu, il serait prudent d'éloigner le lieu où ce travail serait permis de tout endroit fréquenté pour le service public.

» Sur les bords de l'eau des bassins supérieurs de la voirie, et comme pour réunir en ce lieu tous les genres possibles d'infection, il existe une fosse particulière où l'on vient jeter toutes les semaines les boyaux provenant des tueries et des boucheries de Paris. Ces parties les plus putrescibles du corps des animaux restent ainsi exposées à l'air, et l'infection intolérable qu'elles répandent dans l'été, empêchant d'en approcher, il en résulte que les nouvelles voitures sont déchargées le plus loin possible, ce qui augmente l'étendue de ce cloaque. On ne peut se former une idée de l'odeur affreuse qui s'en exhale. On peut assurer que celle de tous les bassins de la voirie n'est rien en comparaison. C'est la principale source d'infection de ce lieu. Comment est-il arrivé qu'on n'ait pas empêché cet abus lorsque le remède était si facile? Et pourquoi n'enfouit-on pas chaque jour les boyaux apportés, ainsi qu'on le pratique à l'équarrissage pour les cadavres de chevaux? Cet objet mérite toute l'attention du magistrat qui préside à la police. En y mettant ordre, on diminuera considérablement l'infection répandue par la voirie et les dangers qui peuvent en résulter. »

Vingt ans plus tard, au rapport de M. Huzard, il était impossible de rien voir de plus dégoûtant, de plus infect, de plus insalubre que le local particulièrement affecté à l'équarrissage des chevaux morts ou destinés à être abattus; les ossements et les intestins restaient épars sur le terrain; on ne les enterrait pas et les carcasses seules étaient brûlées tous les huit jours au nombre de 140 à 150 à la fois. Plus anciennement, on ne prenait même pas ce soin aussi souvent. On attendait qu'il y en eût 700 ou 800 disponibles; on en formait alors d'immenses bûchers dans lesquels le feu trouvait un aliment pour plus de quinze jours. Cet état de choses ne présenta pas de grands changements jusqu'en 1812, année où la chimie industrielle, réalisant un de ses admirables progrès, trouva les moyens d'employer et d'assainir les matières animales provenant des chevaux et autres animaux. Les recherches de Parent-Duchâtelet, qui marquent une époque dans l'histoire de la salubrité, datent de l'année 1825.

Nous ne nous étendrons pas sur la description des chantiers d'équarrissage ni sur les pratiques anciennes, qui ne rentrent pas, à vrai dire, dans notre sujet, et dont les précédentes citations donnent une idée suffisante. Nous préférons suivre les améliorations apportées dans les voiries d'animaux morts, à mesure que l'emploi de leurs produits s'est perfectionné, et, dans ce but, nous indiquerons, avant d'arriver à l'exposé de l'état actuel, les procédés mis en pratique, il y a une vingtaine d'années, par MM. Salmon et Payen.

« Dans leurs ateliers, disait la commission chargée de donner un avis sur l'autorisation, le sang des animaux est recueilli avec soin; et lorsque la peau et tous les produits utiles aux arts ont été enlevés, le cadavre, coupé en morceaux, est porté dans une caisse de fer, ainsi que le sang et toutes les issues; cette caisse, assez grande pour contenir quatre chevaux, est mise en communication avec une chaudière à vapeur dont la tension est portée à un degré convenable. On conçoit aisément ce qui doit arriver dans cette opération. D'après la théorie des auteurs, la vapeur, élevée à une haute température, agit sur les chairs, les détache des os et blanchit ceux-ci en leur enlevant une partie de la graisse qu'ils contiennent. Dans l'espace d'une heure et demie à deux heures, l'opération est terminée, et l'on a pour résidu, d'un côté, des os parfaitement décharnés, et, de l'autre, des chairs dont les parties n'ont plus de consistance et dont on peut donner une idée en disant qu'elles sont réduites à l'état de hachis. Ces chairs, soumises, comme le sont les graisses oléagineuses, à l'action de la presse hydraulique, sont entièrement privées des parties liquides qu'elles contiennent, et l'on obtient par ce moyen des tourteaux semblables à ceux de noix ou de colza, et un liquide au-dessus duquel surnage toute l'huile que renfermaient les chairs et les os. »

Plus loin, les commissaires ajoutaient : « La rapidité avec laquelle se pratique cette opération n'est pas ce qui la fait le plus remarquer; elle se recommande surtout par l'état dans lequel elle laisse les chairs, qui ne répandent plus d'odeur, et qui, mises de cette manière à l'abri de la putréfaction, peuvent être conservées pendant un temps illimité et transportées facilement à des distances immenses. Cet exposé rapide, disaient les commissaires en terminant leur rapport, suffit pour faire connaître combien ce nouveau procédé l'emporte sur l'ancien; les commissaires chargés de l'examiner ne craignent pas de dire que, par ce moyen, les chantiers d'équarrissage deviendraient peut-être moins désagréables pour le voisinage que beaucoup d'autres fabriques, et que, par conséquent, il fera passer dans la seconde classe des établissements insalubres et désagréables le plus infect et le plus désagréable des établissements. »

De l'état actuel des voiries d'animaux morts. — Les animaux destinés à la voirie sont en partie transportés hors de Paris après leur mort; mais, le plus souvent, lorsque l'âge et la maladie les rendent impropres au service, on les vend vivants aux équarrisseurs, qui profitent du reste de leurs forces pour les conduire à l'abattoir.

Les chiens et les chats, produits de la chasse exécutée quotidiennement par la police, font seuls exception : on les pend toujours au dépôt, pour les expédier ensuite par charretées.

Le commerce des équarrisseurs, qui a pour objet principal les chevaux, présente des variations assez considérables, correspondantes aux variations du commerce des chevaux en état de service. On comprend en effet que, lorsque le prix des chevaux diminue, leur utilisation soit moins prolongée, et qu'on les livre moins ruinés à l'équarrissage.

Mais, quelle que soit la qualité moyenne des vieux chevaux vendus pour l'abatage, les équarrisseurs les divisent toujours en deux catégories, suivant leur état d'embonpoint. Les chevaux gras sont dirigés sur l'établissement fondé par la ville de Paris dans la plaine des Vertus, où l'on peut extraire la graisse qu'ils contiennent. Les chevaux maigres sont expédiés à des abatteurs particuliers établis à Saint-Denis et à Argenteuil. Les chiens, les chats et les animaux rejetés par les abattoirs de boucherie sont toujours envoyés à l'établissement de la plaine des Vertus.

En dehors de ces trois établissements, qui ont recueilli l'héritage de l'ancienne voirie en ce qui concerne les débris d'animaux, il s'exécute quelques abatages permis ou tolérés dans certaines usines spéciales. Mais l'accumulation des débris organiques putrescibles n'y est jamais assez importante pour faire rattacher ces usines à la classe des voiries.

Nous donnerons d'abord la description de l'atelier de la plaine des Vertus, qui est le plus important, et par la quantité des matières traitées, et par le genre de procédé suivi pour la transformation des débris putrescibles en produits utiles.

Cet abattoir est situé près d'Aubervilliers, à égale distance de Paris à Saint-Denis et à environ une lieue et demie du centre de la capitale, dans la direction N.-N.-E. Il est isolé au milieu des champs. Une tannerie, placée plus au nord, est le seul lieu d'habitation que l'on découvre dans un rayon de 1000 mètres. L'établissement présente un carré d'environ 60 mètres de côté enceint de murs, avec deux portes opposées, une pour l'entrée, la seconde servant à communiquer avec un bâtiment annexe disposé pour la dessiccation et le dépôt des engrais. L'enceinte est occupée principalement par des constructions symétriques, qui présentent de chaque côté de l'une des portes : 1° un bâtiment oblong destiné à l'élaboration des débris; 2° un hangar parallèle couvrant les stalles d'abatage; 3° un hangar attenant au mur de clôture pour le dépôt momentané des bêtes vivantes et des produits divers à livrer au commerce. La partie nord suffit aux travaux actuels; la partie sud est inoccupée, ou sert de magasins. A droite et à gauche de la porte d'entrée s'élèvent les bâtiments d'habitation du contre-maître, concierge, et de l'inspecteur de police résidant. A l'extrémité opposée sont placés, d'un côté, un bâtiment contenant un générateur de vapeur de la force de trente chevaux, et six réservoirs d'eau d'environ 1700 mètres cubes chacun, alimentés par une petite machine à vapeur; de l'autre côté, un magasin sur les parois duquel on fait sécher les peaux de chien. Le bâtiment annexe est séparé de l'enceinte par un chemin de ronde. Les appareils spéciaux seront décrits au fur et à mesure qu'ils se présenteront dans la description des opérations.

Les animaux sont contrôlés à l'entrée, et les équarrisseurs payent un droit de 4 francs par tête de cheval. Moyennant cette remise, le fermier de l'établissement met à leur disposition les appareils nécessaires pour le traitement et leur fournit l'eau et la vapeur d'eau. Les équarrisseurs restent chargés de toutes les opérations jusqu'à la dessiccation des matières putrescibles exclusivement. Il entre moyennement 500 à 600 chevaux par mois, soit 6000 à 8000 par an. Le nombre des chiens et des chats s'élève à 1200 ou 1500 par mois, soit 15 000 à 18 000 par an.

Les animaux amenés vivants sont abattus ordinairement le soir pour être dépecés le lendemain matin. On les tue en enfonçant un couteau dans la poitrine. Leur sang, coulant sur les dalles inclinées, est recueilli dans de petites auges de pierre qui forment égout. On le dessèche dans des chaudières de fonte, et après la dessiccation il donne un produit inodore qui est vendu aux fabricants de produits chimiques. Les animaux apportés morts sont déposés directement dans les stalles, et l'on s'occupe immédiatement de les dépecer. La peau est d'abord enlevée et mise de côté pour être expédiée aux tanneries aussitôt qu'on en a accumulé un chargement de charrettes. Les pieds, avec le tarse et le métatarse, sont séparés. On enlève la chair et on la met de côté pour une opération spéciale. Les intestins sont crevés pour en extraire le crottin, qui est mélangé ultérieurement avec les engrais fabriqués. Enfin, tout le corps, chair, os, viscères, est réduit en quartiers, que l'on transporte sur des brouettes aux chaudières de cuisson.

Ces chaudières sont de grands cylindres de fonte verticaux munis d'un double fond intérieur de tôle percé de trous ou de deux larges tubulures, l'une supérieure, l'autre latérale, débouchant un peu au-dessus du double fond. Ces chaudières sont construites pour contenir les débris de neuf chevaux; mais on a reconnu que la cuisson ne s'opérait bien que sur trois ou quatre : on ne les charge donc que dans cette proportion. Or, le chargement s'opère par la tubulure inférieure, en introduisant et refoulant les quartiers avec des fourches. La tubulure est fermée par un obturateur avec une vis de pression. La tubulure d'un larmier est aussi hermétiquement close, et l'on met alors la cavité inférieure du double fond en communication avec le générateur de vapeur. La vapeur passe par les trous du diaphragme et vient traverser tout le chargement, pour aller se condenser dans la partie supérieure des cylindres, après avoir cuit les parties charnues. La cuisson complète exige de huit à neuf heures. Au bout de ce temps, on interrompt la communication du générateur avec la partie inférieure du cylindre, pour l'établir au contraire avec la partie supérieure. Le bouillon résultant de la condensation de la vapeur, redescend alors dans le double fond avec la graisse liquéfiée. Après un temps de repos, on ouvre un robinet tout à fait inférieur, et on laisse écouler le bouillon dans une rigole qui le conduit à la rivière. Or, lorsque la graisse apparait à la surface, on la recueille dans des vases de tôle, d'où on la transvase dans des barils pour l'expédier aux usines spéciales, où l'on élabore les matières grasses. La rigole présente, avant la sortie de l'établissement, un petit bassin de retenue, avec un orifice de dégagement inférieur, où l'on recueille la graisse qui a pu être entraînée par le bouillon au moment de l'écoulement. Quand la graisse a été recueillie, on débouche la grande tubulure inférieure, et l'on fait sortir les résidus, qui présentent la viande cuite, dégraissée et détachée des os. Ceux-ci sont triés à la main et réunis pour être livrés aux fabriques de noir animal ou de produits ammoniacaux. Ils sont assez bien nettoyés; cependant on y voit adhérer encore des parties charnues que l'on ne dédaigne pas d'utiliser dans ces usines pour la nourriture de quelques cochons. Les parties de chair cuite, mélangées avec les fragments d'os qui échappent au triage, sont portées sous une presse dont l'action chasse encore une certaine quantité de graisse de qualité inférieure.

Ici cesse l'intervention des équarrisseurs; leurs ouvriers sont au nombre de quatre ou cinq : un bon ouvrier peut débiter jusqu'à quinze chevaux dans sa journée.

Les animaux de boucherie sont traités avec les chevaux; mais les chiens et les chats sont ordinairement traités à part, à cause de la qualité différente des produits. Leurs peaux sont étendues et séchées sur les murs de l'établissement, puis mises en ballot pour l'expédition.

Les pieds des chevaux sont, comme nous l'avons dit, l'objet d'une opération spéciale. On commence par les échauder avec du bouillon, pour détacher la corne employée par les tabletiers, et les tendons que l'on fait sécher pour les livrer aux fabriques de matières gélatineuses. Les os sont ensuite soumis à une faible cuisson pour en extraire l'huile, qui est d'une qualité supérieure. Ils sont ensuite livrés avec la corne aux tabletiers.

L'atelier de cuisson contient six grandes chaudières comme celle que nous avons décrite, et une autre chaudière d'une forme un peu différente, divisée en quatre compartiments, pour des cuissons à opérer séparément sur de moins grandes quantités de matières.

Le mélange de chair cuite et de petits os, en sortant de la presse, est passé dans une machine à hacher, pour diviser les matières et les préparer à la dessiccation; les débris hachés sont ensuite mélangés avec le crottin extrait des intestins des animaux abattus, puis étendus sur des claies que l'on dispose les unes au-dessus des autres dans de vastes étuves traversées par un courant d'air chauffé au générateur. Lorsque la dessiccation est complète, la matière ne présente plus aucune odeur. Elle constitue un engrais puissant et d'un emploi très commode. On en pulvérise une partie dans un moulin pour satisfaire aux demandes de certains consommateurs. Le produit annuel est d'environ 200 000 kilogr. Le prix de vente, de 18 fr. les 100 kilogr. dans l'origine, est descendu actuellement à 9 fr. 50. c.

Telle est la série d'opérations par lesquelles on transforme en produits éminemment utiles presque toutes les parties des animaux morts. Nous devrions dire toutes les parties, car les bouillons destinés régulièrement à être perdus sont en partie consommés par des cochons que l'on entretient à portée de l'établissement. Mais un tel mode d'alimentation produit chez ces animaux une graisse de qualité inférieure, et cette industrie tend à disparaître.

Nous avons encore à ajouter un détail relatif à la consommation alimentaire de quelques produits de l'équarrissage. Indépendamment des quartiers de viande délivrés pour les ménageries, on nous a affirmé que certains ouvriers se nourrissaient exclusivement des morceaux choisis dans le dépècement, soit des animaux de boucherie, soit même des chevaux, dont certaines parties sont d'ailleurs, à ce qu'il paraît, d'un excellent goût. On le conçoit sans peine, d'après l'alimentation de ces animaux.

D'après les renseignements que nous avons recueillis sur les établissements de Saint-Denis et d'Argenteuil, les animaux abattus et dépecés sont enfouis dans le sol. Le sang seul est recueilli immédiatement, et quand la putréfaction a été terminée dans les fosses, on retire le terreau produit pour le livrer à l'agriculture comme engrais.

Ce système de transformation pratiqué sur les animaux qui, par suite de leur maigreur extrême, ne seraient pas d'une exploitation profitable à l'usine de la plaine des Vertus, ne semble pas mériter que nous nous y arrêtions autrement que pour le signaler. Les règles qui doivent diriger dans son application découlent immédiatement des règles d'aménagement des citernes à engrais.

Des conditions d'insalubrité et de l'influence hygiénique des voiries d'animaux morts. — Examinons maintenant le procédé qui vient d'être décrit au point de vue de la salubrité et de l'incommodité. Malgré le progrès immense réalisé par son application, il s'en faut beaucoup que les phénomènes de putréfaction soient complétement supprimés dans les voiries d'animaux morts; l'opération du dépècement est toujours accompagnée du développement de miasmes putrides, surtout lorsqu'elle a pour objet des animaux morts de maladies ou morts depuis un certain temps. Ces odeurs dégagées deviennent surtout infectes au moment où l'on crève les viscères. Le dépôt nécessairement plus ou moins prolongé des animaux morts, la dessiccation des peaux et des tendons, donnent lieu aux mêmes inconvénients, qui sont en quelque sorte inévitables à un certain degré; on peut seulement tendre à les atténuer par des mesures d'ordre et de propreté.

La cuisson en vase clos ne laisse rien à désirer. L'écoulement des bouillons, malgré l'odeur assez désagréable qu'ils dégagent, paraît aussi dépourvu d'inconvénients notables. Mais il est une période des opérations où l'on doit regretter de ne pas voir appliquer les procédés de désinfection : c'est la manipulation des résidus charnus revenus de la presse. Ces résidus entrent immédiatement en décomposition, et pendant le faible intervalle de temps nécessaire pour les préparer à la dessiccation, ils dégagent des émanations ammoniacales de l'odeur la plus pénétrante. Sans doute la nature ammoniacale très reconnaissable de ces émanations indique qu'elles ne doivent pas être très malfaisantes. Néanmoins il serait utile de les prévenir, par exemple, au moyen d'un faible mélange d'une quantité de noir, qui présenterait d'ailleurs l'avantage de condenser une quantité notable de produits azotés dégagés en pure perte.

Nous ne pouvons omettre, parmi les causes d'incommodités des voiries d'animaux morts, le nombre incalculable de rats qu'attire la présence des débris d'animaux, et qui exercent leurs ravages sur les localités voisines. Parent-Duchâtelet a donné des détails fort curieux sur cette plaie, qui vient s'ajouter à toutes les autres. Il faut reconnaître cependant que ces bêtes voraces contribuent à assainir la voirie en consommant une grande quantité de matières animales. Nous signalerons au même titre les asticots, que l'on fait naître à dessein en offrant pour appât à la mouche à viande, qui vient y déposer ses œufs, des débris, et particulièrement des intestins. La production de ces vers constitue une véritable industrie, mais elle a le très grave inconvénient de prolonger le séjour à l'air des débris putrides, et d'augmenter ainsi d'une manière notable l'infection des voiries.

Quant aux effets des émanations provenant des voiries d'animaux morts sur la santé des ouvriers et des populations voisines, on peut dire sans hésiter que, d'une manière générale, elles ne sont pas nuisibles. Parent-Duchâtelet a insisté longuement sur ce fait, si favorable à sa doctrine de prédilection. Ce qu'il y a de certain, c'est que les ouvriers équarrisseurs jouissent, en général, d'une très bonne santé, et atteignent, le plus souvent, une vieillesse avancée. Les observations concordantes de Deyeux, Parmentier et Pariset, faites, en 1810, au clos de l'équarrissage, ne laissent pas de doute à cet égard. Les familles qui habitent l'enceinte même des ateliers offrent toutes les apparences d'une bonne constitution, et tout le monde connaît ce trait, indiqué par Parent, de la carcasse de cheval transformée en berceau pour l'enfant à la mamelle d'une des femmes employées à l'équarrissage; les ouvriers ont trop souvent l'occasion de se faire des coupures qui n'offrent aucun caractère spécial de gravité, et qu'ils guérissent d'ailleurs en très peu de temps par l'application d'un lambeau de chair fraîche.

Un autre point bien plus important est celui des maladies contagieuses, qui, des animaux morts, peuvent encore se communiquer à l'homme, et menacent ainsi d'une manière particulière les équarrisseurs. Parent-Duchâtelet se faisait un puissant argument, pour nier cette transmissibilité, de l'insouciance que manifestent les ouvriers à l'égard des provenances de la bête qu'ils débitent; mais nous n'avons eu que trop d'exemples des conséquences funestes que peuvent avoir l'ignorance et l'incurie. La pustule maligne, les maladies charbonneuses, et surtout la morve et le farcin, peuvent atteindre, par contagion, les ouvriers des voiries d'animaux morts. Les exemples concernant les deux premières espèces morbides sont rares ; quant à la morve et au farcin, bien des faits de cette nature ont dû être méconnus. Mais, sans s'arrêter à cette hypothèse, des faits positifs, aujourd'hui trop nombreux, ont démontré de la manière la plus formelle que l'inoculation du virus morveux peut avoir lieu de l'individu mort à l'individu vivant. Médecins, vétérinaires, équarrisseurs, cardeurs de crins, ont fourni plus d'une victime à cette inexorable maladie. Ce que l'on peut dire, pourtant, de plus favorable dans la circonstance qui nous occupe, c'est que, d'une part, l'habileté des dépeceurs les préserve souvent de toute blessure qui ouvrirait une voie au virus, et que, de l'autre, ce mode de contagion détermine, le plus souvent, la forme la plus bénigne du mal, c'est-à-dire l'angioleucite farcineuse ou le farcin chronique. Aussi les équarrisseurs sont-ils atteints par la morve en bien moins grand nombre que les palefreniers et les charretiers, chez lesquels la contagion s'opère par infection, lorsqu'ils séjournent longtemps dans les écuries de chevaux morveux.

Assainissement des voiries d'animaux morts. — En décrivant les procédés actuellement en usage pour utiliser la dépouille des animaux morts, nous avons indiqué la principale condition d'assainissement des voiries où on les dépose, c'est-à-dire la destruction de toutes les parties qui auraient subi la décomposition putride.

Il nous reste à signaler quelques modes particuliers qui peuvent concourir au même but. Ainsi, la chair de cheval sert, comme nous l'avons dit, à l'alimentation des animaux de nos ménageries, qui, à Paris, en soustraient ainsi une bonne part à la voirie. Nous n'avons pas à rechercher si cet usage ne pourrait pas s'étendre avec avantage à une partie de la population qui n'a pas les moyens de se procurer de la viande de boucherie : il suffira de dire que, dans les pays septentrionaux, et même dans le nord de la France, il a produit d'excellents résultats.

Nous ne voulons non plus, avant d'abandonner le sujet des débris animaux, omettre de mentionner la tentative faite par M. Séguin pour établir un nouveau système d'utilisation qui s'applique en même temps aux matières fécales et aux restes des animaux. M. Séguin décompose les débris d'équarrissage et aussi les matières fécales dans des cornues de fer analogues à celles que l'on emploie pour la fabrication du gaz de houille. Il obtenait comme résidu du charbon animal et dégageait un gaz d'un pouvoir éclairant considérable. Pour faire la distillation d'une manière économique, il était convenable de dessécher, autant que possible, les matières premières. C'était une première difficulté dont la solution rentrait dans le domaine des questions de salubrité. Une autre difficulté était celle qu'on éprouvait à purger complétement les gaz des produits sulfurés qu'ils contenaient en proportion assez considérable. Néanmoins le projet de M. Séguin était certainement digne de la plus sérieuse attention, et l'on doit regretter que les essais, exécutés déjà dans des proportions importantes, n'aient pas atteint le degré de développement nécessaire pour que l'on pût porter un jugement définitif sur la valeur du procédé au double point de vue de l'économie et de la salubrité.

Enfin, dans la disposition même des voiries établies d'après l'ancienne méthode et des dépôts de cadavres d'animaux annexés aux ateliers modernes d'équarrissage, il y a à suivre certaines règles de salubrité, parmi lesquelles la première est la propreté, qui dépend, avant toutes choses, d'une distribution d'eau surabondante. Parent-Duchâtelet a posé d'ailleurs à l'établissement des voiries certaines conditions qui sont très bonnes à citer. Il veut :

1° Que les industriels ne fassent dans leur établissement ni le travail des boyaux ni celui de la colle;

2° Qu'ils n'y fassent ni composts ni asticots;

3° Que tous les animaux abattus ou amenés morts soient traités assez rapidement pour qu'à la fin du jour il n'en reste aucun débris, afin que les abattoirs puissent être lavés à grande eau;

4° Que les substances qu'on met en magasin soient telles qu'elles puissent être à l'abri de toute altération spontanée;

5° Que les constructions projetées de l'établissement soient surveillées par un architecte commis par l'administration pour présider à l'exécution des conditions suivantes, imposées aux entrepreneurs;

6° Que les abattoirs soient dallés de pierres dures, et ces pierres imbibées de mastic hydrofuge jusqu'à refus;

7° Que les ateliers où seront transportées et préparées les différentes parties des animaux reçoivent un dallage semblable, ou au moins un pavé avec bain de ciment et chaux hydraulique;

8° Que des robinets partant d'un réservoir facilitent les moyens de lavage dans tous les lieux où ils seraient reconnus nécessaires;

9° Que toutes les eaux provenant de l'établissement soient reçues dans un bassin construit à la manière des fosses d'aisances; que ce bassin soit assez grand pour contenir toutes les eaux provenant des opérations d'une journée; qu'il ne se vide pas par sa partie supérieure, mais seulement par sa partie inférieure;

10° Que tout ce qui sortirait de ce bassin soit conduit à la Seine par un tuyau souterrain, lequel tuyau serait prolongé d'une longueur suffisante dans le lit de la rivière pour gagner le grand courant;

11° Que ces eaux ne soient lâchées qu'à la fin du jour et dans le courant de la nuit;

12° Que dans la construction des chaudières, de la cheminée et des fourneaux, on se conforme à tous les règlements qui régissent la matière, et que les foyers soient surtout disposés pour y brûler facilement et complétement toutes les vapeurs et toutes les émanations qu'on pourrait y diriger;

13° Que des murs, suffisamment élevés, empêchent qu'on ne puisse voir du dehors ce qui se passe dans l'établissement;

14° Qu'une double rangée de peupliers, ou de tous autres arbres de futaie, plantés assez près les uns des autres, entourent de toute part la fabrique;

15° Que les ouvriers ne puissent jamais franchir la porte de l'établissement avec leurs vêtements de travail;

16° Que les voitures destinées à enlever les chevaux morts dans les écuries ou sur la voie publique soient couvertes exactement, le fond garni de zinc ou d'une matière étamée, et en tout temps lavées et tenues avec une telle propreté qu'elles ne répandent aucune odeur.

17° Enfin (et par excès de prudence), on proposerait, en accordant la demande, de faire une réserve pour toutes les causes d'insalubrité et d'inconvénients non prévues.

Il est une considération plus générale qui ne saurait être laissée de côté: c'est que l'établissement de voiries d'animaux morts et destinés à l'équarrissage, en enlevant les animaux de toute espèce qui meurent dans une grande ville et les empêchant ainsi de se corrompre, offre une très grande importance et des avantages considérables au point de vue de la salubrité publique. C'est là ce qu'avait parfaitement compris le Conseil de salubrité des Bouches-du-Rhône qui, insistant sur l'utilité d'un tel établissement, calculait qu'à Marseille cette industrie s'exercerait sur tous les animaux morts, tels que chiens et chats jetés sur la voie publique, et sur quatre à cinq cents chevaux, vingt ou trente bœufs et deux cents moutons qui y meurent annuellement.

Du reste, la plupart des grandes villes de France sont pourvues de semblables établissements qui méritent de fixer toute l'attention des Conseils d'hygiène publique et de salubrité. Ceux des départements du Nord, de la Gironde et des Bouches-du-Rhône, dont nous avons eu tant de fois à mettre à profit les excellents travaux ont formulé sur les conditions d'établissement des voiries d'animaux et ateliers d'équarrissage des règles évidemment inspirées des préceptes de Parent-Duchâtelet. Nous citerons celles du Conseil de Marseille en 1848, qui seront très utilement placées à la fin de cet exposé des moyens d'assainissement des voiries d'animaux morts.

1° La partie de l'établissement où se trouvent les hangars sera entourée d'un mur de clôture, pour que les animaux encore en vie ne puissent s'échapper.

2° Le lieu où sont abattus les animaux sera dallé de larges pierres posées au ciment, et repiquées de manière que la moindre quantité de liqueur puisse s'écouler vers les rigoles latérales, en suivant la pente générale du sol ; des lavages fréquents y seront opérés pour y entretenir une constante propreté.

3° Les animaux encore en vie seront abattus et équarris dans la journée ; dans aucun cas, on ne pourra renvoyer au lendemain l'équarrissage des animaux morts transportés dans le chantier.

4° Les matières provenant des animaux équarris seront, dans les vingt-quatre heures, converties en produits non putrescibles ou enlevées le même jour de l'établissement. Les issues et autres débris non utilisables seront enfouis immédiatement à 2 mètres de profondeur.

4° Les voitures servant à transporter les animaux seront couvertes ; leur fond sera disposé de manière que les liquides rendus par ceux-ci ne puissent s'écouler sur la voie publique.

6° La cheminée placée au-dessus de la chaudière aura au moins 20 mètres de hauteur.

7° Le tube qui surmonte actuellement la chaudière devra être jeté dans un deuxième foyer ou poêle chauffé au rouge, communiquant lui-même avec le grand foyer, afin que les vapeurs y soient décomposées avant de passer dans l'air par la grande cheminée.

8° Le robinet placé au bas de la chaudière ne pourra plus déverser sur le sol du hangar les bouillons chauds ou dégager, dans ce lieu de la vapeur d'eau imprégnée de matières organiques. Pour l'enlèvement des bouillons avec ou sans corps gras, pour le lavage des chairs à grand courant de vapeur, au commencement de l'opération, l'industriel devra opérer à couvert.

A cet effet, un double manchon fera communiquer le robinet, d'une part, avec le conduit souterrain actuellement existant et conduisant aux égouts, et, d'autre part, avec des récipients couverts, inférieurs au sol du hangar. De cette manière, il pourra, sans incommoder les voisins, se débarrasser des bouillons dépourvus de graisse, opérer le lavage des chairs et recueillir les produits huileux et graisseux.

9° Les viandes cuites ne seront retirées de la chaudière que quand elles cesseront d'être fumantes. Ces viandes, transformées ou non en tourteaux par une presse, devront être, dans tous les cas, desséchées dans une étuve chauffée à 60 degrés, jamais à l'air libre, par l'action des rayons solaires ou la ventilation.

Si l'on jugeait convenable de se servir d'une presse, il faudrait prendre, pour les liquides écoulés, les précautions de l'article 8.

10° Tous les vases récipients destinés à recueillir l'huile et la graisse devront être de métal.

11° Les peaux des animaux écorchés seront enlevées, dans la journée, de l'établissement, ou desséchées après leur immersion dans le pyrolignite de fer.

12° Le contenu des intestins pourra seul être jeté dans le cloaque destiné au fumier; ni le sang ni aucun débris organique n'y seront déposés.

13° Aucun liquide provenant de l'établissement ne pourra avoir son écoulement dans le ruisseau.

14° Les joints et communications de la chaudière avec les autres parties de l'appareil devront être constamment entretenus étanches, afin que les liquides en ébullition ne puissent, poussés par la force de la vapeur, en sortir et s'évaporer en se décomposant sur la surface extérieure des parois métalliques du récipient, chauffé à une très haute température.

15° Deux mois après avoir été autorisé, le demandeur sera tenu de fonctionner selon les prescriptions de l'ordonnance d'autorisation.

Nous rappellerons, en terminant, que les dépôts d'animaux morts, comme du reste toutes les autres espèces de voiries, sont rangés, par ordonnance du 9 février 1825, dans la première classe des établissements réputés dangereux, insalubres ou incommodes.

Voy. Boues, Égouts, Engrais, Équarrissage, Fosses d'aisances, Putrides (Émanations), Vidanges.

Bibliographie. — *Rapport sur la voirie de Montfaucon*, au nom d'une commission composée de Dehorne, Hallé, de Fourcroy et Thouret (*Histoire de la Société royale de médecine*, an 1786, p. 198). — *Du déplacement de la voirie de Montfaucon*, par M. Girard (*Ann. d'hyg. publ. et de méd. lég.*, t. IX, p. 59). — *Une visite à la voirie de Montfaucon, considérée sous le point de vue de la santé publique*, par M. J. Garnier. Paris, 1842. — *Des chantiers d'équarrissage de la ville de Paris*, par Parent-Duchâtelet (*Ann. d'hyg. et de méd. leg.*, t. VIII, p. 1). — *De l'enlèvement des boues et des immondices de Paris, considéré sous le double rapport de la salubrité et de l'économie dans les dépenses*, par Huzard fils. Paris, 1826. — *Notice historique sur le nettoiement de la ville de Paris*, par A. Chevallier (*Ann. d'hyg. et de méd. lég.*, t. XLII, p. 262). — *Bulletin de la Société d'encouragement*. Paris, 1825. — *Instruction pour le peuple*, traité n° 27, Salubrité publique, par M. Trébuchet. Paris, 1847. — *Lettre* de A. Chevallier (*Ann. d'hyg. et de méd. lég.*, t. VII, p. 216). — *Agriculture de la Flandre*, par Van Aelbroeck, 1830. — *Mémoire sur les urines, les moyens de les recueillir et de les utiliser*, par A. Chevallier (*Ann. d'hyg. et de méd. lég*, 1852, t. XLVII, p. 68). — *Rapport sur les améliorations à introduire dans les fosses d'aisances, leur mode de vidange et les voiries de la ville de Paris*, par Labarraque, Chevallier et Parent Duchâtelet (*Ann. d'hyg. et de méd. lég.*, t. XIV, p. 258). — *Des procédés de désinfection* (*Bulletin de la Société d'encouragement*, 1848, p. 321). — *First report of the commissioners for inquiring into state of large towns and populous districts*. London, 1844, t. II, passim. — *Collection des rapports généraux sur les travaux du Conseil de salubrité de la ville de Paris*, par F. de Moléon. Paris, 1830 et 1843. — *Rapport général sur les travaux du Conseil de salubrité du département des Bouches-du-Rhône*. Marseille, 1840. — *Rapport sur les dépôts d'immondices de la ville de Bordeaux*, par M. Arnozan (*Travaux du Conseil d'hygiène publique et de salubrité du département de la Gironde*. Bordeaux, 1851, p. 67). — *Rapport sur les travaux du Conseil de salubrité du département du Nord*. Lille, 1845, p. 43. — *De la morve et du farcin chroniques chez l'homme et chez les solipèdes*, par A. Tardieu. Paris, 1843. — *Voiries et cimetières*, par A. Tardieu. Paris, 1852. — *Collection officielle des ordonnances de police*. — *Compte rendu du Congrès d'hygiène de Bruxelles*, 1853. — *Rapport du Conseil de salubrité* (*Ann.*, 2e série, t. VII, p. 319, Paris, 1861). — *Essai sur la possibilité de recueillir les matières fécales, les eaux vannes, les urines de Paris, avec utilité pour la salubrité et avantage pour la ville et pour l'agriculture*, par A. Chevallier (*Ann.*, 2e série, t. XII, p. 97).

VOLAILLES. — La place considérable qu'occupent dans l'alimentation de notre pays les oiseaux de basse-cour, ainsi que nous l'avons indiqué déjà d'une manière générale en parlant des subsistances, fera lire avec intérêt quelques détails succincts sur les conditions de l'élève, de l'engraissement et de la vente de la volaille dans les départements de la France où cette industrie est portée au plus haut degré de perfection.

La consommation comparée de Paris et de Londres donne, pour Paris, en 1853, 10 365 103 kilogr. de volailles, tandis qu'à Londres on n'évalue l'importance des apports de volailles et de gibiers qu'à 8 200 000 kilogr.; ce qui donne une consommation en volailles d'à peu près 3 kilogr. Les deux espèces de volailles dont il est le plus consommé, à Londres, sont les oies et les poulets.

L'engraissement de la volaille est une spécialité de la Bresse, qui se livre à cette industrie depuis un temps immémorial. L'excellente qualité des poulardes qui viennent de ce pays est un fait trop généralement connu pour qu'il soit nécessaire d'insister sur ce sujet. Mais la manière dont on s'y prend pour les amener à cet état ayant été souvent l'occasion de fables ridicules, il est intéressant d'indiquer les véritables procédés qui sont suivis, afin de faire disparaître les erreurs et les préjugés.

Voici à cet égard les renseignements curieux qu'on trouve dans les *Mémoires de la Société impériale et centrale de médecine vétérinaire*. Les sujets qui produisent les poulardes et les chapons de la Bresse sont de race indigène, et les bonnes ménagères les conservent précieusement sans aucun mélange. L'observation des faits les a amenées à prendre le soin de renouveler les coqs tous les deux ans, car les poussins qui proviennent de jeunes reproducteurs ont plus de dispositions à prendre la graisse et sont plus délicats. On a quelquefois cherché à grandir la taille de ces volailles par l'introduction de coqs dits *russes* ou *anglais*, très hauts sur jambes; mais ces essais n'ont pas été couronnés de succès. Les métis qui provenaient de ces croisements coûtaient plus à nourrir, et il manquait à leur chair cet aspect blanc et brillant qui est un des caractères les plus distinctifs des poulardes de Bresse.

Le chaponnage, qui se pratique en grand dans le pays, a lieu ordinairement sur les coqs de trois mois. Si quelquefois on cherche à rendre les poulettes (pilletes) inféconde aussi, c'est par l'extraction ou l'écrasement des ovaires; mais le plus souvent il n'y a que les coqs qui subissent cette mutilation.

Quant à l'engraissement, il commence au mois de juillet et d'août sur les sujets précoces; mais les moments les plus favorables sont les mois d'octobre, de novembre et de décembre. On se sert principalement, pour engraisser ces volailles, d'un mélange de farine de sarrasin et de maïs blanc; on en fait des boulettes qu'on fait avaler matin et soir, puis on fait boire un peu de lait étendu d'eau qu'on introduit dans le bec. Quelquefois les boulettes sont trempées dans du lait afin qu'elles puissent couler plus facilement. Tous les engraissements de poulardes ou de chapons ont lieu dans des cages disposées de telle façon que les animaux restent dans une obscurité et une immobilité complètes; parfois même on leur crève les yeux, mais toujours on les entretient dans un grand état de propreté. Ces derniers soins sont indispensables à la réussite de l'entreprise. Quant au terme de l'engraissement, c'est l'habitude qui le fait reconnaître.

Le mode d'alimentation des volailles à l'aide de viandes de rebut, d'asticots ou de chrysalides doit être rejeté. Cette question a été l'objet d'une étude spéciale de la part de plusieurs hygiénistes.

En 1857, le Conseil d'hygiène et de salubrité de la Seine fut chargé d'examiner les plaintes auxquelles donnait lieu un établissement formé à Plaisance, pour la nourriture des volailles avec des matières animales. Les plaintes étaient fondées sur la mauvaise odeur provenant de cet établissement. Le Conseil reconnut qu'en effet, le sol était imprégné de liquides infects, et couvert de chairs en putréfaction destinées à la nourriture des volailles; il émit, en conséquence, l'avis qu'il y avait lieu d'interdire au sieur L... de continuer à nourrir ses volailles avec des matières répandant une odeur insalubre et incommode pour le voisinage.

Quant à la qualité des volailles élevées par ces procédés, il fut reconnu, à la suite de plusieurs expériences faites par M. Duchesne, que ces volailles étaient, comme toutes celles qui sont nourries en totalité ou en partie avec des viandes putréfiées, d'une qualité inférieure à celle des volailles nourries par les procédés ordinaires, et qu'en outre elles se putréfiaient promptement.

Si des volailles engraissées avec des matières animales peuvent n'avoir aucun inconvénient pour l'alimentation, on doit reconnaître aussi que, dans certaines circonstances, ce mode d'alimentation donne aux volailles un goût particulier et désagréable. Ainsi, dans le Gard, suivant les observations de M. Combes, à l'époque où l'on jette les chrysalides de vers à soie, les poules qui les mangent font des œufs qu'on ne peut consommer. Le Conseil de la Seine s'est également prononcé contre la nourriture des volailles avec des asticots.

Je m'associe complétement, pour ma part, à ces avis prohibitifs, quels que puissent être les résultats d'expériences contradictoires.

Les fermières de la Bresse mettent un soin extrême à tuer la volaille proprement, en la saignant au palais, afin qu'elle ne porte aucune marque. Elles les plument en ayant grand soin de ne leur faire aucune écorchure, car la moindre blessure leur ôterait de la valeur. Quand elles sont ainsi tuées et plumées, on les enveloppe, toutes chaudes encore, dans un linge fin trempé dans du lait; on coud aussitôt, en serrant un peu, de façon à donner à la volaille une forme ovale-allongée flatteuse à l'œil, avantageuse à la vente, et qui sert de guide aux amateurs qui tiennent à être sûrs des provenances.

Le poids d'un chapon gras varie de 2 à 6 et même 7 kilogrammes les prix vont de 5 francs jusqu'à 18 francs. Le poids d'une poularde est de 1kil,500 à 4 kilogrammes; les prix de vente varient de 2 fr. 50 cent. jusqu'à 11 et 12 francs.

Parmi les volailles qui entrent à Paris pour une somme qui, jointe à celle du gibier, s'est élevée en 1852 à plus de 14 millions, la Bresse et le Mans ont certainement fourni une des plus larges parts. Depuis que ces observations ont été consignées dans les mémoires qui viennent d'être cités, la race cochinchinoise s'est considérablement répandue en France, et il est probable que la Bresse l'adoptera, car elle n'a pas les inconvénients des russes et des anglaises, et elle en a au contraire tous les avantages pour la taille et la précocité surtout.

Bibliographie. — Renault (d'Alfort), *Notice sur une épizootie qui règne sur les oiseaux de basse-cour* (*Bulletin de l'Académie de médecine*, t. XVI, 1851, p. 764 et suiv.). — *De l'insalubrité des volailles nourries de viandes en état de putréfaction*, par Duchesne (*Ann.*, 2e série, t. XI, p. 63).

WARECH. — *Voy.* Soude.

XYLOIDINE. — *Voy.* Coton-poudre.

ZINC. — L'extension chaque jour croissante que prend l'exploitation du zinc et de quelques-uns des ses composés n'intéresse pas moins l'hygiène que l'industrie; et l'on peut compter parmi les plus éminents services rendus à la santé publique les applications neuves et nombreuses qui en ont été faites dans ces derniers temps. En effet, et pour donner d'un seul mot la mesure de leur importance, le zinc et l'oxyde de zinc sont, de toutes les substances métalliques, celles qui peuvent le mieux et le plus complétement remplacer dans le plus grand nombre de leurs usages le plomb et les préparations qui en dérivent, substitution salutaire qui met à la disposition de l'homme, sans faire défaut à aucun de ses besoins, une matière exempte de tout danger, au lieu d'un poison d'autant plus redoutable, qu'il est plus subtil et plus lent dans son action.

C'est à ce double point de vue qu'il convient d'étudier la question dont nous allons nous occuper, en ayant soin d'avoir toujours présents à la pensée les usages des composés de plomb et leur influence sur la santé. Ce n'est pas cependant, disons-le dès le début, que toutes les préparations de zinc soient également innocentes : il en est de nuisibles, de vénéneuses même; mais leur emploi limité, leurs propriétés bien connues, ne diminuent en rien l'application si étendue et si utile que l'on peut faire des autres, et principalement de l'oxyde ou blanc de zinc, dont l'innocuité est complète et absolue.

Aussi serait-il sans objet de rechercher ici quelle est l'action physiologique qu'exercent sur la santé les composés de zinc employés comme médicaments ou absorbés comme poisons. Cette étude si nécessaire pour le plomb n'aurait pas seulement pour le zinc l'inconvénient d'être inutile, elle donnerait encore, ce qui est plus grave, l'idée la plus fausse de ses effets hygiéniques. Il suffit, pour poser les limites de ses applications, de signaler les cas où, de son contact avec certaines substances, peuvent résulter des combinaisons vénéneuses, telles que les chlorures, sulfates et autres sels de zinc. La question à cet égard nous paraît très nettement tranchée, aujourd'hui que l'expérience singulièrement agrandie des dernières années est venue dissiper les obscurités qui avaient arrêté les premiers observateurs. On peut dire hautement, et sans crainte d'être démenti par les faits, que s'il y a des empoisonnements produits par l'ingestion accidentelle ou volontaire de certains sels de zinc, il n'y a pas, comme pour le plomb, d'empoisonnement professionnel produit par la fabrication et l'emploi du zinc et de ses principaux composés.

Nous suivrons dans cette étude l'ordre que nous avons précédemment adopté, en passant successivement en revue les faits qui touchent à l'influence hygiénique : 1° de la fabrication; 2° de l'emploi dans les arts, dans l'industrie et dans l'économie domestique, du zinc et de ses composés.

L'extraction du zinc, les préparations qu'on lui fait subir pour le rendre propre aux divers usages, la fabrication de l'oxyde et des principaux sels, constituent actuellement des industries immenses concentrées dans les mains d'une compagnie qui consacre à leur progrès autant d'intelligence que de richesses. Nous croyons utile d'en donner un aperçu et de montrer dans quelles conditions hygiéniques elles s'exercent. Qu'il nous soit permis d'ajouter que nous avons puisé nos renseignements aux sources mêmes, et que nous pouvons les donner comme tout à fait conformes à l'état actuel des choses.

1° Métallurgie du zinc. — Le principal minerai de zinc est la calamine; on l'extrait aussi, mais moins abondamment et moins pur, de la blende, où il est mélangé avec le plomb et le soufre. La calamine est disséminée principalement en Prusse, en Belgique et sur quelques points de l'Angleterre; elle est exploitée dans les deux premiers pays, où sont établies les magnifiques mines de la Vieille-Montagne; Moresnet, qui date de 1835; Rabotraedt, Valkenraedt; Angleur, fondé en 1838; Saint-Léonard, existant déjà du temps de l'empire; Tilff, Valentin, Cocq, etc. Le minerai que l'on y traite est composé d'oxyde et de carbonate de zinc silicifère, mélangé d'argile, de chaux carbonatée, d'oxyde de fer et de manganèse. La mine colorée par le fer est dite mine rouge, par opposition à la mine blanche, plus riche en zinc. Le minerai reste exposé à l'air pendant plusieurs mois pour laisser déliter l'argile; il est ensuite lavé et calciné dans des fours coniques analogues aux fours à chaux, de manière à perdre son acide carbonique et son eau et à devenir friable; puis, réduit en poudre sous des meules verticales, tamisé, mélangé avec moitié de son poids de houille sèche préalablement pulvérisée, et introduit dans des espèces de cornues de terre, qui sont chauffées à blanc dans des fours de réduction.

Ces fours, dits *fours à zinc*, constituent les principales usines, comme les opérations de la réduction forment le travail le plus important de la métallurgie du zinc. Nous ne chercherons pas à en donner la description détaillée; nous dirons seulement qu'ils consistent en un vaste fourneau voûté, divisé en compartiments dans lesquels sont engagés de grands tuyaux cylindriques ou cornues de terre, fermés à une extrémité, et recevant par l'autre un double ajutage conique construit en fonte et en tôle, faisant l'office de condensateurs.

Les fours doivent être préalablement et graduellement chauffés pendant quatre jours avant l'introduction des cornues que l'on afait rougir séparément. Lorsque celles-ci sont convenablement disposées et lavées, on les charge du mélange, et l'opération de la réduction commence: le chauffage des fours a lieu d'une manière continue pendant deux mois, au bout desquels on est ordinairement obligé d'arrêter pour réparer les fours.

Le travail des fours à zinc, outre la direction du feu, se compose de trois opérations distinctes, qui exposent toutes également les ouvriers à l'action d'une très haute température, mais qui exigent de leur part plus ou moins d'attention: le chargement des creusets qui se fait à l'aide d'une longue pelle demi-cylindrique de tôle; le tirage du métal pour lequel l'ouvrier détache d'abord des allonges de tôle, les secoue pour en faire sortir une poussière de zinc et d'oxyde de zinc appelée *cadmie*, puis recueille dans une grande cuiller de tôle, appelée poêlon, le zinc distillé qu'il fait sortir des condensateurs de fonte, à l'aide d'un long racloir de fer; enfin le nettoyage des creusets et le remplacement de ceux qui sont détériorés, et que l'on rajuste tout rougis au feu, au moyen de longues pinces de fer.

État des ouvriers des fours à zinc. — Ces différents travaux, quelque pénibles qu'ils puissent paraître, n'ont sur la santé des ouvriers aucune influence fâcheuse. Ils travaillent pour la plupart demi-nus, et malgré l'état de transpiration dans lequel ils se trouvent, ils ne craignent pas de sortir dans les cours et de se soumettre à des ablutions d'eau froide, rendus moins sensibles à l'action de l'air extérieur, précisément par l'excès de chaleur auquel ils sont habitués. Ils partagent du reste ce privilége avec tous les ouvriers qui sont exposés à de hautes températures, comme dans les forges, les raffineries, les verreries. Quant aux effets que pourraient produire sur eux les vapeurs propres de zinc, ils sont absolument nuls.

Les renseignements que nous avons recueillis sont, en tous points, d'accord avec ceux qu'avait déjà cités M. Chevallier, lorsqu'il consignait dans son rapport qu'à la Vieille-Montagne et à Anglcur, les accidents, attribués aux émanations de zinc, étaient entièrement inconnus. Nous pouvons affirmer que dans les grands établissements belges et prussiens, hommes, femmes, enfants, sont dans les meilleures conditions de santé, bien que leur corps soit entièrement recouvert de la même poussière de zinc que celle qui s'échappe des cheminées et se dépose au dehors. Plusieurs ouvriers, entrés à l'âge de dix ans dans ces usines, sont aujourd'hui des hommes faits et bien portants; bon nombre d'autres y travaillent depuis 1804; quelques-uns, enfin, ont atteint l'âge de soixante-dix à quatre-vingts ans. En résumé, il n'existe pas pour eux d'affection professionnelle. M. Pétry, dans un travail présenté à l'Académie des sciences de Belgique, et que nous aurons plus d'une occasion de citer, fait seulement remarquer que quelques ouvriers, des plus âgés, et en petit nombre, sont atteints d'asthme.

De l'état du bétail et de la végétation dans les localités voisines des fours à zinc. — Des plaintes, plus intéressées que justes, ont été élevées à plusieurs reprises par les voisins des usines de zinc, qui se sont fait allouer des indemnités pour le préjudice que causaient, à leur bétail et aux arbres de leurs jardins, les émanations et les poussières provenant des fours à zinc. Une enquête a été ouverte et une expertise a eu lieu en Belgique pour les prétendues pertes d'arbres, aux environs de Moresnet. Il n'est pas sans intérêt de rechercher sur quels faits pouvaient s'appuyer ces prétentions, qu'a peut-être encouragées la libéralité trop facile de l'administration des usines à zinc. C'est une opinion tellement répandue dans le vulgaire que le gros bétail peut souffrir du voisinage de ces établissements, qu'on a donné le nom de *maladie calaminaire* aux accidents, d'ailleurs fort mal définis, qu'on dit avoir observés dans cette circonstance. L'Académie royale de médecine belge a été saisie de la question par les recherches pleines de conscience et de sagacité de MM. Pétry et Labaye.

Ces deux honorables savants ont examiné plus de quarante bêtes à cornes que l'on disait malades par suite des émanations de zinc, et n'ont pas eu de peine à se convaincre que les plaintes n'étaient, pour la plupart, rien moins que fondées. Deux animaux, seulement, ont été trouvés malades, bien que mangeant encore. L'autopsie cadavérique n'a montré que des lésions très vaguement caractérisées, qui paraissent dues principalement à un appauvrissement du sang et à un état anémique. La seule altération qui mérite d'être noté, parce qu'elle se rapproche de celles que déterminent les poisons absorbés, c'est la formation d'ecchymoses disséminées à la surface interne de l'estomac et du cœur et dans les poumons. Nous ne pouvons omettre pourtant une particularité qui n'est certes pas à négliger, et qui suffirait certainement à expliquer les symptômes attribués à l'action du zinc : nous voulons parler de la présence dans l'estomac d'une des vaches abattues de trois morceaux de cuivre assez volumineux.

Les experts ont voulu apprécier d'une manière exacte la nature des vapeurs et des poussières répandues autour des fours à zinc, ainsi que la composition des eaux environnantes. M. Chandelon s'est livré dans ce but à une série d'analyses, dont les résultats, très dignes d'attention, méritent d'être consignés ici.

Ces recherches ont porté sur les matières suivantes : *a.* un échantillon de la poussière qui se dépose sur le sol aux environs des fours et qu'il recueillit sur le toit qui recouvre les fours à réduction ; *b.* un échantillon de la terre des environs de la maison H... ; *c.* un échantillon de l'eau provenant de l'abreuvoir dudit H... ; *d.* un échantillon de celle provenant de la rivière dite *la Gueule*, à l'endroit où vont boire les vaches ; *e.* un échantillon de l'eau puisée dans la même rivière en amont du lavoir de l'établissement de la Vieille-Montagne ; *f.* un échantillon de la même eau puisée en aval des lavoirs et du même établissement.

Voici quels furent les produits fournis par l'analyse :

a. La plus grande partie de la poussière se compose de matières insolubles, qui sont : du zinc métallique, de l'oxyde zincique et ferrique, et du charbon, plus une très minime quantité de sulfate de zinc.

b. La terre ramassée à la superficie du sol près de la maison H... a donné une forte proportion de fer, de zinc, de chaux, d'alumine et de silice.

c. L'eau de l'abreuvoir de H... du sulfate calcique et magnésique.

d. L'eau de la Gueule, que boit le bétail, contenait du sulfate et du carbonate calcique, et du chlorure magnésique.

e. L'eau de la même rivière, en amont du lavoir de l'établissement, contenait du chlorure magnésique, sulfate calcique, sulfate zincique, sulfate aluminique, et carbonate calcique.

f. Enfin, l'eau en aval du lavoir contenait les mêmes sels, sauf le sulfate aluminique.

D'après M. le professeur Delvaux, un gros du résidu qui se trouve dans les tuyaux où s'opère la réduction du zinc, contiendrait en sels solubles :

Sulfate calcique	0,00213
Sulfate zincique	0,00336
Sulfate magnésique	0,00061
Sulfate sodique et potassique	0,00059
Chlorure sodique	0,00009
Perte	0,00021
	0,00699

L'expérience ayant constaté que les condensateurs adaptés depuis quelque temps aux fourneaux diminuent au moins de moitié la quantité de poussière que chaque four répand; que chaque condensateur retient par jour environ 16 kilogr. de matière pulvérulente, on pourra, par le calcul suivant, déterminer d'une manière approximative la quantité de poussière que les fourneaux d'un établissement répandent par jour sur un mètre carré de surface, la proportion de sels solubles que cette poussière renferme.

Dans l'hypothèse que la supposition ci-dessus soit exacte, et que chaque four lance chaque jour 32 kilogr. de poussière, il est clair que les dix fours de la Vieille-Montagne en donneront 320 kilogr. par jour. En supposant aussi que cette poussière se répande sur une étendue de 125 600 mètres carrés, on aura pour chaque mètre carré 2 grammes 54 centigrammes de poussière par vingt-quatre heures. Or, 1 gramme contient 0,007 de matières solubles ; donc les 2gr,54 de matière répandue en vingt-quatre heures sur un mètre carré de surface contiendront en sels solubles 0,0175.

Il nous paraît que c'est se montrer fort large en admettant que ces 0,0175 de sulfate de zinc soient avalés par les animaux pâturant, car il nous semble qu'on pourrait encore considérablement les réduire, par les motifs que le bétail ne pâture que sept à huit mois au plus dans l'année; qu'au bout de peu de jours il change de pâturages; qu'on ne peut admettre que l'herbe seule recueille toute la poussière lancée par les fours, et dont une partie se dépose nécessairement sur le sol; enfin, que la rosée, comme la pluie, dissolvant le sulfate de zinc, lave la plante et la débarrasse ainsi d'une grande partie de ce sel.

En résumé, il n'est pas possible de ne pas conclure comme l'ont fait les savants chargés de cette enquête :

Que la quantité de couperose blanche qui seule doive apparemment être nuisible à raison de sa grande solubilité, est tellement minime et dans la poussière et dans l'eau, qu'elle laisse difficilement croire à un empoisonnement chez le gros bétail. L'insensibilité bien connue des animaux ruminants à l'action de la plupart des poisons est telle, qu'il faudrait, ce nous semble, user de quantités autrement considérables pour réaliser chez eux un véritable empoisonnement ;

Que jamais on n'a vu dans le bétail d'Angleur ni de Liége de maladies attribuées aux fours à zinc ;

Que de quarante vaches qu'on disait malades à Moresnet, deux ont été trouvées l'être réellement ;

Que cette maladie n'est ni continue, ni persistante dans cette localité, mais apparaît, au contraire, à des périodes plus ou moins éloignées, ce qui, selon nous, n'aurait pas lieu si elle était due aux émanations du zinc ;

Que les matières de zinc et autres formant la poussière doivent, en raison de leur pesanteur spécifique et du peu d'élévation des cheminées (15 mètres), se déposer à peu de distance des fours à réduction ;

Que du linge blanc placé le matin à 100 mètres environ des fours n'offrait pas la moindre trace de dépôt de poussière à trois heures de relevée ;

Qu'une foule de cultivateurs réclament des indemnités, bien que leurs habitations ou leurs pâturages soient éloignés de 500, 600 et même 900 mètres des fours ;

Que d'autres laboureurs situés à des distances beaucoup plus rapprochées ne se sont jamais plaints, ni d'avarie de denrées, ni d'indisposition dans leur bétail.

Qu'enfin, en aucun cas, on ne peut admettre gratuitement l'intoxication par le zinc, et qu'il conviendrait, pour s'assurer de la présence de celui-ci dans le sang des animaux, d'analyser ce liquide, comme cela se pratique dans les cas d'intoxication par les poisons métalliques absorbés.

Quant à l'action spéciale de ces diverses poussières sur la végétation, si elle s'exerce réellement, comme paraissent disposés à l'admettre les directeurs mêmes des usines belges, il ne nous paraît nullement démontré qu'elle soit particulièrement due aux émanations du zinc.

Les commissions chargées de s'en assurer, et qui se sont rendues sur les lieux, l'ont constaté, notamment pour l'herbe des prairies, pour certains légumes et arbres à fruits. Nous pensons d'ailleurs que toute substance pulvérulente, de quelque nature qu'elle puisse être, doit nuire à la végétation en obstruant les orifices des vaisseaux exhalants et absorbants des jeunes plantes. C'est ce qui se voit dans les champs que borde une grande route, dont la poussière recouvre les vergers et les blés qui sont d'ordinaire chétifs et mourants. C'est ce qu'on remarque encore dans les champs qui avoisinent des hauts fourneaux, mais ce n'est là qu'une action toute mécanique qui flétrit et fait périr le végétal. A cette action mécanique vient se joindre l'action chimique des matières de zinc, dont les propriétés styptiques et irritantes doivent puissamment contribuer à hâter la mort du végétal, ou tout au moins ne lui permettent qu'une vie languissante.

L'observation a démontré que les feuilles les plus jeunes et les plus velues périssaient plus tôt que les feuilles adultes et que celles dont la surface est lisse, polie; que de cette manière le poirier, par exemple, résistait très bien aux émanations; qu'il en est de même des asperges et des arbres résineux en général, tandis que le pêcher, le pommier, le cerisier, etc., se ressentaient les premiers de l'influence des exhalaisons.

La société ne cherche pas, paraît-il, à nier cette action délétère de ses fours sur quelques végétaux, du moins dans un certain rayon de ceux-ci ; c'est le motif qui de tout temps l'a engagée à s'entendre à priori avec plusieurs propriétaires, et pour lequel aussi les tribunaux ont admis des dommages-intérêts.

Il n'est pas inutile de faire remarquer en outre que la nature des terrains métallifères où se fait l'exploitation du zinc est par elle-même si peu propre à la végétation, qu'il n'y a rien d'étonnant que les arbres et les plantes y restent chétifs, rabougris, et y meurent en grand nombre. Cette circonstance elle-même n'est probablement pas sans influence sur la santé du bétail, qui ne trouve sur ce sol ingrat qu'une nourriture maigre et insuffisante.

En résumé, il est permis de conclure que les établissements consacrés à la métallurgie du zinc ne présentent par eux-mêmes, soit à l'intérieur, soit au dehors et pour les environs, aucune cause spéciale reconnue d'insalubrité.

Laminoirs et fonderies de zinc. — Une grande partie du zinc fabriqué est employée à l'état de zinc laminé. Ce travail, qui occupe, en France, un certain nombre d'usines, notamment dans le département de Seine-et-Oise, à Bray et Saint-Louis, et dans le département du Pas-de-Calais près d'Arras, est ordinairement réuni à celui de la fonte du zinc. Le laminage exige d'ailleurs lui-même la refonte des lingots obtenus dans le traitement du minerai. Les plaques de métal, préalablement chauffées à une température de 100 degrés environ, sont ensuite introduites entre des laminoirs de fonte mis en mouvement par la vapeur ou par un moteur hydraulique.

Il est à peine nécessaire de dire que les ouvriers employés au laminage du zinc n'offrent absolument aucune affection morbide spéciale. M. Chevallier a constaté que dans les principales usines que nous avons citées, sur un nombre de plus de deux cents ouvriers, il n'y avait jamais eu d'interruption de travail déterminée par le maniement du zinc. Tout au plus observerait-on chez eux des brûlures inévitables dans le travail d'un métal en fusion, ou des accidents traumatiques produits par les appareils mécaniques.

Les fonderies de zinc, et surtout les fonderies d'alliage de cuivre et de zinc, ont été regardées comme beaucoup plus insalubres. On a décrit des symptômes tout particuliers, un délire spécial, de la céphalalgie, une prostration des forces, etc., que l'on prétendait attribuer aux vapeurs du zinc en fusion. M. Guérard a déjà très judicieusement fait observer que la chaleur seule et l'ingestion de l'eau pendant le travail pouvaient parfaitement rendre compte de ces faits. Ajoutons que les conditions dans lesquelles se trouvent les fondeurs, et surtout les fondeurs de cuivre, sont d'ailleurs extrêmement complexes, et que si la question avait pu paraître indécise à quelques auteurs disposés à admettre l'influence des vapeurs métalliques, soit du cuivre, soit du zinc, dans les fonderies, elle doit être complétement résolue par l'innocuité absolue de la fonte du zinc dans les fabriques d'oxyde de zinc dont nous allons parler, et où ce métal seul est employé.

Fabrication du blanc de zinc. — La fabrication de l'oxyde ou blanc de zinc est, si l'on peut ainsi dire, le point culminant de la question hygiénique qui nous occupe. C'est par la belle découverte des procédés industriels, aujourd'hui perfectionnés, qui permettent d'obtenir cet oxyde à peu de frais, que M. Leclaire a pu réaliser la bienfaisante réforme à laquelle son nom restera si honorablement attaché.

Production de l'oxyde. — Il n'est pas de fabrication plus simple et dont les résultats soient plus nets que celle du blanc de zinc. Le métal des plaques introduites dans des cornues demi-cylindriques, soumis dans un four à l'action d'une haute température, entre en fusion et se vaporise ; les vapeurs, au moment où elles partent par la bouche de la cornue, sont saisies par un courant d'air froid qui les transforme immédiatement en fumée blanche d'oxyde de zinc. Chassées dans une série de tuyaux et de chambres, celles-ci se condensent dans ce long parcours, et retombent en flocons neigeux contre les parois de ces chambres disposées en entonnoirs fermés par des trémies. En ouvrant ces trémies, on recueille le blanc de zinc. Pour le livrer au commerce il ne reste qu'à le fouler et à fermer les tonneaux qui le contiennent.

Selon les qualités de zinc que l'on emploie et le moment de l'opération où on le recueille, les produits se divisent : en *blanc de neige impalpable; blanc de zinc proprement dit; gris-pierre*, résidu de la fabrication des précédents, lavé et pulvérisé avec soin; et enfin, l'*oxyde gris* ou *gris ardoisé*, qui se forme directement dans la fabrication du zinc brut, et se recueille, soit dans les tubes de condensation du métal, soit autour des fours, où il tombe en assez grande quantité. Il n'entre d'ailleurs dans ces produits de qualités différentes aucune matière étrangère. La fabrication est arrivée aujourd'hui à un remarquable degré de perfection, tant par l'extension très grande donnée aux condensateurs que par les soins apportés à perdre la moindre quantité possible d'oxyde. Aussi obtient-on de 100 kilogr. de zinc brut 120 kilogr. de blanc, dont 95 sont purs et 25 mélangés de parcelles métalliques. Il en résulte que le zinc entré brut sort de l'usine sous forme de blanc au même prix, sans avoir rien coûté pour la transformation, l'augmentation du rendement couvrant les frais de fabrication. Aussi, chaque année voit-elle s'étendre cette utile industrie. Elle est concentrée, pour la plus grande partie, dans l'usine d'Asnières près de Paris. Deux autres fabriques existent encore, l'une dans la banlieue, à Grenelle, et l'autre à Portillon, près de Tours. On aura une idée de l'importance de cette fabrication en apprenant que l'usine d'Asnières a produit en 1853, 2 289 360 kilogr. de blanc, plus de 7000 kilogr. par jour, pour 1 953 432 kilogr. de zinc brut employé.

Travail du blanc de zinc. État des ouvriers. — Le travail du blanc de zinc comprend plusieurs opérations principales : le chargement des cornues et la surveillance du four, l'ouverture des trémies et la récolte du blanc, le triage et le blutage des parties mélangées, et l'embarillage.

La première expose les ouvriers à une température très élevée en même temps qu'à la vapeur du zinc qui s'oxyde à la gueule des cornues, et qui, après avoir échappé à l'appel des tuyaux de condensation, se répand au dehors. Le reste des opérations s'accomplit au milieu de la poussière de blanc de zinc qui remplit les ateliers. Celle-ci est si épaisse, qu'elle recouvre en un instant les personnes qui entrent et que les ouvriers en sont imprégnés de la tête aux pieds. C'est dire que si elle était le moins du monde nuisible, rien ne s'opposerait à ce que son action se fît sentir de la manière la plus complète et la plus rapide. Or, c'est le contraire qui a lieu.

L'influence de cette poussière de blanc de zinc sur la santé est absolument nulle. Les accidents très légers qu'avait notés, il y a plusieurs années, M. le docteur Bouchut, qui a eu le mérite d'étudier le premier les conditions hygiéniques de la nouvelle industrie, et la commission académique chargée d'examiner son intéressant travail, ces accidents eux-mêmes ont complétement disparu aujourd'hui. Une ventilation mieux entendue a suffi pour affranchir les ouvriers du mal de gorge passager et de la toux que quelques-uns éprouvaient au début; et l'habitude, prescrite par la direction de l'usine, de porter pendant le travail un pantalon à pied et une blouse fermée les a mis à l'abri de ces démangeaisons et de ces éruptions superficielles qui se montraient parfois aux aines, au scrotum et aux aisselles. Quant aux phénomènes plus sérieux qui ont été qualifiés de phénomènes *cadmiques*, et qui consisteraient en courbature, fièvre nocturne, céphalalgie, agitation nerveuse, ivresse passagère, une expérience plus prolongée, et que l'on peut considérer aujourd'hui comme définitive, permet de les rejeter comme tout à fait chimériques, ou du moins comme mal interprétés et fondés sur une fausse analogie. Ils n'existent pas en tant qu'affection professionnelle des ouvriers des usines de blanc de zinc. La vérité est dans cette observation consignée avec tant d'autorité dans le rapport de MM. Rayer, Grisolle et Chevallier : « En visitant l'usine d'Asnières, on ne voit au milieu de la poussière et des vapeurs de zinc et d'oxyde de zinc, que des hommes généralement forts et vigoureux, qui, lorsqu'ils sont questionnés, répondent individuellement d'une manière satisfaisante sur leur santé. »

C'est là ce que trois ans plus tard nous avons invariablement constaté par nous-même. Il y a quarante ouvriers employés actuellement à Asnières, et en deux ans il n'y a pas eu entre tous une seule journée d'hôpital. Nous avons compulsé les registres mensuels de la Société de prévoyance établie depuis le même temps; parmi les employés de l'usine, jamais il n'y a eu plus d'un, deux, trois malades au plus dans un mois, et ceux-ci fournis par quelques anciens ouvriers et non par les novices. Les affections dont ils étaient atteints n'avaient d'ailleurs absolument rien de spécial. Nous trouvons mentionnées dans le plus grand nombre des cas, les suivantes : gastrite chronique, colite, hépatite, gastro-entérite, sciatique, bronchite capillaire, pleurésie, blessures diverses. Des exemples uniques d'angine inflammatoire grave, d'herpès et de courbature, ne peuvent servir de preuve aux prétendus phénomènes cadmiques.

La fabrication de l'oxyde de zinc n'offre donc aucune insalubrité, et ne peut donner lieu à aucune plainte de la part du voisinage des usines.

Fabrication des sels de zinc. — Le sulfate de zinc, ou *vitriol blanc*, est, à vrai dire, le seul parmi les sels de zinc qui soit préparé en grand et utilisé dans l'industrie. Cette fabrication s'opère par le grillage de la blende. Une partie du soufre se dégage à l'état d'acide sulfureux ; mais une grande partie de la blende se change en sulfate de zinc, si la température ne s'élève pas au delà d'un certain point. La matière grillée est traitée par l'eau et la dissolution évaporée jusqu'à cristallisation. Pour rendre le sel d'un transport plus facile, on a coutume de le fondre dans son eau de cristallisation et de verser la liqueur dans des moules qui lui donnent la forme de briques carrées. Il n'y a dans ces dernières opérations rien qui intéresse particulièrement l'hygiène.

Emploi du zinc et de ses composés dans les arts, dans l'industrie et dans l'économie domestique. — Le zinc au point de vue de ses usages tient à la fois des propriétés du fer, du cuivre et du plomb. Mais, ainsi que nous l'avons dit en commençant, c'est surtout comme matière première substituée au plomb et aux préparations saturnines, que le zinc et l'oxyde de zinc méritent toute l'attention des hygiénistes.

Les dangers que présente pour la santé l'emploi des métaux considéré d'une manière très générale, tiennent, non-seulement à leur facile oxydation, mais encore à la dissolution des oxydes formés dans les acides et aux sels toxiques qui en résultent. Or, si le zinc s'oxyde rapidement, l'oxyde formé est par lui-même tout à fait innocent, et offre, en raison de son insolubilité relative, une garantie très réelle contre la formation des composés vénéneux.

C'est à ce titre qu'il est désirable de voir s'étendre les usages déjà si nombreux du zinc, et qu'on ne saurait trop approuver et encourager toute nouvelle application industrielle ou économique des composés de ce métal. Qu'il nous suffise de signaler cette voie ouverte à un progrès qui intéresse si directement la santé publique, et contentons-nous d'exposer les principaux avantages déjà réalisés dans ce sens par quelques-uns des usages du zinc métallique ou oxydé.

Emploi du zinc métallique. — Le zinc métallique trouve un emploi aussi étendu que varié dans les constructions et dans les usages domestiques ; mais nous n'avons à nous préoccuper que des cas où l'industrie applique ce métal de manière à le mettre en contact avec quelques-unes des substances qui servent à l'alimentation ou aux besoins personnels de l'homme. C'est dans cette pensée que nous dirons quelques mots des toitures et gouttières de zinc, des citernes et réservoirs, tuyaux, conduites d'eau et pompes ; des plaques hydrofuges, des doublages, chevillages et clouages des navires ; des baignoires, vases et ustensiles d'économie domestique ; enveloppes de conserves et munitions ; zinc perforé ; fil de fer galvanisé, grains métalliques, caractères typographiques, etc.

Les *couvertures* et *toitures de zinc* sont aujourd'hui répandues partout ; on estime à plus des trois cinquièmes des constructions neuves celles où ce système est employé. Sans parler des avantages de solidité, de durée et d'économie qu'il peut offrir, il importe de rechercher s'il présente les garanties de salubrité capables de justifier la préférence qu'on lui accorde généralement. Or, à cet égard, deux reproches graves avaient été anciennement dirigés contre les toitures de zinc. D'une part, on avait paru redouter la combustibilité de ce métal, et voir dans son emploi un danger d'incendie. D'une autre part, quelques observations, isolées il est vrai, auraient pu inspirer des doutes sur la bonne qualité des eaux pluviales recueillies à la surface des toitures de zinc.

Sur le premier point, le Conseil de salubrité de la Seine, saisi de la question, avait hésité à la résoudre ; l'expérience est venue heureusement dissiper toutes les craintes. Un ancien chef des sapeurs pompiers de la ville de Paris, M. le baron de Plazanet, de concert avec M. Cagniard de Latour, a soumis à des épreuves décisives les couvertures de zinc. Ayant fait mettre le feu à une baraque de bois recouverte de ce métal, et qui avait été remplie de fagots afin de produire une forte chaleur, ces juges si compétents n'ont rien remarqué qui pût être nuisible en cas d'incendie. Des sinistres considérables sont venus à plusieurs reprises donner à ces expériences la plus éclatante confirmation. En 1844, à la Guadeloupe, dans la ville de la Basse-Terre, après avoir dévasté une longue ligne de maisons, le feu s'était communiqué à un chantier de bois contigu à une maison couverte de zinc, qui fut la seule préservée des flammes ; en 1849, dans l'incendie du bazar Bonne-Nouvelle, le commandant Terchou ayant fait découvrir plusieurs parties de la toiture pour éteindre les pièces de bois enflammées, eut lieu de constater que les lames de zinc formant la couverture n'étaient pas entrées en fusion, malgré la chaleur intense du foyer de l'incendie, et que des propriétés voisines également couvertes de zinc avaient été complétement préservées. Enfin, des expériences faites il y a plusieurs années à Liége ont donné exactement les mêmes résultats. Il est donc permis de conclure que le zinc n'offre aucun danger particulier pour le cas d'incendie.

Quant aux propriétés nuisibles qu'acquerraient les eaux pluviales recueillies à la surface des toitures de zinc, les faits cités à cet égard par un ingénieux observateur, M. Boutigny, ne se sont pas confirmés, et doivent être considérés comme absolument exceptionnels, et dus, sans doute, à quelque circonstance particulière et fortuite. L'expérience, si répandue aujourd'hui, des couvertures de zinc, a surabondamment démontré ce que la théorie permettait de prévoir, c'est-à-dire l'innocuité des eaux qui ont coulé à leur surface et dont on fait usage, sans aucun inconvénient, dans une foule de localités. Rien n'est, d'ailleurs, plus facile à comprendre, si l'on considère qu'il se forme très rapidement sur le zinc exposé à l'air une couche de sous-oxyde tout à fait insoluble qui, suivant la remarque de Berzelius, ne se dissoudrait qu'avec une lenteur extrême dans les acides, et seulement à la chaleur de l'ébullition. Cette espèce de patine déposée à la surface des lames de zinc, et qui, comme l'ont constaté d'Arcet et Berthier, acquiert une densité considérable et donne au métal une inaltérabilité presque complète, s'oppose d'une manière absolue à ce que l'eau qui est en contact avec lui s'y charge de quelques principes nuisibles. Ce que nous venons de dire des toitures s'applique en tout aux gouttières pour lesquelles le zinc est exclusivement adopté aujourd'hui et a définitiment remplacé le plomb.

Les mêmes considérations doivent faire regarder comme d'un très bon emploi hygiénique les *citernes* et *réservoirs* de zinc. Déjà leur usage est extrêmement répandu en Angleterre, et les bons effets qu'on en a obtenus, comparés aux accidents auxquels ont trop souvent donné lieu les réservoirs de plomb, ne permettent pas d'hésiter à leur donner la préférence. Nous tenons de M. Barreswil, que pendant tout un été il a habité une maison de campagne des environs de Paris, où l'on faisait usage, sans en avoir éprouvé aucun effet fâcheux, d'une eau puisée dans un réservoir de zinc, et apportée dans des vases également de zinc. Cette application doit amener inévitablement la substitution du zinc au plomb pour les *tuyaux* et les *conduites d'eau*. Quelques difficultés pratiques dans la pose et la soudure ont pu seules les retarder. Cependant les nouvelles recherches de Palmer et l'étude à laquelle s'est livré M. Mille doivent hâter la solution de cette question ; et il est permis de penser que le zinc, qui est employé pour emporter l'eau hors des habitations, servira aussi à l'y conduire. On sait qu'il sert utilement dans la construction des *pompes*, et qu'aucun métal n'est préférable pour celle des *baignoires*.

Un des usages les plus considérables et les plus importants du zinc qui intéresse au plus haut degré l'hygiène navale est l'emploi qui en a été fait depuis plusieurs années déjà pour le *doublage des navires*. Des expériences entreprises sur la plus grande échelle dans les principaux ports, et suivies avec la plus scrupuleuse attention par les hommes les plus compétents, ont montré que ce métal offrait toutes les conditions de solidité, de dureté et d'inaltérabilité désirables. Le perfectionnement de la fabrication des *clous* et des *chevilles* de zinc a rendu plus facile cette application, qui est destinée à faire disparaître les inconvénients du doublage de cuivre, si défectueux et si facilement attaquable, comme on sait, dans certaines stations navales.

Le zinc paraît avoir moins d'avantages pour la confection des *vases* et *ustensiles* d'économie domestique. Ce n'est pas que pour cet emploi il ne puisse être utilisé, et qu'on n'en ait singulièrement exagéré les inconvénients.

S'il n'est pas, plus que les autres métaux, exempt de dangers, lorsqu'il est en contact avec des acides ou des substances grasses, surtout à une température élevée, comme dans les opérations culinaires, il s'en faut qu'il expose à des accidents aussi graves que les autres. Mais, dans un très grand nombre de cas, il peut être, et il a été employé avec une entière sécurité. Aussi doit-on, aujourd'hui, se garder également d'un engouement absolu et d'une répulsion systématique à l'égard de cet emploi du zinc, qui peut rendre tant de services. En rejetant ce métal pour la confection des casseroles, des brocs, ou tonneaux à vin, à cidre, à vinaigre, des récipients d'eau minérale, on peut l'admettre pour transporter l'eau ou le lait. Pour ce dernier emploi, en particulier, il est général en Angleterre, et s'est répandu, depuis quelques années, avec un plein succès, dans quelques-unes des plus grandes exploitations agricoles de la Belgique et de la Normandie, où les ustensiles et barattes destinés à la conservation du lait et à la fabrication du beurre et du fromage sont exclusivement de zinc.

Pour ne laisser sur ce point aucune obscurité et ne pas compromettre, par des assertions téméraires, l'emploi bien entendu du métal dont nous parlons, nous croyons utile de donner ici les résultats d'expériences poursuivies par M. Schauefele, et qui ont été confirmés dans plusieurs circonstances par des faits dus aux observateurs les plus dignes de foi, et notamment à M. Payen et à M. Chevallier. Dans le travail dont nous voulons parler, on a soumis le zinc à l'action de l'eau-de-vie, du vin, de l'eau de fleur d'oranger, du vinaigre, de l'huile d'olive, du bouillon maigre, du bouillon gras, du lait, de l'eau commune, de l'eau distillée, de l'eau de Seltz, de l'eau salée.

Ces expériences ont démontré : Que l'eau-de-vie en contact avec le zinc contient des traces de ce métal dès le premier jour, et que vers le septième elle en contenait une quantité assez notable ;

Que le même liquide tenu dans un vase de fer galvanisé renfermait des traces de zinc vers le deuxième jour, et que la quantité de ce métal était très appréciable vers le huitième jour ;

Que le vin placé dans des vases de zinc et de fer galvanisé attaque ces vases, et qu'il contient après vingt-quatre heures des quantités notables de zinc ;

Qu'il en est de même pour l'eau de fleur d'oranger ;

Que le vinaigre est de tous les liquides celui dans lequel la présence du zinc a été la plus forte dans les deux vases, même au bout de vingt-quatre heures ;

Que dans l'huile d'olive fraîche on n'a pu constater la présence du zinc, même après quinze jours de contact, soit qu'on eût employé des vases de zinc, soit qu'on eût fait usage de vases de fer galvanisé ;

Qu'après vingt-quatre heures de contact, le bouillon maigre qui avait été placé dans des vases de zinc et de fer galvanisé renfermait du zinc ;

Que le troisième jour le bouillon maigre contenu dans le vase de fer galvanisé donnait par les réactifs une plus grande quantité de zinc ;

Que vers le quatrième jour, le bouillon gras renfermé dans les vases de zinc et de fer galvanisé contenait du zinc en proportion sensible ;

Que quarante-huit heures après le commencement de l'opération, on a accusé, dans du lait contenu dans les vases de zinc et de fer galvanisé, une quantité appréciable de zinc ;

Que l'eau commune contenue dans le vase de fer galvanisé n'a présenté que des traces bien faibles de zinc au bout de treize jours ;

Qu'il y avait absence totale de ce métal dans l'eau mise dans le vase de zinc, ce qui est en opposition avec les expériences de M. Boutigny ;

Que l'eau distillée renfermée dans les deux vases de zinc et de fer galvanisé contenait des traces de zinc dès le cinquième jour ;

Que l'eau de Seltz renfermée dans le vase de zinc contenait, vingt-quatre heures après l'opération, du zinc dont la quantité devint notable deux jours plus tard ;

Que l'eau de Seltz en contact avec le fer galvanisé contenait, dès le premier jour, une assez forte quantité de zinc ;

Que l'eau salée contenue dans les vases de zinc et de fer galvanisé a fourni une quantité notable de zinc après vingt-quatre heures de contact.

Après quinze jours de contact, M. Schauefele a cherché à déterminer les quantités d'oxyde de zinc contenues dans un litre de chacun de ces liquides filtrés et clairs. Voici les résultats qu'il a obtenus :

Noms des liquides.	Liquide retiré du vase de zinc.	Liquide retiré du vase de fer galvanisé.
Eau-de-vie.	0,95	0,70
Vin.	3,95	4,10
Eau de fleur d'oranger	0,50	0,75
Vinaigre	31.75	60.75

Noms des liquides.	Liquide retiré du vase de zinc.	Liquide retiré du vase de fer galvanisé.
Bouillon gras.	0,46	1,00
Bouillon maigre	0,86	1,76
Lait	5,13	7,00
Eau salée.	1,75	0,40
Eau de Seltz	0,35	0,30
Eau distillée	traces	traces
Eau commune	rien	traces
Huile d'olive.	rien	rien

Ces données méritent une très sérieuse attention, mais ne doivent pas détourner de l'emploi des vases et ustensiles de zinc dans les cas spéciaux que nous avons signalés.

Il faut ajouter à ceux-ci la mention d'un petit appareil très usité aujourd'hui, et qui n'a jamais produit le moindre accident ; nous voulons parler du *fausset hydraulique* de Bélicard, qui sert à empêcher l'entrée de l'air dans les fûts entamés, et qui est construit en zinc.

On a attribué aux *fils de fer zingué* qui servent à ficeler les bouchons de vin de Champagne, des accidents observés chez les ouvriers employés à ce travail ; et qui, suivant MM. Landouzy et Maumené (de Reims), auraient été produits par de la poussière d'oxyde ou de carbonate de zinc formé à la surface de ces fils. Ces faits, purement accidentels et dont toutes les circonstances sont loin d'être éclaircies, ne se sont pas reproduits dans les mêmes localités lorsque les ouvriers ont fait usage des fils zingués non altérés. Aussi ne peut-on admettre que l'usage de ficeler les bouteilles de cette manière puisse offrir des dangers pour les consommateurs.

Mais sans attacher à ces faits plus d'importance qu'il ne convient, nous devons signaler d'une manière générale les inconvénients du *fer dit galvanisé*, qui n'est autre chose que du fer trempé dans un bain de zinc. Le contact des deux métaux, leur inégale dilatabilité amènent une altération plus facile des surfaces, et en rendent les applications beaucoup moins avantageuses à tous égards que celles du zinc pur.

Les feuilles de ce métal, employées dans les constructions pour prévenir l'humidité, servent encore tout spécialement à faire des *enveloppes* tout à la fois très légères, très solides et d'une inaltérabilité très précieuse pour les substances alimentaires à bord des navires ou dans les convois militaires, telles que boîtes à café, à sucre, à thé et à conserves de diverses natures, formes pour le sucre raffiné, etc.

La *perforation* des plaques de zinc, très usitée en Angleterre, en étend singulièrement les applications. Elles servent en effet, sous cette forme, à faire, soit des carreaux de ventilation et des espèces d'écran contre la trop vive lumière et la chaleur, soit des tamis, des filtres et des garde-manger.

Enfin les *objets de fonte* se prêtent parfaitement, pour la plupart, à l'emploi du zinc ; et il y a à cette application plus d'un avantage au point de vue de l'hygiène. Ainsi, d'une part, ce métal peut remplacer les alliages de plomb avec l'étain et l'antimoine. Déjà on a pu produire avec le zinc des *clichés* et des *caractères d'imprimerie* d'une grande netteté : et si l'on songe aux accidents qui ont été observés chez les fondeurs en caractères et chez les imprimeurs typographes, on comprendra l'intérêt qu'il peut y avoir à cette substitution. D'une autre part, la fonte de zinc se fait dans des matrices de métal, et dispense par là de l'emploi des moules de sable dont la confection ajoute de si puissantes causes d'insalubrité à la fonderie de cuivre et de bronze. Déjà des objets d'art et de luxe fabriqués avec le zinc ont montré ce que l'on pouvait espérer de cette industrie encore si neuve.

Emploi de l'oxyde de zinc. — Si des usages du zinc métallique nous passons à ceux de l'oxyde de zinc, nous trouvons de bien plus graves raisons pour considérer l'emploi de cette substance comme l'une des plus précieuses conquêtes que l'industrie ait faites dans l'intérêt de la santé et de la vie des hommes. En effet, il n'est pas un seul cas où le blanc de zinc ne puisse remplacer la céruse. Tout est dans ce mot, puisque c'est le contre-poison mis partout à la place du poison le plus dangereux. Nous nous contenterons d'en citer les principales applications.

En première ligne, il convient de placer le système de peinture dont le blanc de zinc forme la base, et que l'hygiène ne saurait trop préconiser. La question industrielle et artistique peut être considérée comme définitivement jugée ; et l'expérience, non moins que les plus hautes approbations, en a assez montré l'excellence pour que l'on puisse, sans arrière-pensée, faire ressortir dans toute sa grandeur l'importance du progrès hygiénique qu'a réalisé l'introduction de la peinture au blanc de zinc. Nous ne pouvons nous dispenser de citer la lettre ministérielle qui en a consacré l'emploi.

CIRCULAIRE MINISTÉRIELLE CONCERNANT LA SUBSTITUTION DU BLANC DE ZINC AU BLANC DE CÉRUSE DANS LES PEINTURES A L'HUILE (FÉVRIER 1852).

Monsieur le préfet, la fabrication et le broyage de la céruse sont depuis longtemps signalés comme des opérations éminemment insalubres. L'emploi des peintures qui admettent cette substance produit également les plus funestes effets parmi les ouvriers peintres. En ce qui touche la fabrication, elle pourrait, grâce à des perfectionnements récents, devenir jusqu'à un certain point inoffensive ; mais il est à craindre que ces perfectionnements ne soient pas toujours réalisés par les fabricants. Quant à l'emploi de la céruse, il est certain que des précautions de diverse nature peuvent bien en affaiblir, mais non en paralyser complétement la pernicieuse influence. L'intérêt de la santé d'une classe nombreuse d'ouvriers réclame donc à cet égard toute la sollicitude de l'autorité supérieure.

Déjà un arrêté émané du ministère des travaux publics, à la date du 24 août 1849, a prescrit la substitution du blanc de zinc au blanc de céruse dans les travaux de peinture à exécuter dans les travaux de l'État. Depuis, une commission instituée au même ministère, en 1850 et 1851, et composée des hommes les plus compétents, a étudié cette question avec un soin tout spécial ; elle est tombée d'accord sur les dangers de la fabrication et de l'emploi de la céruse, et sur la nécessité de la remplacer par le blanc de zinc. D'après les conclusions de cette commission, la préparation, l'emploi et le grattage de la peinture au blanc de zinc ne paraissent présenter aucun danger pour la santé de l'ouvrier. En outre, cette peinture a des qualités de durée, de solidité et d'éclat qui ne se retrouvent pas au même degré dans la peinture au blanc de céruse ; enfin, s'il y a aujourd'hui entre l'une et l'autre égalité de prix, il est permis d'espérer que la peinture au blanc de zinc pourra être bientôt établie à des prix inférieurs.

En présence de ces conclusions, monsieur le préfet, je crois devoir vous inviter à prendre les mesures nécessaires pour que le blanc de zinc soit employé généralement dans les travaux de peinture à exécuter aux bâtiments départementaux. Une prescription exclusive et absolue risquerait de porter une perturbation trop subite dans l'importante fabrication de la céruse ; mais il est essentiel, au moins, que des essais comparatifs de l'une et de l'autre peinture soient faits sur une large échelle, de telle sorte que la préférence puisse être irrévocablement accordée à celle des deux dont l'expérience aura démontré la supériorité, au double point de vue sanitaire et économique.

Vous donnerez, dans ce sens, des instructions aux architectes chargés du service des édifices départementaux. Vous transmettrez aussi les mêmes recommandations aux maires des communes de votre département, en ce qui touche les bâtiments communaux.

Je désire, enfin, que vous me teniez informé des dispositions que vous aurez arrêtées, conformément aux instructions qui précèdent.

F. de Persigny.

Ce n'est pas d'ailleurs seulement pour le blanc que l'oxyde de zinc est employé dans la peinture. Les jaunes et les verts à base de plomb, de cuivre, d'arsenic, dangereux et altérables, sont remplacés par des couleurs inaltérables dont l'emploi est parfaitement salubre. Les difficultés pratiques qui pouvaient entraver l'adoption de la peinture aux couleurs de zinc ont été levées par la découverte d'un siccatif approprié et que l'on mélange par avance, dans la proportion minime de 2 centièmes, au blanc de zinc.

On sait que l'oxyde de plomb, la litharge, le minium et souvent la céruse, sont employés dans la composition des *verres* et des *fondants*, et notamment dans la *fabrication du cristal* et l'*émaillage des poteries*, au grand détriment de la santé des ouvriers, et très certainement de celle des populations qui se servent des vaisselles à émail de plomb. Les recherches de MM. Clémandot et Maës ont prouvé que l'oxyde de zinc pourrait être employé dans la fabrication du cristal, et constituer avec l'acide borique et la soude un nouveau fondant dépourvu de tout danger pour les ouvriers qui l'appliquent. Il n'est pas douteux que l'acide borique, dont on vient de trouver au Pérou des mines inépuisables, réuni au blanc de zinc, ne remplace bientôt l'oxyde de plomb dans ses applications à la céramique et dans la fabrication du cristal, qui deviendra plus blanc et plus léger.

L'apprêt des *cartes* et *papiers*, des *cartons-porcelaine*, des *toiles à tableaux*, est fait au blanc de zinc avec un double avantage, car aux qualités du produit il faut ajouter la suppression d'une des causes les plus actives de la diffusion des composés de plomb, et l'on peut dire l'une des plus dangereuses, par cela même qu'elle est moins suspecte.

Parmi les usages de la céruse qui ont été l'occasion d'accidents professionnels très graves, il convient de rappeler le *blanchiment des dentelles*. Sur ce point encore, le blanc de zinc employé avec succès ne laisse rien à désirer, et est venu affranchir les pauvres dentellières d'une source de maux à ajouter à ceux qu'entraîne leur pénible labeur. Nous devons citer aussi les *fards* à base de blanc de zinc colorés avec le carmin, qui remplaceraient si efficacement les dangereux cosmétiques à base de plomb.

Enfin, dans un des cas où il paraissait le plus difficile de remplacer un des composés du plomb, le minium ou la céruse, la confection des *mastics* spécialement destinés à luter les joints des machines à vapeur et les ajutages des divers tuyaux, l'oxyde de zinc a encore donné d'excellents produits. L'oxyde de zinc sert également, ainsi que l'a imaginé M. Ruolz, à composer des *enduits hydrofuges*, propres à prévenir les effets de l'humidité ou d'en arrêter les progrès sur les surfaces de pierre, plâtre, ciment, bois et métaux, qui jouissent de la propriété spéciale de former une couche inaltérable, et qui offrent, dans leur application, toutes les garanties désirables de salubrité.

Emploi des sels de zinc. — Nous n'avons que quelques mots à dire ici de l'emploi des sels de zinc considérés au point de vue de l'hygiène. Nous nous bornerons à rappeler le rang important qu'occupent aujourd'hui le sulfate et le chlorure de zinc parmi les *agents désinfectants*, et les excellents effets que leur emploi a produits notamment pour l'assainissement des amphithéâtres de dissection et des opérations de vidange.

Nous avons terminé l'étude du zinc, dont nous nous sommes attaché à démontrer l'importance et à faire ressortir les heureuses applications dans une foule de cas qui intéressent au plus haut degré l'hygiène et la salubrité. Produit d'une industrie nouvelle dont l'historique a été très exactement tracé dans les intéressantes publications de M. Chevallier et dans le travail de notre savant confrère M. Richelot, il a déjà réalisé, dans les conditions d'un grand nombre de professions, un progrès considérable auquel ne peuvent manquer d'applaudir tous ceux qui ont à cœur l'amélioration du sort des classes ouvrières et la suppression de toutes les causes d'insalubrité qui réagissent sur la santé publique.

Voy. CUIVRE, PLOMB.

Bibliographie. — *Rapport fait à la Société d'encouragement pour l'industrie nationale sur la substitution du blanc de zinc et des couleurs à base de zinc au blanc de plomb*, par A. Chevallier. Paris, 1849. — *Note sur l'usage du zinc et sur les inconvénients qui résultent de l'emploi de ce métal*, par MM. Chevallier et A. Arthaud (*Ann. d'hyg. publ. et de méd. lég.*, t. XVIII, p. 352). — *Mémoire sur l'hygiène et l'industrie de la peinture au blanc de zinc*, par M. E. Bouchut, suivi du *Rapport fait à l'Académie de médecine* par une commission composée de MM. Chevallier, Grisolle et Rayer (Paris, 1852) (*Ann. d'hyg. publ. et de méd. lég.*, t. XLVII). — *De la substitution du blanc de zinc au blanc de plomb dans l'industrie et dans les arts*, par G. Richelot. Paris, 1852. — *Cours de chimie*, par Regnault. — *Chimie industrielle*, par Payen. — *Mémoire sur la question de savoir si l'eau qui coule sur les toitures de zinc est potable*, par M. Boutigny (*Ann. d'hyg. et de méd. lég.*, t. XVII, p. 281). — *Note sur l'incendie du zinc*, par d'Arcet (*Recueil administratif du département de la Seine*, juin 1836, p. 197). — *Notice sur la combustibilité du zinc*, par d'Arcet (lue à l'Académie des sciences, mai 1840). — *Sur les effets des vapeurs de zinc*, par M. Guérard (*Ann. d'hyg. et de méd. lég.*, t. XXXIV, p. 224). — *De la substitution des composés de zinc aux composés de plomb dans la peinture*, par M. H. Gaultier de Claubry (*Ibid.*, t. XL, p. 121). — *De l'emploi des vases de zinc dans l'usage domestique*, par le même (*Ibid.*, t. XLII, p. 347). — *Mémoire sur les effets de l'acétate et du citrate de zinc*, par Devcaux et Dejaer. Liége, 1813. — *Exploitation du blanc de zinc remplaçant la céruse*, par la Société anonyme des mines et fonderie de zinc de la Vieille-Montagne. Paris, 1852. — *Histoire du zinc, extraction du minerai*, dans le journal *la Fabrique, la Ferme et l'Atelier* (mars 1852), par Julien Turgan. — *Manuel des peintures au blanc de zinc*. Paris, 1854. — *Aperçu sur les propriétés et l'emploi du zinc*. Liége, 1844. — *Notice sur le zinc laminé, fondu et estampé*. Liége, 1844. — *Manuel du zingueur*, par H. Gardissard. Paris, 1851. — *De l'emploi du zinc à divers besoins de la guerre*, par le général Picot (extrait du *Spectateur militaire*. Paris, 1851). — *Procès-verbaux d'expériences faites à Marseille et dans les ports de l'Océan et de la Manche, sur le doublage de zinc des navires*. Paris, 1852-1854.

FIN DU TOME QUATRIÈME ET DERNIER.

TABLE ALPHABÉTIQUE.

TABLE ALPHABÉTIQUE

DES MATIÈRES

CONTENUES DANS LES QUATRE VOLUMES.

A

P

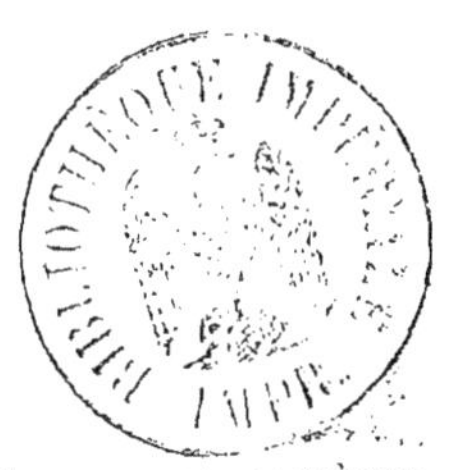

FIN DE LA TABLE ALPHABÉTIQUE DES MATIÈRES.

Paris. — Imprimerie de L. Martinet, rue Mignon, 2.

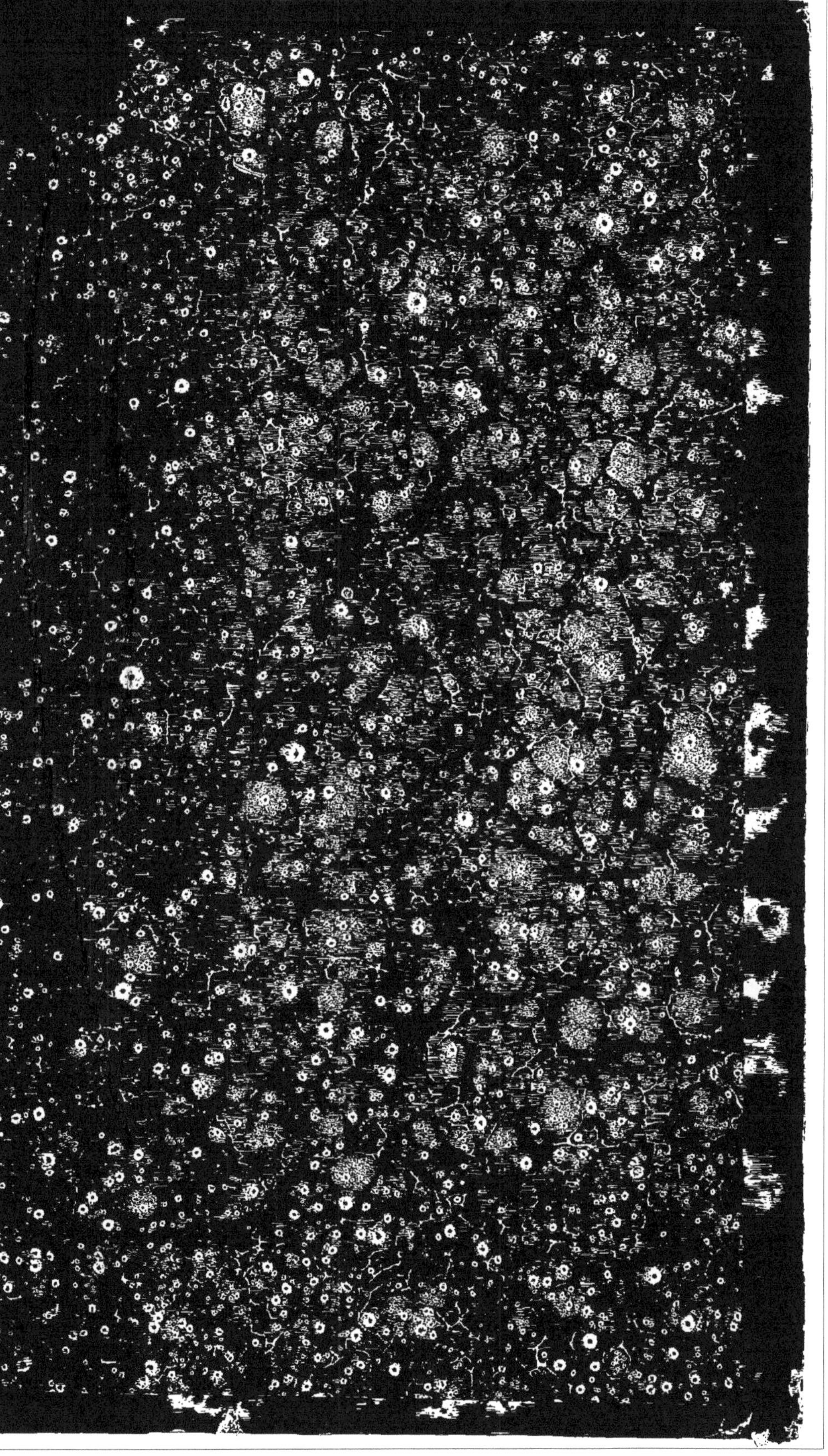